ENT [耳鼻咽喉科] 臨床フロンティア

Clinical Series of the Ear, Nose and Throat

Frontier

めまいを見分ける・治療する

専門編集 内藤　泰 神戸市立医療センター中央市民病院

編集委員 小林俊光 東北大学
　　　　　髙橋晴雄 長崎大学
　　　　　浦野正美 浦野耳鼻咽喉科医院

中山書店

【読者の方々へ】

本書に記載されている診断法・治療法については,出版時の最新の情報に基づいて正確を期するよう最善の努力が払われていますが,医学・医療の進歩からみて,その内容がすべて正確かつ完全であることを保証するものではありません.したがって読者ご自身の診療にそれらを応用される場合には,医薬品添付文書や機器の説明書など,常に最新の情報に当たり,十分な注意を払われることを要望いたします.

中山書店

シリーズ刊行にあたって

　この《ENT臨床フロンティア》は，耳鼻咽喉科の日常診療に直結するテーマに絞った全10巻のユニークなシリーズです．従来の体系化された教科書よりも実践的で，多忙な臨床医でも読みやすく，日常診療の中で本当に必要と考えられる項目のみを，わかりやすく解説するという方針で編集しました．

　各巻の内容を選択するにあたっては，実地医家の先生方からの意見や要望を参考にさせていただき，現場のニーズを反映し，それにきめ細かく応える内容を目指しました．その結果，もっとも関心が高かった「検査」，「処置・小手術」，「急性難聴」，「めまい」，「薬物療法」，「口腔・咽頭・歯牙疾患」，「風邪」，「のどの異常」，「子どもと高齢者」，「がんを見逃さない」の10テーマを選びました．

　内容は臨床に直ぐに役立つような実践的なものとし，大病院のようなフル装備の診断機器を使わなくてもできる診断法，高価な機器を必要としない処置，小手術などに重点をおきました．また最新の診療技術や最近の疾患研究などの話題もコラムやトピックスの形で盛り込みました．記載にあたっては視覚的に理解しやすいように，写真，図表，フローチャートを多用するとともに，病診連携も視野に入れ，適宜，インフォームドコンセントや患者説明の際に役立つツールを加えました．

　各巻の編成にあたっては，テーマごとにそれぞれのスペシャリストの先生方に専門的な編集をお願いし，企画案の検討を重ね，ようやくここに《ENT臨床フロンティア》として刊行開始の運びとなりました．また，ご執筆をお願いした先生方も，なるべく「実戦重視」の方針を叶えていただくべく，第一線でご活躍の方々を中心に選定させていただきました．

　このシリーズは，耳鼻咽喉科診療の第一線で直ぐに役立つことを最大のポイントとするものですが，実地医家や勤務医のみならず，耳鼻咽喉科専門医を目指す研修医の先生方にも広く活用していただけるものと大いに期待しております．

2012年5月吉日

小林俊光，髙橋晴雄，浦野正美

序

　「めまい」という言葉は，実際にはいくつかの異なった身体の異常感覚を指しています．自身や外界の回転，あるいは流れるような感覚，安静時や運動時にふらふらとよろけてしまいそうな感じ，頭から血の気が引いて意識がなくなりそうな感覚など，それぞれ詳しく説明すれば違いを表現できますが，一言でいえばどれも「めまい」になってしまいます．このため，「めまい」診療には必然的に複数の全く異なる，ときに危険な病態が混在し，日常診療では自身の専門外の領域も含むきわめて多様な疾患の可能性を前にして途方に暮れることになります．

　本書では，めまいの性状や随伴症状に応じて，いかに診断を絞りこむかについて，さまざまな入り口から確定診断に至る道筋を示しました．とくに，種々のめまいを救急医療，神経内科，耳鼻咽喉科などの異なる視点から，繰り返し取り上げることで，他科領域を含めた広い観点を持っていただけるように工夫しています．

　一方で，めまい診療には詳細な生理学的知識が患者さんの診療に生かされ得るという醍醐味もあります．私は以前，米国UCLAのHonrubia教授の下で前庭生理学の基礎研究をしていましたが，毎週火曜日には神経内科Baloh教授の回診（Eye-round）がありました．症例に関する教授からの質問には冷や汗の連続でしたが，そのなかで「この患者さんの眼球運動を見ると，おそらく側方視時の外転神経核細胞の発火は毎秒20回もないだろうね」と言われたことを憶えています．当時，UCLAでは眼球運動について多くの生理学的基礎研究が行われていましたが，それが実際の患者さんを前にして論じられる感動は今も心に残っています．本書には，個々のめまい疾患について，耳鼻咽喉科や神経内科の専門の先生による詳しい解説もあります．本書が読者の先生方にとって，さらなる医学的探求のきっかけになればと思います．

　本書では治療の項目にも力を入れました．「めまい」医療はしばしば，「診断は詳しいが治療は同じ」などと揶揄されますが，実際にはそんなことはありません．薬物療法，リハビリテーションや生活指導，外科的治療など，頭の中の「引出し」が多いほど，患者さんの診療がきめ細かく行えます．本書を個々の患者さんに合った最適の治療を見つける手がかりにしてください．

　最後になりましたが，以上のような目標のもと，各専門領域における深い学識と豊富なご経験に基づいた実践的で魅力的な内容のご執筆をいただいた著者の先生方に厚く御礼を申し上げます．本書が，めまい診療の現場で活用され，めまい患者さんの診断と治療に役立つことを願っております．

2012年9月

神戸市立医療センター中央市民病院
内藤　泰

ENT臨床フロンティア
めまいを見分ける・治療する
目次

第1章 めまいの見分け方

めまいの性状で見分ける―救急・総合診療としての対応 .... 寺澤秀一 2
はじめに―めまいの診断ステップ 2／vertigo：回転性めまいを引き起こす疾患 4／presyncope：気が遠くなりそうなめまいの原因疾患 8／ill-defined dizziness：「はっきり表現できないめまい」を引き起こす疾患 14

めまいの持続時間で見分ける
めまいの持続時間からみた疾患分類 .... 船曳和雄 17
平衡機能を担う感覚器と神経回路 17／めまいの持続時間と原因疾患 17
一瞬のめまい感の原因疾患とその機序 .... 田浦晶子，船曳和雄 19
血圧の瞬間的な変動による場合（起立性低血圧） 19／外リンパ圧刺激 20／速度蓄積機能からの放出 20
10秒から数分のめまい感の原因疾患とその機序 .... 田浦晶子，船曳和雄 21
耳石の移動 21／一過性の循環障害 22／一過性の神経発火異常 22
数時間から半日くらい続くめまいとその機序 .... 鳥居紘子，船曳和雄 24
メニエール病発作 24／前庭水管拡大症によるめまい発作 25／片頭痛性めまい 25
1日以上あるいはずっと続くめまいとその機序 .... 扇田秀章，船曳和雄 26
めまいの機序と原因疾患 26／診断 26／対象疾患 27

めまいの誘因で見分ける
誘因のないめまい .... 内藤 泰 30
診断の進め方の大方針 30／めまいの性状別の代表的疾患 31
頭の位置を変えたり傾けたりしたときに起こるめまい .... 内藤 泰 37
まずBPPVかどうかをチェックする 37／典型的BPPVと異なる点があれば，それを明確にする 38／BPPV以外の頭位めまい疾患について知る 39
起立や歩行時などに起こるめまい .... 内藤 泰 43
気の遠くなるようなめまい（presyncope）か否か 43／ふらつき（dizziness）を見分ける 44／高齢者のふらつきと転倒 47

随伴症状で見分ける
随伴症状のないめまいと難聴・耳鳴を伴うめまい .... 羽柴基之 49
めまいの随伴症状 49／随伴症状のないめまい 49／難聴・耳鳴を伴うめまい 53

身体の麻痺やしびれを伴うめまい
（蝸牛症状以外の神経症状を伴うめまい） ………………………… 城倉　健　56
身体の麻痺やしびれを伴うめまい　56／四肢の運動失調や，起立・歩行障害を伴うめまい　56／身体の麻痺やしびれを伴うめまいの鑑別で知っておくべき末梢性めまいの特徴　57／実際の診察の流れ　57／症例提示　58

他の神経症状を伴うめまいにはどのようなものがあるか ………………… 城倉　健　62
頭痛を伴うめまい　62／椎骨脳底動脈循環不全　65／脳底動脈閉塞症　66／その他の特殊な原因による中枢性めまい　67

第❷章　めまいの検査法

めまいの初期診療

血圧・脈拍・血算・血液生化学検査でわかること ………………… 山崎博司　72
めまいと初期診療検査　72／診察の進め方　72

神経内科医でなくてもできる神経学的所見の取り方 ………………… 小宮山純　77
めまい診療における神経学的診察　77／診察の進め方　77／神経学的所見に異常がないめまいの原因推論　80

めまい診療における脳CT・MRIの適応と意義 ………………… 内藤　泰　81
めまいの性状と疾患の診断　81／救急外来のめまい　81／耳鼻咽喉科のめまい　85

眼振・眼球運動観察と鑑別診断のポイント

良性発作性頭位めまい症の眼振，メニエール病の眼振の特徴は？ …… 肥塚　泉　89
良性発作性頭位めまい症（BPPV）　89／メニエール病　94

中枢性疾患を疑う眼振にはどのようなものがあるか ………………… 山中敏彰　96
中枢性病変（障害部位）による眼振と発現機序　96／中枢性疾患を疑う眼振とその特徴　98／眼振の検査手順と末梢性・中枢性めまいの鑑別診断　100

前庭眼反射の見方とその解釈 ………………… 船曳和雄　104
日常外来診療における前庭眼反射の観察・計測法　104／VOR検査による左右前庭機能の評価　106／中枢機能評価　107／症例提示　108

> **Column**　先天性眼振とはどのような眼振か ………………… 矢部多加夫　111

外来での複視や眼球運動検査法と異常所見の解釈は？ ………………… 中村　正　113
単眼性複視と両眼性複視　113／外転神経麻痺と動眼神経麻痺　114／複視をきたす異常眼球運動　115／複視を診た場合の外来における検査の具体的な進め方は？　117／外来で行える眼球運動検査とは？　117／参考になる症例　119

> **Column**　めまい診療でカロリックテストは有用か？ ………………… 江上徹也　122

眼振観察以外の検査とその意義

ロンベルグ検査，マン検査の実施法と意義 ··············· 内藤理恵　124
体平衡維持のメカニズムと体平衡障害　124／静的体平衡検査　125／
ロンベルグ検査，マン検査の診断的意義と留意点　128

足踏み検査，歩行検査の行い方と結果の解釈 ··············· 石川和夫　129
足踏み検査，歩行検査の位置づけ　129／検査の進め方と結果の解釈
129

重心動揺検査の臨床的意義は？ ··············· 山本昌彦，吉田友英　134
臨床検査としての重心動揺検査　134／重心動揺検査の流れ　134／重
心動揺解析と評価　135／症例提示　138

- **Column**　VEMPの臨床的意義は？ ··············· 瀬尾　徹　143
- **Column**　めまい患者のQOLをどのように評価するか？ ··············· 五島史行　145

第3章　さまざまなめまいの鑑別と治療方針

末梢性めまいの鑑別

メニエール病の診断と鑑別診断 ··············· 渡辺行雄　148
メニエール病の診断基準　148／メニエール病非定型例について　150
／メニエール病の症状の特徴と診断にあたっての注意事項　151／内リ
ンパ水腫推定検査　151／遅発性内リンパ水腫　151／メニエール病の
鑑別疾患　152

- **Column**　メニエール病と間違えそうなめまい疾患
　　　　　　―第8脳神経の神経血管圧迫症候群を忘れないで ··············· 中島成人　154

BPPV診断と鑑別のポイント―半規管結石とクプラ結石 ···· 稲垣太郎，鈴木　衞　156
めまい・眼振を引き起こす原因とメカニズム　156／眼振所見の取りか
た　157／BPPVの診断　157／BPPV診断における注意点　161

- **Column**　Short-arm型BPPVって何？ ··············· 田浦晶子　163

後半規管と外側半規管由来のBPPVの違いは？ ··············· 重野浩一郎　165
初診時に観察されたBPPVおよび関連した頭位眼振の頻度　165／後半
規管BPPVと外側半規管BPPVの臨床像　166／後半規管BPPVと外側
半規管BPPVの眼振所見　168

外リンパ瘻によるめまいの特徴と手術治療の効果 ··············· 池園哲郎　169
外リンパ瘻総論　169／外リンパ瘻各論―その特徴と治療法　172／鑑
別診断　175

前庭神経炎の前庭機能とめまいの特徴は？ ··············· 水野正浩　177
前庭神経炎とは　177／診断の進め方　177／症例提示：激しいめまい
が続く　178／前庭神経炎の治療の概要　179

中耳炎・中耳真珠腫・突発性難聴・ハント症候群に伴うめまい ········ 三浦　誠　181
中耳炎（急性）に伴うめまい　181／中耳真珠腫に伴うめまい　182／
めまいを伴う突発性難聴　185／ハント症候群に伴うめまい　187

脳に原因のあるめまいのポイント

脳梗塞によるめまいの特徴は？ ……………………………………… 福武敏夫　189
脳梗塞とめまい　189／後方循環系（椎骨脳底動脈系）の虚血によるめまい　189／耳鼻科医への注意点：末梢性めまいと小脳梗塞によるめまいの鑑別　195／大脳病変によるめまい　195

脊髄小脳変性症と多発性硬化症のめまいの特徴は？ …………… 福武敏夫　198
脊髄小脳変性症　198／多発性硬化症　201

Column　片頭痛に伴うめまいとはどのようなものか？ ………… 室伏利久　204

椎骨脳底動脈循環不全によるめまいの診断と治療 ……………… 藤田信哉　206
椎骨脳底動脈循環不全（VBI）によるめまいの病態　206／hemodynamic VBIの診断の手引き　206／hemodynamic VBIの治療　208

不整脈（心疾患）・貧血・脱水によるめまい ………………… 小宮山純　211
めまいのまれな原因疾患　211／不整脈（心疾患）によるめまい　211／貧血（消化管出血を含む）によるめまい　213／脱水によるめまい　215

頭頸部外傷とめまい・平衡失調

頭部外傷後に起こるめまい ……………………………………… 横田淳一　216
頭部外傷性めまい　216／側頭骨骨折　217／内耳振盪　217／中枢性障害（脳幹・小脳障害）　217／鞭うち症　218／脳脊髄液減少症　218

頸や腰の筋肉からめまい・平衡失調は起こる ………………… 牛尾信也　223
診断と検査　223

原因が特定しにくいめまい・特殊なめまい

不定愁訴としてのめまい ………………………………………… 結縁晃治　228
不定愁訴としてのめまいとは　228／不定愁訴の多い患者の診察のコツ　228／訴えと検査所見が一致しない場合　229／不定愁訴の多いめまい患者の治療のコツ　230

心因性めまいはどのように診断するか …………………………… 中山明峰　231
心因性素因とめまい　231／初診時の心がけ　231／心理テストとは　233／心因性めまいの対処　233

自律神経失調によるめまいの診断と治療 ……………………… 澤井八千代　237
自律神経失調症の概念　237／自律神経失調症によるめまい　237

乗り物酔いへの対策は？ ………………………………………… 堀井　新　244
乗り物酔いとは　244／乗り物酔いはなぜ起こる　244／乗り物酔いへの対策　246

Column　下船病とは？ …………………………………………… 高橋正紘　248

Column　血液透析とめまい ……………………………………… 重野浩一郎　251

Column　筋痛性脳脊髄炎／慢性疲労症候群とめまい …………… 関根和教　253

こどものめまい

先天性の前庭機能障害は小児の運動発達にどのように影響するか
......加我君孝, 新正由紀子, 増田　毅　256

どのような症状のときに前庭機能障害が疑われるか　256／正常児の運動発達の milestone の 2011 年版　256／歴史的に前庭・三半規管の姿勢と運動への役割について初めて気がついた人は誰か　257／どのように半規管・耳石機能を検査するのか　257／なぜ遅れるのか, その病態生理　258／どのように遅れを取り戻すのか　258／水泳での溺水事故の予防　259／視覚と触覚の重要性　259／成長してどこまで獲得するのか　259

Column　前庭水管拡大に伴う難聴とめまい......内藤　泰　261

小児良性発作性めまいとはどのような疾患か......尾関英徳　265

小児のめまいにはどんな疾患が多いのか　265／小児良性発作性めまいとは　265／小児良性発作性めまいの診断基準　266／小児良性発作性めまいの診断の進め方　266／予後　268／治療方針　268

第4章　めまいの治療法

めまいの理学療法

良性発作性頭位めまい症の理学療法①......中山明峰　272
歴史的背景　272／BPPV 病態の診断方法　273／治療　275

良性発作性頭位めまい症の理学療法②......山中敏彰　277
BPPV 理学療法の概念と分類　277／病態別, 病型別の治療方略　278／BPPV 理学療法の instruction（動機づけと生活指導）　283

めまいの運動療法, リハビリテーションはどのように行うか①......新井基洋　285
めまいリハのコツと実践　285／めまいリハ効果の根拠　288／まとめ：めまいリハの勧め　288

めまいの運動療法, リハビリテーションはどのように行うか②......水田啓介　289
平衡訓練の対象となる疾患　289／平衡訓練計画の進め方　289

メニエール病に対する有酸素運動の効果......高橋正紘　294
偶然から生まれた新治療　294／新治療の具体的内容　294／治療成功のポイント　295／浸透圧利尿薬や内リンパ嚢開放術はなぜ無効か？　296／メニエール病治療になぜ生活改善が必要か？　296／有酸素運動の実践がなぜ有効か？　297

めまいの薬物治療

各めまい疾患の薬物治療......武田憲昭　300
急性期のめまいに対する薬物治療　300／抗めまい薬　300／メニエール病に対する薬物治療　301／BPPV に対する薬物治療　301／前庭神経炎に対する薬物治療　302／起立性調節障害によるめまいに対する薬物治療　302／脳循環障害によるめまいに対する薬物治療　302

めまい疾患における抗不安薬の使い方 ………………………… 石井正則　303
めまい疾患に対する抗不安薬の適応　303／抗不安薬の種類　303／抗不安薬の依存性　304／抗不安薬の作用時間の違い　305／具体的な用い方　305／漢方薬　306／抗不安薬としての抗うつ薬　307／最新の非ベンゾジアゼピン系の薬剤　307

代替療法を含むその他の薬物治療とその医学的根拠 ………………… 二木　隆　308
メニエール病のステロイド療法と補助・代替薬　308／頭重・頭痛を伴うめまいに対する選択肢の一つ　309／自律神経失調症を背景にもつ患者への対応と投薬　311／高齢者のめまい感・不安定感（平衡不全）に対する改善　312／向神経ビタミン　313

めまいの外科治療や特殊な治療

メニエール病の外科治療 ……………………………………………… 土井勝美　314
メニエール病のめまい　314／メニエール病の聴覚障害　314／自然寛解とプラセボ効果　315／外科治療によるめまい制御　315／外科治療による聴力改善　319

難治性の良性発作性頭位めまい症の外科的治療 ……………… 小川恭生，鈴木　衞　322
後半規管膨大部神経切断術と半規管充填術　322／半規管充填術の適応　322／半規管充填術のインフォームドコンセント　323／病巣半規管の同定　323／半規管充填術の手術の実際　323／半規管遮断術の効果と術後聴力　324

聴神経腫瘍とめまい ……………………………………………………… 石川和夫　326
聴神経腫瘍と前庭症状　326／聴神経腫瘍患者の手術と前庭症状　328／症例提示　330

Column　メニエール病の中耳加圧療法とはどのようなものか ……… 将積日出夫　332

付録　診察に役立つ資料集

めまい問診票 ……………………………………………………………… 内藤　泰　334
患者への説明用イラスト
　聴覚・平衡機能 ………………………………………………………… 浦野正美　335
　耳石顆粒の迷路内での浮遊移動 ………………………………………… 内藤　泰　336
　半規管およびクプラ結石症の病態 ……………………………………… 内藤　泰　337
急性期めまいへの対応／メニエール病診断の過程 …………………………………… 338
メニエール病診断基準（簡易版） ……………………………………………………… 339

索引 ……………………………………………………………………………………… 341

■ 執筆者一覧 (執筆順)

寺澤秀一	福井大学地域医療推進講座
船曳和雄	大阪バイオサイエンス研究所システムズ生物学部門
田浦晶子	京都大学耳鼻咽喉科・頭頸部外科
鳥居紘子	京都大学耳鼻咽喉科・頭頸部外科
扇田秀章	京都逓信病院耳鼻咽喉科
内藤　泰	神戸市立医療センター中央市民病院耳鼻咽喉科
羽柴基之	はしば耳鼻咽喉科・内科クリニック
城倉　健	平塚共済病院神経内科
山崎博司	神戸市立医療センター中央市民病院耳鼻咽喉科
小宮山純	川崎市立多摩病院総合診療内科
肥塚　泉	聖マリアンナ医科大学耳鼻咽喉科
山中敏彰	奈良県立医科大学耳鼻咽喉科・頭頸部外科
矢部多加夫	東京都立広尾病院耳鼻咽喉科
中村　正	なかむら耳鼻咽喉科クリニック
江上徹也	江上耳鼻咽喉科医院
内藤理恵	東京都立神経病院神経耳科
石川和夫	秋田大学耳鼻咽喉科
山本昌彦	東邦大学医療センター佐倉病院耳鼻咽喉科
吉田友英	東邦大学医療センター佐倉病院耳鼻咽喉科
瀬尾　徹	大阪中央病院耳鼻咽喉科
五島史行	国立病院機構東京医療センター耳鼻咽喉科
渡辺行雄	富山大学耳鼻咽喉科
中島成人	光風台病院めまい科
稲垣太郎	東京医科大学耳鼻咽喉科
鈴木　衞	東京医科大学耳鼻咽喉科
重野浩一郎	重野耳鼻咽喉科めまい・難聴クリニック
池園哲郎	埼玉医科大学耳鼻咽喉科
水野正浩	埼玉医科大学神経耳科
三浦　誠	日本赤十字社和歌山医療センター耳鼻咽喉科
福武敏夫	亀田メディカルセンター神経内科
室伏利久	帝京大学医学部附属溝口病院耳鼻咽喉科
藤田信哉	奈良県立奈良病院耳鼻咽喉科
横田淳一	リハビリテーション天草病院神経内科
牛尾信也	うしお耳鼻咽喉科医院
結縁晃治	ゆうえん医院めまい難聴クリニック
中山明峰	名古屋市立大学睡眠医療センター
澤井八千代	天理市立病院耳鼻咽喉科
堀井　新	市立吹田市民病院耳鼻咽喉科
髙橋正紘	横浜中央クリニックめまい・メニエール病センター
関根和教	せきね耳鼻咽喉科医院
加我君孝	国立病院機構東京医療センター・臨床研究センター/国際医療福祉大学三田病院耳鼻咽喉科
新正由紀子	国立病院機構東京医療センター・臨床研究センター
増田　毅	国立病院機構東京医療センター・臨床研究センター/日本大学耳鼻咽喉科
尾関英徳	神戸赤十字病院耳鼻咽喉科
新井基洋	横浜市立みなと赤十字病院耳鼻咽喉科
水田啓介	岐阜大学耳鼻咽喉科
武田憲昭	徳島大学耳鼻咽喉科
石井正則	東京厚生年金病院耳鼻咽喉科
二木　隆	二木・深谷耳鼻咽喉科医院
土井勝美	近畿大学耳鼻咽喉科
小川恭生	東京医科大学耳鼻咽喉科
將積日出夫	富山大学耳鼻咽喉科

第1章 めまいの見分け方

めまいの性状で見分ける
——救急・総合診療としての対応

はじめに——めまいの診断ステップ

- 筆者は主訴「めまい」らしい患者を診る場合,以下のようなステップで行っている.

■ ステップ①患者の言う主訴が間違いなく「めまい」かどうかを確かめる

- 「目がまわる」,「めまいがする」といったはっきりした主訴では問題ないが,「気分が悪い」,「吐き気がする」,「立てない」,「歩けない」というような患者でも,よく聴くと,めまいが主訴の患者がいる.まず患者の主訴を正確に医学的な言葉に置き換える作業が第一歩である.
- これらの主訴で受診する疾患では,急死しうるものも含まれるために,とくに高齢者では不正確な診断で安易に帰宅させると,手遅れの状態で戻ってきて,大きなトラブルになる.

不正確な診断で安易に帰さない

■ ステップ②主訴「めまい」を3群に分ける

- 次に,主訴が「めまい」に間違いなければ,詳細に症状を聴いて,❶に示すように,大きく3群に分けて考える.すなわち,
  vertigo 群:回転性めまいを引き起こす疾患
  presyncope 群:気が遠くなりそうなめまいを引き起こす疾患
  ill-defined dizziness 群:はっきりしないふらつき感を引き起こす疾患
  の3群である.
- まず,全脳血流が減少することによって起きる presyncope に相当する症状を言っているのか,回転性めまい vertigo に相当する症状を言っているのかを聴き分けることから始める.「立ちくらみのときと同じような感じ」,「気が遠くなる感じ」,「奈落の底に落ちていく感じ」という表現なら presyncope としてよいだろう.「自分がぐるぐる回る感じ」,「周囲がぐるぐる回る感じ」,「景色が一方向に流れていく感じ」という表現なら vertigo としてよいであろう.
- presyncope か vertigo のどちらかはっきりしない場合,あるいは「舟に乗ったときみたい」,「歩くと酒に酔ったときみたい」と言う場合には,ill-defined dizziness として,いわゆる浮動性めまいを引き起こす疾患,平衡機能障害をきたす疾患,presyncope や vertigo をうまく表現できていない場合

❶ 主訴「めまい」の鑑別診断

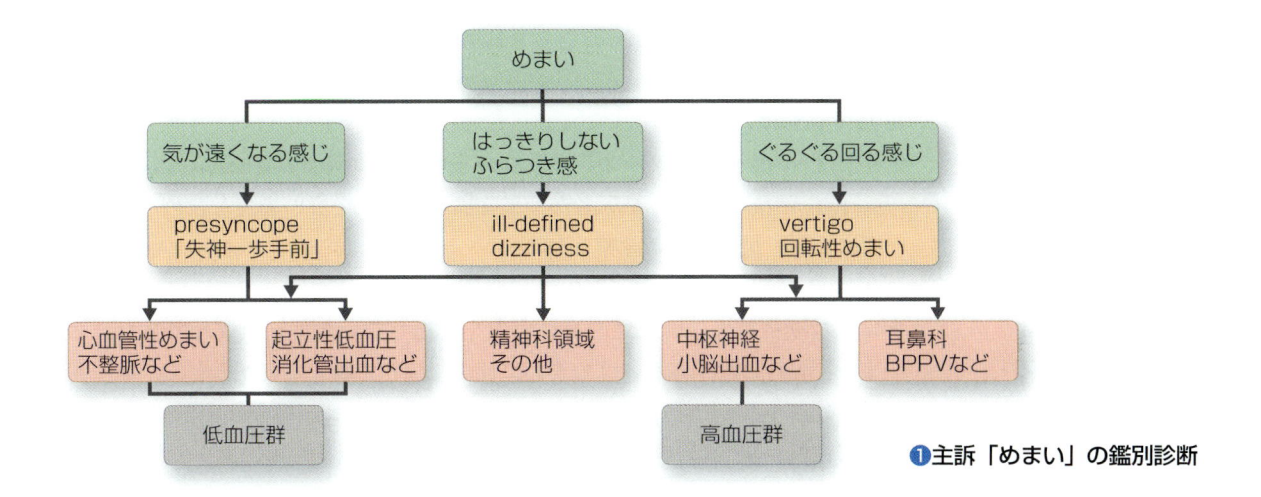

```
                        めまい
          ┌───────────────┼───────────────┐
    気が遠くなる感じ    はっきりしない      ぐるぐる回る感じ
                      ふらつき感
         │                │                │
    presyncope        ill-defined        vertigo
    「失神一歩前」      dizziness         回転性めまい
       ┌─┴─┐             │            ┌─┴─┐
   心血管性めまい 起立性低血圧     精神科領域    中枢神経      耳鼻科
   不整脈など   消化管出血など    その他      小脳出血など   BPPVなど
         └──┬──┘                           │
          低血圧群                         高血圧群
```

などをも含めたあらゆる可能性を考えるべきである.

■ ステップ③ めまい以外の症状所見があるか，めまい単独かを見極める

- 頭痛，複視，構語障害，顔面や四肢の運動，感覚異常，難聴，耳鳴などの中枢神経〜耳鼻咽喉科領域を示唆する随伴症状がある場合，胸痛，動悸，呼吸苦，腹痛，腰痛，吐物，便色の変化など心血管性疾患〜大量出血を示唆する症状がある場合，そしてまったく随伴症状がない場合の3群に分ける．
- もし慎重な医療面接で，めまい以外の症状所見がない場合には，城倉は❷のような内訳になると報告しており，圧倒的に耳鼻咽喉科領域の疾患となると報告している[1].

❷「めまい」だけで受診した患者の内訳（2002〜2004）

BPPV	716 (53%)
緊張性頭痛	211 (16%)
うつ状態	61 (5%)
前庭神経炎	52 (4%)
低血圧	51 (4%)
脳血管障害	22 (2%)
メニエール病	6 (0.5%)

（城倉 健. レジデントノート2008[1] より）

■ ステップ④ 3群のそれぞれの鑑別診断に入る

vertigo群

- vertigo群では，90％が耳鼻咽喉科領域の疾患であるが，残りの10％は緊急性，重症度も高い脳神経疾患が含まれるため，これらを見逃さないようにすることが重要である．脳神経疾患によるめまいの患者では血圧が高いのが特徴といえよう．

> 脳神経疾患によるめまいの患者では血圧が高い

presyncope群

- presyncope群では，多くは血管迷走神経反射による予後良好のものが多いが，緊急度，重症度の高い心血管性疾患や大量出血をきたす疾患が含まれるため，これらの場合に迅速な初期対応を怠ると，大きなトラブルに巻き込まれるため要注意である．心血管性疾患や大量出血の患者では，受診時，血圧が低いのが特徴といえよう．

> 心血管性疾患の患者では血圧が低い

- vertigoが耳鼻咽喉科領域か脳神経専門医領域，つまり頸部から上の疾患がほとんどであるのに対して，presyncopeは循環に問題が発生して血圧が低

下する疾患群がほとんどであるため頸部から下の疾患がほとんどであり，検索部位がまったく違うことを銘記すべきである．

ill-defined dizziness 群

> ill-defined dizziness 群は診断が最も難しい

- ill-defined dizziness 群では，浮動性めまい，平衡機能障害をはじめとして，vertigo や presyncope を患者がうまく表現できていない場合も含めた鑑別診断になり，最も難しい診療となる．

> 先行症状，随伴症状を必ず聴くこと
> 血圧測定を欠かさないこと

- 耳鼻咽喉科以外の緊急性の高い疾患を見逃さないために重要なことは，めまいに先行した，あるいはめまいに伴った症状を聴くこと，そして，血圧測定を欠かさないことを強調したい．血圧が極端に高い場合は中枢神経領域，極端に低い場合には心血管性疾患や大量出血疾患を念頭においた迅速な対応，紹介，転送が必須であることを銘記すべきである．

vertigo：回転性めまいを引き起こす疾患

- 回転性めまいに間違いないなら，90％は耳鼻咽喉科領域の疾患であるが，残りの10％は脳神経領域の疾患であり，ほとんどが耳鼻咽喉科領域の疾患より緊急性，重症度が高い．したがって，初診の場合には常にまず「脳神経領域の疾患のめまいではないだろうか」という観点から慎重な対応が必要であろう．

★1
言い換えると，初診の時点で神経内科医が「耳鼻咽喉科領域のめまい」と判定する患者のなかに，脳血管障害の患者がいるということになる．

- 回転性めまいの患者で，神経内科医が「耳鼻咽喉科領域のめまい」と判定して，耳鼻咽喉科病棟に入院した患者が，翌日，神経学的異常を呈して，脳血管障害の診断で神経内科病棟に転棟になる患者を時々経験している[★1]．内耳は，前下小脳動脈の終動脈である内耳動脈によって栄養されるため，椎骨動脈や前下小脳動脈に脳血管障害が起きれば，最も遠位となる内耳動脈の血流減少の症状として回転性めまいがありうるので，脳血管障害によるめまいが耳鼻咽喉科領域のめまいと判定される可能性があるのである[★2]．

★2
また中森は，通常のMRIだけで異常が認められない場合でも，脳血管障害によるめまいを否定できたことにはならないため，頭部MRIのdiffusion image まで含めた full sequence と，頭頸部MRA，頸部血管エコー（CCA, ICA, VA）までの検索が必要だと強調している[2]．

- 耳鼻咽喉科領域か脳神経領域かはっきりしない回転性めまいの患者は，疑われる疾患の緊急度，重症度の観点から神経内科に入院させて経過観察してもらうほうが無難といえよう．

❸ 回転性めまいの鑑別診断

1. 頭痛を伴う場合	**小脳出血，クモ膜下出血，椎骨動脈解離** 片頭痛性めまい	
2. 聴覚障害を伴う場合	**橋外側梗塞，神経血管圧迫症候群** メニエール病，突発性難聴	
3. 随伴症状がない場合	**小脳出血，小脳梗塞，延髄外側梗塞，一過性脳虚血発作，多発性硬化症，神経Behçet病，ウェルニッケ脳症，神経血管圧迫症候群** BPPV，前庭神経炎，前庭性てんかん 頸性めまい，鎖骨下動脈盗血症候群	
4. 頭部外傷後の場合	内耳振盪	

太字部は emergency 群と urgency 群．

■ 回転性めまいの鑑別診断

- 筆者は耳鼻咽喉科領域か脳神経領域か区別する診療を，以下の医療面接による情報で❸のように絞り込むことにしている．

初めての回転性めまいかどうか

- 生まれて初めての回転性めまいという場合は原則として精密検査の対象にすべきと考えている．一方，「以前にも同様のことがあり，中枢神経領域の専門科医師による精密検査で問題な

いと言われた」という場合にはほとんどが耳鼻咽喉科領域の疾患であり，精密検査の対象にしないで対症療法にしてもよいと考えている．
- もちろん，複数回目でも，一度も脳神経領域の検索を受けていない場合は精密検査を考慮する．

脳血管障害を起こしうる背景があるかどうか
- 高齢，高血圧，糖尿病，脂質異常症，肥満，喫煙などの危険因子がある患者の回転性めまいは，脳血管障害の精密検査の対象とするべきだと考えている．

随伴症状があるかどうか
- 回転性めまいに伴って頭痛がある場合，あるいは聴覚障害（難聴，耳鳴り）がある場合，そしてどちらもない場合の3群に分けて考えるようにすると整理がつきやすい．

特定の動作で誘発されるかどうか
- 頭位変換時に出現するもの（良性発作性頭位めまい症〈BPPV〉），頸部をねじるときに出現するもの（頸性めまい），左上肢を動かすと出現するもの（鎖骨下動脈盗血症候群）などは特徴的なので，鑑別の手がかりとなる．

持続時間
- 回転性めまい自体の持続時間だけでなく，頭痛や聴覚症状などの随伴症状の持続時間が鑑別診断の手がかりになる．もちろん持続時間が長ければ長いほど中枢神経領域の精密検査の対象とすべきだと考える．

■ 耳鼻咽喉科領域でない疾患
- ここでは，❸のうちで，とくに耳鼻咽喉科領域ではないものに絞って，emergency群，urgency群，non-emergency群の3群に分けて記載する．emergency群とurgency群は直ちに脳神経専門医への紹介，転送が必要である．

> emergency群とurgency群は直ちに脳神経専門医へ紹介，転送

emergency群
- ❸のうち緊急性，重症度の高いものとして，クモ膜下出血，小脳出血，小脳梗塞，椎骨動脈解離（+小脳，脳幹梗塞）などがある．これらの見逃しは医事紛争になりうるので要注意である．このうち，とくにクモ膜下出血と小脳出血は数時間の遅れが致命的になることがあり，疑ったら，空振りを恐れず，迅速な紹介や転送に踏み切るべきである．
- これらの緊急性，重症度の高い脳神経疾患は，ほとんどが受診時に著明な高血圧を呈している．
- 筆者は❹に示すような場合にこれらを疑い，迷わずすぐに頭部CTスキャンを指示するようにしている．

クモ膜下出血
- 脳動脈瘤破裂によるクモ膜下出血の4%が「めまい」を主訴に受診すると報告されている[3]．初診での対応が遅れると，再破裂によって急速に予後不良となるため，誤診は小脳出血と同様に大きなトラブルとなる．

❹ 急いで頭部CTスキャンするべき場合

1. 高齢者，脳血管障害の危険因子がある，脳血管障害の家族歴がある
2. 生まれて初めての回転性めまい
3. 頭痛，後頸部痛の先行
4. 神経学的異常（複視，構語障害，知覚障害，運動障害など）
5. 受診時に高血圧がある
6. 安静で軽快する傾向がみられない
7. 嘔吐が頻回で，途中からコーヒー残渣様吐物になった場合

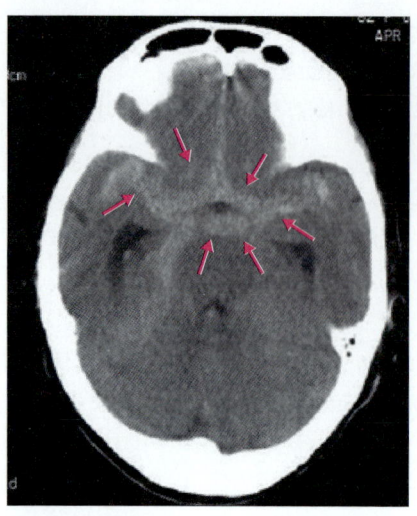

❺ 脳動脈瘤破裂によるクモ膜下出血

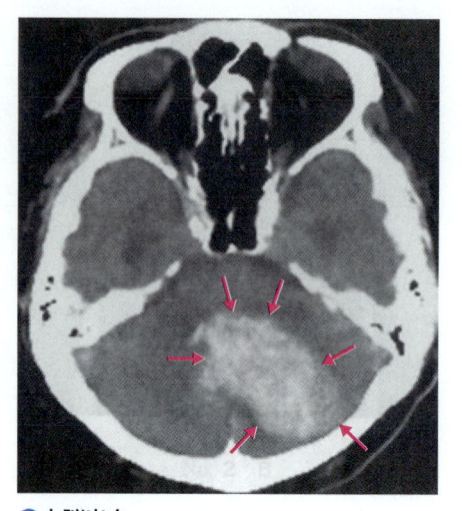

❻ 小脳出血
小脳に大きな高吸収域（→）があり，脳幹，第4脳室を圧迫して急性水頭症を呈している．

クモ膜下出血と小脳出血はCTでほとんど診断可能だが，数時間の遅れが致命的に

- ❺に示すように頭部 CT スキャンでほとんどが診断できるため，❸に示すような回転性めまいは緊急の頭部 CT スキャンが必須と考える．

小脳出血

- 頭痛，強い持続性の回転性めまい，悪心，嘔吐，起立・歩行障害，（出血側の）上下肢失調などが主症状である．しかし，出血の初期で血腫が小さい時期に回転性めまいだけで受診する場合，耳鼻咽喉科領域の回転性めまいの患者と誤認される事例がある．
- 脳神経外科への対診が早ければ，予後良好で社会復帰率が高いので，耳鼻咽喉科領域のめまいと誤診して手遅れになると，医事紛争になりやすいので要注意である．
- ❻に示すように頭部 CT スキャンで診断が容易である．血腫が大きいと脳幹を圧迫して意識障害から呼吸停止しうるし，血腫が第4脳室を圧迫して急性水頭症になるため，脳室外ドレナージや開頭血腫除去術が必要となる．

小脳梗塞

- 回転性めまいに加えて，梗塞になった部位に関連して四肢，体幹の運動失調，上下肢の運動麻痺，感覚障害，視機能異常（複視や視野異常），脳神経麻痺[*3]などの神経症状が合併する．しかし，梗塞の範囲が前庭神経系近傍に限られるような場合には，回転性めまい以外の症状がわかりにくく，耳鼻咽喉科領域の回転性めまいと診断されてしまうことがある．

★3 眼球運動麻痺，顔や口周囲のしびれ，嚥下困難，難聴．

- 小脳梗塞は，発症から6時間以内では❼に示すように，頭部 CT スキャンではわからないことが多く，「頭部 CT スキャンでは異常がない」ということだけで中枢神経疾患を否定すると，トラブルになるので要注意である．脳血管障害を疑って頭部 CT スキャンを施行して，高吸収域が認められず小脳出血が否定できたときでも，小脳梗塞（や脳幹梗塞）がまだ否定できていないという認識をもつ必要がある．

CT にて小脳出血を否定しても梗塞はまだ否定できない

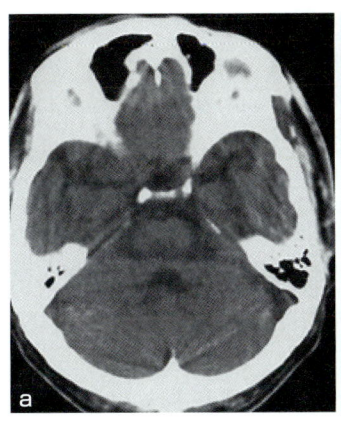

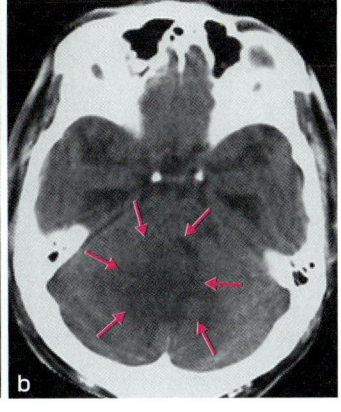

❼小脳梗塞
a：発症2時間後，b：4日後．
発症2時間後には認められなかった低吸収域（→）が小脳に出現し，脳幹，第4脳室を圧迫して急性水頭症を呈している．

- 数時間以上経過してから頭部CTスキャンを再検するか，緊急にMRIを施行するかの判断は難しいものであり，脳神経領域の専門医への対診が必須と考える．小脳梗塞は病変が大きいと梗塞病変の浮腫による圧迫のために急性水頭症をきたして緊急脳室外ドレナージが必要となるため，脳神経外科医への対診が妥当である．

椎骨動脈解離＋小脳・脳幹梗塞★4

- 椎骨動脈の内膜と中膜とのあいだの解離によって内膜側が狭窄して小脳・脳幹部梗塞をきたす虚血型と，中膜と外膜とのあいだの解離によって外膜側が拡大し，これが破れてクモ膜下出血をきたす出血型の2つのタイプがあり，前者が圧倒的に多い．
- 解離に伴い後頸部痛が先行し，後日，遅れて小脳梗塞，脳幹梗塞が起き，回転性めまいなどを主訴に受診する疾患である．過去に経験のない痛みで，❽のような部位であることが特徴で，初期には頭部CTスキャンでは異常がつかまらず，頭部MRIや頭頸部MRAまで行わなくてはならない．また，頭部MRIと頭頸部MRAでも椎骨動脈解離の急性期変化を指摘するのは，かなり読影力のある専門医でなくては難しいものであり，熟練者への対診が必要である．

urgency群

橋外側梗塞

- 前下小脳動脈（AICA）の閉塞による梗塞により，回転性めまい，聴力障害，小脳失調が高頻度に出現する．回転性めまいと聴力障害だけで小脳失調がなければ突発性難聴やメニエール病の可能性が高いが，橋外側梗塞では回転性めまいと難聴だけが症状の場合もあり，鑑別診断にMRIが必要となる．
- 脳血管障害の危険因子をもった患者の突発性難聴，メニエール病の診断では，橋外側梗塞の否定が必要と銘記すべきである．

延髄外側梗塞

- 後下小脳動脈（PICA）の閉塞による梗塞であり，Wallenberg症候群ともよ

★4
欧米人より日本人に多く，一般的に高血圧，動脈硬化が原因で起きる中高齢者と，スポーツ中など比較的軽微な頭頸部の外傷で起きる若年者の2つのタイプがある．

虚血型と出血型があり圧倒的に前者が多い

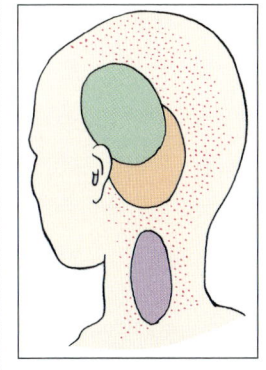

❽椎骨動脈解離の際の後頸部〜後頭部の痛み

鑑別診断にMRIが必要

ばれる.
- 回転性めまい，同側の小脳失調，顔面の温痛覚障害，角膜反射消失，声帯，軟口蓋麻痺，ホルネル（Horner）症候群，対側の体幹の温痛覚障害を呈し，四肢の運動麻痺がないのが特徴である.

椎骨脳底動脈領域の一過性脳虚血発作
- 症状が受診時には改善してしまっているため診断は難しい．回転性めまいが出ていたときに，四肢や顔面の運動麻痺，知覚麻痺，構語障害，複視などがあったかどうかを聴きだして診断するしかない.

脳血管障害以外の疾患
- 多発性硬化症，神経Behçet病，ウェルニッケ（Wernicke）脳症なども脳幹や小脳に病変をきたし，回転性めまいを引き起こす.
- これらの疾患が疑えなくても，脳梗塞を疑って神経内科に対診すれば，これらの疾患の診断がつくので，神経内科医以外が最初から鑑別にあげられなくてもよいと考える.

non-emergency群

片頭痛性めまい
- 片頭痛，または片頭痛の既往がある患者で，反復発作性のめまいを呈し，めまい発作時に光過敏，音過敏，視覚性前兆などの片頭痛関連症候を伴う．めまいの持続時間は数分から数時間のことが多いが，3日程度持続する場合もある.
- めまい発作時に頭痛を認めるのは60～70％で，頭痛がない場合や軽微な場合が少なくない．耳鳴，耳閉感などの症状を伴うことがある.

前庭性てんかん
- 突然発症し，数秒から数分持続する回転性めまいで，それに先立って何らかの症状がみられることがあるとされている.

内耳振盪
- 頭部を強打した後，数日から数週間持続する回転性めまいで，頭位変換時に悪化する傾向が強い.

presyncope：気が遠くなりそうなめまいの原因疾患

- 患者の言う「めまい」を別の言葉で表現させた場合に，「立ちくらみのときと同じような感じ」，「気が遠くなる感じ」，「奈落の底に落ちていく感じ」，「頭が真っ白になる感じ」，「気絶しそうな感じ」，「頭から血が引いていく感じ」という表現ならpresyncopeと考えるべきで，耳鼻咽喉科の疾患は考えにくい.
- presyncopeは全脳血流が減少して起こるものがほとんどなので，その程度が軽度ならpresyncopeで終わり，程度がひどいとsyncope（数分以内の意識障害）に進行し，さらにひどい血流低下が続くと数分以上の意識障害や全身

痙攣に発展しうる症候群ととらえるべきである★5.
- vertigo が耳鼻咽喉科領域か脳神経専門医領域, つまり頸部から上の疾患がほとんどであるのに対して, presyncope は循環に問題が発生して血圧が低下する疾患群がほとんどなので, 頸部から下の疾患を考えて検索するべきである. presyncope は急死しうる疾患があるため, 耳鼻咽喉科疾患と誤認して手遅れになると, トラブルになる可能性が高いため注意が必要である.
- presyncope をきたす疾患は❾の3群に分けて考えることを提案したい.
- ❾のなかで最も多いのは血管迷走神経反射によるもので, 全体の約40％を占め, 予後良好と考えてよい. 最も危険なのは心血管性疾患で, 頻度は全体の約20％だが, 誤認すると急死がありうるので, 心血管性疾患によるpresyncope を耳鼻咽喉科領域のめまいと誤認して, 循環器専門医に転送せず予後不良となった場合には, 医事紛争になりやすく要注意である. したがって, 原因がはっきりしない presyncope はまず循環器専門医に診てもらうべきである.

❾ Presyncope の原因疾患

1. 心血管疾患群	・不整脈 ・心疾患 ・その他（大動脈解離, 肺塞栓症, 原発性肺高血圧症）	
2. 起立性低血圧群	・非外傷性出血（消化管出血, 肝癌破裂, 子宮外妊娠破裂, 腹部大動脈瘤破裂など） ・脱水（食事摂取低下, 嘔吐, 下痢など） ・薬剤（利尿薬, 降圧薬, α遮断薬など）	
3. 神経介在性群	・血管迷走神経反射 ・状況性（咳, 嚥下, 排尿, 排便）	

★5
presyncope 以外には眼前暗黒性めまい, 失神性めまい, impending faint という表現も用いられる.

原因のはっきりしない pre-syncope はまず循環器専門医へ

■ 心血管疾患群

不整脈
- 一過性の重篤な不整脈により脳血流が減少して起こるもので, presyncope を起こす心血管性疾患の約75％は不整脈と考えられている. 脳血流の低下がひどく, かつ長ければ presyncope によるめまいにとどまらず, syncope 失神, さらに脳血流減少が長い時間になれば全身痙攣（Stokes-Adams 症候群）になり, そのまま不整脈が続けば心肺停止となる.
- presyncope 程度ですむか, syncope になるか, 全身痙攣や心肺停止にまで至るかは, 不整脈の種類, 持続時間, 患者の心機能などによって個々に違うのである★6 (→ Column 参照).

心疾患
- 器質的な狭窄によって, 一過性に心拍出量が低下する心疾患が presyncope をきたしうる. 大動脈弁狭窄, 僧帽弁狭窄症, 肥厚性狭窄性心筋症, 心房粘液腫などがあげられる. ほとんどが, 心臓超音波検査にて診断可能である.
- また, 急性心筋梗塞や狭心症発作の最中における心拍出量減少でも presyncope が起こりうる. 胸痛, 胸部圧迫感, 胸部絞扼感などが先行して presyncope が起きた場合には, これら急性冠症候群が強く疑われ, 急死がありうるので, 迅速な紹介, 転送が必要である.

★6
したがって, 一過性の不整脈による presyncope で受診した患者を,「耳鼻咽喉科的には異常なし」として帰宅させると, 翌朝までに心肺停止となって搬送される可能性がある.

急性冠症候群に注意

Column めまいを伴う不整脈の診方

頻脈性不整脈群，徐脈性不整脈群，先天性群の3群に分けて考えることを勧めたい．頻脈性不整脈群では，心疾患，肺疾患，甲状腺機能亢進症，薬剤による発作性上室性頻拍，発作性心房細動，心室頻拍，Torsades de Pointes（❿）などがあり，あまりに心拍数が多すぎて心拍出量が減少し，脳血流が減少するためにpresyncopeが起きる．

徐脈性不整脈群では，洞不全症候群，急性冠症候群，甲状腺機能低下症，高カリウム血症，薬剤などによる洞性徐脈，洞停止，完全房室ブロック（⓫）などがあり，心拍数が減少し，心拍出量が減少し，脳血流が減少してpresyncopeが起きる．

先天性不整脈群としては，QT延長症候群，Brugada症候群，WPW症候群などが有名で，一過性の心室頻拍が消失してpresyncopeが軽快して受診時の心電図でもそれぞれ特徴的な心電図が認められる．

presyncopeの患者では，受診時には軽快していることがほとんどであり，受診時にこのような心電図が見られることはまれである．発作時にこのような心電図が起きていたが，長くは続かなかったためpresyncopeで終わった幸運な患者だと認識すべきである．

したがって，受診時には❿，⓫のような心電図ではなく，❿，⓫のような心電図になりうる心電図，すなわち心室性期外収縮，心房細動，2度以上の房室ブロック，脚ブロック，虚血性変化（STの上昇，下降），WPW症候群，QT延長，Brugada症候群などの心電図異常が手がかりとなる．⓬は「気が遠くなるようなめまい」が頻発して受診した17歳の男性の心電図である．QT延長が認められ，父親が若くして急死しており，ホルター心電図でめまいの発作に一致して一過性の心室頻拍が認められた．

不整脈の発生原因と手がかり

不整脈を疑うときに内服薬剤はとても重要である．筆頭は抗不整脈薬である．「不整脈を最も起こす薬は抗不整脈薬である」と覚えるべきである．ジギタリス製剤，降圧薬とくにCa拮抗薬やβ遮断薬は徐脈性不整脈の有力候補である．また，向精神薬，マクロライド系抗菌薬，抗アレルギー薬などQT延長をきたす薬剤が心室頻拍を起こす有力候補である．高齢者では単薬では大丈夫だったのに複数薬投与後に薬剤の相互作用で不整脈を起こす場合，そして60歳では大丈夫だったのに同じ薬剤が80歳に入り腎機能の悪化とともに薬剤の血中レベルが上昇し，不整脈の原因となっている場合が多い．徐脈性不整脈がpresyncopeを起こしている場合には，受診時にも徐脈，低血圧の傾向があるので，必ずバイタルサインを測定することを強く推奨したい．

❿に示したTorsades de Pointesは，危険因子として女性，徐脈，心疾患，電解質異常，肝疾

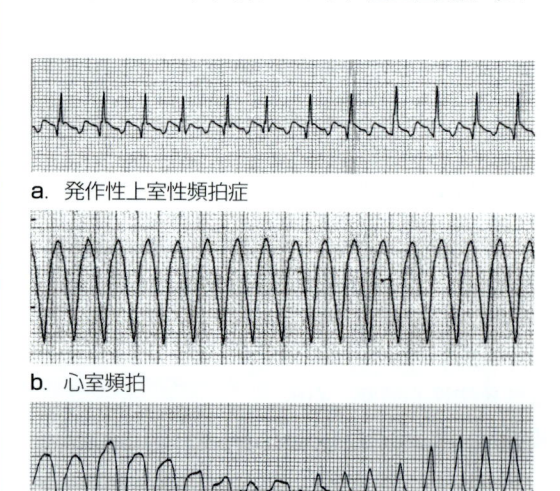

a．発作性上室性頻拍症

b．心室頻拍

c．Torsades de Pointes

❿ 頻脈性不整脈群

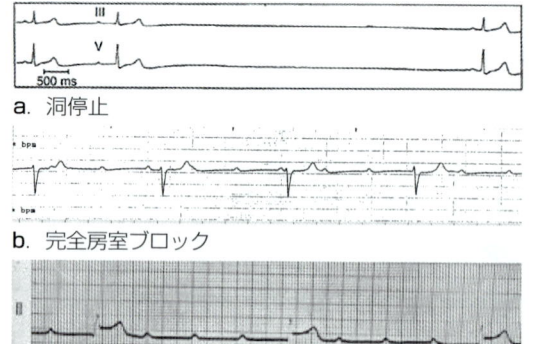

a．洞停止

b．完全房室ブロック

c．急性冠症候群に伴う完全房室ブロック

⓫ 徐脈性不整脈群

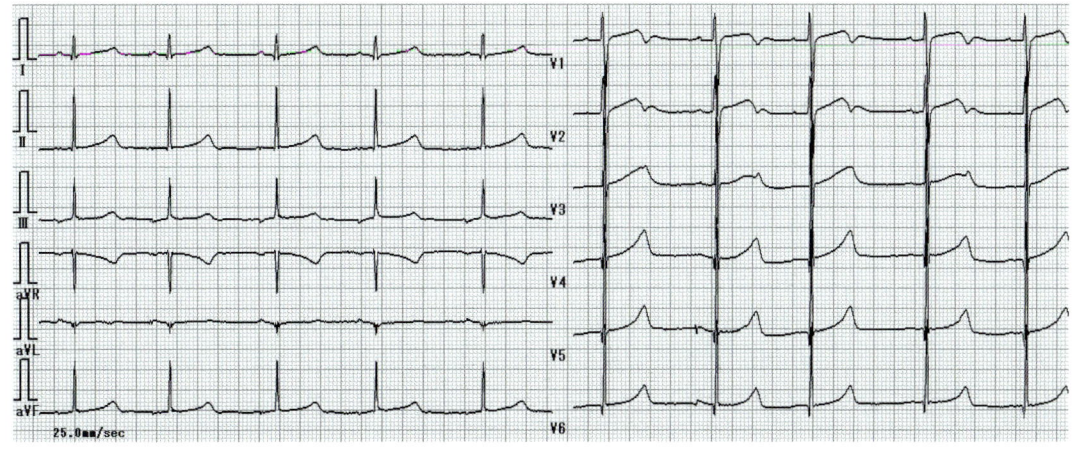

⑫先天性QT延長症候群の心電図（17歳，男性）
主訴：「気が遠くなるようなめまい」．

患，腎疾患，薬剤（ケトコナゾール，フルコナゾールなど）があげられているので，このような背景の患者では手がかりとなる．

　重篤な不整脈が突然起こる，たとえば突然，心室頻拍になるような場合には，急激にひどく脳血流が低下するため，まったく前駆症状がないままpresyncopeが起きるが，不整脈が重篤ではない，たとえば発作性上室性頻拍症などの場合には，脳血流の低下がさほどではないため，めまいが起きる前に動悸，胸部不快感などが先行していることが多い．

　「めまい」が頻脈性不整脈で起きている患者では動悸が先行，随伴することが多いが，繰り返し起きている場合には，始まりと終わりの詳細を確認すると，必ず「突然始まり，突然終わる」という答えがかえってくるので，手がかりとなる．

　手がかりとしては，既往歴に心疾患がある，不整脈を指摘されたことがある，心電図異常を指摘されたことがあるという場合や，家族歴で血縁者に若くして急死した者がいる場合，現在，心血管性疾患などの薬剤を内服中であることなど，また症状では，まったく前駆症状なく突然起こった，運動中に起こった，臥床していたのに起こった，動悸や胸部不快感，胸部圧迫感，胸部絞扼感の出現後にめまいが起きたという場合には，pre-syncopeが一過性の重篤な不整脈で起きたと強く疑い，直ちに循環器専門医へ紹介するべきである．

　現在では，多くの頻脈性不整脈が治療カテーテルアブレーションや埋め込み型除細動器で，徐脈性不整脈が埋め込み型ペースメーカーで治療可能であるため，見逃しが許されない時代になっている．

その他

大動脈解離

- 大動脈解離でsyncopeをきたす患者は全体の13％で，3％の患者が胸痛や背部痛を訴えずsyncopeだけが主訴で受診すると報告されている．pre-syncopeだけで受診するのがどれくらいかは正確な報告がない．

- 大動脈解離におけるpresyncopeは，心タンポナーデや外膜破綻による出血，解離による大動脈腔の狭小化などによる器質的な脳血流低下や，痛みや圧受容体の進展などによる神経介在性の低血圧による脳血流低下などが原因とされている．高血圧が既往にある患者で，突然の胸痛，背部痛，腰痛などが先行してからpresyncopeをきたした場合には大動脈解離を強く疑

★7
急死がありうるので翌日を待たずに，直ちに迅速な紹介，転送が必要である．

★8
長期臥床，悪性腫瘍，肥満，骨盤，股関節付近の術後，出産直後など．

うべきである★7．

肺塞栓症

- 肺塞栓症で syncope をきたす患者は 0.8％から 40％と報告でかなりの違いがあり，平均 15％程度と考えられている．presyncope だけが主訴で受診する患者がどれくらいかは正確な報告がない．
- 下肢の深部静脈血栓が移動してきて肺動脈を閉塞させるため，心拍出量が低下する器質的な脳血流低下，胸痛などによる神経介在性反射で徐脈，低血圧をきたして脳血流低下，そして過換気による低炭酸ガス血症や低酸素血症の関与などが原因としてあげられている．
- 下肢の深部静脈血栓症の危険因子★8 をもった患者で，突然の胸痛，呼吸困難などが先行してから presyncope をきたした場合には肺塞栓症を強く疑うべきである★7．

原発性肺高血圧症

- 原発性肺高血圧症における presyncope は，中年女性に多く，原因不明の肺高血圧症をきたし，肺塞栓症と似た機序で presyncope をきたしうる．呼吸困難が先行して Presyncope をきたした場合には原発性肺高血圧症を強く疑うべきである★7．

■ 起立性低血圧群

- 座位や立位になった途端に presyncope を訴えるが，臥床すると症状が消失する．臥位から座位，立位になった途端に，顔面蒼白，血圧低下，脈拍数上昇が起きるが，臥床させると症状が改善するのが特徴である．
- 臥位でも普段に比べて血圧低下，脈拍数上昇，顔色不良であることなどが手がかりとなる．

非外傷性出血

- 消化管出血，肝癌の破裂，腹部大動脈瘤の破裂，子宮外妊娠の破裂などがある．ほとんどが腹痛や腰痛が先行してから presyncope をきたすので診断に窮することは少ないが，消化管出血や痛みを訴えない子宮外妊娠破裂などでは，presyncope だけが主訴となる場合がある．疑ったら，輸液路を確保し，急速に輸液しながら，迅速な紹介，転送が必要である．

脱水による循環血液減少

- 数日間以上にわたって飲食が不十分だった場合，嘔吐，下痢などで大量に水分を失った場合などで，医療面接でこれらの情報が得られれば，presyncope が脱水による起立性低血圧であることの診断は容易である．
- この場合も，臥位でも普段に比べて血圧低下，脈拍数上昇が手がかりとなる．疑ったら，輸液しながら，内科医との相談が望ましい．

薬剤
- 利尿薬, 降圧薬, α遮断薬などの薬剤による起立性低血圧も多い. 降圧薬を服用していた患者が, 排尿障害のためにα遮断薬を処方された直後からしばしばpresyncopeをきたすことや, 夏場での発汗と利尿薬によって脱水になりpresyncopeをきたしている場合など, 複数の投薬による相互作用によって起きている場合が少なくない. 必ず内服中の薬のチェックを忘れてはならない.

> 内服中の薬のチェックをする

■ 神経介在性群
血管迷走神経反射
- 精神的・肉体的ストレスによる自律神経反射の結果, 脳血流の低下を起こしてpresyncopeをきたすもので, presyncope〜syncopeの原因として最も多い. 換気の悪い部屋で不快感を我慢して立位で人の話を聞かされていたときや生理痛を我慢して立って長い時間働いていたときなど, ほとんどが立位で起きる.

> ほとんどが立位で起きる

- 臥位にさせて待っていれば, ほとんどが自然に改善するが, まれに座位, 立位を保持し続けると, 脳血流低下が長く続き, syncope, あるいは全身痙攣にまで至り, 特発性てんかんと誤認されることがある.

状況性
- 咳, 嘔吐, 嚥下, 排尿, 排便, 美容院で髪をといてもらっているときなど, 迷走神経の緊張が高まる状況での心拍出量減少に伴う脳血流低下によるpresyncopeである. 症状が起きる直前に何をしていたか, どういう状況だったのかを聴くことが重要である.
- これらの診断は常に除外診断であり, 高齢者に多いので, 前述の心血管疾患群との鑑別が重要となるので, 初めての出来事だという場合には内科医による検索を勧めたい.

> 初めてなら内科医による検索を

頸動脈洞症候群
- 後ろを見ながら車をバックさせているとき, 顎髭を剃っているときなど, 頸動脈洞への刺激が起こす心拍出量減少に伴う脳血流低下である.

- presyncopeで直ちに紹介, 転送すべき危険な疾患群を見つけ出す手がかりをまとめると, ⓲のようになる. これらのpresyncopeは耳鼻咽喉科での精密検査で時間を使うのは危険すぎるため, 循環器専門医や総合内科医, 総合病院の救急部へ迅速に紹介, 転送すべきである.

⓲ presyncopeをきたす危険な疾患群をみつけ出す手がかり

- 高齢者で初めての発症
- 心疾患, 腎疾患, 肝疾患で通院中
- 不整脈を起こしうる内服薬を服用中
- 運動中, 運動直後に発症
- 前駆症状なしに突然の発症
- 動悸, 胸痛, 呼吸苦, 腹痛, 腰痛の先行
- めまいの最中に複視, 構語障害, 顔面や四肢の筋力低下, しびれがあった場合
- 受診時に低血圧, (60/分以下の)徐脈傾向, または, 血圧上昇, (120以上の)頻脈傾向
- 脈拍のリズム異常
- SpO_2の低下(空気呼吸で95以下)
- 結膜貧血
- 吐物, 便色の異常
- 心電図異常(期外収縮, 心房細動, 脚ブロック, ST異常など)

ill-defined dizziness：「はっきり表現できないめまい」を引き起こす疾患

- あなたの症状を，「めまい」という言葉以外で表現してみて下さいと聞いたときに，「舟に乗ったみたい」，「自分が安定しない感じ」，「歩くと酒に酔ったみたい」と言う明らかな浮動性めまいや平衡機能障害と思われる患者から，「うまく言い表せません」と言う患者まで，この群に含めて考えることを推奨したい．「うまく言い表せません」と言う患者のなかには，vertigo や presyncope も含まれることがあり，すべての可能性を考えるべきである．

- この群には検索しなくてもよいものから，致命的なものまで含まれる．主訴「めまい」で最も対処が難しい群である．この群のすべての患者を精密検査の対象とするのは時間と経費の観点から問題である．検索するべきかどうかの決定に，筆者は「この症状が生まれて初めてかどうか」を用いている．過去に複数回，同様の経験があるという場合には，検索しないで対症療法の方針が妥当なことが多く，逆に「初めての症状」という場合には積極的な検索が必要と考えている．

- この群で，検索すると決めた場合，急変しうる心血管性疾患や大量出血疾患がある点から，筆者は，presyncope をうまく表現できていない場合を想定して，心血管性疾患，大量出血疾患を最優先に検索するべきだと考えている．presyncope 群は全脳血流が低下することによって起こるので，症状を呈したときにはほとんどが低血圧のはずであり，受診時も血圧が低いのが特徴である．

- その次に vertigo をうまく表現できていない場合を想定して，中枢神経領域の検索を行うべきだと考えている．vertigo 群で致命的な脳血管障害の患者は，もともと高血圧が基礎疾患としてある場合が多く，発症後さらに血圧上昇をきたしているため，受診時には血圧が高いことが特徴である．

血圧の高低によって検索順位を決定

- 言い方を変えると，血圧が低ければ心血管性疾患と大量出血疾患を，血圧が高ければ中枢神経疾患を考えるようにして検索の順番を決めている（⓮）．

- また，血圧が高くもなく，低くもない場合には，随伴症状で頸部より上か頸部より下かを大きく分けて検索順位を決めている．すなわち，頭痛，後頸部痛，複視，構語障害，嚥下障害，顔面や四肢の運動，知覚障害，難聴，耳鳴があるならば，中枢神経〜耳鼻咽喉科領域から検索を開始する．胸痛，動悸，呼吸苦，腹痛，腰痛，吐物や便色変化があるなら心血管性疾患や大量出血疾患から検索する．どちらの随伴症状もない初発の高齢者ならば，緊急性を考慮して，心血管性？→大量出血？→中枢神経性？→耳鼻咽喉科？→その他？の順に考えるようにしている．

⓮ presyncope や vertigo をうまく表現できない患者の検索

1. presyncope をうまく表現できていないと考えるべき群
とくに，受診時に血圧が低めの場合には，この群を考慮して，心血管性疾患，大量出血疾患から検索すべきと考える．詳細は前述の presyncope の項目を参照されたい．
2. vertigo をうまく表現できていないと考えるべき群
とくに，受診時に血圧が高めの場合には，この群を考慮して，中枢神経性疾患から検索すべきと考える．詳細は前述の vertigo の項目を参照されたい．

浮動性めまい，平衡機能障害群

- 「舟に乗ったようなめまい」，「自分が安定しない感じ」，「歩くと酔ったみたいな感じ」，「歩くとふらつく」という表現をする患者群である．
- 浮動性めまいの場合，福武は緊張性頭痛・肩こりが全体の1/4を占めて最も多く，次いで耳鼻咽喉科領域，陳旧性脳血管障害，神経症，片頭痛性めまい，頸椎症，薬剤性などが原因と報告している[4]．また，緊張性頭痛・肩こりの誘因としては，運動不足，姿勢の悪さ，心因性背景[★9]の3つが多く，他には視力低下や眼鏡不適合などの眼科領域，咬合異常などの歯科領域，冷房や冬の寒冷，長時間の車の運転や長時間のパチンコなども原因となると報告している[4]．
- 平衡障害は起立や歩行に際して訴えられるふらつきで，三半規管からの前庭神経系，四肢からの体性感覚系，眼からの視覚系，などの末梢からの感覚入力に問題があるものと，小脳，大脳の中枢神経に問題があるものとがある．

★9
不安，うつ，パニック障害，過換気症候群．

高齢者のめまい

症例

患者：82歳，男性．
主訴：「ふらつく」
既往：高血圧，糖尿病，脳梗塞，慢性心不全，心房細動．
病歴：上記疾患で総合病院に内服加療で通院中．10日前から夜間頻尿のために近くの泌尿器科医院に受診して，新たな内服薬をもらった．数日前からふらつきが出現してきた．「めまい」なら耳鼻咽喉科と思い，耳鼻咽喉科に受診．
診断：⑮に従う．

- 日常診療で，このような患者に遭遇するのは少なくないと思われる．総合内科の視点でこのような「ふらつく」という主訴の高齢者でどう考えていくかを述べてみる．
- 高齢者での主訴「めまい」の特徴は多因子性障害とよばれるように，一筋縄ではいかない骨のおれる診療となる．文字どおり，総合内科の広い範囲を考える医師が診るに相応しいといえよう．
- 筆者は，患者の背景，基礎疾患に関連した緊急性の高い疾患[★10]を考え，次に内服中の薬剤との関連を考える．テトラサイクリン系抗菌薬，アミノグリコシド系抗菌薬，フェニトイン（アレビアチン®）などの内服患者では薬物の副作用を強く疑う．そして，最後に緊急性の低い疾患や良性の疾患を考えるようにしている．提示した症例では筆者は⑮のような順番で考える．
- 高齢者の主訴「めまい」の診療で重要なことは，「めまい」の原因を一つで決めようとしないことである．脱水と血管迷走神経反射による起立性低血圧の場合，もともとの心不全による心拍出量低下に肺炎による低酸素血症が重なった場合，糖尿病の末梢神経症に尿路感染による循環血液量減少が重なった場合，陳旧性脳梗塞で不全麻痺がある患者が眠剤を朝食後に内服

★10
心血管性疾患，大量出血疾患，中枢神経疾患．

⓯ 高齢者のめまいの診療

1. 既往歴に関連した緊急性の高い疾患を考える	①心血管性疾患，大量出血疾患 ・心房細動→一過性の重篤な不整脈（心室頻拍，完全房室ブロック） ・心不全→心不全の増悪，肺塞栓症 ・高血圧→大動脈解離，腹部大動脈破裂 ②中枢神経性疾患 ・高血圧→脳血管障害（クモ膜下出血，小脳出血，小脳梗塞，脳幹梗塞） ・心房細動→脳塞栓による脳梗塞再発 ③内分泌，代謝性疾患 ・糖尿病→高浸透圧性高血糖状態 ・糖尿病→肺炎，尿路感染，胆道感染→食欲低下，発熱→循環血液量減少 ・糖尿病→末梢神経症，起立性低血圧
2. 内服中の薬剤との関連を考える	・経口糖尿病薬→低血糖 ・（心房細動）ワーファリン®内服中→消化管出血，慢性硬膜下血腫 ・心不全治療薬→利尿薬，降圧薬による起立性低血圧 ・泌尿器科受診→排尿障害に処方されたα遮断薬と降圧薬の相互作用による低血圧
3. 緊急性の低い疾患，良性疾患を考える	・耳鼻咽喉科疾患→BPPV，突発性難聴，前庭神経炎，メニエール病 ・新たな疾患→甲状腺機能低下症など ・変形性頸椎症→頸性めまい ・良性疾患→緊張性頭痛・肩こりに伴うめまい，心因性めまい（不安神経症，うつ状態）

してしまった場合などである．

（寺澤秀一）

引用文献

1) 城倉　健．めまい診療を難しいと感じるのは効率的なアプローチを知らないからだ．レジデントノート 2008；10：367-82．
2) 中森知毅．小脳脳幹病変のめまいの特徴．箕輪良行編．もう怖くない　めまいの診方，帰し方．救急・ERノート　1．レジデントノート別冊．東京：羊土社；2011．p.118-28．
3) 藤岡正導．頭痛のないくも膜下出血．脳卒中 2000；22：253．
4) 福武敏夫．どこまでの症状をめまいとよぶか．診断と治療 2007；95：1136-41．

第1章　めまいの見分け方

めまいの持続時間で見分ける
めまいの持続時間からみた疾患分類

　本項以下「めまいの持続時間で見分ける」の各項では，各種めまい疾患をその持続時間から分類し，それぞれの生理学的発症機序について考察を加えるとともに，問診や診察，検査の留意点などについて言及したい．

平衡機能を担う感覚器と神経回路

- 平衡機能を担う感覚器，神経回路は進化的に古く，動物種を問わず共通な点が多い．❶は，平衡をつかさどる感覚入力と，それを受けた中枢回路の概念図である．感覚入力としては，視覚，前庭覚，固有感覚が主なもので，そのなかで，前庭覚の占める割合は速い回転および直進運動のときに最も大きい．逆にゆっくりとした運動では，視覚が最も重要な感覚信号となる．
- これら感覚入力は脳幹の前庭神経核ですでに統合され，状況に応じた形で，眼球，全身の筋肉を動かし，網膜の結像と体平衡を安定に保つ．これらは通常はまったく意識されることなく自動的に実行される反射である．
- また小脳は前庭神経核と密接に関連しており，小脳もこの反射系の回路に含まれ，視覚入力と前庭入力の不一致を生むような状態（前庭眼反射の固視抑制）では，前庭由来の信号は視覚入力を使って小脳を介してほぼ完全に抑制される．

めまいの持続時間と原因疾患

- 短時間（たとえば数時間以内）でめまいが消失するケースでは，病態そのものが減弱，消失，あるいは治癒したことによりめまいが消失したと解釈される．これらは，循環系の一過性の障害[★1]，内耳からの異常信号の発生[★2]，中枢回路内からの異常信号の発生[★3]などが想定される．
- 一方，障害がさらに長期化した場合には，中枢の神経回路はありとあらゆるリソースを使って，障害の影響を最小限にするように取り繕う．生物にとって，獲物を捕まえる，あるいは捕食者から逃れるうえで平衡機能の障害は「死」の宣告に等しい．このため進化の過程でさまざまな代償機構が発達していったものと考えられる．
- 実験的に動物の一側前庭機能を障害したときや，前庭入力と視覚入力を人為的に操作した環境下においたときには，数十分以内にとりあえずの調整を小脳が行い，その変化した状況が続く場合には日単位で脳幹の神経回路が

★1
椎骨脳底動脈循環不全（VBI），一過性脳虚血発作（TIA）など．

★2
良性発作性頭位めまい症（BPPV），メニエール病発作など．

★3
神経血管圧迫症候群（NVC），片頭痛性めまいなど．

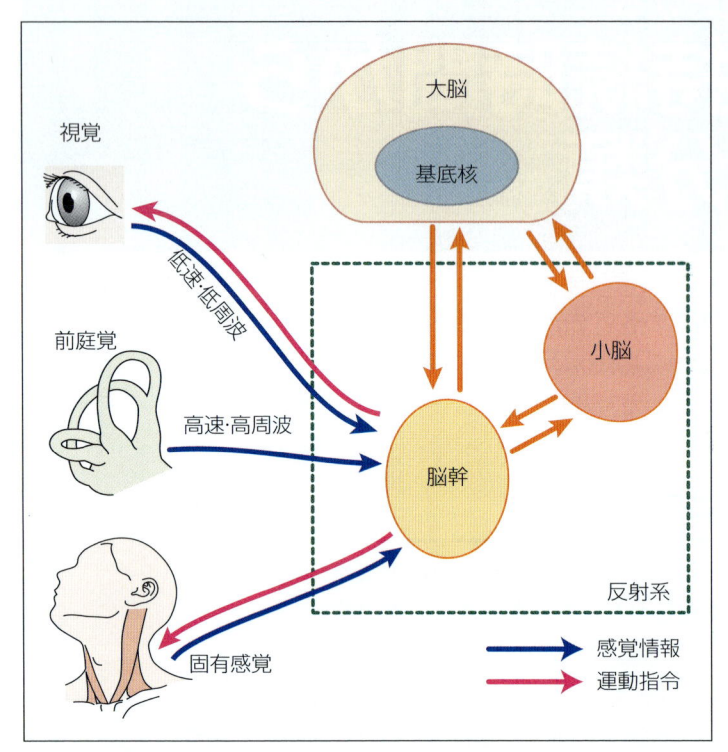

❶平衡に関与する感覚系と中枢神経

変化していくと考えられている[1].

- これら代償機構により，一側の前庭機能障害による自発眼振などの静的な（じっとしているときの）症状は日単位で軽快する．また動的な（動いたときの）症状は障害の程度で変わってくるが，おおむね週から月単位で軽快する．じっとしているときの左右前庭器からの信号のアンバランスを調整するのと，広い速度域の入力に対応するのとでは，積分回路を含めた中枢の神経回路のプログラム調整に時間を要すると解釈できる．
- このようにめまいの持続時間を考えた場合，めまいの原因となっている病態の持続あるいは治癒とともに，代償機構による回復の過程も考慮する必要がある．

- 以下の項で，めまいの持続時間を「一瞬」，「数秒から数分」，「数分から数時間」，「それ以上」と4つに分けて，それぞれの時間での各種疾患について病態生理に言及しながら述べていきたい．

（船曳和雄）

引用文献

1) Shutoh F, et al. Memory trace of motor learning shifts transsynaptically from cerebellar cortex to nuclei for consolidation. Neuroscience 2006；139：767-77.

第1章 めまいの見分け方

めまいの持続時間で見分ける
一瞬のめまい感の原因疾患とその機序

　日常診療において一瞬のめまい・ふらつき感を訴える症例に遭遇することはまれではない．症状が短時間なので診察時に所見をとらえることが困難となることから，確定診断が難しいことも多い．原因となる機序として，①血圧の瞬間的な変動，②外リンパ圧刺激，③速度蓄積機構（velocity storage mechanism）からの放出，などがあげられる．

血圧の瞬間的な変動による場合（起立性低血圧）

■ 起立性低血圧の定義と原因

- 日常診療においてよく聞かれる症状として，起立時にクラっとするという訴えがある．血圧が不安定で変動が大きい場合，主に椎骨脳底動脈系の循環不全の左右差と関連して短時間のめまいが生じる[1]とされている．健康な成人では起立時に，血圧低下があっても血管抵抗が減弱するため脳血流は確保されるが，自律神経機能異常により起立負荷による血中ノルアドレナリン上昇が認められなかったり，静脈貯留の増大などで，一過性の血圧低下に伴って椎骨動脈血流の左右差が生じることで瞬間的なめまいが起こると考えられている．
- 起立性低血圧の国際的な定義としては，シェロング（Schellong）試験で臥位安静での血圧と起立直後から3分以内の収縮期血圧の20 mmHg以上低下，もしくは拡張期血圧の10 mmHg以上低下を認めるものとしている（❶）[2]．
- 原因としてはneurogenic（神経原性）と，non-neurogenic（非神経原性）なものの2つに分類される[3]．神経原性には主にニューロパチーや中枢性病変などが含まれ，非神経原性には起立時の心臓への静脈還流の減少，心拍出量の減少などの心原性や薬剤性などが含まれる．
- また，小児や思春期においては起立性調節障害（OD[★1]）によってめまいが生じることがある．ODは，起立に伴う循環動態の変動に対する末梢血管，脳循環調節特性，そしてこれらを調節統合する自律神経機能の異常とされているが，心身症としての側面も強く，十分な問診が必要である．

■ 病態疾患

- 具体的な病態疾患としては以下のようなものがあげられる．

★1 OD
orthostatic dysregulation.

❶ 起立性低血圧（OH）の判定基準（アメリカ）

1. 起立試験：起立3分以内に少なくとも収縮期圧が20 mmHg以上，あるいは拡張期圧が10 mmHg以上低下するもの
2. 症状として：立ちくらみ，めまい，視力障害，全身倦怠感，認知障害，吐気，動悸，ふるえ，頭痛，項部痛など
3. OHには症候性のもの，非症候性のものがある
4. 患者に上記症状があり，OHを確認できないときは，起立試験の血圧測定を繰り返して施行する

(The Consensus Committee of the American Autonomic Society and the American Academy of Neurology. Neurology 1996[2]より)

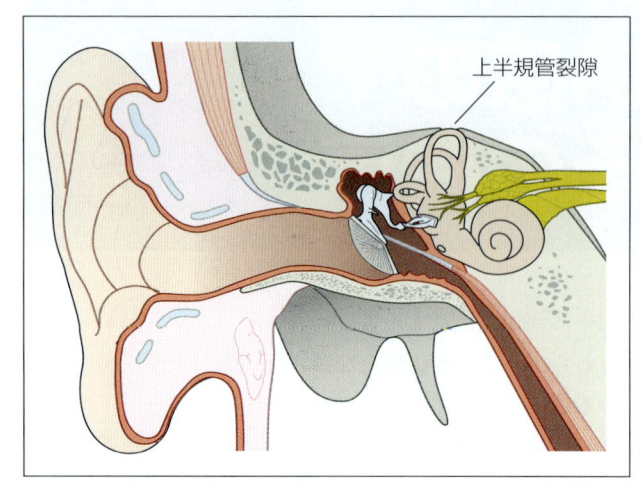

❷ 上半規管裂隙症候群の概念
上半規管に裂隙を認める.

★2
多系統萎縮症の一種で,自律神経障害が強いもの.

★3
降圧薬,向精神薬,鎮痛薬など[4)].

★4
加齢による体液の減少,血中レニンとアルドステロンの減少,バソプレシンの減少などによる.

★5
速度蓄積機構(velocity storage mechanism)とは,前庭・視覚入力の速度信号を積分して位置信号にするための機構で,舌下神経前位核を含めた前庭神経核周辺の回路が積分回路として機能することで,その役割を担っていると考えられる.

★6
10～15秒程度,頭部を左右に動かした後の一過性に出現する眼振を観察する.とくに赤外線フレンツェル(Frenzel)眼鏡下では頭振後10秒程度健側向きの眼振が容易に観察できる.

神経原性:Shy-Drager 症候群[★2],糖尿病,Parkinson 病など.
非神経原性:心機能不全,薬剤性[★3],老人性[★4].

外リンパ圧刺激

● 一般に迷路瘻孔では,強大音刺激などでめまいが生じる Tullio 現象や加圧による瘻孔症状がみられる.迷路瘻孔が正円窓,卵円窓に次いで第三の窓として働き,外的刺激によって外リンパ還流に変化が生じて前庭症状が誘発される[5)].

● 慢性中耳炎などで内耳骨包が破壊された場合や外リンパ瘻などで生じることが多いが,近年,上半規管を覆っている中頭蓋天蓋や上錐体洞近傍に骨欠損が生じることでめまいが生じる上半規管裂隙症候群という新しい疾患概念が提唱された(❷).

● 診断には 0.5 mm スライスの冠状断 CT が有用とされている.治療としては半規管の閉鎖術や裂隙の閉鎖術が報告されている.

速度蓄積機構[★5] からの放出

● 一側前庭障害後,速度蓄積機構を含めた中枢の神経回路が広い速度レンジに対応するには月単位の時間がかかる.したがって,この代償が不完全な時期では,頭部運動後に前庭からの信号のアンバランスが速度蓄積機構に蓄えられ,それが運動終了後に放出されるため一過性のふらつきとして自覚されることがある.これを疑った場合には,頭振後眼振をチェックする[★6]のが臨床上簡便でよい.

(田浦晶子,船曳和雄)

引用文献

1) 小松崎篤.めまい診断基準化のための資料. Equilibrium Res 1995;54 suppl:29-57.
2) The Consensus Committee of the American Autonomic Society and the American Academy of Neurology. Consensus statement on the definition of orthostatic hypotension, pure autonomic failure, and multiple system atrophy. Neurology 1996;46:1470.
3) Figueroa JJ, et al. Preventing and treating orthostatic hypotension:As easy as A, B, C. Cleve Clin J Med 2010;77:298-306.
4) Mukai S, Lipsitz LA. Orthostatic hypotension. Review. Clin Geriatr Med 2002;18(2):253-68.
5) 鈴木光也. Superior canal dehiscence syndrome(上半規管破裂間隙症候群). 日耳鼻 2011;114:15-23.

第1章 めまいの見分け方

めまいの持続時間で見分ける
10秒から数分のめまい感の原因疾患とその機序

　10秒から数分のめまいを生じる疾患としてはさまざまなものがあるが，原因となる機序として，①耳石の移動，②一過性の循環障害，③一過性の神経発火異常，などがあげられる．

耳石の移動

- 耳石器から剝脱した浮遊耳石が内リンパ液よりも重いため，❶のように頭位変換によって重力に従い三半規管内を移動することでリンパ流を生じる．その結果，膨大部にある有毛細胞が刺激されることでめまいが生じると考えられている[1,2]．剝脱した浮遊耳石（凝塊）の移動が止まるとリンパ流も停止し，めまい症状は消失すると考えられるため，症状の持続時間は数分以内である．

- 疾患としては，良性発作性頭位めまい症（benign paroxysmal positional vertigo：BPPV）があげられ，めまい疾患のなかでも最も頻度が高い．1921年にBárányによって最初に定義された[3]．この疾患は重力に対する急激な頭位変化によって生じる回転性めまい発作で数秒から数分以内で消失するのが特徴である．また，耳石（凝塊）がクプラに付着しているクプラ結石症の場合[4]は，頭位変換により重くなったクプラが偏倚することにより有毛細胞が刺激されることでめまいが生じると考えられている．

- 診断のポイントとしては，頭位変換に伴って回転性のめまいが生じ，数分以内で消失することから，ある程度問診で絞り込むことが可能である．

> 最も頻度が高い疾患は良性発作性頭位めまい症（BPPV）

> BPPVは頭位変換に伴って回転性めまいが生じる

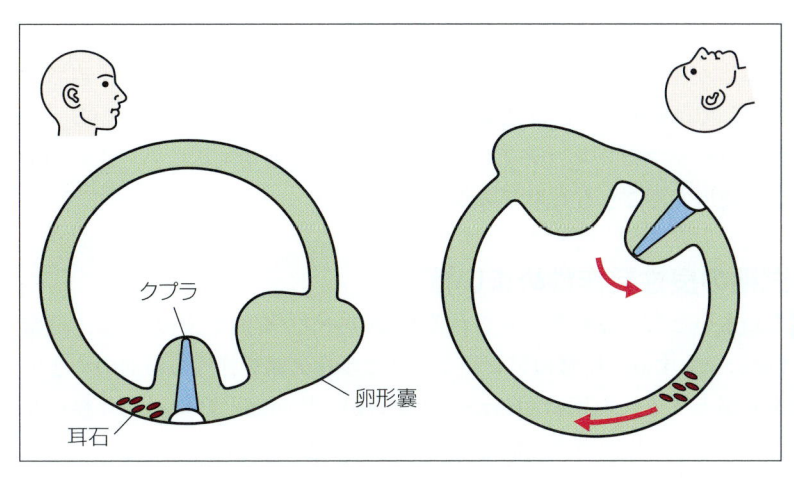

❶座位からDix-Hallpike頭位（後半規管カナル結石）に変換時の耳石の動き
クプラ（膨大部）から離れる向きに耳石が移動する

一過性の循環障害

- 椎骨動脈および脳底動脈は主に小脳や脳幹を栄養する血管であり，これらの血管の血流不全でめまいが生じる．また，内耳への栄養動脈である前下小脳動脈は脳底動脈から，前庭神経核への栄養血管の後下小脳動脈は椎骨動脈から分岐しているため，一時的な狭窄により短時間のめまい症状が生じる．椎骨脳底動脈系の一過性脳虚血発作（transient ischemic attack：TIA）の一種とされている[5]．
- 椎骨動脈の閉塞により，低酸素状態に陥ることで一過性に神経活動が変化し，めまい症状が起こると考えられ，症状は数十秒から数十分で治まることが多い．
- 疾患としては椎骨脳底動脈循環不全（vertebrobasilar insufficiency：VBI）があげられる．

一過性の神経発火異常

- さまざまな原因で神経が一過性に発火異常を生じることで，数分単位のめまいが生じる．代表的な疾患として以下のものがあげられる．

■ 頸性めまい

▶「頸性めまいはどのように診断するか」の項(p.223)を参照．

- 頸部に原因があり，多くの場合頸部の回転や伸展によりめまいが誘発される[6]．
- 発現機構として頸部交感神経系の障害や頸反射の障害などが考えられているが，その一つとして頸部痛による筋紡錘の過敏で，頸部体性感覚入力のミスマッチがあげられる[6]．本疾患の詳細については，別項を参照いただきたい．

■ 前庭発作症（VP）/神経血管圧迫症候群（NVC）

第8脳神経の血管交差性圧迫が原因

- 第8脳神経の血管交差性圧迫によって短時間のめまい発作が生じる．前下小脳動脈や後下小脳動脈などの伸長，蛇行によって第8脳神経が圧迫され部分的な障害が生じ，軸索間での神経間連絡が病因とされている．圧迫される場所としては脳幹から内耳道までの部位がとくに脆弱といわれている．
- 治療にはカルバマゼピン（テグレトール®）が時に著効するため，診断的治療として使用することも有用である．

■ 小児期の良性発作性めまい症

- 小児のめまいとして最も多くみられるものの一つ（有病率2.6％）[7]で，通常1～4歳に発症する．姿勢のアンバランスと歩行失調を伴う短時間のめまい発作を特徴とする．原因は明らかではないが，片頭痛と合併したり移行したりすることから片頭痛等価症としての病態生理が考えられている．

- 経過は良好であり，2～3年以内に自然に消失することが多い．

■ 前庭てんかん

- 皮質性めまい症候群の一つで，視床から前庭性投射を受けている側頭葉もしくは頭頂葉連合皮質てんかん性興奮により生じる．
- 回転性または直線性のめまい発作は数秒から数分間持続し，多くは体幹や頭部と眼球の回転運動が随伴する．

（田浦晶子，船曳和雄）

引用文献

1) Parnes LS, McClure JA. Free-floating endolymph particles: A new operative finding during posterior semicircular canal occlusion. Laryngoscope 1992；102(9)：988-92.
2) Brandt T, Steddin S. Current view of the mechanism of benign paroxysmal positioning vertigo: Cupulolithiasis or canalolithiasis? J Vestib Res 1993；3(4)：373-82.
3) Schuknecht HF, Ruby RR. Cupulolithiasis. Adv Otorhinolaryngol 1973；20：434-43.
4) Schuknecht HF. Cupulolithiasis. Arch Otolaryngol 1969；90：113-26.
5) 小松崎篤．めまい診断基準化のための資料．Equilibrium Res 1995；54 suppl：29-57.
6) Brandt T. Cervical vertigo－reality or fiction? Audiol Neurootol 1996；1：187-96.
7) Abu-Arafeh I, Russell G. Paroxysmal vertigo as a migraine equivalent in children: A population-based study. Cephalalgia 1995；15：22-5.

第1章 めまいの見分け方

めまいの持続時間で見分ける
数時間から半日くらい続くめまいとその機序

- 数時間から半日程度持続する，あるいはその程度で治まるめまいは，原因となっている状態が動作などの一瞬の刺激では変動しないため一定時間持続するが，しばらくすれば原因が元に戻るために治まる，という機序が想定される．またこの時間経過では，中枢による代償機構も十分には機能しがたいと考えられる．

めまい感の持続についての詳細な問診が肝要

- 実際の診療上は，まず詳細な問診により「本当にめまいが数時間持続しているのか」を明らかにすることが大切である．たとえば，頭位性のめまいは医者からみれば数分間のめまいであるが，頭位性のめまいが断続的に生じている状態を数時間～数日のめまいと表現する患者も多い．また軽度の平衡機能障害では動作時にのみ症状を自覚する場合もある．数時間から半日持続するめまいは，動作時に増悪する可能性はあるものの，安静時にもめまい感が自覚される状態が数時間から半日持続している状態であるということを，きちんと確認することが肝要と思われる．

- さらに，めまい発作のように異常な感覚入力が入った場合には，上位中枢（大脳皮質，基底核など）を介して，吐き気，発汗，血圧変動などの自律神経症状が出現する．これら自律神経症状は個人差が大きいが，めまい患者にとってめまいの本体以上に苦痛に感じられることも多い．めまい自体は一過性の良性発作性頭位めまい症（BPPV）などで，めまい自体が治まっても自律神経症状が治まるには時間がかかるため，めまい症例の問診の場合には，自律神経症状でなく，めまいそのものの自覚についての時間を正確に聞きとる必要がある．

- 以下に，数時間程度持続するめまいを呈しうる各疾患を概説する．別項に詳細が述べられているものに関しては，なるべくめまいの持続時間と病態生理に絞って記載する．

メニエール病の病態は内リンパ水腫

★1
内リンパ水腫がなぜ生じるかについては各種の議論があり，内耳循環障害，内耳感染，アレルギー，自己免疫，耳石落下による閉塞，内耳水代謝異常，解剖学的要因，外傷，心身的側面，遺伝要因などが考えられている．

メニエール病発作

- メニエール病（Ménière's disease）の急性期めまい発作は，10分程度から数時間持続する．メニエール病の病態は内リンパ水腫と考えられており，水腫の減退あるいは膜迷路の破綻により症状は軽減するが，発作は反復する[★1]．めまいは回転性であることが多いが，浮動性である場合もある．多くは難聴，耳鳴発作が随伴する[1]．

- めまい発作で患側に向かう刺激性眼振が生じる機序については，内耳圧上

昇による物理的な感覚細胞刺激説[2]や，膜迷路破綻により内リンパの高濃度カリウムが外リンパへ流入し，それが前庭神経終末を脱分極させるという説[3]などが有力視されている．めまい発作が数時間程度で治まるという事実を，膜迷路破綻説では「上昇した内リンパ圧が膜破綻により正常化することによるもの」と解釈されている．

前庭水管拡大症によるめまい発作

- 前庭水管拡大症は内リンパ嚢と前庭水管の著明な拡大を特徴とする先天性の内耳奇形である．症状は小児期に発症する急性の難聴・めまい発作であり，発作を繰り返しながら次第に難聴が増悪する．
- めまい発作の時間はメニエール病のそれとほぼ同様で，頭部打撲を契機に発症する症例があること，また本症患者の内リンパ嚢内液のカリウム濃度が低いことから，頭蓋内圧亢進が前庭水管経由で内耳に伝わることで膜迷路破綻をきたし，蝸牛内電位が低下するという機序が想定されている．本疾患の詳細については別項を参考にしていただきたい．

片頭痛性めまい

- 片頭痛性めまいは，片頭痛患者に生じる片頭痛随伴症状を伴う前庭性めまいであり，片頭痛患者の10％前後に合併する．めまいの持続時間は数分から数時間，時に数日，と幅がある．まためまい発作と頭痛発作が必ずしも同時に生じるとは限らない[4]．
- めまいを生じる機序としては，三叉神経血管反射が三叉神経尾側核に至り，三叉神経尾側核と前庭神経核との相互作用により前庭系が賦活される経路が想定されている．本疾患の詳細についても別項を参考にしていただきたい．

（鳥居紘子，船曳和雄）

引用文献

1) 厚生労働省難治性疾患克服研究事業前庭機能異常に関する調査研究班．メニエール病診療ガイドライン2011年版．東京：金原出版；2011．
2) Tonndorf J. Vestibular signs and symptoms in Ménière's disorder: Mechanical considerations. Acta Otolaryngol 1983；95：421-30.
3) Schuknecht HF. The pathophysiology of Ménière's disease. Am J Otol 1984；5：526-7.
4) 国際頭痛学会・頭痛分類委員会．国際頭痛分類　第2版日本語版．日本頭痛学会誌 2004；31：12-188.

> 感覚細胞刺激説と膜迷路破綻説

> ▶「前庭水管拡大に伴う難聴とめまい」の項(p.261)を参照．

> ▶「片頭痛に伴うめまいとはどのようなものか？」の項(p.204)を参照．

第1章　めまいの見分け方

めまいの持続時間で見分ける
1日以上あるいはずっと続くめまいとその機序

めまいの機序と原因疾患 ❶

内耳を含めた平衡系の不可逆的障害を想定する

- めまいが1日以上，あるいはずっと続く場合には，内耳を含めた平衡系に何らかの不可逆的な障害が生じていることが想定される．
- 一側性の内耳障害の場合には，中枢での代償機構が働き，次第にめまい症状は軽減する．しかし，薬剤性内耳障害のように両側の前庭機能が低下した場合には，前庭覚の守備範囲である高速度，高周波域の入力に対して他の感覚（視覚，固有感覚）は対応できず，永続する平衡障害が生じうる．また，各種感覚情報を統合し，かつ上記代償機構の中核を担う脳幹や小脳全体が障害される中枢性の疾患においては，ふらつき，平衡障害は永続することになる．
- 具体的な疾患としては，前庭神経炎，めまいを伴う突発性難聴，ハント（Hunt）症候群，薬剤性内耳障害，聴神経腫瘍，脳出血，脳梗塞，脳腫瘍といった中枢性疾患，神経変性疾患，自己免疫疾患によるものをあげることができる．

診断 ❷

■ 問診上の留意点

めまいの性状
- 回転性めまい，フラフラする浮動性のめまい．

めまいの発症の仕方
- 急に症状が出てきた，徐々に症状が悪化してきた．

随伴症状の有無
- 蝸牛症状（難聴・耳鳴・耳閉感の有無）．
- 中枢性疾患を疑う症状（頭痛，顔面神経麻痺，顔面などの感覚異常，嚥下困難，構音障害など）．

誘因の有無
- めまい発症の前7～10日ころのかぜ症状．
- 投与されている薬．
- 鼻を強くかんだ，旅行（飛行機，ダイビング）．

```
            障害発生
    ┌──────────┼──────────┐
   代償       代償なし    障害が進行
    ↓           ↓           ↓
数日で症状が  症状が続く   症状が悪化
  回復
前庭神経炎   薬剤性内耳障害  聴神経腫瘍
めまいを伴う突 脳出血         脳腫瘍
発性難聴     脳梗塞         神経変性疾患
ハント症候群
```

❶ 内耳障害の発生と原因疾患

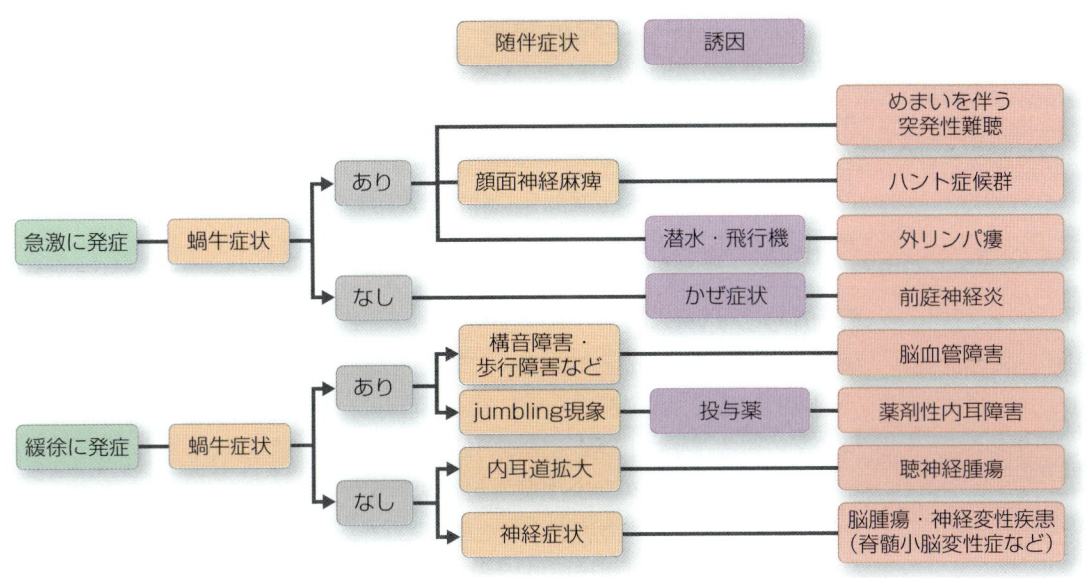

❷診断フローチャート

■ 検査所見
- 眼振検査, 視運動検査.
- 聴力検査.
- 脳神経障害の有無.

対象疾患
- 以下に各疾患について簡単に解説を行う.

■ 前庭神経炎
- 1949 年に Hallpike が提唱した. 主として, 一側の前庭機能消失が突然現れ, その際, 蝸牛障害がまったくないものをいう. 病因は未詳である.
- 回転性めまいは 1〜3 日で治まるが, 不快な頭重感と, 体動時あるいは歩行時のふらつき感が数週から数か月残存する.

■ ハント症候群
- 以下の症状を 3 主徴とする疾患である.
    ①耳介, 外耳道およびその周辺, もしくは軟口蓋の帯状疱疹.
    ②難聴, 耳鳴, めまい.
    ③顔面神経麻痺.
- いずれか 1 つの症状を欠く不全型ハント症候群もある.
- varicella-zoster virus (VZV) の感染によるものと考えられている.

■ めまいを伴う突発性難聴

- 突発性難聴の約40％にめまいを伴うとされる．
- 蝸牛症状と前庭症状に分けられる．
- 蝸牛症状は，突然の高度の難聴，難聴は一側性の場合が多いが両側性もある，難聴の原因が不明である，のが特徴である．
- 前庭症状は，めまいが難聴の発生と同時または前後して生じる．

■ 外リンパ瘻

- 外リンパ（髄液）が内耳窓ないし fissura ante fenestram などから鼓室腔へ漏出し，聴覚・平衡障害を生じる．
- 以下の異常のうち1つでもあると外リンパ瘻を疑う[★1]．
  ① 脊髄圧，鼓室圧の急な変動を起こすような誘因の後に耳閉感，難聴，耳鳴，めまい，平衡障害が生じた場合．
  ② 外耳・中耳の加圧・減圧でめまいを訴える場合．
  ③ 高度難聴が数日かけて生じた場合．
  ④ 水の流れるような耳鳴，水の流れる感じのある場合．
  ⑤ pop音の後，耳閉感，難聴，耳鳴，めまい，平衡機能障害などを生じた場合．

[★1] 厚生省特定疾患急性高度難聴調査研究班1983年（昭和58年）診断基準.

■ 薬剤性内耳障害

- 全身的または局所的な薬剤の投与が原因となって，めまいを起こした状態である．
- 蝸牛も同時に侵され，聴力検査で異常が現れることもある．症状が認められるころにはすでに非可逆性となっていることが多く，予防が重要とされる．原則として，DHSM（dihydrostreptomycin）を除き，投与を中止することにより，進行が停止するとされる．
- 内耳障害をきたす薬剤としては，アミノグリコシド系薬（ゲンタマイシン，ストレプトマイシン），ループ利尿薬（フロセミドなど），抗癌剤（シスプラチンなど）があげられる．
- 症状は回転性めまいよりも，フラフラ感，浮動感の頻度が高い．障害が進行し，両側の前庭機能の高度低下や廃絶状態になると体（頭）動時の動揺視（jumbling現象）が出現する．

内耳障害をきたす薬剤

症状は回転性めまいよりもフラフラ感，浮動感

■ 聴神経腫瘍

- 聴神経腫瘍は，内耳道内の第8脳神経のSchwann鞘より発生する神経鞘腫で，前庭神経起源の腫瘍が蝸牛神経起源の腫瘍（10％以下）より頻度が高い．
- 内耳道内に発生するため，内耳道内の臨床症状を示すが，腫瘍が増大し内耳道より小脳橋角部に進展し，小脳や脳幹を圧迫するとそれぞれの神経症候を呈する．早期症状は，内耳道内の前庭神経症状，蝸牛神経症状が主で，

内耳道内の第8脳神経のSchwann鞘より発生する神経鞘腫

- 顔面神経症状は少ない．
- 検査では一側性の感音難聴（後迷路性難聴の所見），聴性脳幹反応の異常，温度性眼振反応の低下，X線検査での内耳道の拡大，CT，MRIなどでの腫瘍の存在が認められる．

■ 脳腫瘍（脳幹腫瘍，小脳腫瘍）
- 病的眼振や異常眼球運動を認めることが多い．
- 小脳腫瘍の場合，体位や頭位の変化に対して，めまい感を訴えて来院する例が多い．

■ 脳血管障害
- 脳血管障害による発作的めまいの病変部位は脳幹と小脳に限局しているといわれている．
- なかでも頻度が高いのは，前下小脳動脈（anterior inferior cerebellar artery：AICA）系の梗塞，後下小脳動脈（posterior inferior cerebellar artery：PICA）系の梗塞，および小脳の出血と梗塞である[1]．

AICAの梗塞
- めまいは60％が回転性，40％が浮動性．PICAに比べ頻度が低い．

PICAの梗塞
- めまいは24％が回転性，76％が浮動性である．

小脳の出血・梗塞
- めまいは約30％が回転性，70％が浮動性である．

■ 神経変性疾患（脊髄小脳変性症）
- 小脳が全体に障害される変性疾患である．運動失調を主症状とする．症状は緩徐に発症して緩やかに進行する．
- 両側の前庭機能が均等に障害されるので，めまいより運動失調のほうが強く出る．

> 運動失調が主症状

（扇田秀章，船曳和雄）

引用文献
1) 小田 恂．めまい・難聴・耳鳴．東京：日本医事新報社；2005．

参考文献
1. 切替一郎（原著），野村恭也（編）．新耳鼻咽喉科学．10版．東京：南山堂；2004．
2. 日本めまい平衡医学会平衡機能検査法診断基準化委員会．平衡機能検査法基準化のための資料．2006年平衡機能検査法診断基準化委員会答申書，及び英文項目．Equilibrium Res 2006；65：468-503．
3. 日本めまい平衡医学会．めまいの診断基準化のための資料．Equilibrium Res 1988；47(2)：245-73．
4. 小田 恂．めまい・難聴・耳鳴．東京：日本医事新報社；2005．

第1章　めまいの見分け方

めまいの誘因で見分ける
誘因のないめまい

　めまいの診断では，その性状，持続時間，随伴症状，誘因などの問診が基本になるが，もし誘因がはっきりしなければ，その他の項目に基づいて診断を進めざるをえない．また随伴症状についても，典型例であれば随伴症状によって確定診断ができる疾患でも，初期に他の症状が揃わない場合や，随伴症状に欠ける亜型，問診で誘因や随伴症状に気づきにくい疾患もある．

　本項では，「誘因なくめまいだけで発症しうる疾患」を❶のように，めまいの性状によって「回転性めまい（vertigo）」「ふらつき・浮動性めまい（dizziness）」「気の遠くなるようなめまい（presyncope）」に分けて列挙し，個々の診断に至る道筋を考えてみた．

診断の進め方の大方針

- 誘因なくめまいだけで発症しうる疾患は多様であり，これらを潜在的な重症度を勘案しながら効率的に鑑別するために，まず，①小児か成人か，②危険なめまいであるか否か，③末梢性か中枢性か，の3点をチェックポイントにして全体を大づかみに切り分け（❷），その後にめまいの性状によって鑑別を進める．

■ チェック1：小児か成人か

- もし患者が小児であれば診断の範囲は最初からかなり狭まる．
- 随伴症状や神経学的検査で神経変性疾患，脳炎，小脳腫瘍などを除外し，臨床症状から小児に多い起立性調節障害でもないことが確認できれば，あとは小児良性発作性めまい，先天性眼振，内耳奇形，心因性めまいぐらいしか残らない[*1]．

■ チェック2：危険なめまいであるか否か

- 「危険なめまい」とは生命予後にかかわり，診断の遅れが重症化につながる病態であり，救急めまい患者でみると25歳以下の若年層でも全体の10％弱，75歳以上の高年齢層では25％程度が「危険なめまい」であったとの報告もある[1)]．
- ❶のうち，「脳幹・小脳疾患」と「循環器・全身疾患」が危険なめまいにあたり，これらを見逃さないためには問診[*2]，バイタルチェック（脈拍，血圧，呼吸），神経学的所見，画像診断が基本になる．
- その後は，それぞれの所見に応じて検査と診断を進める．

★1
ただし，小児は自分で症状を訴えられない場合も多く，他の神経症状を含めて慎重な診断と経過観察が必要である．

★2
高血圧，糖尿病，脳血管障害，消化管出血などの既往，脱水をきたすような作業など．

❶誘因なくめまいだけで発症しうる疾患

疾患部位	vertigo	dizziness	presyncope
内耳	メニエール病（前庭型） otolithic crisis 外リンパ瘻	両側末梢前庭機能低下（薬剤性, 他） 外リンパ瘻 内耳奇形	
前庭神経	前庭神経炎 聴神経腫瘍 神経血管圧迫症候群		
脳幹・小脳	椎骨脳底動脈循環不全 小脳梗塞 多発性硬化症	椎骨脳底動脈循環不全 小脳梗塞 小脳炎 脊髄小脳変性症 悪性腫瘍の遠隔効果（paraneoplastic neurological syndrome） 脳腫瘍 先天性眼振	
大脳 （器質的・機能的）	脳梗塞（PIVC） 小児良性発作性めまい てんかん	脳梗塞（PIVC） 心因性めまい 地震酔い, 下船病 薬物中毒	
循環器・全身		心原性（不整脈, 弁膜症, 心筋症など）	心原性（不整脈, 弁膜症, 心筋症など） 出血・貧血 脱水 低血糖

■ チェック3：末梢性か中枢性か

- 誘因が不明で随伴症状がない症例で, 末梢性か中枢性かを診断するのは難しく, 種々の検査と経過観察が必要になる.
- チェック1, チェック2の後は聴覚・平衡機能検査[★3], 画像検査（後頭蓋窩を中心としたMRI）を行って, 各疾患を鑑別する.

めまいの性状別の代表的疾患

- 以下, めまいの性状別に代表的疾患のポイントを述べる.

■ 回転性めまい（vertigo）

内耳疾患

メニエール病とotolithic crisis

- メニエール病はめまいに低音障害型の難聴と耳鳴を伴うが, 前庭型のように蝸牛症状に欠ける場合もある. メニエール病のめまいは寛解と増悪を反復するが, 前庭神経炎のめまいは時間経過とともに軽快し, 両者の鑑別には経過観察が必要である.

チェック1：小児か成人か
小児なら：小児良性発作性めまい,
先天性眼振, 内耳奇形, 心因性めまいを検討

↓ 成人

チェック2：危険なめまいであるか否か
脳幹・小脳疾患と循環器・全身疾患を検討
- 問診
- バイタルチェック（脈拍, 血圧, 呼吸）
- 神経学的所見, 画像診断

↓ 危険なめまいでない

チェック3：末梢性か中枢性か
臨床経過, 聴覚検査, 平衡機能検査, 画像検査で鑑別

❷誘因のないめまいの3段階チェックによる切り分け

[★3]
眼振検査, カロリックテスト,
眼球運動検査, 体平衡検査.

- また，メニエール病のめまいのなかには耳石発作（otolithic crisis）という特殊なものもある[2]★4．これは突然の耳石刺激で突発的に強い平衡障害が起きるもので，急に引っ張られるような感覚を自覚して転倒する．

外リンパ瘻

- 圧外傷などの契機がはっきりしない例では診断に困る．瘻孔症状があれば本症を考えるが，筆者らの集計でも外リンパ瘻症例の瘻孔症状陽性率は25％程度にとどまる．
- 最近，鼓室洗浄液中に外リンパ固有蛋白であるCTP（cochlin-tomoprotein）を検出する方法が報告され，外リンパ瘻診断は客観性を増したが[3]，結果が陰性の場合には技術的問題あるいは変化する病態による偽陰性の可能性があり，注意を要する．

★4 まれな症状だが，知らないと，単に「変なめまい」あるいは「訳のわからない症状を訴える患者」と診断を誤るおそれがあるので，名前だけでも憶えておくべきであろう．

外リンパ固有蛋白CTPを検出する外リンパ瘻診断方法

前庭神経疾患

前庭神経炎

- 急に発症した回転性めまいが持続し，他に神経症状がなく，数日から1週間程度の時間経過で着実に軽快してゆく．難聴はなく，カロリックテストで片側の反応低下が明らかで，健側向きの水平回旋混合性眼振が観察されて日を追って次第に減弱する．
- ステロイド治療により前庭障害が軽減できるとの報告がみられる[4]．

聴神経腫瘍

- 聴神経腫瘍は緩徐に進行するので，初期にめまいが生じても，代償が同時進行してほとんどめまいをきたさないことが多いが，頭位めまいや持続性のめまい感を伴う症例もある．
- 難聴は通常，徐々に悪化するが，約20％の症例では突発性の高度難聴とめまいをきたす．

神経血管圧迫症候群

- 血管（主に前下小脳動脈）による第8脳神経（前庭神経）圧迫でも種々のめまいを生じる．病理学的には神経内膜の線維化や軸索の脱落がみられる[5]．
- しかし，MRIで血管と第8脳神経が接する像は頻繁にみられるので，画像所見だけでは確定診断は困難である．

脳幹・小脳梗塞・出血

- 脳幹・小脳の脳血管障害によるめまいの性状は多様である．
- 病変の広がりが限局的で，随伴する神経症状・所見が明確でない場合には画像検査結果を待たないと確定診断が難しい．とくに後下小脳動脈内側枝（小脳虫部）の梗塞では，めまい単独で発症する例があり注意を要する．この際，起立や歩行検査がポイントになり，末梢前庭疾患に比して脳幹・小脳疾患では立位の保持が困難★5なことに特徴がある[6]．

★5 ふらつきが強くて立ち上がれない，立位が保持できない．

> **症例 1** 後下小脳動脈梗塞

患者：37歳, 男性.

現病歴：3日前に軽いめまいを自覚した. 近医で頭部CT検査を受け, 異常所見を認めなかったが, 再度めまいをきたし来院した.

初診時所見：意識清明. 右下頭位で左向き水平回旋混合性眼振を認め, 頭位保持で眼振の減衰傾向はあるが消失はしない. 体幹失調があり, 開眼でも支えなしでは数m以上歩行できない. 指-鼻試験, 回内回外運動, 踵膝試験のいずれも異常なし. 他の神経学的徴候なし.

MRI所見：後下小脳動脈梗塞（❸）.

診断のポイント：本例の眼振所見からは良性発作性頭位めまい症（クプラ結石症〈cupulolithiasis〉）も考えなければならないが, 立位で眼振がないにもかかわらず, 開眼でも歩行できないのが小脳疾患を疑うポイントになった.

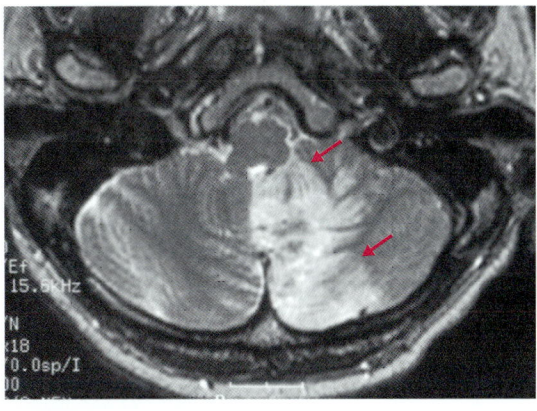

❸**症例1のMR像**
T2強調像で後下小脳動脈内側枝灌流領域の左小脳半球内側と虫部に梗塞所見（←）を認めた.

小児良性発作性めまい

- 小児のめまいでは本症が多い. 子どもが突然「目が回る」「ふらふらする」と訴える. 他に症状がなく, 比較的短時間でめまいが停止するため, 当初は両親も「そのうち治るだろう」と放置することが多いが, 発作を反復するにつれて心配になり医家を受診することになる.
- 小児で可能な平衡機能検査を一通り行っても, （発作中の眼振以外に）異常所見はみられない. 病因は確定していないが, 片頭痛との関連が推測されている.
- 通常, 数か月の経過で自然治癒する.

■ ふらつき・浮動性めまい（dizziness）
内耳疾患

両側末梢前庭機能低下

- 内耳障害が両側に生じると, 回転性めまいではなくふらつきを自覚する. 片側性前庭機能低下は代償によって平衡機能の回復が得られるが, 両側末梢前庭機能低下になると固有知覚など他の感覚での不完全な代償しか得られず, 頭部運動でめまいを自覚する. 頭を振ると外界が揺れて見えるjumbling現象が典型的症状であり, たとえば「歯を磨くときに周りがぐらぐら揺れますか？」などの問診が有効である.

  典型的症状はjumbling現象

- 頭を振りながら本を読むのと, 同じ速度で本を動かしながら読むのを比べると, 通常は頭を動かすほうが前庭眼反射の寄与があるので読みやすいが, 両側末梢前庭機能低下があると本を動かすほうが相対的に読みやすい.

内耳奇形
- 内耳の先天奇形で前庭機能低下を生じることはまれでないが，乳幼児期には症状がとらえにくく両親も気づかないことが多い．
- 「歩き始めるのが遅くなかったか」，「よく転ぶことはないか」とたずねてみるのが問診のポイントである．

神経変性疾患
- 脊髄小脳変性症は多系統萎縮症のなかで最も頻度が高い．
- 病型によって初発年齢が異なるが，典型的な神経症状やMRI所見が出現する前から，めまいや滑動性眼球運動の障害，垂直性眼振などが認められる場合がある．

脳腫瘍・悪性腫瘍の遠隔効果
- 聴神経腫瘍以外でも内耳道近傍の髄膜腫，原発性および転移性小脳腫瘍などでもめまいをきたす．
- また，他部位に悪性腫瘍が存在すると，遠隔効果（paraneoplastic neurological syndrome）で小脳障害をきたすこともある[7]．

> 遠隔効果で小脳障害をきたすことも

先天性眼振
- 「子どもの目が揺れている」ことを心配して親が医家を訪れる．詳細な機序は不明であるが，眼振は急速相と緩徐相の区別が不明瞭な振子様のことが多く，固視で増強，輻輳や特定の眼位で減弱する．眼振が最小となる眼位を取るために日常的に頭を横に回した姿勢を取ることが多いので，子どものときの写真などが診断の参考になる[8]．
- 通常はめまいを訴えないが，めまいがある場合の眼振の評価に際しては，本疾患を知っておく必要がある．

> 眼振が最小となる眼位を取る

心因性めまい・地震酔い・下船病
- 心因性めまいは機能検査や画像検査で異常がみられず器質的病変を伴わないめまいで，うつ病や身体表現性障害などで主要な症状の一つとなりうる．
- 大地震の後にはわずかな音刺激で身体動揺を感じたり持続的に浮動感を覚えたりする「地震酔い」といわれる症状が多発する．また長期の船旅の後に，下船後も動揺感覚が持続し，実際に身体動揺が亢進する下船病という疾患もある．

薬物中毒
- アミノグリコシド系抗菌薬による両側前庭機能低下や揮発性有機化合物への曝露によるふらつき[9]は日常診療でも遭遇する可能性が比較的高いが，ほかにもさまざまな薬物がめまいの原因になりうる．

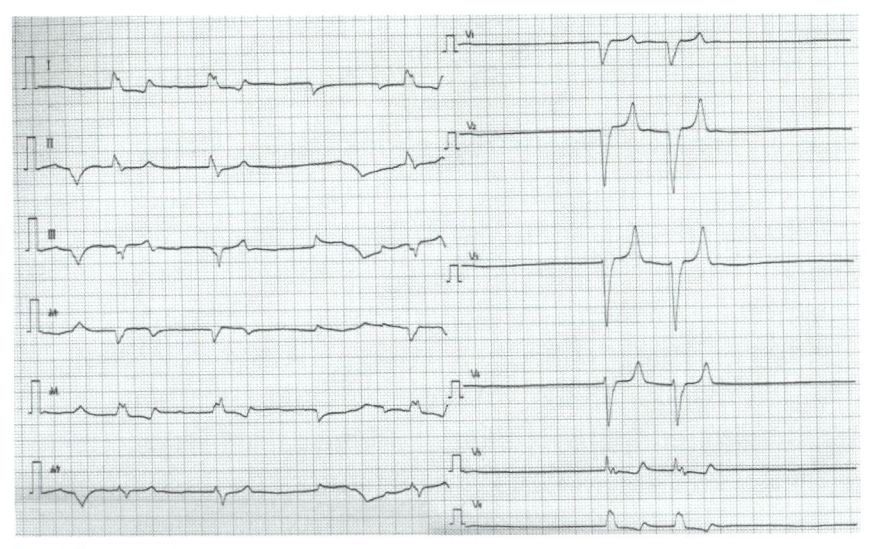

❹ 症例2の心電図
徐脈性不整脈がありP波の消失，QRS幅の増大と高いT波を認める．

■ 気が遠くなるようなめまい（presyncope）
心原性（不整脈・弁膜症・心筋症）
- 不整脈，とくに徐脈は一過性の脳循環不全を引き起こし，めまいの原因となる．弁膜症や心筋症による心拍出量の低下も同様にめまいを引き起こしうる．

症例2　高カリウム血症，ジギタリス中毒

患者：81歳，女性．
病歴：前日からふらつきがあり，救急外来を受診した．
既往歴：心筋梗塞，高血圧，糖尿病，内頸動脈狭窄．
バイタルサイン：脈拍35，不整．
神経学的所見：異常なし．
血液検査所見：Na 137 mEq/L，K 7.4 mEq/L，BUN 68 mg/dL，Cr 1.84 mg/dL．
診断：高カリウム血症，ジギタリス中毒．
診断のポイント：年齢と既往歴から，まず循環器疾患が念頭に浮かぶ．バイタルチェックで徐脈が明らかで，心電図で徐脈性不整脈に加えてP波の消失，QRS幅の拡大，高いT波があり（❹），高カリウム血症と，その背景にあるジギタリス中毒にたどり着く．

出血・貧血・脱水・低血糖
- 消化管出血や高齢者の脱水などの循環血液量の低下，低血糖もめまいの原因となる．これは，めまいの原因診断とともに，めまいをきっかけに重篤な病態の発見，診断につなげる意義も大きい．

症例3 低血糖

患者:81歳,男性.

主訴:ふらつき,"ろれつ"が回らない.

既往歴:糖尿病,陳旧性心筋梗塞,食道癌術後,胃癌術後.

内服薬:バイアスピリン®,アマリール®,ヘルベッサー®.

バイタルサイン:血圧154/72 mmHg,脈拍80,SpO_2 100%.

現病歴:21時ごろ,歩行中にめまいが出現し,救急車で来院.

身体所見:構音障害以外に神経学的所見は異常なし.血糖値39 mg/dLと低血糖を認め,50%ブドウ糖液注射によりふらつき,構音障害ともに改善した.最近,朝からウイスキーを飲み,食事をあまり食べていなかったとのこと.

診断のポイント:多種類の薬を服用している高齢者では個々の薬剤の効果についてよく理解しないまま服用を続けている例も少なくない.本例では飲酒のみで十分な食事をしていないのに血糖降下薬を服用していた.高齢者になるほど既往歴,合併症,常用薬の問診が重要になる.

(内藤　泰)

引用文献

1) Newman-Toker DE, et al. Spectrum of dizziness visits to US emergency departments:Cross-sectional analysis from a nationally representative sample. Mayo Clin Proc 2008;83:765-75.
2) Baloh RW, et al. Drop attacks with Ménière's syndrome. Ann Neurol 1990;28(3):384-7.
3) 池園哲郎.外リンパ瘻の診断マーカーとしてのCochlin-Tomoprotein(CTP).臨床検査 2005;49:1259-63.
4) Karlberg ML, Magnusson M. Treatment of acute vestibular neuronitis with glucocorticoids. Otol Neurotol 2011;32:1140-3.
5) Schwaber MK, Whetsell WO. Cochleovestibular nerve compression syndrome. II. Vestibular nerve histopathology and theory of pathophysiology. Laryngoscope 1992;102:1030-6.
6) 城倉　健.危険なめまいを見逃さないぞ.箕輪良行編.もう怖くない　めまいの診方,帰し方.救急・ERノート1.レジデントノート別冊.東京:羊土社;2011. p.25-35.
7) Honnorat J, Antoine JC. Paraneoplastic neurological syndromes. Orphanet J Rare Dis 2007;2:22.
8) Leigh RJ, Avebuch-Heller L. Nystagmus and related ocular disorders. In:Miller NR, Newman NJ, editors. Clinical Neuro-Ophthalmology. 5th ed. Vol. 1. Baltimore:Williams & Wilkins;1998. p.1461-505.
9) Aylott S, Prasher D. Solvents impair balance in Man. Noise Health 2002;14:63-71.

第1章 めまいの見分け方

めまいの誘因で見分ける
頭の位置を変えたり傾けたりしたときに起こるめまい

　頭の位置を変えたり傾けたりしたときに起こるめまいで最も頻度が高いのは良性発作性頭位めまい症（benign paroxysmal positional vertigo：BPPV）であるが，頭位の変化でめまいが起こる疾患はBPPVだけではない（❶）．日常臨床でBPPVと診断する際に最も気になるのは，その患者のめまいがBPPVか，症状の類似した他疾患なのかという点であろう．

　本項では頭位変換や特定の頭位で起こるめまいについて，とくに鑑別診断を進めるにあたっての考え方，類似疾患診断のポイントについて述べる．

まずBPPVかどうかをチェックする

- BPPVの診断と治療については日本めまい平衡医学会のガイドライン[1]に標準的な考え方が示されている（❷）．BPPVの臨床的特徴は❷にあるとおりであるが，とくに本症の診断ではフレンツェル（Frenzel）眼鏡あるいは赤外線CCDカメラによる眼振の観察が必須である．
- 眼振所見は原因となっている半規管と，浮遊耳石顆粒が半規管内を移動する（半規管結石〈canalolithiasis〉）のか，半規管クプラに固着（クプラ結石症〈cupulolithiasis〉）しているのかによって異なるので，以下にそれぞれの概略をまとめる[★1]．

★1
なお，この発症機序については，Suzukiの報告[2]に詳しく述べられているので，一読を勧める．

❶ 頭位の変化に伴って起こるめまい

末梢前庭	BPPV メニエール病 外リンパ瘻 前庭水管拡大症 アルコール性頭位めまい
前庭神経	聴神経腫瘍
小脳・脳幹	小脳・脳幹梗塞 脊髄小脳変性症 椎骨脳底動脈循環不全
頸部	頸性めまい

❷ 良性発作性頭位めまい症（BPPV）診療ガイドライン

症状の特徴	1. 特定の頭位をとると回転性（症例により動揺性）めまいが起こる 2. めまい発現まで若干の潜時があり，次第に増強した後に減弱，消失．持続時間はおおむね数秒～数十秒 3. 同じ頭位を繰り返すと，めまいは軽減または起きなくなる 4. 難聴や耳鳴，めまい以外の神経症状を随伴しない 5. メニエール病，突発性難聴，前庭神経炎などに随伴することがある
診断のための検査	頭位眼振・頭位変換眼振検査（フレンツェル眼鏡，赤外線CCDカメラ） 中枢障害が疑われる場合は平衡機能検査，CT，MRI検査
典型的眼振所見	頭位変換眼振検査による回旋成分の強い眼振 頭位により方向が交代する眼振 典型的眼振所見を示さない症例もある
治療	頭位治療，薬物治療

（日本めまい平衡医学会診断基準化委員会．Equilibrium Res 2009[1]より抜粋）

後半規管型

- 基本的に canalolithiasis であり，座位から懸垂頭位（あるいは患側に頭を回した懸垂頭位）に頭位を変換すると回旋性に一部上眼瞼向き垂直性が混合した眼振が始まり，増強，減衰，停止する[★2]．
- 一方，懸垂頭位から座位に戻ると，懸垂頭位のときとは逆回転で，一部下眼瞼向き垂直性眼振が混合した眼振が一過性に観察できる．また，これらの所見は，反復により減弱する傾向がある．

水平半規管型

- canalolithiasis では右・左下頭位で方向交代性下行性（重力方向）眼振が始まり，増強，減衰してほぼ1分以内に停止する．
- 一方，cupulolithiasis では右・左下頭位で方向交代性上行性（反重力方向）眼振が始まり，増強，減衰するが，持続は canalolithiasis より長い．
- これだけをチェックして，BPPV の所見に合致するならひとまず安心して，頭位治療や薬物治療のステップに進む．ただし，臨床経過の中で非典型的所見[★3] が現れれば，そのつど，初期の診断を見直す必要がある．

典型的 BPPV と異なる点があれば，それを明確にする

- 特定の頭位や頭位変換でめまいが生じる患者であっても，上記のような典型的な BPPV の症状や眼振所見と異なる症状や眼振がみられれば，別の疾患を考慮しなければならない．以下，起こりうるいろいろな場合について解説する．

■ めまいの反復による軽減傾向がない

- BPPV ではめまいが誘発される頭位を繰り返して取ると症状が軽くなる．患者は通常，めまいが起こる頭位を避けるので，問診では反復による軽減傾向は聞き出せないことが多いが，頭位変換眼振検査を2回行うだけでも症状の軽減傾向を確かめることができる[★4]．
- 逆に，このような軽減・軽快傾向がない場合には，小脳梗塞，小脳腫瘍をはじめとする中枢前庭疾患の可能性を考えて神経学的検査や MRI 検査を行う．

■ 眼振が典型例のパターンに合わない

- BPPV で観察される眼振はほとんどの場合，前記「まず BPPV かどうかをチェックする」で述べた性状にぴったり当てはまる．これに当てはまらない場合，たとえば純粋な回旋性眼振，垂直性眼振，停止しない頭位眼振[★5]，反復で減弱しない，注視方向によって変化する（注視方向性）眼振，などが観察されれば，上記同様に中枢前庭疾患を疑う．

後半規管型は基本的に canalolithiasis

★2 たとえば，左耳が患側の場合には検者からみて時計回りの眼振が観察され，右耳が患側なら回旋方向が逆になる．

眼振は反復により減弱する傾向

眼振の持続は canalolithiasis より cupulolithiasis のほうが長い

★3 たとえば，眼振の性状が変わった，めまいが持続して治らない，他の神経症状を伴うようになった，など．

頭位変換眼振検査によりめまいの症状軽減傾向を確かめる

★4 また，この軽快傾向は，患者にめまい頭位を意図的に取ることを勧めると日ごとにめまいが起こりにくくなることでも確認できる．

★5 ただし，上述のように cupulolithiasis の頭位眼振は完全停止しないことがある．

めまい以外の臨床症状を伴う

- 難聴をはじめとする，他の脳神経症状があればBPPVの診断基準に合わなくなる．ただし，メニエール病の約5％にBPPVを伴う[3]例のように，原疾患に加えてBPPVを合併する場合もあるので，他の臨床症状を伴う場合には診断基準を再確認して，他疾患であるのか，他疾患にBPPVが併存しているのかを判断する必要がある．
- また，めまい以外の臨床症状がない例でも，たとえば立位姿勢の保持ができずに，すぐにふらついて倒れるような場合は小脳など中枢疾患を考えたほうがよい．BPPVは末梢前庭疾患で，そのめまいは一過性であり，めまいのない状態で立位が保持できないことはありえない．

BPPV以外の頭位めまい疾患について知る

- BPPV以外にも頭位の変化によってめまいを引き起こす疾患があり（❶），実際の症例ではそれぞれの可能性をチェックすることになるが，ここでは，日常的に遭遇する後頭蓋窩疾患，椎骨脳底動脈循環不全とアルコール性頭位眼振について簡単に述べる．

後頭蓋窩疾患

- 小脳や尾側脳幹の障害[*6]で頭位めまいを生じる例がある．
- 個々の症例では末梢性と中枢性の鑑別が困難な例もありうるが，一般に，持続が長い，嘔吐を伴う，純回旋性・下眼瞼向き・上眼瞼向き眼振，刺激された半規管と一致しない眼振，などが中枢性頭位めまいの特徴とされる（❸）[4]．

★6
脳血管障害，腫瘍，脳炎，神経変性疾患，脱髄疾患，中毒，Chiari奇形など．

椎骨脳底動脈循環不全（vertebrobasilar insufficiency：VBI）

- 主に後頭蓋窩を灌流する椎骨脳底動脈系の循環障害も頭位めまいをきたしうる．椎骨動脈系血流量の一過性減少による一過性脳虚血発作と位置づけられ，頭部の回旋，伸展，体位変換などで誘発されるめまいで，視覚障害や意識障害を伴うことがある．
- 日本めまい平衡医学会の診断基準[5]を❹に示す．
- 次に，臨床的に判断の難しい症例を提示する．

症例

患者：59歳，男性．
現病歴：24年前から立位で立ちくらみが起こりやすく，頭位変換で回転性めまいがあり，症状がずっと続いている．聴力は両側とも4kHzと8kHzに軽度の感音難聴があるが，年齢相応と考えられる．いろいろな医家を受診したが確定診断に至らず，抗不安薬の処方を受けている．
初診時所見：頭位変換眼振検査において，座位から懸垂頭位，

❸中枢性頭位めまい・眼振の特徴

- めまいを随伴しない持続時間の長い眼振（緩徐相速度が>5°/秒）
- 強い頭位変換眼振を随伴しない1回の頭位変換眼振によってみられる嘔吐
- 純回旋性，下眼瞼向き，上眼瞼向きの頭位性/頭位変換性めまいおよび眼振
- 刺激された頭部（半規管）面と一致しない頭位/頭位変換眼振

(Izquierdo MR, et al. Acta Otorhinolaringol Esp 2009[3]より)

❹椎骨脳底動脈循環不全（vertebrobasilar insufficiency：VBI）

1. 疾患概念	椎骨脳底動脈循環不全とは一過性脳虚血発作（transient ischemic attack：TIA）の一種であり，この発作の発現には椎骨動脈系血流量の一過性減少が原因と想定される病態を総称している（Williams and Wilson, 1962）．
2. 病歴からの診断	1）めまいの特徴 ①めまいの誘因：首を回したり，過伸展したり，体位を変えたときに，起こることが多い． ②性状：回転性めまい（45％）が最も多く，浮動性めまい（25％），眼前暗黒感（15％）もみられる． ③随伴症状：めまいと同時に，視覚障害（霧視60％，動揺視20％，複視30％），意識障害（気が遠くなる40％，短時間の意識消失15％）を訴えるとともに悪心・嘔吐（70％），上肢のしびれ感（50％）などが出現する．
	2）聴覚症状 耳鳴・難聴の随伴はきわめて少ない（5％）．
	3）その他の脳神経症状 上肢のしびれ，四肢末端の知覚障害も伴うことがある．
	1），2），3）を中年以降に満たせば，椎骨脳底動脈循環不全を疑う．

（小松崎篤ほか．Equilibrium Res 1988[5] より）

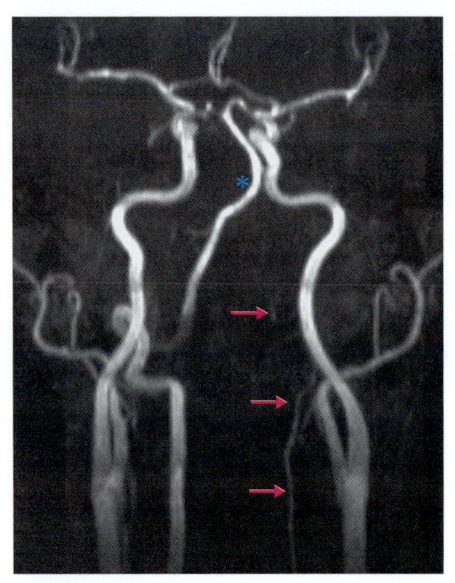

❺症例のMRA
左椎骨動脈の低形成（→）と脳底動脈の蛇行（*）を認める．

左に首を回した懸垂頭位にしたときに（検査者から見て）時計回りの回旋性眼振を認めた．眼振発現には数秒の潜時があり，持続は40秒程度で，反復による減弱傾向も認められた．ただし，懸垂頭位から座位に戻したときの眼振は明らかでなかった．

　頭位眼振検査では臥位正面および左下に頭部をねじった回旋頭位で左向きの水平性眼振があり，潜時があり増強の後に減衰するが，完全には停止しなかった．また，頭部と体をともに左下にした左側臥位と，右下回旋頭位，右下側臥位ではいずれも明らかな眼振が見られなかった．経過観察によって頭位変換眼振は明らかに軽減したが，左下回旋頭位の左向き水平性眼振と懸垂頭位（正面と左回旋頭位）での軽度の時計回り方向の回旋性眼振は消長を繰り返しながら何年も持続している．

画像所見：MRIでは小脳，脳幹に梗塞や腫瘍などの器質的異常を認めないが，MRAで左椎骨動脈の低形成と脳底動脈の蛇行が見られた（❺）．

診断のポイント：本例の病態を考えるうえで2つのポイントがある．一つは，とくに左に首を回したときの左向き水平性眼振と懸垂頭位でみられる回旋性眼振が年余にわたって続いたことである．これは，症状として❹の椎骨脳底動脈循環不全（VBI）の診断基準のうち，特徴的なめまいの誘因（首を回したり，過伸展したり，体位を変えたり），性状（回転性，浮動性，眼前暗黒感），随伴症状（気の遠くなるような感じ）の条件を満たしており，顕著な難聴もない．手足のしびれなど，ほかの神経症状はないが，MRA所見も勘案するとVBIによるめまいと考えるのが妥当であろう．もう一つのポイントは，

初診時の懸垂頭位で40秒程度の時計回り向き眼振があり，反復検査で減弱し，時間とともに軽快していることで，座位への頭位変換で眼振が明らかでなかった点が非典型的ではあるが，臨床経過からは左後半規管型のBPPV（canalolithiasis）が合併していた可能性がある．

考察：BPPVは耳石膜からの耳石の剥離で生じると考えられるが，その病因としては，頭部外傷，前庭神経炎，椎骨脳底動脈循環不全症，長期の臥床後，加齢などがあげられている．本例では脳幹や小脳実質に器質的異常を認めないが，MRAで左椎骨動脈の低形成があり，これが椎骨脳底動脈循環不全をきたしてめまいの原因となると同時にBPPVの背景にもなっていることが推測される．椎骨動脈の低形成は日常的に比較的よくみられる所見であり，臨床症状を伴わない例も少なくないので，この所見を短絡的に病状と結びつけるのは慎まねばならないが，一方でこのような状態がまったく何の臨床症状につながらないとも断言できない．MRIとMRAでみられる椎骨動脈の形態異常とめまい症状の関連については，めまいのある症例群では椎骨動脈の先天的な形態異常が11.5％にみられたのに対し，めまいのない群では椎骨動脈の先天的形態異常は2.7％にとどまり，両者に有意差が認められたとの報告がある[6]．椎骨脳底動脈の形態的異常は，必ずしもめまい症状と1対1に対応しないが，その背景因子として考慮すべき所見ではある．

■ アルコール性頭位眼振

- 救急外来ではアルコールを大量に摂取した患者に接する機会も多いので，最後にアルコール性眼振[7]について簡単に述べておく．アルコールには中枢作用もあるが，アルコール性頭位眼振は迷路機能廃絶例ではみられないので末梢前庭由来と考えてよい．

- 飲酒量が多くなり，アルコールの血中濃度が高くなると，末梢前庭においてアルコールはまず半規管クプラに浸透してその比重を軽くする．これにより，たとえば側臥位の右下頭位では半規管クプラが浮き上がることで右外側半規管では膨大部向き，左外側半規管では反膨大部向きのリンパ流と同様の効果を生じて，右向き（重力方向）の水平性眼振が引き起こされる．時間が経過すると半規管クプラのアルコールが内リンパ内に拡散して内リンパの比重が軽くなるとともに，クプラが相対的に重くなって当初と反対向きの頭位眼振を生じる．

- 飲酒者にとっては，深酒をすると約3時間ごとの経過で，まず側臥位で外界が床の方へ沈む回転性めまいが生じ，いったんめまいが止まり，時間とともに逆方向のめまいになった後に消失するので，自身が酩酊のどの過程にあるかを頭位めまいの経過によって知ることもできる[7]．

（内藤　泰）

アルコール性頭位眼振は末梢前庭由来

★7
アルコールは体幹失調やろれつが回らなくなるなどの小脳機能低下を引き起こし，また眼球運動の急速相や滑動性眼球運動速度を低下させることもわかっており，飲酒によるめまいやふらつきは，末梢と中枢前庭系両者の機能異常に起因していることを付記しておく．

引用文献

1) 日本めまい平衡医学会診断基準化委員会．良性発作性頭位めまい症診療ガイドライン（医師用）．Equilibrium Res 2009；68：218-25.
2) Suzuki M. Basic and clinical approach to BPPV based on model experiments. Tokyo：SPIO；2012.
3) Izquierdo MR, et al. Association between endolymphatic hydrops and benign paroxysmal positional vertigo：Coincidence or causality？ Acta Otorhinolaringol Esp 2009；60：234-7.
4) トーマス・ブラント．中枢性頭位眼振．めまい．改訂第2版．東京：診断と治療社；2003．p.283-90.
5) 小松崎篤ほか．めまいの診断基準化のための資料　椎骨脳底動脈循環不全（vertebro-basilar insufficiency）．Equilibrium Res 1988；47：267-8.
6) Paksoy Y, et al. Congenital morphological abnormalities of the distal vertebral arteries（CMADVA）and their relationship with vertigo and dizziness. Med Sci Monit 2004；10：316-23.
7) Money KE, et al. Role of semicircular canals in positional alcohol nystagmus. Am J Physiol 1965；208：1065-70.

第1章 めまいの見分け方

めまいの誘因で見分ける
起立や歩行時などに起こるめまい

日常診療で起立や歩行時にめまいを覚える例に遭遇することは意外に多く，その原因疾患も，メニエール病や起立性調節障害，高齢者のふらつきなどのごくありふれたものから，脳表ヘモジデリン沈着症や特発性低脳脊髄圧症候群などのように，まれで診断が難しいものまで多彩である（❶）．

本項では，このように多様なめまいをできるだけ正確かつ効率的に診断する工夫について考えてみたい．

気の遠くなるようなめまい（presyncope）か否か

- 起立や歩行時にめまいが起こるとの訴えがあった場合，めまいの性状がpresyncopeであれば循環器疾患[★1]，血液・代謝疾患（貧血，低血糖など）を想定して，血圧と脈拍のチェック，心電図検査，血算，血液生化学的検査を行う．何らかの異常が検出されれば，さらに疾患特異的な検査に進んで確定診断に至る．
- また，これらの疾患ではすでに内科で治療を受けているのに，本人がその疾患とめまいとの関連に気づいていない場合も少なくない．問診では，めまいそのものについて尋ねると同時に，循環器，内分泌・代謝疾患の既往や服薬状況を確認することが重要である．

★1
椎骨脳底動脈循環不全，心疾患，起立性調節障害，など．

症例1 洞性徐脈

患者：26歳，女性．
主訴：気が遠くなるようなめまい（presyncope）．
既往歴：なし．
現病歴：トイレに立ち上がり数歩歩くと，突然気が遠くなる感覚があり倒れた．力が抜けた感覚があったが1分ぐらいで回復した．痙攣なし．同様の発作が数回あった．
身体所見：眼瞼結膜は正常，血圧110/66 mmHg，脈拍45．腹部エコーでは腹腔内出血を疑う所見なし．
シェロング試験：臥位112/62 脈拍37，立位直後110/66 脈拍38，3分後109/68 脈拍41．

❶ 起立・歩行時のめまい

障害部位	疾患
末梢前庭	両側末梢前庭機能低下 メニエール病 外リンパ瘻
前庭神経	脳表ヘモジデリン沈着症 肥厚性硬膜炎
小脳・脳幹	小脳・脳幹梗塞 脊髄小脳変性症 椎骨脳底動脈循環不全
中枢全般 （器質性・機能性）	特発性低脳脊髄圧症候群 薬物中毒 心因性めまい 地震酔い，下船病
全身	心原性（不整脈，弁膜症，心筋症など） 起立性調節障害 出血・貧血・低血糖 高齢者のふらつきと転倒

心電図：洞性徐脈.
診断：本例のめまいは presyncope であり，原因は洞性徐脈.

ふらつき（dizziness）を見分ける

- 起立・歩行時のふらつき（dizziness）は内耳，前庭神経，小脳・脳幹，大脳などの器質性疾患だけでなく，機能性疾患，薬物中毒，さらに高齢によるものなどで引き起こされ，原因疾患はきわめて多彩である．これらの鑑別には随伴症状と臨床経過の検討が役立つ．

■ 随伴症状のないふらつき

- 随伴症状が不明瞭なふらつきでは，相対的に既往歴の問診，バイタルサインのチェック，血液検査，神経学的検査，画像診断などの重要性が増す．

症例 2 吻合部潰瘍

患者：27 歳，男性．
主訴：下痢，ふらつき．
既往歴：反復性十二指腸潰瘍による十二指腸狭窄に対し，胃空腸バイパス術施行．内服薬として鉄剤服用．
バイタルサイン：血圧 125/78 mmHg，脈拍 124，SpO_2 98 %．
現病歴：朝から，やや黒色の水様便．腹痛や血便はない．
身体所見：腹部軟，圧痛なし，眼瞼結膜が蒼白．直腸診でタール便．血液検査で Hb 8.5 g/dL（2 か月前 13.5），Ht 27.7 %，BUN 25 mg/dL，Cr 0.7 mg/dL．
診断：ふらつきの原因は貧血．タール便，貧血の進行，BUN と Cr 値の乖離から上部消化管出血が疑われ，緊急上部消化管内視鏡を施行したところ吻合部潰瘍を認めた．

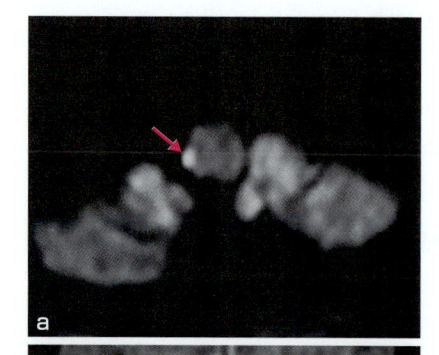

症例 3 脊髄小脳路の障害による失調

患者：62 歳，女性．
主訴：座位および歩行時のふらつき．
現病歴：前日より突然，立っていても座っていても右へ傾く．歩こうとしても右へ倒れる．
合併症：高血圧．
神経学的所見：麻痺や構語障害，感覚障害，眼球運動障害，四肢失調は認めない．
画像診断：MRI で延髄背外側に小梗塞像あり（❷）．
診断：脊髄小脳路の障害による失調（lateropulsion）．右への姿勢偏倚以外に神経学的所見はない．年齢と高血圧の存在で中枢のチェックが必要と判断した．

❷ 症例 3 の MRI 拡散強調像（第 2 病日）
a：軸位断像．
b：冠状断像．

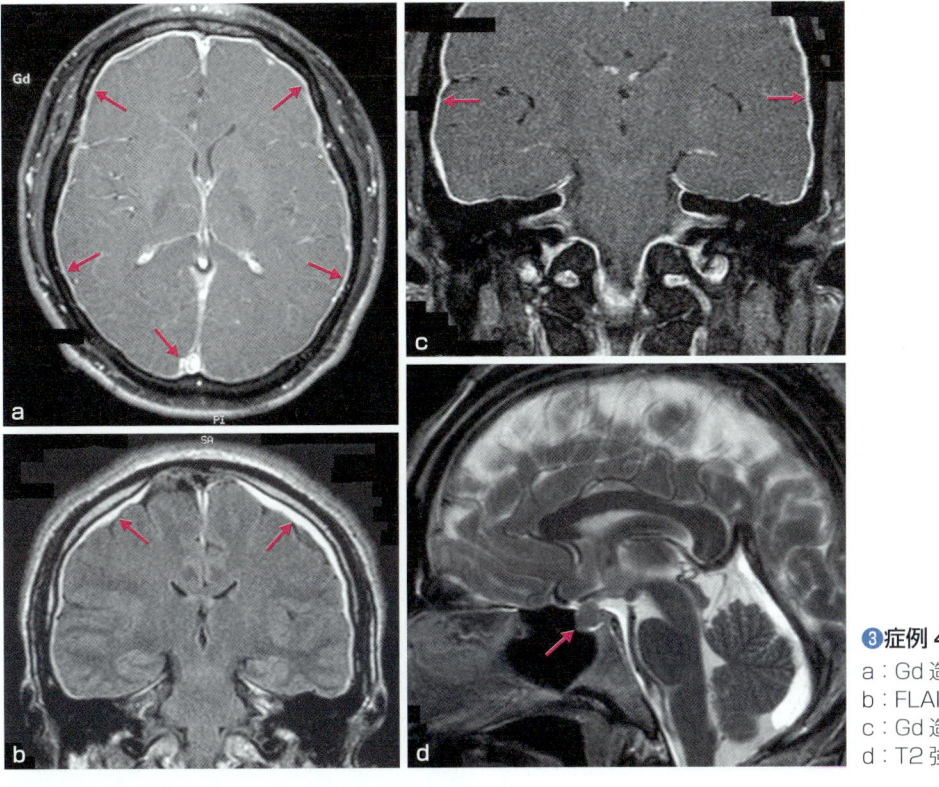

❸ 症例 4 の MRI 所見
a：Gd 造影軸位断像．
b：FLAIR 像．
c：Gd 造影冠状断像．
d：T2 強調像．

■ 蝸牛症状（難聴・耳鳴り）の随伴

- ❶を見ればわかるように，基本的に起立・歩行時のめまいをきたす末梢前庭疾患と前庭神経疾患は前庭系単独の症状にとどまらず聴覚の異常を伴うことが多く，診断の鍵になる．
- ただし，たとえばアミノグリコシド系薬物による前庭機能低下では難聴が出現する前に前庭機能低下をきたし，メニエール病でも蝸牛症状が現れない蝸牛型の亜型がある．薬物使用を含む既往歴の確認，めまい発症の臨床経過などを併せてチェックすることが重要である．

> 既往歴や臨床経過に注意

症例 4　特発性低髄液圧症候群

患者：32 歳，男性．
主訴：頭痛，難聴，座位・立位でのめまい．
現病歴：後頸部痛を伴う頭痛で発症．10 日後に右難聴と回転性めまい，次いで左難聴も出現．両側メニエール病として近医で加療（ステロイドとイソバイド®内服）されたが，症状が改善しないため当院神経内科紹介となった．
画像所見：硬膜の肥厚と造影効果，硬膜下水腫，静脈洞の拡大，下垂体の軽度腫大が観察された（❸）．
診断：MRI 所見により特発性低髄液圧症候群（spontaneous intracranial hypotension syndrome：SIH)[1] と診断された．臥位から座位になることで難聴が悪化する（❹）．症状はメニエール病に類似するが，座位や立位で頭痛と難

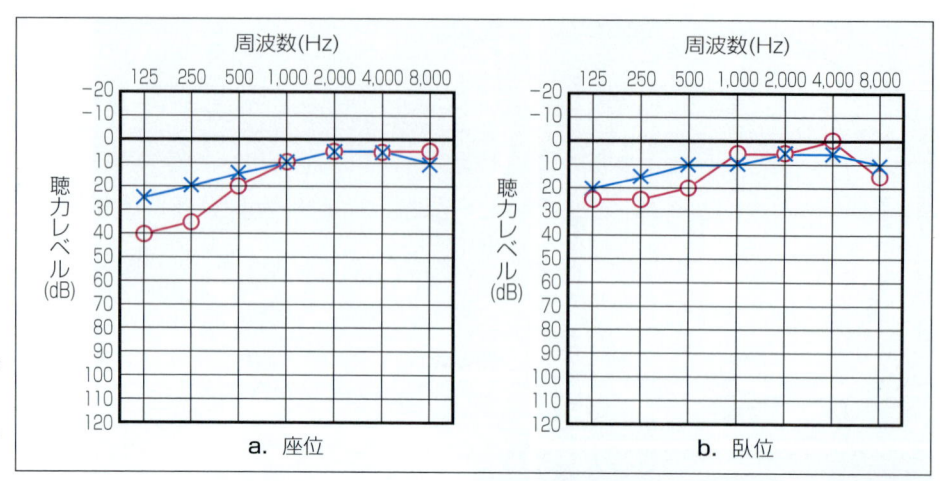

❹ **症例4のオージオグラム**
臥位から座位になることで難聴が悪化．

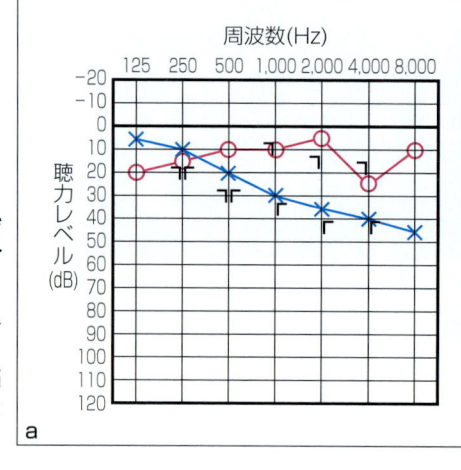

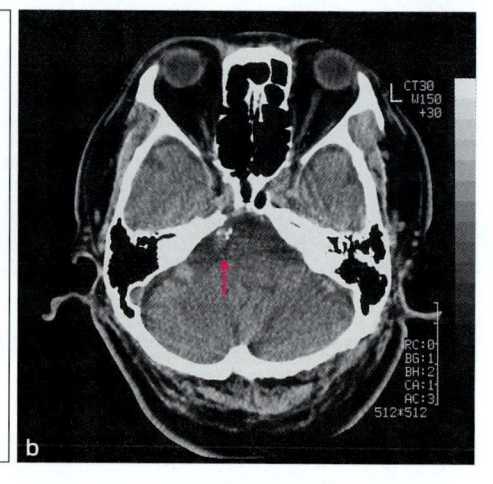

a. 座位
b. 臥位

❺ **症例5のオージオグラムとCT所見**
a：左聴力低下がみられる．
b：脳単純CT像．脳底動脈に蛇行と石灰化あり（→）．

聴が悪化するのがメニエール病と異なる．本症はMRIで特徴的な所見がある．肥厚性硬膜炎も類似したMRI像を呈するが，頭位による症状の変化はない．

症例5 左前下小脳動脈領域の梗塞

患者：67歳，男性．

主訴：左難聴とめまい，立位と歩行時のふらつき．

現病歴：2日ほど前から左耳が聞こえにくかった．会議中に左聴力がさらに低下し，めまいと嘔吐を伴ったため，救急で搬送．

初診時所見：意識清明，血圧154/80 mmHg，難聴とめまい以外に脳神経症状，小脳症状なし．左聴力低下があり（❺-a），左向き水平回旋混合性眼振を認めた．頭痛はないが，天井の模様が二重に見えるとのこと．周囲の者の話では，いつもより少しろれつが回っていないとのこと．血糖値172 mg/dL．マン検査では閉眼で左右へ転倒傾向あり．

画像所見：CTで脳底動脈に蛇行と石灰化があり（❺-b），少しぼんやりしているので，念のためMRI検査を行い，左前下小脳動脈領域の梗塞像（❻）が確認された．

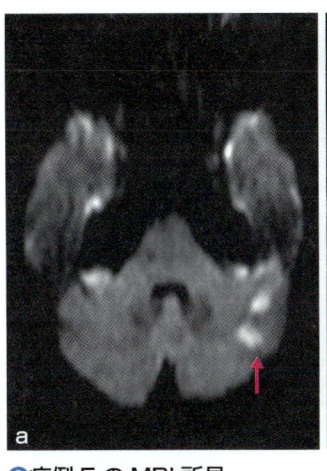

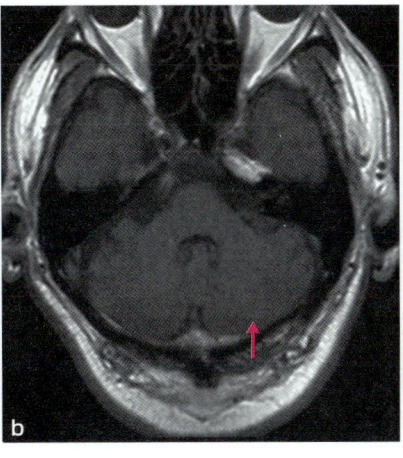

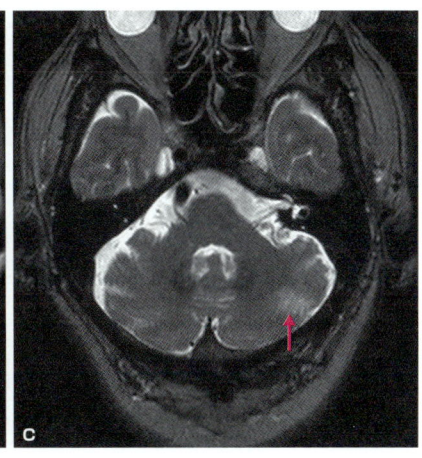

❻ 症例5のMRI所見
a：MRI拡散強調像，b：T1強調像，c：T2強調像．
➡は左前下小脳動脈領域の梗塞像．

診断のポイント：メニエール病が疑われるが，聴力像が非典型的で，高血圧，糖尿病があり，CTで動脈硬化所見もみられるのがMRI検査に進んだ理由である．

■ 蝸牛症状以外の神経症状

- 前庭神経より上位の中枢疾患では第8脳神経以外の脳神経症状，感覚や運動の異常，小脳症状，意識障害など，病変部位に応じた神経症状が出現する．
- 蝸牛神経を含めた12の脳神経症状のチェックに加えて，診断が難しい症例ではさらに範囲を広げた神経学的検索が必要である．

症例6　多発性硬化症

患者：34歳，女性．
主訴：めまい感，ふらつき．
現病歴：めまいとふらつきに加えて，ろれつが回らない，物が二重に見えるなどの症状があるために当院神経内科受診．
既往歴：数年前に一過性の右眼の視力低下があった．
画像所見：多彩な神経症状があり，MRI検査が行われた．小脳，脳幹，脳室周囲に多数のプラークが認められた（❼）．
診断：MRI所見により多発性硬化症と診断された．神経学的所見の空間的，時間的多発が多発性硬化症の特徴であり，MRIで典型的所見が観察される．

高齢者のふらつきと転倒

- 高齢者人口の増加に伴い，高齢者のふらつき・転倒が大きな問題になってきている．高齢者が介護を必要とするようになる原因で最も多いのは脳血管

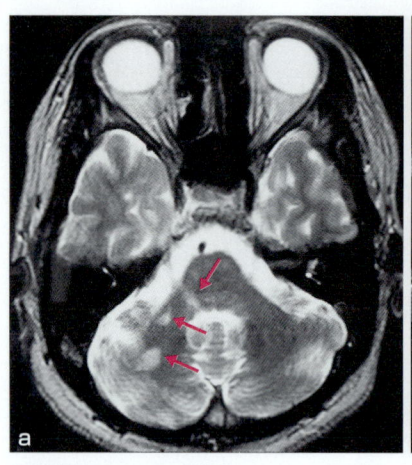

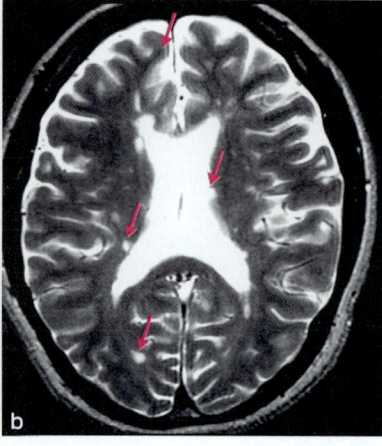

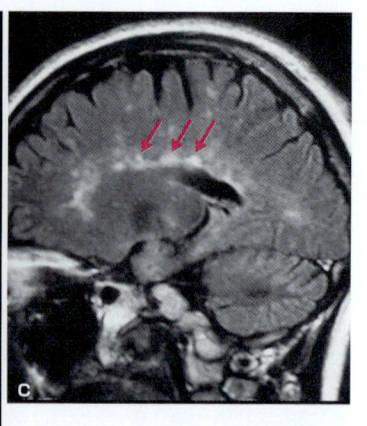

❼ 症例6のMRI所見
a, b：T2強調像, c：FLAIR像.
小脳, 脳幹, 脳室周囲に多数のプラークがみられる（→）.

疾患（21.5％）であるが，高齢による衰弱（13.7％）と骨折・転倒（10.2％）を合わせると脳卒中を抜いて最多になる[2]．在宅高齢者の約25％が転倒を経験しており，転倒しそうな経験を含めると半数を超える[3]．

- 転倒の要因としては足の把持力，足関節可動性を含む身体機能低下や注意力の低下があげられている[3]．高齢者の身体機能低下には平衡機能の低下も含まれ，重心動揺検査を用いた高齢者の平衡機能についての報告では，転倒を経験している高齢者と非転倒高齢者を比較すると，転倒高齢者で重心動揺検査の左右動揺が大きく，ロンベルグ（Romberg）率[★2]が低いことが示されている[4]．ロンベルグ率が低いということは開眼での身体動揺が大きいことを表しており，高齢者では視覚を介した体平衡維持機能にも低下があると考えられる．
- 転倒は床面のわずかな段差などに躓くことでも起こるので，できるだけ転倒しにくい住環境を整えるとともに，つま先を上げた歩行，身体・平衡機能維持のための日常的運動の奨励，指導が必要である．
- 高齢者のふらつきや転倒では，個々の原因の探求，身体機能の改善維持や日常生活での注意点まで含めた指導ができることが望ましい．

（内藤　泰）

marginalia:
- 在宅高齢者の約25％が転倒を経験
- 高齢者の身体機能低下には平衡機能の低下も含まれる
- ★2 開眼と閉眼の動揺比率．
- 転倒の防止には住環境の整備とともに，身体・平衡機能の維持が重要

引用文献

1) Schievink WI. Spontaneous spinal cerebrospinal fluid leaks. Cephalalgia 2008；28：1347-56.
2) 厚生労働省．平成22年厚生労働省国民生活基礎調査：結果の概要．2010.
3) 村田　伸ほか．在宅障害高齢者の転倒に影響を及ぼす身体及び認知的要因．理学療法学 2005；32：88-95.
4) 石崎久義, Pyykko I. 高齢者の姿勢制御機構—転倒と視覚の関係—．Equilibrium Res 1995；54：409-15.

第1章 めまいの見分け方

随伴症状で見分ける
随伴症状のないめまいと難聴・耳鳴を伴うめまい

めまいの随伴症状

- めまいの随伴症状は原因診断に際し，しばしば決定的な役割を果たす．随伴症状は以下の3つに分けて考えることができる．

①解剖学的にめまいを起こしている病変部の近くが障害されて随伴症状が出る場合

- たとえば聴覚路と前庭神経系を考えると，内耳では距離が近く脳幹以降の上位中枢では離れていく．末梢ほど前庭障害に蝸牛症状が随伴しやすいといえる．

②めまいを起こす障害の種類，たとえば感染症（ウイルスを含む），変性疾患，血流障害などが原因となり，随伴症状が出る場合

- 感染症でいえばハント（Hunt）症候群における帯状疱疹，脳梗塞であれば，複視や顔面の痛覚麻痺などの病変が生じた血管の支配領域に対応した脳神経症状，小脳症状などがある．

③めまいによって二次的に引き起こされる自律神経症状もまた随伴症状である

- 吐き気，嘔吐，冷汗，血圧変動などがあり，多くはめまいの程度に比例して現れる．しかし，これらの症状は現れ方に個人差が大きく，原因にかかわらず非特異的であり診断の助けにはならないことが多い．

- 随伴症状からめまいの原因を推測するには，①と②の両者の要因について考える必要がある．

随伴症状のないめまい

■ 随伴症状がないと判断した場合

- めまい患者の診察に際して，随伴症状がないと判断した場合でも以下のような検討が必要がある．

本当に随伴症状がない場合

- この場合に注意すべきは，診察をした時点で随伴症状がなくても，その後，随伴症状が現れてくる場合がある[★1]．過去に参考となる症状がなかったか，あるいは今後新たに症状が出てくるのかを注意深く経過観察する必要がある．

随伴症状を患者が自覚していない場合

- 自覚がなくても聴力が低下していることがある．軽度の聴力低下や，高音

★1
たとえば，メニエール病では前庭型で始まり，後に蝸牛症状が出てくる例がある．このように随伴症状はめまいと同時に出現するとは限らないのである．

域や低音域に限局した聴力の低下は本人も自覚しておらず，聴力検査を施行して初めて明らかになることも珍しくない．標準純音聴力検査はめまいの検査として必ず施行すべきである．

> 標準純音聴力検査はめまいの検査として必ず施行すべき

- 脳神経症状の一つである顔面の痛覚麻痺も自覚に乏しく，検査で判明することは珍しくない．植村[1]は，脳幹の循環不全で起こるめまいの診断に際して，他の脳神経症状に比べて前庭神経核に近接する三叉神経症状が高頻度にみられるとし，とくに口唇周囲の痛覚鈍麻の重要性を強調している．多少でも脳血管障害が疑われる症例には，顔面の知覚を注意深く検査するべきであろう．
- また，上肢の測定障害，拮抗反復機能障害などの小脳症状は，患者の訴えでは判明しづらく，神経学的検査で初めて明らかになることが多い．

症状は確認したが医師がめまいとの関連を認識しなかった場合

- たとえば頭痛についてであるが，片頭痛にめまいを伴い，繰り返す症例は日常診療で時々認められる．しかし，従来から耳鼻咽喉科医の関心の低い領域である．頭痛とめまいが明らかな関連性をもって繰り返せば，比較的容易に診断することができるが，このような症例の多くは神経内科や脳神経外科を受診する．
- 耳鼻咽喉科を受診する症例では，頭痛が典型的でなかったり，頭痛とめまいが無関係にみえる例が多い．診断のポイントは，拍動性の痛みを特徴とする血管性頭痛の既往あるいは家族歴があることで，光過敏，音過敏などの片頭痛に特有の症状，閃輝暗点などの視覚症状が参考になる．

> 血管性頭痛の既往，家族歴を聞く

- 耳閉感はメニエール病の随伴症状としてよく知られているが，純音聴力検査で聴力の低下が顕著でないときには，無視されることがしばしばある．メニエール病初期に聴力の低下がほとんど伴わない耳閉感を訴え，後に低音障害型感音難聴がでてくることは珍しくないのである．聴力検査で聴力低下がなくても耳閉感や耳圧迫感を軽視すべきではない．
- 一見随伴症状がないと判断されるような症例でも，詳細な問診や適切な診療，丁寧な経過観察で診断のヒントになる症状や所見を見つけることができることが多い★2．

> ★2
> 脳脊髄液減少症はめまいを含む多彩な症状を訴え，この疾患を疑わない限り診断にはたどり着けない．脳脊髄液減少症に伴う頭痛の特徴は起立時の頭痛であり，とくに注意を払う必要がある．

■ 随伴症状が乏しい場合どう診断を進めるか

- やみくもにいろいろな検査を重ねても得るものは少ない．

問診からどんな情報を得るか？

- めまいの性状や程度，時間経過の聞き取りはとりわけ重要である．なぜならば，末梢前庭障害によるめまいのメカニズムおよび中枢代償作用によるめまいの時間経過を理解していれば，めまいの原因の多くを占める末梢前庭障害の障害の程度と回復具合を推定することができるからである．
- また，問診の優れた点は診察時の状態だけでなく，過去の状態が把握でき

る点にある．一方，全面的に診断を問診に頼ることは危険である．問診で聞き取ることができる感覚としてのめまいは，個人の表現力や感じ方の違い，さらにパーソナリティやメンタリティによる修飾を受ける．すなわち，客観性の点で問題が生じやすい．このため問診のやり方（問診の技術）を工夫し，できる限り客観的なデータの収集を心がけねばならない．

- まず，どんな状況でめまいが起こったのか，たとえば朝目が覚めたらベッドの中ですでに目が回っていたのか，体を起こしたとたんに目が回ったのか，顔を洗っているときに目が回ったのか，座って静かにしているときに目が回ったのか，できるだけ詳細な状況を把握することが重要である．
- さらに，めまいの持続時間は数秒単位か，数十秒単位か，数分単位か，数十分単位か，数時間単位か，数日単位か，できるだけ具体的に情報を収集するとよい．

特定の状況で起こるめまい

- 典型的なものは良性発作性頭位めまい症（BPPV）である．しかし，単に「頭を動かすとめまいが起こる」という訴えだけでBPPVと診断するとかなりの確率で誤診する．
- 単発型の末梢前庭障害で程度が軽い場合や，めまいのひどい時期が過ぎて回復期にあるときには，頭を動かしたときにめまい感が強まる．このとき，患者が自分のめまいについて，「頭を動かすとめまいが起こる」と表現することは珍しくない．このような症例では頭位および頭位変換眼振検査で，軽度の自発眼振が観察されBPPVとは明確に区別できる．また，BPPVのなかでも水平半規管のクプラ型では頭位変換時のめまいの持続時間が長い特徴がある．

> 頭を動かすとめまいが起こるというだけでBPPVとしない

めまいの経過から判断する

- 単発型の末梢前庭障害は末梢前庭障害の基本形であり，疾患によらず同じように考えることができる．めまいの強さと性状，時間経過は末梢前庭障害の程度とその回復の経過により決まる．
- 完全な機能停止（前庭神経炎で多い）となれば強烈な回転性めまいで立つこともままならない．障害の程度が軽ければ回転感よりもふらつきが主体となる．機能が数日で回復すればそれに伴ってめまいも軽くなるが，機能回復がまったく起こらない場合や，起こっても長期間かかる場合には中枢代償作用によりめまいは徐々に軽快する．

めまいの性状は何を示すのか？

- めまいの鑑別法で，よく「回転性は末梢性で，浮動性は中枢性」といわれるが，このような鑑別法はあまりに大雑把であり実際の臨床で役立たない．末梢性のめまいでも，回転性のめまいもあれば浮動性のめまいもある．
- 末梢前庭障害で回転性のめまいが起こるためには，①前庭障害に左右差のあ

> 末梢性めまいでも回転性めまいとなるには条件が必要

ること，②左右差がある程度以上大きいこと，③左右差が発生する時間経過が急激であること，の3つの条件が必要である．この3条件が満たされないと，末梢前庭障害でも回転性のめまいではなく浮動性のめまいと感じる．

- たとえば，急性の両側性末梢前庭障害（臨床的に頻度の高いのはアミノ配糖体系の抗生物質の急性中毒である）の場合には急性の末梢前庭障害にもかかわらず，回転性のめまいにはならない．
- 脳梗塞や脳出血の場合でも，めまいの性状は回転性であることも浮動性であることもあり特徴はない．中枢障害でも脳幹や小脳障害では，左右に偏在した病巣が急激な経過で形成されると回転性のめまいを生ずることが多い．逆に中心性やびまん性病変，ゆっくり形成された病変では浮動性のめまいが多い．
- つまり末梢性であっても中枢性であっても，めまいの性状は病変の左右の偏りと病変が形成される時間経過に依存することが多い．

■ 小脳梗塞では随伴症状に乏しい場合がある

- 小脳梗塞で明らかな中枢神経症状を呈する患者は初めから内科や脳神経外科を受診するので，中枢神経症状が乏しい症例が耳鼻咽喉科を受診することが多い．
- めまいの急性期に吐き気や嘔吐があり臥床状態にあるときには，小脳症状を検査することがしばしば困難である．体幹失調は起立や歩行が不能の時期には見逃されやすく，また，AICA★3やPICA★4領域の梗塞では四肢の失調は軽微なことが多い[2]．
- 眼振に関しては，垂直性や純回旋性などの中枢障害を示す自発眼振[3,4]がみられる場合には診断に役立つが，初診時の自発眼振の検出率は低く，末梢性の自発眼振と明確に区別できないことが多い．頭位眼振は自発眼振より検出率は高いが，必ずしも中枢性を疑う所見ではない★5．
- 全体的に，急性末梢前庭障害の場合と異なり，眼振がまったくみられなくてもめまいを訴えたり，自発眼振の程度に比して体平衡障害の程度が強い症例が多く，診断に際して重要なポイントである[2]．確定診断に至らない場合でも，急性末梢前庭障害として不自然な症状や経過の場合には，脳血管障害の可能性を念頭におき注意深く経過観察すべきである．この意味で，急性末梢前庭障害の症状，所見，経過に精通することが脳血管障害によるめまいの診断にも役立つといえる．
- また，脳梗塞の危険因子についてはとくに注意を払うべきである．高齢，高血圧，糖尿病，心疾患，脂質代謝異常，高ヘマトクリット値，喫煙，肥満，経口避妊薬の内服などが脳梗塞の危険因子として知られている★6．

★3
anterior inferior cerebellar artery（前下小脳動脈）

★4
posterior inferior cerebellar artery（後下小脳動脈）

★5
小脳梗塞例では濱田ら[5]も指摘しているように，自発眼振，頭位眼振ともに経時的変動が激しい傾向にあり，頻回に観察することが重要である．

★6
なかでも，コントロールの悪い高血圧および糖尿病と心房細動はとりわけリスクが大きい．

■ 精神症状とめまい

- うつ病やパニック障害に伴うめまいは，近年増加傾向にある．典型的な症例では診断が容易であるが，耳鼻咽喉科受診の際に精神的な症状についての積極的な訴えがないことや，精神的な症状についての問診がなされていないために，わかりにくい例も少なくない．突発する動悸や息苦しさ，のどのつまり感，不眠などが参考になるので，問診で確認するとよい．
- このような症例では，眼振や重心動揺計を用いた体平衡検査では所見が乏しい．しかし，逆説的にいえば「所見に乏しい」という所見を得るためには普段から眼振や体平衡検査を行って，患者の訴えるめまいや平衡障害の程度と対比していることが大事である．これにより初めて末梢前庭障害によるめまいと比較して「所見に乏しい」という判断が下せるのである．

> 「所見に乏しい」所見を普段から得る

■ 高次中枢に原因のあるめまい

- 一般に高次の中枢に原因がある場合には随伴症状が乏しく，眼振や体平衡に現れる異常も検出されにくい．
- 近年，高齢者の慢性的な浮動性めまい患者で，脳磁図を用いて聴覚刺激を組み合わせ，高次中枢の異常を検出できる可能性が示唆されている[6]．

難聴・耳鳴を伴うめまい

■ 蝸牛症状を伴えば内耳障害か？

- 聴覚系と前庭系は同じ内耳の感覚器官に始まり，蝸牛神経と前庭神経は脳幹に入るまで近接しているので，蝸牛症状が随伴すれば内耳から脳幹に入るまでの部位の病変である可能性が高いといえる．めまいと難聴がほぼ同時期に出現してくればさらに内耳病変である可能性が高まる．
- 一方，耳鳴や難聴があってもめまいの発生と時間的経過がずれているときには，めまいとまったく関連のないこともある[★7]．めまいの消長と聴力変動の関係を調べ，眼振などの所見を参考にして慎重に検討しなければならない．

> ★7
> とくに高齢者では耳鳴や難聴は珍しくなく，むりやり関連づけないほうがよい．

■ ごく軽度の難聴の場合

- 本人の自覚がないごく軽度の聴力低下でも，時には有意の所見ととらえる必要もある．メニエール病の初期にみられる低音障害型感音難聴では，程度の軽いものが多く変動することが特徴である．初診時の聴力検査が正常であっても繰り返し検査する必要がある．
- 同様の低音障害型感音難聴は外リンパ瘻や脳脊髄液減少症でも認められる．

■ 難聴が伝音難聴や混合難聴の場合

- 難聴に伝音成分が含まれる場合にもめまいと関連することがある．頭部外傷による外リンパ瘻では同時に伝音連鎖の障害を伴うことがある．耳硬化症では二次性の内リンパ水腫を生じ，めまい発作を起こす症例がある．上

- 半規管裂隙症候群でも感音難聴だけでなく伝音難聴を伴うことがある．
- 中耳真珠腫では伝音障害を伴い，一見鼓膜が正常にみえる症例でも，弛緩部の小さな陥凹から上鼓室へ広く真珠腫が進展し，半規管瘻孔を形成してめまいを起こす場合があり注意が必要である．

■ 難聴発生の契機

- 頭部外傷，鼓膜穿孔，圧外傷，力仕事などは外リンパ瘻の発生要因と考えられる．鼓膜穿孔の既往，とくに平手打ちなどによる圧外傷や耳かきによる穿通外傷では，鼓膜穿孔が閉鎖した後も外リンパ瘻が残存し，めまいの原因となることがある．
- リークの少ない外リンパ瘻ではメニエール病と類似の臨床像を呈し，なかなか判別がつきにくい．診断の鍵は，外リンパ瘻を疑うことである．

> 診断の鍵は，外リンパ瘻を疑うこと

■ 耳鳴・難聴を伴う頭蓋内病変について

脳血管障害

- AICA領域の梗塞ではAICAから内耳への血流が供給されていることが多く，内耳の障害が併発し，難聴や耳鳴といった蝸牛症状が随伴することが多い．さらに，脳幹の聴覚路が病巣に含まれれば蝸牛症状が出現する可能性がある．したがって，蝸牛症状は脳血管障害の否定材料にはならない．

小脳橋角部腫瘍

- 多くは聴神経腫瘍や髄膜腫で蝸牛症状を伴うめまいが起こる．耳鳴や難聴は長時間の経過で進行性に現れることが多いが，突発的な発症があることも知られている．めまいは軽度のものが多い★8．

> ★8 発症に意外とバリエーションが多く，一側の感音難聴では鑑別診断として必ず考慮しておくことが大事である．

第8脳神経に対する血管圧迫で起こるめまい

- 神経血管圧迫症候群★9は顔面痙攣の原因として有名である．顔面神経が脳幹から出て内耳道へ入るまでのあいだで，周囲の血管が蛇行して顔面神経を圧迫し，これが刺激になって顔面痙攣が起こっている．
- 血管の衝突が三叉神経に対して起これば三叉神経痛の原因となり，前庭神経に対して起こればめまいを起こす7)．めまいは数秒から1分程度（長くとも数分）と持続時間が短く，一日に数回から数十回も繰り返すのが特徴である．時に特定の頭位により誘発や増強を受けるが，BPPVとは異なり，めまいは安静時にも出現し，しつこく繰り返す特徴がある．
- このような特徴をもつめまいに，顔面痙攣を伴っていると血管圧迫が第7と第8脳神経にまたがっている可能性が高いといえる．耳鳴や難聴を伴うことがあるが，伴わない例もある．血管の蛇行は動脈硬化性変化に伴い顕著になるので，50歳以降に発症しやすくなる．
- 高解像度のMRIで，内耳道の入口部付近で血管が神経に接触している所見が得られれば診断価値が高い．カルバマゼピンが有効であることが多く，

> ★9 neurovascular compression syndrome.

> 安静時にも出現し，しつこく繰り返すことが，BPPVのめまいと異なる

> 高解像度MRIの診断価値が高く，カルバマゼピンが有効

治療的診断として使える．

（羽柴基之）

引用文献

1) 植村研一．頭痛・めまい・しびれの臨床．東京：医学書院；1987．p.89-92．
2) 藤本正也，渥美哲至．特集 起立平衡障害．小脳梗塞．神経内科 1998；47：468-74．
3) 坂田英治．臨床神経耳科学入門．東京：医歯薬出版；1980．p.31-71．
4) 小松崎篤．異常眼球運動の局在診断 とくに各種疾患の眼振および異常眼球運動について．小松崎篤ほか編．眼球運動の神経学．東京：医学書院；1985．p.244-319．
5) 濱田敬永ほか．めまいを主訴とした後下小脳動脈領域の小脳梗塞—MRIで確認し得た新鮮梗塞5症例の検討—．Equilibrium Res 1994；53：381-92．
6) Oe H, et al. Cortical functional abnormality assessed by auditory-evoked magnetic fields and therapeutic approach in patients with chronic dizziness. Brain Research 2002；957：373．
7) Jannetta PJ. Neurovascular cross-compression in patients with hyperactive dysfunction symptoms of the eighth cranial nerve. Surg Forum 1975；26：467-9．

第1章 めまいの見分け方

随伴症状で見分ける
身体の麻痺やしびれを伴うめまい
（蝸牛症状以外の神経症状を伴うめまい）

> 中枢性のめまいの鑑別がめまい診療の重要なポイント

　中枢性のめまいをいち早く鑑別することは，めまい診療において最も重要なポイントの一つである．そして，めまいの随伴症状としての身体の麻痺やしびれなどのめまい以外の神経症状は，それだけで中枢性めまいを示す重要な鑑別所見である．
　本項では，麻痺やしびれを伴うめまい，つまり中枢性めまいを見逃さないための患者の診察法について概説する．

身体の麻痺やしびれを伴うめまい

- 身体の麻痺やしびれを伴うめまいは，通常，脳幹の障害で生じる．脳幹には，身体の平衡をつかさどる中枢経路と運動や感覚の神経経路が一緒に存在しているからである．脳幹において平衡をつかさどる中枢経路が障害されると，一緒に存在する身体の運動や感覚の神経経路も同時に障害されることになり，めまいとともに麻痺やしびれも生じる．
- こうしためまい以外の神経症状を見つけるためには，専門的な神経学的診察や特別な診察技術は必要ない．そもそも，少しでも動かすと嘔吐してしまうようなめまい患者を相手に，じっくり時間をかけて専門的な診察することなど，不可能である．
- めまい以外の神経症状に気づくための患者の訴えと診察所見を❶，❷にあげる．

> 小脳の障害では麻痺やしびれはきたさない

❶ めまい以外の神経症状に気づくための患者の訴え
1. 手や足や顔などの体のどこかが動かしづらい
2. 手や足や顔などの体のどこかがしびれる
3. ろれつが回らない
4. ものが二重に見える

❷ めまい以外の神経症状に気づくための診察所見
1. Barré徴候の確認：手掌を上にして両腕を前に伸ばし，閉眼させる
2. 構音障害のチェック：「パタカ」を繰り返して言わす
3. 眼球運動障害のチェック：縦横に指を動かし，それを追視させる
4. 反復拮抗運動（diadochokinesis）または指-鼻試験（finger to nose test）
5. 起立・歩行障害のチェック

四肢の運動失調や，起立・歩行障害を伴うめまい

- 随伴症状を伴うめまいの責任病巣として，脳幹と同様に重要なのが小脳である．脳幹障害と異なり，小脳が障害された場合には，麻痺やしびれはきたさない．小脳が障害された症状としてすぐに思い浮かぶのは，手足が揺れて定まらず，思ったところに正確に動かせない状態や，酒に酔ったようにろれつが回らない状態であるが，こうした典型的な小脳性運動失調は，小脳の上部が障害された場合に生じる．
- 一方，小脳下部の障害では構音障害や四肢の小脳性運動失調はきたさないため，めまい以外の神経症状がわかりにくい．

- ただし，小脳下部の障害では体幹失調による起立・歩行障害が生じる場合が多い．
- 小脳障害で生じる構音障害は，❷の「パタカ」の繰り返しでスクリーニングされる．後述するが，起立・歩行障害のチェックは，末梢前庭障害を除外した後で最後に行う．

身体の麻痺やしびれを伴うめまいの鑑別で知っておくべき末梢性めまいの特徴

- めまいの大部分は末梢性であるため，実はめまい患者を診察する際には，中枢性疾患を疑って診察にあたるよりも，先に末梢性疾患を念頭において診察したほうが効率が良い．
- そこで，実際の診察法に入る前に，簡単に末梢性めまいの特徴をまとめておく（❸）．末梢性めまいのなかで最も多い疾患は良性発作性頭位めまい症（BPPV）で，通常遭遇するのは後半規管型と水平半規管型である．後半規管型BPPVは，座位から障害側（右または左）を下にした懸垂頭位への変換で，障害側に向かう垂直回旋混合性眼振が出現することが特徴である．一方，水平半規管型BPPVは，仰臥位で右下，左下頭位にすると，右下頭位と左下頭位で方向が逆転する水平性眼振（方向交代性眼振）がみられることで診断がつく．
- BPPV以外の末梢性めまい，つまり前庭神経炎のような一側の急性末梢前庭障害では，頭位によらない一方向性の健側向き水平性眼振（方向固定性水平性眼振）が出現する★1．

実際の診察の流れ

- 以上のことを念頭においたうえで，実際の診察の流れをまとめてみよう（❹）[1,2]．患者がめまいを主訴に来院した場合，明らかな麻痺や感覚障害，構音障害，眼球運動障害，四肢の小脳性運動失調のいずれかがあれば，直ちに脳卒中などの中枢性めまいを疑う．この段階で脳幹と小脳上部の障害はほとんどスクリーニングできてしまう．
- 強いめまいを訴えているにもかかわらず，めまい以外の神経症候がないか，あるいは診察しえた範囲ではよくわからない場合には，他のまれな中枢性疾患の鑑別にいたずらに時間を費やすのではなく，頻度の圧倒的に多い末梢性めまいを鑑別する．
- 末梢性のめまい★2の特徴である3種類の眼振，つまり懸垂頭位での垂直回旋混合性眼振，右下および左下頭位での方向交代性眼振，および頭位によらない方向固定性水平性眼振は，頭位眼振検査，頭位変換眼振検査を行えば確認できる．
- めまいが強いにもかかわらず，頭位眼振検査，頭位変換眼振検査で特徴的

❸ 末梢性めまいの特徴

1. 身体の麻痺やしびれなどの随伴症状を伴わない
2. 以下の眼振のうちどれか一つを認める
   a) 懸垂頭位での回旋性（垂直回旋混合性）眼振
   b) 右下頭位および左下頭位での方向交代性水平性眼振
   c) 頭位によらない方向固定性水平性眼振

まず末梢性疾患を念頭において診察

★1
正確には，水平半規管からの信号のみならず，前半規管や後半規管からの信号も障害されるため，眼振に回旋成分が混じるが，基本的には水平性眼振と解釈してよい．当然ながら中枢神経障害を示唆する他の神経症状は伴わない．

★2
末梢性めまいに伴う眼振は，通常きわめて顕著に認められるため，見落とすことはほとんどない．

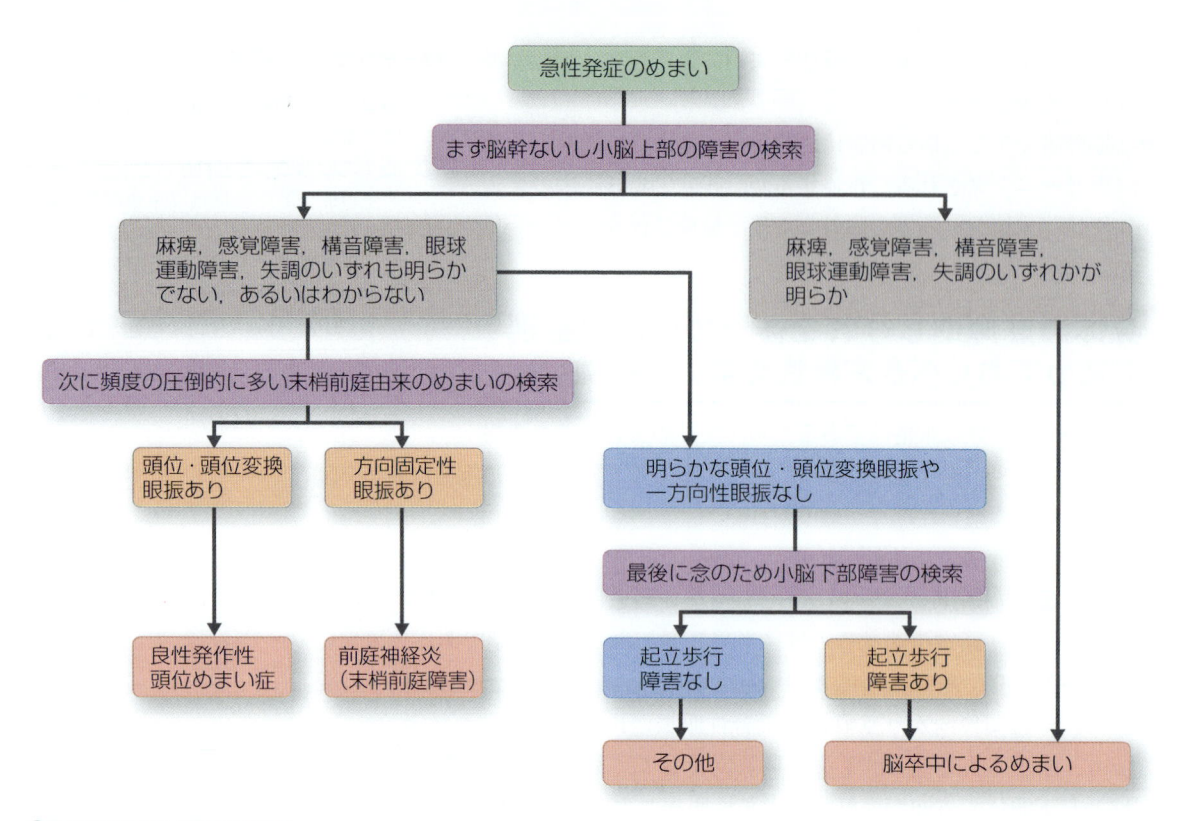

```
                    ┌─────────────────┐
                    │  急性発症のめまい  │
                    └─────────────────┘
                              │
                ┌─────────────────────────────┐
                │ まず脳幹ないし小脳上部の障害の検索 │
                └─────────────────────────────┘
                      │                      │
    ┌──────────────────────────┐   ┌──────────────────────────┐
    │ 麻痺，感覚障害，構音障害，眼球 │   │ 麻痺，感覚障害，構音障害， │
    │ 運動障害，失調のいずれも明らか │   │ 眼球運動障害，失調のいずれかが│
    │ でない，あるいはわからない    │   │ 明らか                   │
    └──────────────────────────┘   └──────────────────────────┘
                │                                      │
    ┌──────────────────────────────┐                   │
    │ 次に頻度の圧倒的に多い末梢前庭由来のめまいの検索 │
    └──────────────────────────────┘                   │
          │            │                               │
    ┌──────────┐  ┌──────────┐  ┌──────────────────┐   │
    │頭位・頭位変換│  │方向固定性│  │明らかな頭位・頭位 │   │
    │眼振あり   │  │眼振あり  │  │変換眼振や        │   │
    │          │  │         │  │一方向性眼振なし   │   │
    └──────────┘  └──────────┘  └──────────────────┘   │
          │            │              │                │
          │            │     ┌──────────────────┐      │
          │            │     │最後に念のため小脳  │      │
          │            │     │下部障害の検索     │      │
          │            │     └──────────────────┘      │
          │            │        │         │            │
          │            │   ┌────────┐ ┌────────┐       │
          │            │   │起立歩行 │ │起立歩行 │       │
          │            │   │障害なし │ │障害あり │       │
          │            │   └────────┘ └────────┘       │
          ▼            ▼        ▼         ▼            ▼
    ┌──────────┐  ┌──────────┐ ┌──────┐ ┌──────────────────┐
    │良性発作性 │  │前庭神経炎 │ │その他│ │脳卒中によるめまい │
    │頭位めまい症│  │(末梢前庭障害)│ │     │ │                 │
    └──────────┘  └──────────┘ └──────┘ └──────────────────┘
```

❹ 実際のめまい診療の流れ

きわめてまれに例外が存在するが，日常のめまい診療の基本となるフローチャートとして，実際の臨床の場での有用性は高い．

（城倉　健．日本医師会雑誌2005[1]／城倉　健．救急・ERノート：めまいの診かた，帰し方．羊土社；2011[2] より一部改変）

な眼振がみられない場合には，最後に念のため，小脳下部障害由来のめまいの可能性を調べる．小脳下部障害の検索のためには，起立や歩行の障害の有無や程度を確認することになる．BPPVや前庭神経炎などの末梢性めまいでも起立や歩行ができない患者はいるが，通常そのような場合には激しい眼振を伴う．一方，眼振が目立たないにもかかわらず平衡障害が強く，起立，歩行ができない場合には，小脳下部の脳卒中である可能性が高い．

症例提示

症例1 眼瞼下垂と複視を伴っためまい（❺）

患者：57歳，男性．

主訴（患者の訴え）：めまい，物が二重に見える，眼が開かない．

診察所見：両側眼瞼下垂，指の追視により左動眼神経麻痺，右上転内転障害が判明した．

診断：中脳梗塞．

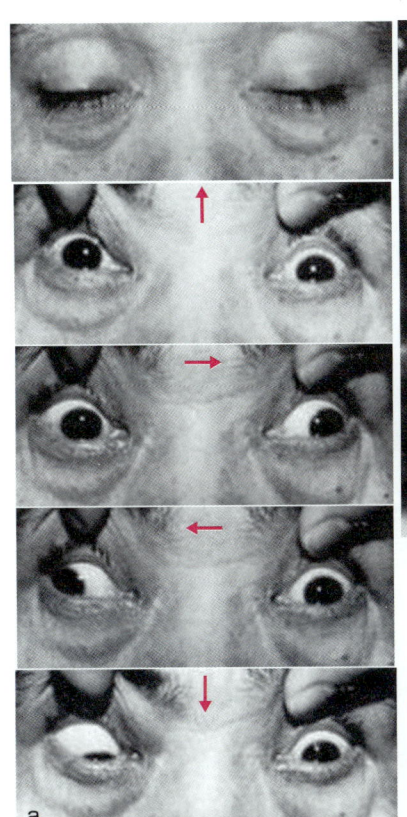

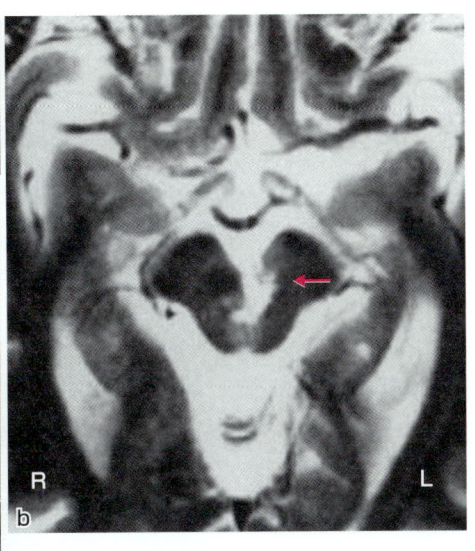

❺ **症例1**
a：眼球運動写真で，両側眼瞼下垂，両側上転内転障害，左下転障害を認める．
b：脳MRIのT2強調画像で，左中脳傍正中部に梗塞を確認した（→）．

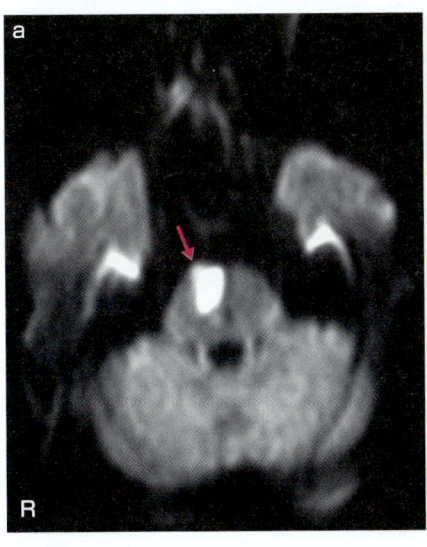

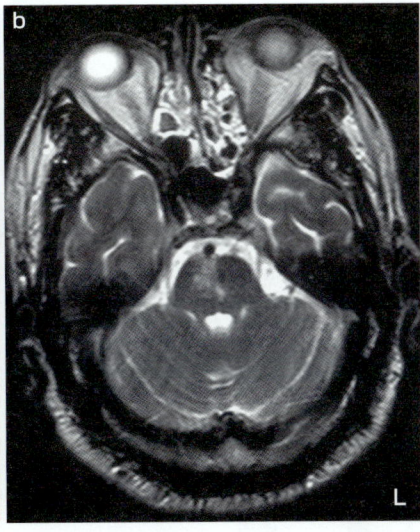

❻ **症例2**
a：脳MRI拡散強調画像（DWI）で，右橋底部に梗塞を認めた（→）．
b：同部はT2強調画像でも淡い高信号を呈している（T2WI）．

症例2 構音障害と不全片麻痺を伴っためまい（❻）

患者：65歳，男性．

主訴（患者の訴え）：めまい，ろれつが回らない，左手が動かしづらい．

診察所見：「パタカ」の繰り返しにより構音障害が，またBarré徴候から左不全片麻痺が判明した．

診断：橋底部梗塞．

❼症例3

眼球運動写真で，右方視時の左眼の内転障害(a)と，左方視時の左注視麻痺(b)を認める．脳MRI拡散強調画像(c)で，左傍正中橋被蓋部に梗塞を認めた（→）．

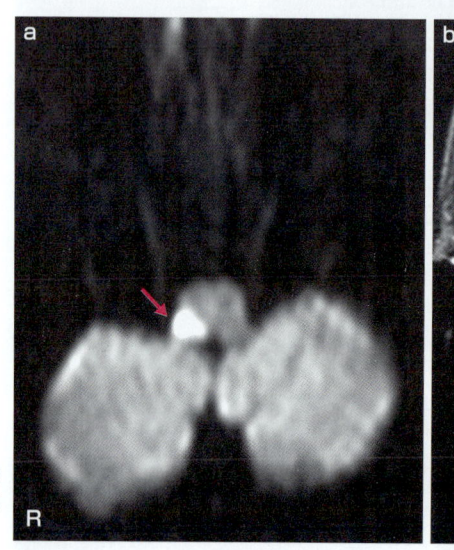

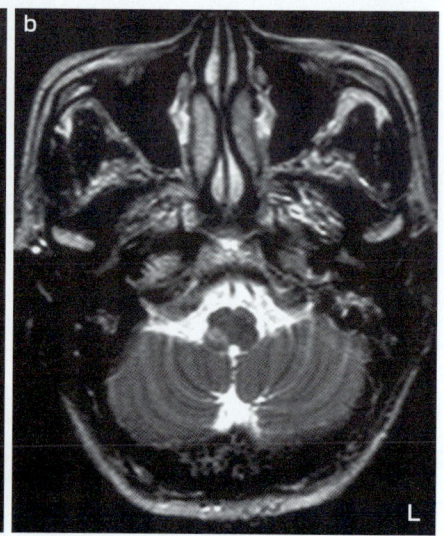

❽症例4

脳MRI拡散強調画像（DWI）で，右延髄外側部に梗塞（→）を認めた(a)．同部はT2強調画像(T2WI)でも淡い高信号を呈している(b)．

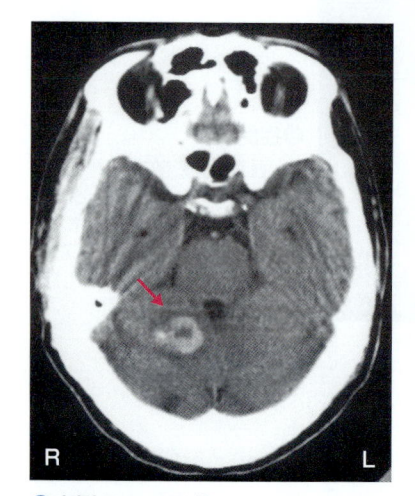

❾症例5のCT像

脳CTで小脳の右歯状核近傍からの出血を認めた（→）．

症例3　複視を伴っためまい（❼）

患者：75歳，女性．

主訴（患者の訴え）：めまい，物が二重に見える．

診察所見：指の追視により左のone-and-a-half症候群が判明した．

診断：橋被蓋部梗塞．

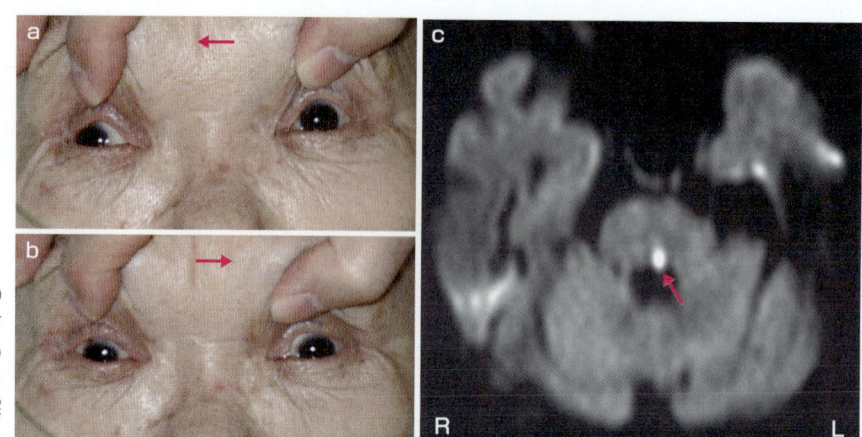

症例4　しびれ，構音障害，嚥下障害を伴っためまい（❽）

患者：72歳，男性．

主訴（患者の訴え）：めまい，しびれ，ろれつが回らない，物が飲み込みづらい．

診察所見：左半身の感覚低下と嚥下障害に加え，「パタカ」の繰り返しにより構音障害が判明した（Wallenberg症候群）．

診断：延髄外側梗塞．

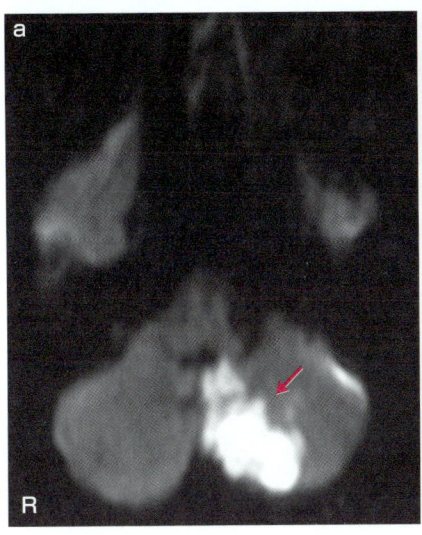

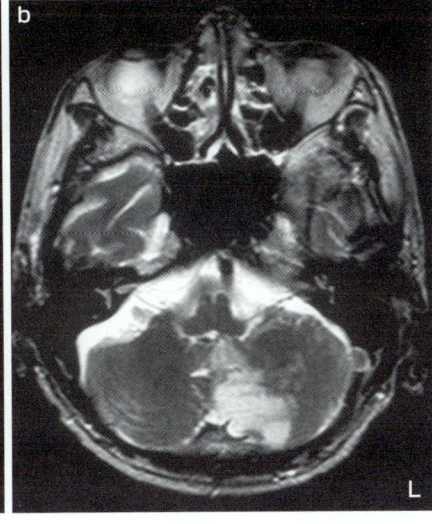

⑩ 症例6
a：MRI DWI.
b：MRI T2WI.
MRI 拡散強調画像(a)とT2強調画像(b)で，左後下小脳動脈領域に生じた小脳梗塞を認めた．

症例5 四肢の運動失調を伴っためまい（⑨）

患者：58歳，男性．

主訴（患者の訴え）：めまい，右手がうまく動かせない．

診察所見：「パタカ」の繰り返しにより構音障害が，また反復拮抗運動により右上肢の運動失調が判明した（ちなみに指-鼻試験でも膝踵試験でも測定障害あり）．

診断：小脳出血．

症例6 起立・歩行障害を伴っためまい（⑩）

患者：90歳，男性．

主訴（患者の訴え）：めまい，どうやってもうまく歩けない．

診察所見：明らかな眼振がないにもかかわらず，起立・歩行障害（体幹失調）が顕著であった．

診断：小脳梗塞（後下小脳動脈領域）．

（城倉　健）

引用文献

1) 城倉　健．脳卒中とめまい．日本医師会雑誌 2005；134：1485-90．
2) 城倉　健．危険なめまいを見逃さないぞ．箕輪良行編．救急・ER ノート：もう怖くない　めまいの診かた，帰し方．東京：羊土社；2011．p.25-35．

第1章 めまいの見分け方

随伴症状で見分ける
他の神経症状を伴うめまいにはどのようなものがあるか

前項では，実際にめまいの患者を前にした際に役立つ診察法（フローチャート〈p.58〉）について，系統的に概説した[1,2]．本項では，特徴的な随伴症状のあるめまいや，特殊な病態により生じるめまいについて，個々に例をあげて概説する．

❶頭痛を伴うめまいの鑑別診断
1. 脳出血（とくに小脳出血）
2. 脳動脈解離（とくに椎骨脳底動脈解離）
3. 片頭痛性めまい
4. 緊張型頭痛に伴うめまい

頭痛を伴うめまい

- めまい患者が頭痛を訴えることはそれほどまれではない．めまい自体が頭痛の原因になることもある．めまいが改善せずにある程度経過すると，めまいの誘発を防ごうとするあまり頸部や肩の筋の緊張が亢進して，二次性に緊張型頭痛が生じてくるからである．
- ❶に頭痛を伴うめまいの鑑別疾患をあげる．重篤ですみやかな診断と緊急治療が必要なのは小脳出血と椎骨脳底動脈解離であるが，頻度が圧倒的に多いのは緊張型頭痛に伴うめまいである[1]．

小脳出血

- 急性発症のめまいや嘔吐とともに，頭痛もきたす．通常，小脳歯状核付近から出血するため，四肢や体幹の小脳性運動失調が目立つ場合が多い．
- したがって，前項のめまい鑑別法のフローチャート（p.58）にのせると，頭痛の有無にかかわらず脳卒中（中枢性めまい）と診断することは可能である．
- 小脳出血は，開頭血腫除去術や脳室ドレナージ術が必要になる場合があるため，脳卒中専門施設で慎重な経過観察を行う．

症例1 小脳出血（❷）

患者：65歳，男性．
主訴：めまい，ろれつが回らない．
現病歴：入浴後に突然頭痛，めまい，嘔吐が生じ，1時間後にはろれつも回らなくなり（構音障害），歩けなくなった（体幹失調）．このため妻が救急要請し，当院に搬送され，脳CTを施行した（❷-a）．
経過：止血薬や浸透圧利尿薬，降圧薬などで保存的に加療したが，入院5日目に血液による中脳水道の閉塞から水頭症を併発し，意識レベルが低下した．このため，同日に緊急脳室ドレナージ術を施行した．術後は順調に回復した．

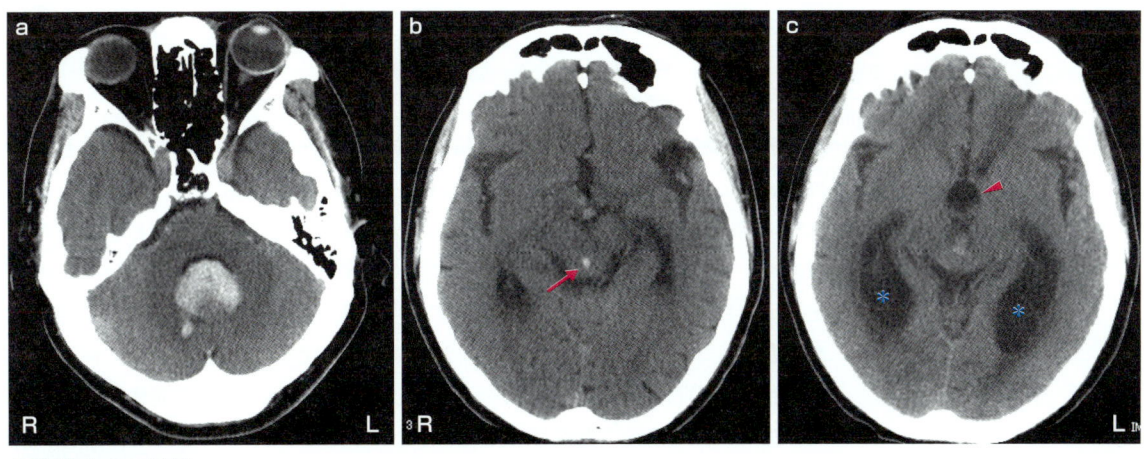

❷ 症例 1 の CT 像
a：脳 CT で，右小脳から出血して第 4 脳室を充満する血腫を認める．
b, c：入院時の脳 CT（b）ですでに中脳水道内に血液が存在している（→）．5 日後の脳 CT（c）で，第 3 脳室（▶）や側脳室（＊）の急速な拡大を認めた（急性水頭症）．

椎骨脳底動脈解離

- 脳血管の動脈解離では，痛みとともに血管の狭窄や閉塞による脳虚血症状をきたす場合が多い．ただし，頭蓋内の血管の解離では，血管が破綻してクモ膜下出血を生じる例もある．
- 日本での動脈解離は椎骨動脈に生じる頻度が高い．したがって，症状としては，頭痛や後頸部痛に加え，椎骨動脈が灌流する脳幹ないし小脳の虚血症状，すなわち「随伴する神経症状を伴うめまい」が出現する．動脈解離の場合でも，前項のめまい鑑別法のフローチャートを用いれば，中枢性めまいであることは容易に判明する．
- 比較的若年者の脳幹や小脳の梗塞で，発症時に頭痛や頸部痛があり，動脈硬化の危険因子をそれほどもたない場合には，動脈解離を疑う．

片頭痛性めまい

- 片頭痛性めまいは片頭痛患者に反復性に生じるめまいで，欧米では反復性の前庭障害の原因として以前から注目されていた．
- 片頭痛は，悪心嘔吐を伴う拍動性頭痛を繰り返す疾患で，1 回の頭痛発作の持続は数時間から時に数日に及ぶ．発作中は光や音に対して過敏になることが多く，階段昇降などの日常生活動作で頭痛が悪化する．頭痛発作の前に，前兆として閃輝暗点や光視症などが出現することもある．初発は若年であることが多く，たいていの場合，親も片頭痛患者である．
- こうした片頭痛患者に，他に原因のない反復性のめまい発作がみられた場合に片頭痛性めまいを疑う．めまい発作時に頭痛もあることが多いが，頭痛を欠く場合も知られている．ただし，頭痛がない場合にも，片頭痛時にしばしばみられる光過敏や音過敏を伴うことが多い．

> **症例2** 片頭痛性めまい
>
> **患者**：50歳，女性．
> **主訴**：めまい，頭痛．
> **現病歴**：高校生のころからひどい頭痛が年に数回程度あった（前兆を伴わない片頭痛）．20歳ころから時々めまい発作も生じるようになった．めまいの頻度は年に数回程度であったが，いったんめまい発作が始まると頭痛も生じることが多く，半日から1日は寝たきりで何もできなくなる．いつも点滴（制吐薬）をして半日程度うとうとすると改善する．発作の起こる日は朝から調子が何となく悪く，その後のめまい発作を予想できることが多い．これまでに何回か施行された脳CT，およびMRIはいずれも正常であった．当院で発作間欠期に施行した前庭機能検査でも異常所見を認めなかった．
> **経過**：病歴から片頭痛性めまいと診断し，ロメリジン塩酸塩の投与を開始したところ，めまい発作は生じなくなった．

脳底型片頭痛

- 片頭痛の前兆として脳底動脈が灌流する脳幹ないし小脳の症状，すなわち，構音障害，複視，運動失調，意識レベル低下などが一過性に出現する場合には，脳底型片頭痛として分類する．めまいが前景に立った場合には片頭痛性めまいに含まれる．

小児良性発作性めまい

- 小児良性発作性めまいは，成長につれて片頭痛へ移行することの多い小児の反復する身体の変調である小児周期性症候群の一つに分類されている．
- 小児周期性症候群は小児良性発作性めまいのほかに，周期性嘔吐症，腹部片頭痛（腹痛発作）が知られている．

> **症例3** 小児良性発作性めまい
>
> **患者**：13歳，女児．
> **主訴**：めまい．
> **現病歴**：8歳から起立性調節障害があり，そのころからめまい発作も時々生じるようになった．めまいは1日で治まるが，翌日も多少ふらついて調子が悪い．母親が発作時に眼振が出ていることに気づいている．友人関係がうまくいっていないなど，学校生活でのストレスがある．母親は片頭痛．
> **経過**：起立性調節障害の治療も兼ねてジヒドロエルゴタミンメシル酸塩の投与を開始したところ，めまい発作の頻度は減少した．脳MRI，EEGはいずれも異常なく，発作間欠期に施行した平衡機能検査でも異常を認めなかった．13歳から時々頭痛も訴えるようになった．

■ 緊張型頭痛に伴うめまい

- 緊張型頭痛は，比較的軽度で非拍動性の「締め付けられるような」頭痛が

持続する疾患で，階段昇降などの日常生活動作では悪化せず，嘔吐を伴うことも少ない．通常，頭痛は午後から夕方にかけて悪化することが多い．運動不足や長時間のデスクワークなどにより後頸部筋群の緊張が亢進すると，局所の炎症性変化や疼痛物質放出が起こり，周囲にある後頭神経なども刺激されて頭痛が生じる．

- 緊張型頭痛に伴うめまいは回転性のめまいではなく，歩行時の浮遊感，ふらつき感として自覚されることが多い．めまいは頭痛と同様に，午後から夕方にかけて悪化する．脳の画像検査や通常の平衡機能検査では異常をとらえられない．後頸部筋群からの固有感覚情報に異常をきたすことが，めまいの原因であると考えられている．
- 片頭痛性めまいのように注目されてはいないが，実際の頻度はかなり多い（❸）[1]．

症例4 緊張型頭痛に伴うめまい

患者：68歳，男性．

主訴：めまい，頭痛．

現病歴：以前から肩こりがひどい．2週間ぐらい前から立ち上がったり歩行したりするとふらつくような感じがするようになった．締め付けられるような頭痛もあるが，嘔吐するようなことはない．朝は何でもないが，午後から夕方になるとふらつきが悪化する．入浴により改善することが多い．

経過：脳CTやMRIでは異常所見はなく，通常の平衡機能検査も正常であった．上半身も動かす体操とストレッチを指導し，エチゾラム投与を開始したところ，めまい，頭痛とも改善した．

❸ 2年間に，めまいのみを訴えて当院に来院した患者の内訳

良性発作性頭位めまい症	716
後半規管型	202
水平半規管型（カナル結石症）	153
水平半規管型（クプラ結石症）	162
前半規管型	2
疑診例	197
緊張型頭痛	211
うつ状態	61
前庭神経炎	52
低血圧	51
脳血管障害	22
メニエール病	6
片頭痛	4
その他	6
原因不明	203
合計	1,332

（城倉 健．日本医師会雑誌 2005[1]より）

❹ VBIを強く疑わせる臨床所見

1. 脳血管障害の危険因子を多くもつ
2. 数分の持続の突発するめまい発作を繰り返す（数日〜数週）
3. 聴力低下や耳鳴を伴わない
4. 発作時にめまい以外の神経症候（脱力感，しびれ感，構音障害，複視など）を伴う
5. 発作時に歩行障害や転倒がある（中枢性めまいは代償が利きづらく転倒傾向が強い）

椎骨脳底動脈循環不全

- 椎骨脳底動脈循環不全（vertebrobasilar insufficiency：VBI）は，椎骨動脈の動脈硬化性病変からの動脈原性塞栓により，一過性の神経症状をきたす疾患である．椎骨脳底動脈系に生じた一過性脳虚血発作（TIA）と言い換えてもよい．
- VBIでみられる神経症状としてはめまいが最多で，約2/3の例にみられる．VBIのめまいは突発性で，持続は数分程度のことが多い．めまい発作を繰り返すうちに脳幹や小脳の症候性の梗塞が完成してしまう場合があるが，MRIで梗塞巣が出現しないうちは確定診断がつかない．
- VBIを強く疑わせる臨床所見を❹に示す．

症例5 椎骨脳底動脈循環不全

患者：70歳, 女性.

主訴：めまい.

現病歴：高血圧と糖尿病で通院中であったが, 今回は突然のめまい発作で来院した. めまいは5分程度で治まり, 来院時には症状がなかったためいったん帰宅したが, その日の夕方に再度めまいが生じたため, 夕方また受診した. 夕方の診察時はまだめまいが継続しており, 右向き方向固定性水平性眼振に加えて構音障害を認めたため, 脳MRI検査を施行した（❺）.

経過：MR angiographyで両側の椎骨動脈の高度狭窄が判明した. 小脳梗塞の診断のもとに, 入院のうえで抗凝固薬（アルガトロバン）と抗血小板薬（アスピリン）の投与を開始したところ, めまい発作は再発せず, 1週間程度で退院した.

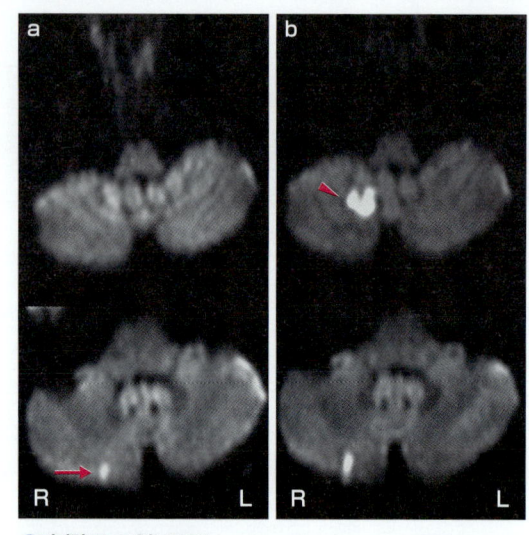

❺ 症例5の脳MRI

夕方再受診したときの拡散強調画像（a）で, おそらく最初の一過性めまい発作の責任病巣と考えられる右小脳半球の微小梗塞（→）を認めた. 翌日の拡散強調画像（b）では, 2回目の構音障害を伴うめまいの責任病巣と考えられる小脳虫部の梗塞（▶）が新たに出現していた. 脳MRIの拡散強調画像といえども, 発症直後の梗塞を検出することはできないことに注意.

脳底動脈閉塞症

- 心原性塞栓やアテローム血栓症などにより脳底動脈が閉塞すると, 脳幹と小脳に広範な梗塞を生じる. 最初はめまいや構音障害などの軽微な症状しかなくても, 数時間のうちにダイナミックに症状が進行し, 四肢麻痺に至ることもある. 脳底動脈が再開通しないと死亡率は8割に及ぶ.

- 基本的には脳幹や小脳の梗塞なので, 前項のめまい鑑別法のフローチャート（p.58）により中枢性めまいであることは容易に判定できるが, 初療時の診察や検査の間, あるいは入院したその日に, 麻痺や意識障害が急速に悪化する.

症例6 脳底動脈閉塞症

患者：72歳, 男性.

主訴：めまい, 嘔吐, 構音障害.

現病歴：高血圧の既往のある患者が, 夜間に悪心とめまいで目が覚め, ふらつきと構音障害も自覚したために救急要請し, 来院した. 来院時はめまいのほかに構音障害と右上下肢の運動失調を認めるのみであったが, MRI検査（❻）後に意識レベルが低下し, 四肢麻痺となった.

経過：脳底動脈のアテローム血栓性閉塞が原因の脳底動脈閉塞症で, めまいと構音障害から24時間以内に昏睡, 四肢麻痺となった. 翌日以降も四肢麻痺が継続している.

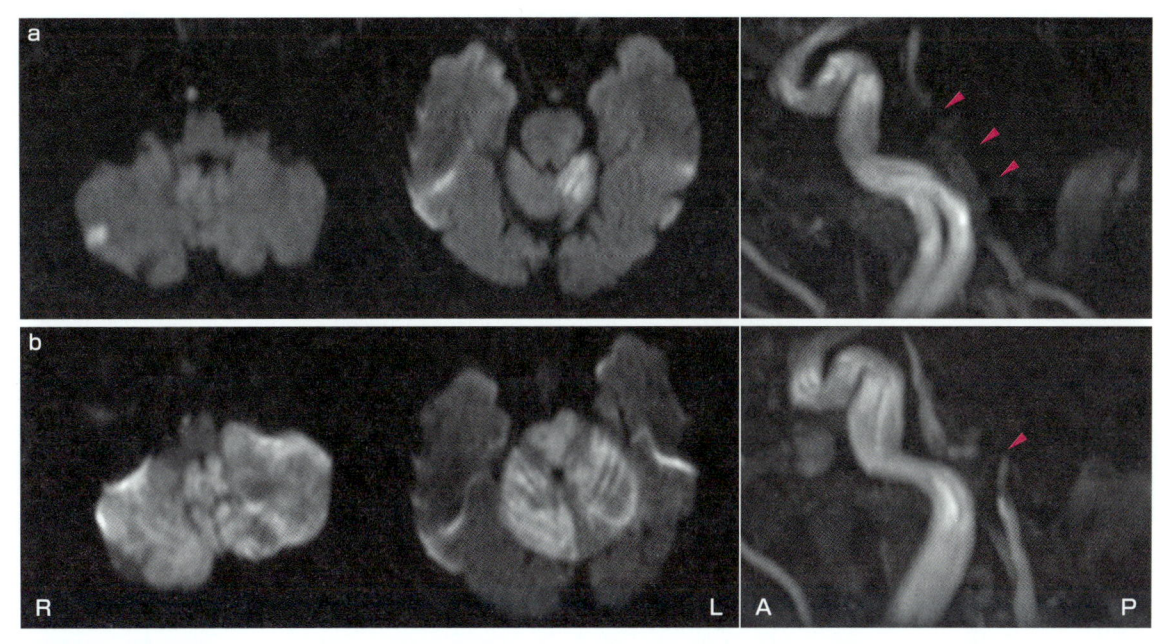

❻ 症例6の脳MRI
来院時の脳MRI拡散強調画像(a)で，右後下小脳動脈領域と左上小脳動脈領域に微小な梗塞を認めた．MR angiographyで脳底動脈が閉塞していた（▶）．MRI検査直後に意識レベルが低下したために，緊急で血栓溶解療法を行ったが，完全な再開通は得られず，翌日のMRI拡散強調画像(b)で，小脳全体と橋が梗塞に陥っていることが確認された．

その他の特殊な原因による中枢性めまい

■ 鎖骨下動脈盗血現象（subclavian steal phenomenon）

- 一側の鎖骨下動脈が狭窄ないし閉塞すると，上肢への血流を補うために患側の椎骨動脈が逆流する．この現象を鎖骨下動脈盗血現象という．
- 無症状のことも多いが，患側上肢の運動によりめまいなどの脳幹や小脳の虚血症状が誘発される場合もある．

症例7 subclavian steal phenomenon

患者：72歳，男性．
主訴：めまい（眼前暗黒感），構音障害，上肢の血圧の左右差．
現病歴：上肢も用いた水中歩行中に目の前が真っ暗になり，その後ろれつも回らなくなったために救急要請し，当院に来院した．来院時には眼前暗黒感は改善していたが，構音障害と左手のしびれを認めた．左上肢で測定した血圧が，右上肢で測定した血圧より常に20 mmHg程度低い．脳MRI検査を施行した（❼）．
経過：血管造影検査で左鎖骨下動脈の完全閉塞を認めた（❽）．

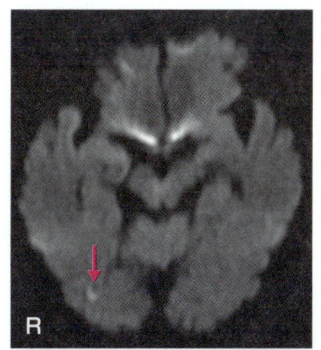

❼ 症例7の脳MRI
脳MRI拡散強調画像で，後大脳動脈と中大脳動脈の境界領域に両側性の梗塞を認めた（→）．

■ bow hunter syndrome

- 頭部の強い回旋により，椎骨動脈が頸椎の骨棘などに圧迫されて狭窄や

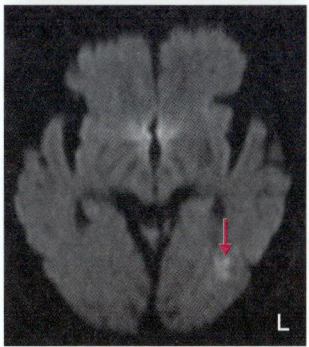

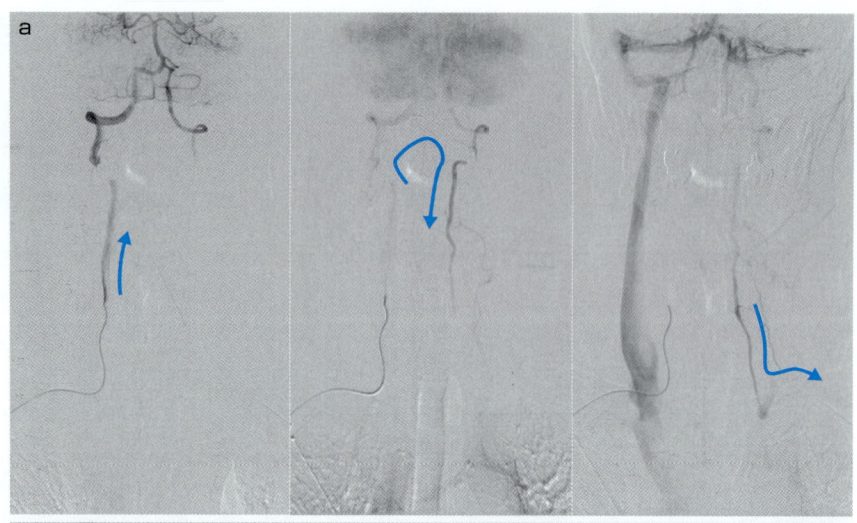

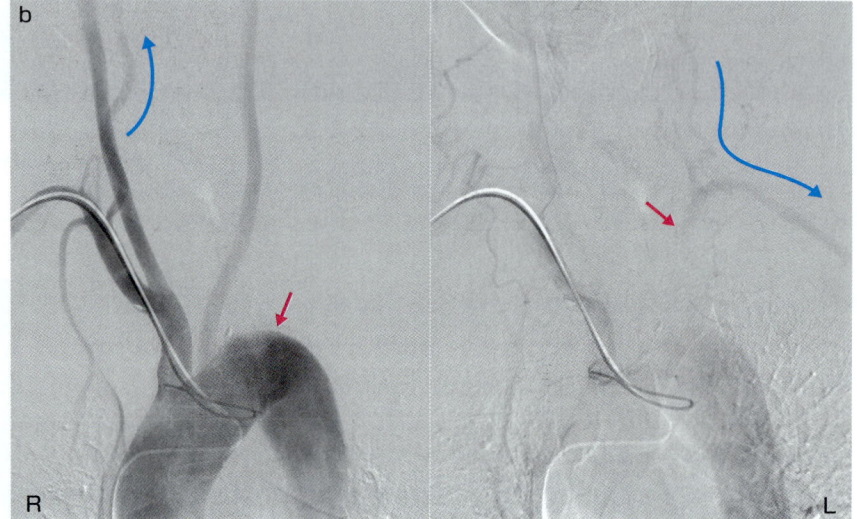

❽ 症例 7 の血管造影
a：右椎骨動脈造影.
b：大動脈造影.
右椎骨動脈を上行した血流が，左椎骨動脈を逆行性に下行し，左上肢へ流入している(→)．左鎖骨下動脈は起始部から完全に閉塞している(→)．左上肢の運動負荷により，椎骨動脈から脳底動脈，後大脳動脈へ至る血流が steal され，脳虚血を生じたと考えられる．

閉塞を生じ，脳幹や小脳の虚血症状をきたす状態で，名称は弓を引く際の頭部の回旋に由来する．
● 第 1-第 2 頸椎レベルで生じることが多い．

症例 8　bow hunter syndrome（❾）

患者：67 歳，男性．
主訴：車の運転でバックする際にいつもめまいがする．
現病歴：2 か月以上前から車でバックの際に振り返るとめまいがするようになった．診察上も，左へ頭部を 90°回旋するとめまい感が誘発される．
経過：血管造影検査で，頭部の左への回旋時に右椎骨動脈が頸椎で圧迫されることが確認された．

（城倉　健）

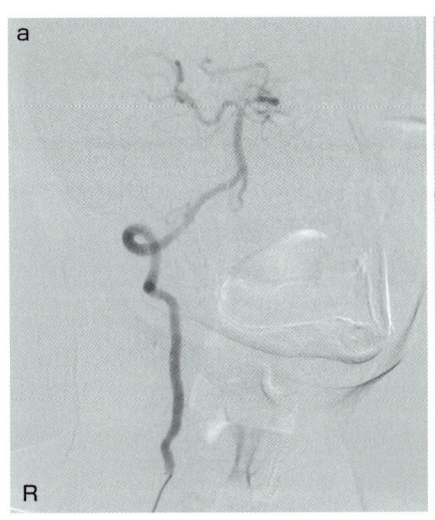

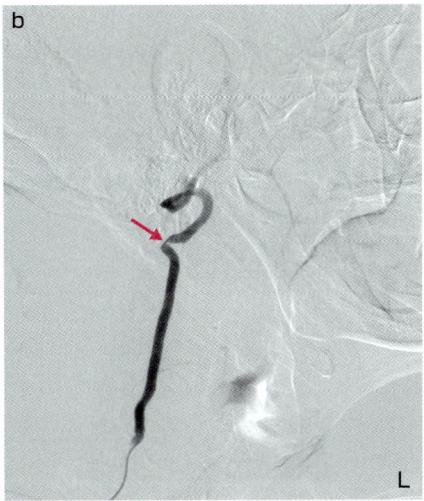

❾ **症例8の右椎骨動脈造影**

仰臥位で頭部を左に45°回旋しても(a)，右椎骨動脈は正常に流れているが，さらに90°まで回旋すると(b)，右椎骨動脈が頸椎(C1-C2)で圧迫されて流れが悪くなる．このときにめまいも自覚する．本例では左椎骨動脈はもともと閉塞していた．

引用文献

1) 城倉 健. 脳卒中とめまい. 日本医師会雑誌 2005；134：1485-90.
2) 城倉 健. 危険なめまいを見逃さないぞ. 箕輪良行編. 救急・ERノート：もう怖くない めまいの診かた，帰し方. 東京：羊土社；2011. p.25-35.

第2章 めまいの検査法

第 2 章 めまいの検査法

めまいの初期診療
血圧・脈拍・血算・血液生化学検査でわかること

めまいと初期診療検査

- めまいの原因は末梢前庭疾患だけでなく，脳血管障害を含めた中枢性疾患，心疾患，血液疾患，代謝性疾患，精神科疾患など多彩である．主に耳鼻咽喉科で扱う末梢性めまいは無治療でも自然軽快することが多いが，他のめまい疾患のなかには放置すれば致死的になりうる「危険なめまい」[1]があり，鑑別には注意を要する．
- 2007 年から 2009 年の 3 年間に神戸市立医療センター中央市民病院の ER 型救急外来を受診した 120,386 人中，めまいを主訴とする患者は 2,183 人（1.8 %）と頻度はそれほど高くはなかったが，このうち 178 人（めまい患者全体の 8.5 %）が「危険なめまい」と診断された．このなかで脳血管障害は約半数を占めており，神経学的所見や頭部 CT・MRI 所見から診断に至った．一方，脳血管障害以外のほとんどの「危険なめまい」では，血圧，脈拍，心電図，血算，血液生化学検査が診断に有効であった．
- 本項では救急医療の観点から，基本的な初期診療の検査である血圧，脈拍，血算，血液生化学検査の意義について解説する．

診察の進め方

血圧，脈拍，血算，血液生化学検査の位置づけ

バイタルサインは救急外来での初期評価の基本

- バイタルサインは救急外来での初期評価の基本であり，トリアージの目的で診察の前に血圧，脈拍，呼吸数（酸素飽和度），体温を測定している施設も多い．バイタルサインに異常を認める場合は「危険なめまい」の可能性を意識しながら診察を開始する．

血液検査は的を絞って

- 問診と身体所見の診察の後に，必要であれば血液検査（血算・血液生化学検査）を行う．ただし，前述の当院の救急外来におけるめまい症例の検討では，最終的に血液検査が診断に有用であった「危険なめまい」は 97 例で，めまい症例全体の 4.4 %にすぎなかった．そのため，次に示すように"的を絞って"血液検査を施行することが望ましい．

血算，血液生化学検査が必要な症例を効率的に絞るコツ

めまいの性状に注目する

- めまいの性状を vertigo（回転性めまい），dizziness（浮動性めまい），presyncope（前失神）に分類すると，背景にある病態や疾患がイメージしやす

❶ めまいの性状分類と診察の進め方

[フローチャート]

- めまいの性状 → バイタルサイン → 病歴の問診・身体所見・耳鼻科的検査・神経学的所見 → 予想される病態・疾患 → 選択する検査
- vertigo（回転性めまい）→ 血圧・脈拍 → 前庭機能障害（末梢性または中枢性）→ 頭部画像検査（CT・MRI）
- dizziness（浮動性めまい）→ 血圧・脈拍 → 眼振
  - あり → 前庭機能障害
  - なし* → 体幹失調／深部感覚異常／貧血／低血糖／電解質異常／CO中毒 → 頭部画像検査（CT・MRI）／血算／血液生化学検査
- presyncope（前失神）→ 血圧・脈拍 → 一過性全脳虚血
  - 循環血流量減少：脱水・出血
  - 心原性：不整脈・心筋梗塞
  - 大動脈解離・肺塞栓
  - 自律神経失調・血管迷走神経反射
  - 薬剤性低血圧
  → 血算／血液生化学検査／立位負荷試験／心電図

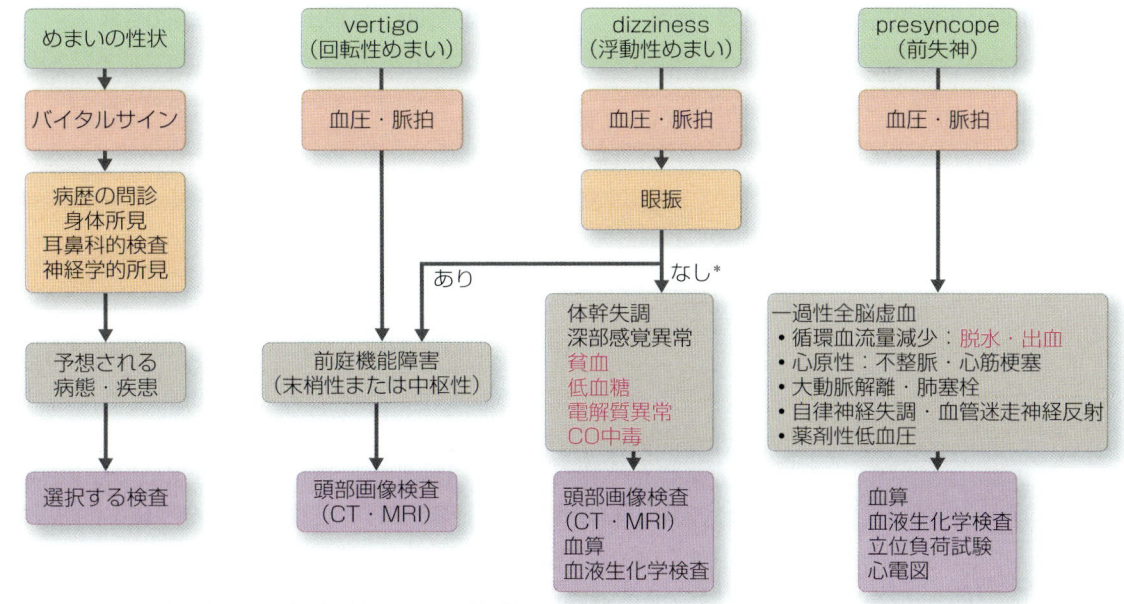

赤字：血算・血液生化学検査が診断に有用な「危険なめまい」
＊ストレプトマイシン中毒などで，両側の前庭機能が高度に障害されると眼振を認めないことがある．前庭眼反射を認めなければ，両側前庭機能高度低下を疑う．

い（❶）．
- presyncopeでは一過性全脳虚血を引き起こす脱水，出血，不整脈，心筋梗塞，大動脈解離，肺塞栓などが鑑別にあがり，「危険なめまい」の頻度が最も高い．まず血圧や脈拍を含むバイタルサインと身体所見から循環動態を評価して初期治療を行いながら，血算，血液生化学検査，心電図を用いて致死的になりうる疾患の評価を迅速に行う．
- dizzinessでは，まず自発眼振の有無を調べる．眼振を認めないdizzinessでは，体幹失調や深部感覚異常だけでなく貧血，低血糖，電解質異常，CO中毒も鑑別にあがる．
- 血液検査を考慮する際，既往歴も重要な手がかりとなる（❷）．

❷ 血液検査を考慮する既往歴

既往歴		疑う病態
糖尿病	➡	低血糖
腎機能障害	➡	電解質異常
胃・十二指腸潰瘍	➡	上部消化管出血
NSAIDs常用	➡	上部消化管出血
不正性器出血	➡	貧血

■ 血圧，脈拍からわかること

- めまい患者で血圧と脈拍に異常を認める場合，その組み合わせから原因となりうる疾患をある程度推測できる（❸）．
- 末梢性めまいでも，めまい発作時はストレスのため頻脈や高血圧を認めることが少なくない．しかし，200 mmHg以上の収縮期血圧が持続したり，拡張期血圧が130 mmHg以上となる重度の高血圧の場合，頭蓋内病変や心疾患の可能性を考慮する．
- 出血量が2,000 mL程度であれば，臥位で安静を保っていると正常範囲の血圧，脈拍を示すこともある．問診で脱水や出血が疑われるにもかかわらず診察時のバイタルサインが正常範囲であれば，シェロング（Schellong）テ

❸ 血圧，脈拍から推測されるめまいの病態・疾患

	低血圧	正常血圧	高血圧
徐脈	血管迷走神経反射	徐脈性不整脈（房室ブロック，SSSなど）	Cushing 徴候（頭蓋内圧亢進）
頻脈	著明な循環血流量減少	頻脈性不整脈循環血流量減少	頭蓋内病変 心疾患 大動脈解離

SSS：sick sinus syndrome（洞機能不全症候群）．

❹ 高血圧・低血圧と頻脈・徐脈の基準

高血圧・低血圧の基準
救急外来ではまず収縮期血圧に注目する 高血圧：収縮期血圧 ≧140 mmHg 低血圧：収縮期血圧 ＜90 mmHg ＊拡張期血圧が 130 mmHg 以上になる場合は頭蓋内病変や心疾患に注意
頻脈・徐脈の基準
頻脈：脈拍 ≧100/分 徐脈：脈拍 ＜60/分（ただし，症状が出るのは 40/分以下のことが多い）

ストを行う．起立後 10 分以内に収縮期血圧 21 mmHg 以上または脈拍増加 21/分以上を認めれば陽性（起立性調節障害）と判断するが，起立直後にこれらの条件をいずれも満たす場合は循環血流量が著明に減少していると考えられる．この際，起立直後に転倒の可能性があるので注意する．
- 末梢性めまい単独では徐脈や高度の低血圧は起こらない．
- 高血圧・低血圧の基準と頻脈・徐脈の基準を❹に示す．

■ 血算・血液生化学検査でわかること

ヘモグロビン（Hb）→貧血の評価

> めまいの原因と考えられる慢性の貧血は，Hb 濃度が 8 g/dL 未満

- 成人では Hb 濃度が 11〜13 g/dL 未満であれば貧血と診断されるが，慢性の貧血の場合，臨床的にめまいの原因と考えるのは 8 g/dL 未満の高度のものである[2]．ただし，上部消化管出血や腹腔内出血などで急性に大量出血を認めた場合は Hb 濃度が正常範囲内でもショックバイタルとなりうる．
- 以前に血液検査を行っている場合，めまい発作の前後での Hb 濃度を比較することが肝要である．Hb 濃度が著明に低下していれば，たとえ 8 g/dL 以上であっても貧血がめまいの原因である可能性が高い．

尿素窒素(BUN)/クレアチニン(Cre)→脱水，上部消化管出血，腎機能の評価

- BUN/Cre 比は通常 15 未満だが，20 以上となると脱水や消化管出血が疑われる．BUN/Cre 比が 30 以上で上部消化管出血のオッズ比が 10 という報告もある[3]．
- 腎機能低下は，電解質異常や経口糖尿病治療薬のクリアランスの低下による遷延性低血糖の原因になりうる．腎機能を正確に評価するためにはクレアチニンクリアランスの測定が必要であるが，救急外来では血清 Cre 値だけでも十分参考になる．血清 Cre 値が 1.5 mg/dL を超えると腎機能の低下を，2.0 mg/dL を超えると高度の腎機能低下の可能性を考慮する．

電解質（Na, K, Ca）→電解質異常の評価

- 電解質異常は，神経症状，筋力低下，不整脈の原因となる．ここでは致死

的な症状を起こしうる異常値を示す⁴⁾ ★1.
- 血清Na濃度の基準値は135〜145 mEq/L．150 mEq/Lを超えると細胞内脱水に伴う中枢神経症状が出る．低ナトリウム血症では発症のスピードと程度で神経症状の出る血清Na濃度が異なる．慢性の経過であれば120 mEq/Lでも症状を伴わないことがある.
- 血清K濃度の基準値は3.5〜5.0 mEq/L．2.5 mEq/Lで筋力低下などの低カリウム血症の症状が出るとされる．一方，血漿K濃度が6.0 mEq/Lを超えるとT波の先鋭化が出現し，7.0 mEq/Lを超えると心室細動などの致死的不整脈に注意が必要である.
- 高カルシウム血症では血清Ca濃度が12 mEq/Lを超えると神経症状が出現するとされ，注意が必要である.

★1
電解質異常の病態と診断の詳細に関しては専門書を参照されたい．

血糖値→低血糖の評価
- 糖尿病患者では，常に低血糖を念頭におくべきである.
- 低血糖60 mg/dL以下でふらつき，冷汗などの低血糖症状，30 mg/dL以下で中枢神経症状が出るとされる．ブドウ糖の投与で症状が改善するかをチェックする.
- グリベンクラミド（オイグルコン®），グリメピリド（アマリール®）は腎排泄型であるため，腎機能が低下するとこれらの薬剤の代謝産物のクリアランスが悪くなり，低血糖が遷延しやすい.

低血糖60 mg/dL以下でふらつき，冷汗，30 mg/dL以下で中枢神経症状

一酸化炭素ヘモグロビン（COHb）→一酸化炭素中毒
- 軽度の一酸化炭素中毒の症状は頭痛，倦怠感，吐き気，めまいなど非特異的なものばかりで，急性のウイルス感染症と誤診されることがある.
- 動静脈差はわずかであるため，静脈血液ガス測定で，血中COHb濃度を計測する.
- 一般にCOHb濃度が10％で頭痛，30％で激しい頭痛，悪心・嘔吐が出現し，60〜70％で致死的となる．ただし，ヘビースモーカーの場合，普段からCOHbが15％となることもあるので注意を要する（無症状）.
- パルスオキシメーターはCOHbと酸化Hbを区別できないため，一酸化炭素中毒患者でも正常値を示し，診断に用いることができない.

パルスオキシメーターで一酸化炭素中毒の診断はできない

D-dimer→肺塞栓，大動脈解離の除外診断
- D-dimerは安定化フィブリンがプラスミンによって分解される際の生成物である．血清中のD-dimerの測定は血栓症の診断として感度が高いため，除外診断に用いることができる．つまり，身体所見や病歴から低リスクと考えられる症例では，血清中のD-dimerが正常値であれば肺塞栓や大動脈解離を否定できる⁵⁾⁶⁾．

■ "dizziness" と軽度の意識障害は紛らわしい

- 救急外来では,「ふらつき」を主訴に来院した患者が,実は軽度の意識障害であった,ということをたびたび経験する."dizziness" と軽度の意識障害は明確な区別がむずかしい.
- 本項では Newman-Toker らの論文を参考に「危険なめまい」を記載したが,低血糖,電解質異常,CO 中毒はめまい症状だけでなく意識障害が問題となる疾患である.実際の臨床では "dizziness" に軽度の意識障害が含まれてしまうことはやむをえない.
- 意識障害を引き起こす疾患には致死的になりうるものもあり,見落とさないように注意が必要である.このなかで,血液検査が診断に有効な疾患は,尿毒症(血清 BUN 値,血清 Cre 値,代謝性アシドーシス),肝性脳症(血清アンモニア値),感染症(白血球数,血清 CRP 値)などがある.

> **ポイント**
> 患者本人の訴えはそれほどでもないのに,家族が「明らかに,いつもよりふらふらしている」と患者を病院に連れてきた場合は,意識障害の可能性があるので注意を要する.他に普段と違う言動がないか,家族からも十分話を聞くことが肝要である.

(山崎博司)

引用文献

1) Newman-Toker DE, et al. Spectrum of dizziness visits to US emergency departments: Cross-sectional analysis from a nationally representative sample. Mayo Clin Proc 2008; 83: 765-75.
2) 十名洋介ほか. 救急外来におけるめまい症例の検討. Equilibrium Res 2011; 70: 30-6.
3) Witting MD, et al. Predictors of upper gastrointestinal tract bleeding in patients without hematemesis. Am J Emerg Med 2006; 24: 280-5.
4) 黒川 清. 水・電解質と酸塩基平衡. 東京:南江堂;1996.
5) Suzuki T, et al. Diagnosis of acute aortic dissection by D-dimer. Circulation 2009; 119: 2702-7.
6) Lucassen W, et al. Clinical decision rules for excluding pulmonary embolism: A meta-analysis. Ann Intern Med 2011; 155: 448-60.

第2章 めまいの検査法

めまいの初期診療
神経内科医でなくてもできる神経学的所見の取り方

めまい診療における神経学的診察

- プライマリ・ケアの医療現場, ことに外来診療で遭遇するめまい疾患の種類は限られている. めまい全体の過半数を占める良性発作性頭位めまい症(BPPV), 次いで十数％と多い緊張型頭痛(項頸部固有感覚障害によるめまい感)など, ありふれた疾患がほとんどである[1]. そこに数％のオーダーで中枢疾患, 主に脳血管障害が紛れ込む. したがって, めまい診療における神経学的診察は, まれな中枢疾患の診断に役立つ場合以外は念のために施行されている.
- 一方, 伝統的な神経学教育を受けた神経内科医にとっては, フレンツェル(Frenzel)眼鏡, 頭位・頭位変換眼振検査などを駆使する神経耳科的診察には不慣れで, めまい診療の中心をなす末梢前庭障害の診断は困難となる. そのため, めまい診療には神経内科医が通常行わない診察手技が多く含まれる.
- このような実情を考慮に入れつつ, 本項では地域病院・診療所におけるめまい診察の実際(手順)を供覧し, 神経学的所見の組み込み方とその意義について解説する.

診察の進め方 ❶

患者背景および病歴

- めまいの性状(周囲がグルグル動いて見える"回転性"か, あるいは自らがフラフラする感じ, また気が遠くなるような)を明らかにし, 次いでいつどのように始まったか, さらに最も高頻度のBPPVのように特定の姿勢・頭位変換と関連するかを確認する.
- 引き続き, 随伴症状の有無を, 自律神経症状(嘔気・嘔吐, 冷汗など), 聴覚障害, ほかの神経学的異常(複視, 歩行障害, 四肢運動感覚障害)の順で確認する.
- 最後に現在のめまい, フラツキが発症時と比較して改善, 変動, 悪化しているかを聴取する.

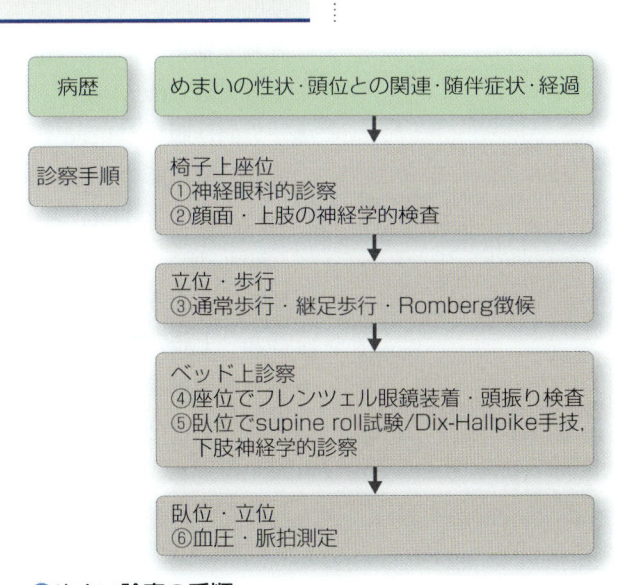

病歴	めまいの性状・頭位との関連・随伴症状・経過
診察手順	椅子上座位 ①神経眼科的診察 ②顔面・上肢の神経学的検査
	立位・歩行 ③通常歩行・継足歩行・Romberg徴候
	ベッド上診察 ④座位でフレンツェル眼鏡装着・頭振り検査 ⑤臥位でsupine roll試験/Dix-Hallpike手技, 下肢神経学的診察
	臥位・立位 ⑥血圧・脈拍測定

❶めまい診察の手順

サイドバー

病歴聴取で75％のめまいが正しく診断される

目で前庭系のアンバランスの有無を確認

★**1 saccadic pursuit（衝動性追従運動）**
中枢病変（主に脳幹，小脳）があると，滑動性眼運動がゆっくり移動する指標の速度に追いつけず，その限界を補うために一連の速い眼球運動（correctiveまたはcatch-up saccadeとよぶ）が生じる．そのために眼球運動はsmoothでなくsaccadicになる．

★**2 saccadeの異常**
めまいとの関連でよくみられる異常には，saccadic lateropulsionと注視麻痺・slow saccadeがある．前者は前庭障害による側方突進をみるもので，体偏倚と同じ方向にsaccade時に眼球が視点を越えてオーバーするものである．前庭情報は脳幹内ではMLF（medial longitudinal fasciculus〈内側縦束〉）に伴走するため，めまいを訴える脳幹被蓋部梗塞ではMLF症候群（病変側の眼球内転制限，健側眼の外転眼振，輻輳正常を特徴として，核間性眼筋麻痺ともよばれる）をみることがある．同時にPPRF（paramedian pontine reticular formation〈傍正中橋網様体〉）が障害されると，同側の注視麻痺を生じたりsaccade速度が低下する．

★**3 注視眼振（gaze-evoked nystagmus）**
左右側方注視時にその眼位を維持できず正中位に緩徐に眼球が偏倚し，引き続き眼位を元の指標に戻そうとcorrective saccadeが生じる．この動きを反復するために観察される眼振をさす．小脳・脳幹病変でみられる．一側の眼振が大打性かつ低頻度，反対側が小打性・高頻度の場合を，Bruns眼振とよび，大打性眼振側の小脳橋角部腫瘍であることが多い．

本文

- なお，脳血管障害のリスクの有無・程度を，ことに高齢者では漏れなく聴取する．ここまでの病歴聴取で75％のめまいが正しく診断され，後で施行する神経耳科学的診察で確認される．

■ 診察手順

- 問診後，目と手足で，ことに目で前庭系のアンバランスの有無を確認する．通常の外来診察では導線（診察の流れ）を考慮して，❶の手順のように椅子上座位，立位・歩行，ベッドへ移動して座位・臥位での診察，そして血圧・脈拍測定（臥位・立位）と流れるように所見を取る．
- もちろん，以下の診察は，診断が明快で立て混んだ外来ではTPOをわきまえて省く箇所がある．しかし，可能な限りルーチンに実施することで診断能が向上する．

椅子上座位

①**神経眼科的診察**

- 中枢性・末梢性めまいの鑑別において必須の手技となる．
- ゆっくりと眼前で指を左右に移動させるsmooth pursuit（滑動性眼運動），左右15°程度に検者の人差し指を保持し，交互に速く見させるsaccade（衝動性眼運動）を行う．この過程で中枢性起源であるsaccadic pursuit（衝動性追従運動）★1，saccadeの異常★2，注視眼振★3，下眼瞼向き眼振，主に末梢前庭障害（前庭神経炎など）による一方向性眼振（前庭機能低下側に緩徐相を有する）が検出される．
- 次いで，患者に検者の鼻を固視させ，検者が患者の頭を左右15°に素早く回転させるhead thrust試験（❷）を行う．head thrust試験は一側前庭障害の検出に有効である．病変側に素早く頭を振ると，前庭眼反射（vestibulo-ocular reflex：VOR）障害のため眼球が頭の速度についてゆけず，速い眼球運動で補正しようとcorrective saccadeを生じるため眼振が出現し，動揺視を訴える（❷）．
- 一方向性眼振やhead thrust試験は前庭障害の水平断の障害をみるものであるが，冠状断の異常も同時に検出されることがある．眼球傾斜反応（ocular tilt reaction：OTR）とよばれ，頸部傾斜，その方向への眼球回旋，斜偏視（skew deviation）がみられる．末梢では病変側に偏倚するが，前庭経路は橋で交差するため，それ以上の病変では逆に偏倚する．

②**顔面・上肢の神経学的検査**

- 椎骨動脈閉塞による延髄外側症候群（Wallenberg症候群）では，三叉神経障害により同側顔面の，視床脊髄路の障害により対側半身の表在覚（温痛覚）障害が生じる．偽核や迷走神経障害で同側咽喉頭麻痺が，交感神経下行路の障害で同側の中枢性Horner症候群（瞼裂狭小，中等度縮瞳）が起こる．MLFを障害し，めまいを主訴とする橋被蓋梗塞例やAICA（anterior inferior cerebellar artery〈前下小脳動脈〉）梗塞により橋外側症候群を呈す

る例では，同側顔面麻痺をみる．
- 上肢では片麻痺の有無をBarré試験を用いて調べるが，これは手掌を上に両上肢を伸展して調べる．麻痺側で回内，下降する．小脳症状の有無を指-鼻試験と交互反復運動で確認する．前庭障害の上肢検査には，指示試験（past-positioning test）★4と腕偏倚試験（arm deviation）★5がある．

立位・歩行
③ 歩行
- 開脚歩行が小脳性運動失調の唯一の証拠となる場合がある．さらに負荷を強めるために継足（タンデム）歩行を行い，軽度の失調症状を誘発する．
- めまいを主徴とする下部小脳梗塞（後下小脳動脈内側枝梗塞）では，四肢小脳症状は目立たず失調性歩行のみが四肢・体幹の有意な異常所見となる．なお，立位閉眼で一側前庭障害では同側に偏倚する（Romberg徴候）．
- 歩行時に一側に寄っていく体側方突進（body lateropulsion）が脳幹・小脳梗塞の唯一の症状となることがある．

ベッド上診察
④ ベッド上座位
- 引き続きベッド上診察に移るが，すぐに横になろうとする患者を止めて座位を維持する★6．座位で，フレンツェル（Frenzel）眼鏡を装着する．非注視下にすることで中枢により代償されていた一側性末梢性前庭機能低下が顕在化し，病変側に緩徐相を有する眼振が出現する．
- 頭振り検査（閉眼させ頭を左右に10回素早く回旋）で，この水平性眼振が出現・増強する．中枢性めまいでは，頭振りで垂直性眼振が出現する．

⑤ ベッド上臥位
- 次いで，頭位・頭位変換眼振検査（supine roll試験/Dix-Hallpike手技）でめまい・眼振の誘発を試みる．めまいの半数強がBPPVのため，多くのめまい患者の診断がここで決定する．
- 下肢の錐体路・小脳症状の診方としては，前者にMingazzini試験，後者に膝踵試験がある．Mingazzini試験は，背臥位で股・膝関節で90°下肢を屈曲・保持させてみるもので，麻痺側が次第に下垂してくる．膝踵試験では，小脳症状による測定障害のため踵が膝に正確に届かず動揺し，脛を沿わせる踵が揺れるものである．

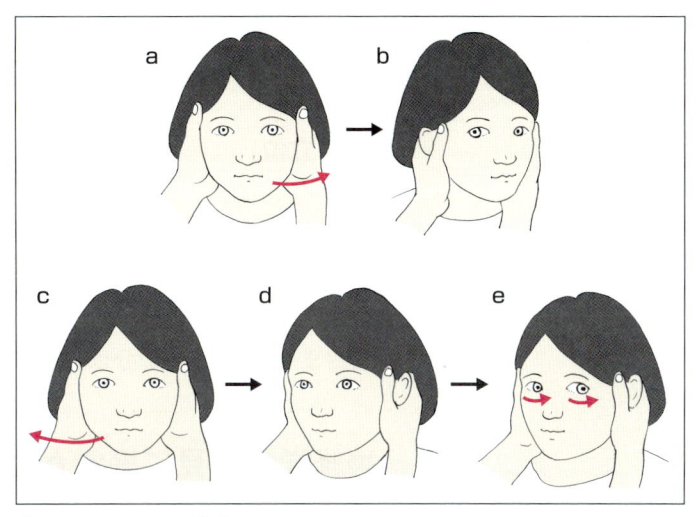

❷ head thrust 試験
患者に検者の鼻を固視させて行う．a, b：健常側への回転．前庭障害側に素早く頭を振ると(c, d)，眼球が頭の速度に追いつかず速い眼球運動で補正しようとcorrective saccadeを生じ眼振が出現(e)．

★4 指示試験
座位・閉眼下で行う．指標（検者の指）に向かって，患者が上にあげた上肢・人差し指を振り下ろすもので，一側前庭障害では患側にずれる．

★5 腕偏倚試験
座位で患者が両上肢を前方に伸展し，人差し指を検者のそれらと向き合わせる．ここで閉眼して，上肢の偏倚をみるものであり，前庭機能低下側に次第に偏倚する．

下部小脳梗塞では失調性歩行のみが四肢・体幹の異常所見

★6
ベッドに移動してすぐに臥位になると，水平（後）半規管型BPPVでは水平（上向・回旋）性眼振が誘発される．臥位になってから水平性眼振をフレンツェル眼鏡下で初めて観察すると，本来頭位変換性眼振であるものを一方向性の自発眼振（主に前庭神経炎）と勘違いすることになる．

- 脳血管障害によるめまいの主な原因となる下部小脳梗塞では，通常，四肢運動失調は検出されない．

臥位・立位

⑥血圧・脈拍測定
- 最後に起立性低血圧（前失神）によるめまいの有無を確認する目的で，臥位と立位で血圧・脈拍を測定する．
- 臥位と比べ，立位で施行した血圧の収縮期圧で20 mmHg以上下降する場合，または脈拍が20/分以上増加時に起立性低血圧ありと診断する．

神経学的所見に異常がないめまいの原因推論

- このカテゴリーで日常診療中最も多いのは，病歴から頭位めまいと判断されるものの，頭位・頭位変換眼振検査で異常が検出されない，いわゆる"subjective BPPV"であり，かなりの例で再発時の診察で確診される．
- 次いで，緊張型頭痛に伴うめまい感で，項頸部筋緊張の亢進によるものが多い．主に後頭部が締め付けられる痛みがあり，肩こりを合併する．歩行時のフワフワ感や動作変換時のクラクラを呈する．頸部の体性固有感覚受容体が頭の位置や姿勢の情報を中枢に伝えるが，筋緊張亢進の結果，情報に混乱が生じて視覚とのあいだにミスマッチを生じてめまい感に至る．
- 若年者では，過換気状態による低CO_2血症，高O_2血症の結果，脳血流が減少して気が遠くなるようなめまい感，手足のふるえ・しびれ・冷汗などが出現する．十分に聞き出さないとめまい以外の病歴が述べられないことがある．
- ヒステリー性転換反応や詐病が，めまいを主訴に受診することがある．病歴聴取時の患者の反応や検査時に回転性めまいを訴えながら眼振が出現しないことで，それと診断される．

（小宮山 純）

引用文献

1) 小宮山純．救急で受診するめまいの内訳と鑑別診断．地域病院におけるめまい診療の実態．高橋正紘編．めまい診療のコツと落とし穴．東京：中山書店；2005. p.16-7, p.24-5.

第2章　めまいの検査法

めまいの初期診療
めまい診療における脳CT・MRIの適応と意義

めまいの性状と疾患の診断

- めまい診療では問診が重要である．なかでもめまいの性状は原因疾患を考えるうえで多くの情報を提供し，患者が訴えるめまいの性状を①回転性めまい（vertigo），②ふらつき（dizziness），③気の遠くなるような感じ（presyncope）に大別すると，その後の鑑別診断に役立つことが多い．もちろん例外もあるが，概略でいえば回転性めまいは末梢性疾患に多く，ふらつきは末梢だけでなく中枢性疾患の可能性も高く，失神しそうな感じは循環器疾患や低血糖などの全身性疾患に多い．
- さらにめまいの持続時間や随伴症状も聴取して疾患を絞り込み，疑われる疾患に応じて神経学的検査，画像検査を行って確定診断に至るのが通常の流れである．ただし，形態的異常がなく眼振などの機能的検査だけが診断の決め手になる場合も少なくない．画像検査はある程度ターゲットとなる疾患を絞り込んで行うのが効率的であり，より的確な診断につながる．
- 本項ではめまい患者に遭遇する状況を，大きく救急外来と耳鼻咽喉科外来に分けて，症例を示しながらそれぞれの留意点を解説する．

救急外来のめまい

- 一例として筆者が勤務する病院の救急救命センターの状況[1]を示すと，年間受診者数（2008年4月からの1年間）は38,000人で，そのうちめまい患者は1.7％，650人であった．このうち生命に危険を及ぼしうる危険なめまい[2]は55人で，めまい救急患者の8.5％を占める（❶）．危険なめまいの性状は，ふらつき（dizziness）が最も多い．危険なめまいの内訳は，脳梗塞/出血，不整脈，高度貧血，脱水/電解質異常，TIA（一過性脳虚血発作），狭心症，低血糖などで，このうち画像が診断の決め手になるのは脳梗塞/出血であり，他の危険なめまいの診断ではバイタルサイン，血液検査など基本的初期診療での評価のほうが重要な役割を果たしている．
- 当院救急診療における脳の画像診断の状況をみると，めまい患者の48％（650人中310人）に脳CT検査が行われ，このうち新鮮な脳梗塞や脳出血が検出されたのは6例1.9％であった．一方，MRI検査の適応はCT検査結果や神経学的所見に基づいて絞り込まれており，めまい患者の8％（650人中50人）に施行されて，めまいの原因と考えられる新鮮な病変の検出率は

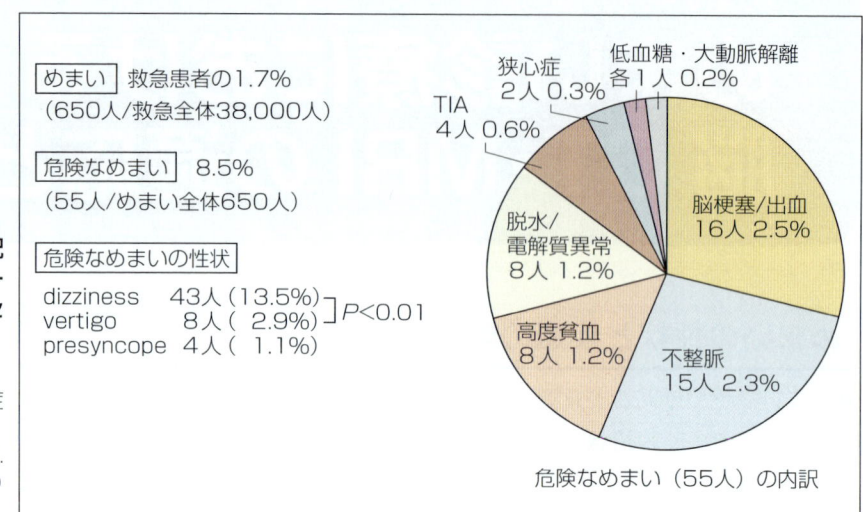

❶救急外来のめまいの状況（神戸市立医療センター中央市民病院救急救命センター）

急性心筋梗塞，くも膜下出血，CO中毒，アルコール禁断症状，副腎不全はなかった．
(Newman-Toker DE, et al. Mayo Clin Proc 2008[2] より「危険なめまい」に準拠)

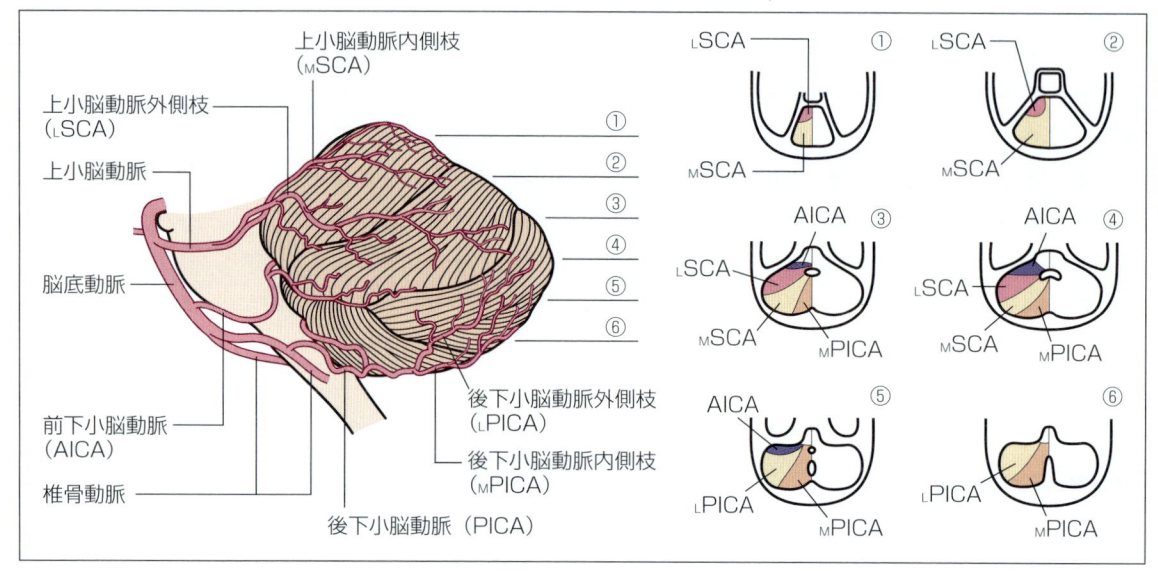

| めまい | 救急患者の1.7%（650人/救急全体38,000人） |
| 危険なめまい | 8.5%（55人/めまい全体650人） |

危険なめまいの性状
- dizziness　43人（13.5%）
- vertigo　　8人（2.9%）
- presyncope　4人（1.1%）

$P<0.01$

危険なめまい（55人）の内訳：
- 脳梗塞/出血　16人 2.5%
- 不整脈　15人 2.3%
- 高度貧血　8人 1.2%
- 脱水/電解質異常　8人 1.2%
- TIA　4人 0.6%
- 狭心症　2人 0.3%
- 低血糖・大動脈解離　各1人 0.2%

❷小脳の支配血管とその灌流領域
(Baloh RW. Vestibular disorders due to cerebrovascular disease. In：Baloh RE, Halmagyi GM, editors. Disorders of the vestibular system. Oxford：Oxford University Press；1996. p.422 より)

26％（50人中13人）であり，CT検査の10倍以上である．

■ 小脳の血管障害

- 小脳の血管障害理解のために，小脳の血管支配を❷に示す．小脳を灌流する動脈の循環障害のうち，主にめまいの原因となるのは前下小脳動脈（AICA）と後下小脳動脈（PICA）である．

症例1　小脳虫部梗塞

患者：36歳，男性．
病歴：ふらつき・頭痛で同日救急外来受診．

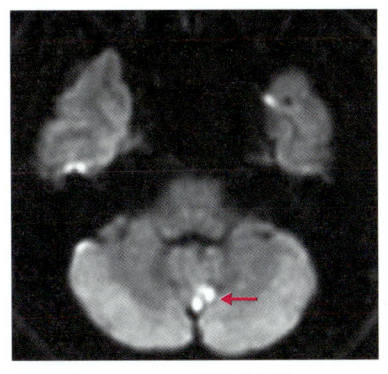

❸ 症例 1 の MRI 拡散強調像

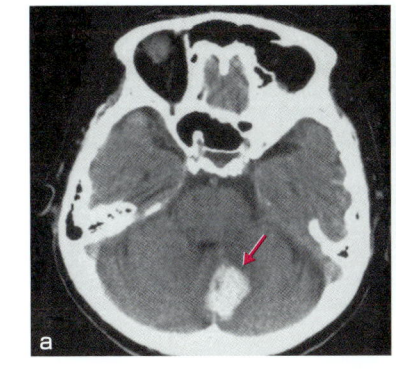

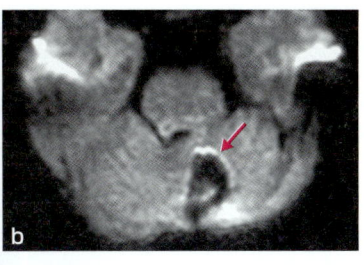

❹ 症例 2
a：CT 所見.
b：MRI 拡散強調像.

神経学的所見：なし.
経過と診断：原因不詳のめまいとして，いったん帰宅，経過観察とする．5 日後神経内科受診し，MRI で小脳虫部梗塞が確認された（❸）．
診断のポイント：小脳虫部梗塞はめまい以外の神経症状が明らかでない例が多く，注意を要する．

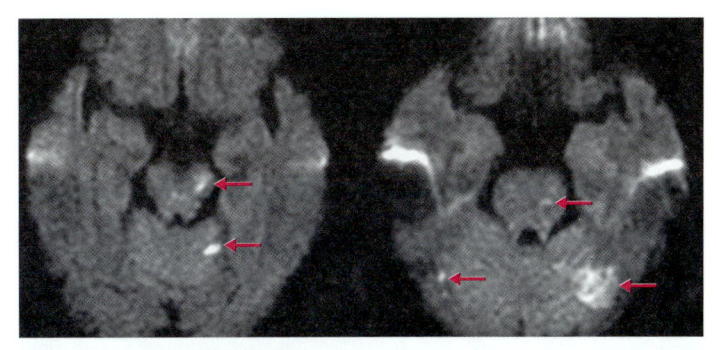

❺ 症例 3 の MRI 拡散強調像

症例 2　小脳出血
患者：84 歳，女性.
病歴：回転性めまいで同日救急外来受診.
既往歴：5 年前に脳出血.
神経学的所見：なし.
診断：CT 所見（❹）により小脳出血と診断した.
診断のポイント：症状はめまいだけだが，脳出血の既往があったので CT 検査を行った．既往歴確認の重要性と，脳出血診断に対する CT の有用性がよくわかる．

症例 3　心原性小脳・橋多発梗塞
患者：63 歳，男性.
病歴：1 日前から続くふらつき.
既往歴：心房細動.
神経学的所見：構音障害，左舌下神経麻痺.
診断：MRI 検査所見（❺）と併せて，心原性小脳・橋多発梗塞と診断した．
診断のポイント：多彩な神経学的所見，心房細動の既往と MRI 検査の選択が本例診断の鍵である．

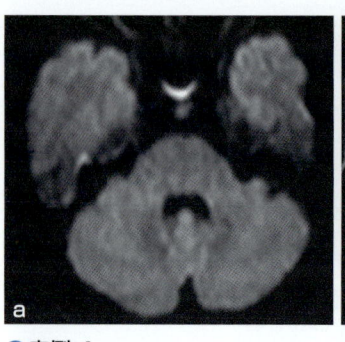

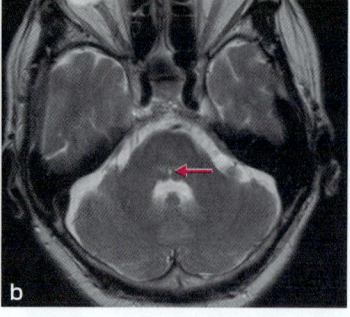

❻ 症例 4
a：MRI 拡散強調像.
b：3 か月後 MRI T2 強調像.

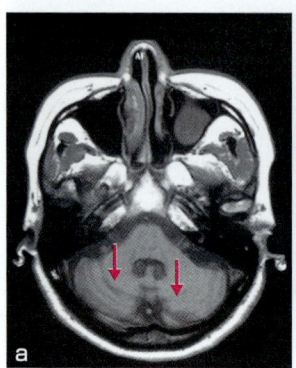

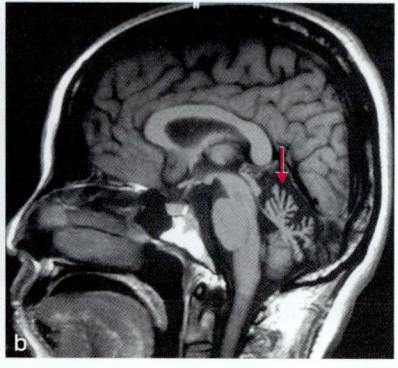

❼ 症例 5 の MRI T1 強調像
小脳虫部の萎縮と小脳溝の拡大が見られる（→）.
（神戸市立医療センター中央市民病院神経内科，幸原伸夫先生より提供）

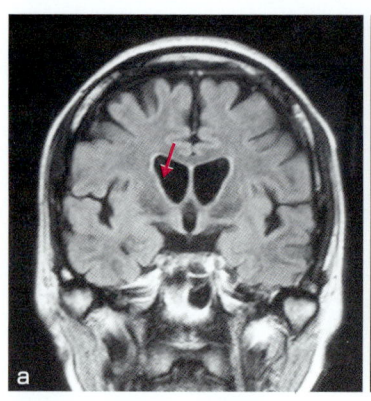

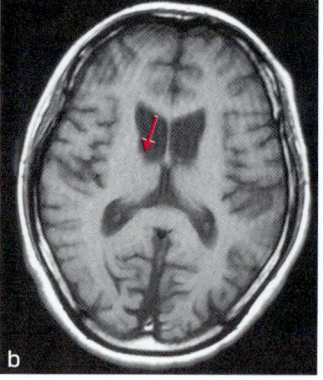

❽ 症例 6 の MRI T1 強調像
尾状核の萎縮が著明である（→）.
（神戸市立医療センター中央市民病院神経内科，幸原伸夫先生より提供）

症例 4 橋背側梗塞

患者：72 歳，女性.
病歴：前日からのふらつきで受診.
既往歴：なし.
神経学的所見：なし.
初期診断：末梢性めまい．耳鼻科入院で MRI（❻-a）を含め精査するも原因不明で経過観察退院.
診断：3 か月後，症状が続くので神経内科を受診し，MRI（❻-b）で橋背側梗塞と診断．この症例のめまい症状は一貫しており，その原因は MRI で橋梗塞が確認できなかった段階でも同部の虚血であったと推測される.
コメント：本例は，① MRI で描出されない機能的病変がありうること，②症状が持続する場合は同じ検査の反復も必要であることを示す.

症例 5 脊髄小脳変性症

患者：50 歳，女性.
病歴：ゆっくり進むふらつき，めまい感，不安定歩行を主訴で来院．ろれつも少し回りにくい．家族歴はない.
診断：MRI T1 強調像（❼）から脊髄小脳変性症 spinocerebellar ataxia 6 型（小脳失調主体）と診断した.
診断のポイント：脊髄小脳変性症として典型的な病歴と画像所見である.

症例 6 Huntington 病

患者：33 歳，女性.
病歴：8 年前より頸を振りながらふらついて歩くようになった．最近，言葉もしゃべりにくく，歩行が不安定．性格変化も出現．父に進行性歩行障害の病歴あり.
診断：MRI T1 強調像（❽）から Huntington 病と診断した.
コメント：中枢性めまいは脳幹・小脳疾患とは限らない.

耳鼻咽喉科のめまい

- 耳鼻咽喉科外来で遭遇するめまいも多彩であり，末梢前庭だけでなく広い視野をもって臨む必要がある．

■ 脳表ヘモジデリン沈着症

症例8 脳表ヘモジデリン沈着症，内耳出血

患者：72歳，男性．
主訴：両側難聴，ふらつき．
現病歴：8年前ころからよろけるようになった．また，7年前から難聴もある．においもわからなくなり，味覚もおかしい．
既往歴：10年前にプールで頭を打ち，1週間後に慢性硬膜下血腫が見つかり，手術で軽快した．9年前に交通事故で頭部打撲意識消失，5年前に他人が開けたドアで頭部打撲．
平衡機能検査：自発眼振，頭位眼振なし，マン検査で動揺大，カロリックテストで両側反応低下．
聴力経過：感音難聴が徐々に悪化し，約8年で両側聾となった．
診断：脳表ヘモジデリン沈着症，内耳出血．
診断のポイント：進行性の聴覚・前庭機能低下だけでなく嗅覚障害など他の脳神経症状があることと，度重なる頭部打撲が診断の鍵になった．
コメント：脳表ヘモジデリン沈着症のMRI（❾）ではT2強調像での脳幹と小脳表面の低信号がみられる．本例では，加えてT1強調像で内耳に高信号部分が観察され内耳出血が推測される．

■ 低髄液圧症候群

- 低髄液圧症候群（spontaneous intracranial hypotension：SIH）では立位での頭痛，めまい，耳鳴，複視などが主要症状である．
- MRI（❿）では，硬膜肥厚（❿-a →）と造影効果（❿-b →），硬膜下水腫（❿-c →），静脈洞の拡大，下垂体腫大（❿-d →），小脳扁桃下垂（軽度）（❿-d 青破線内）などの所見が特徴的である．

症例9 迷路内前庭神経鞘腫

患者：42歳，女性．
病歴：4年前に左急性感音難聴をきたし，突発性難聴としてステロイド治療を受けたが完治しなかった．その後，聴力は一時的に改善するときもあったが，変動しながら悪化し，聾となった．めまいについては，時々ふらつく程度．左耳のカロリックテストは無反応．

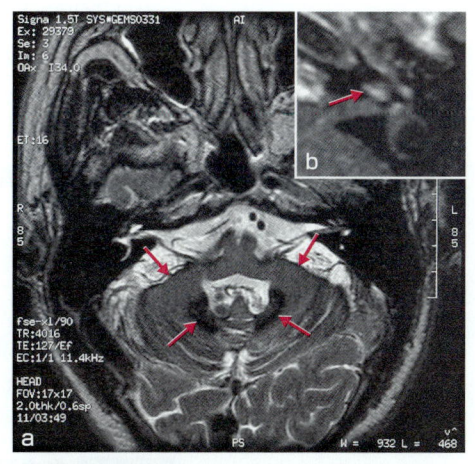

❾ 症例8のMRI
a：T2強調像．脳幹と小脳表面の低信号（→）がみられる．
b：T1強調像．内耳に高信号部分（→）が観察される．

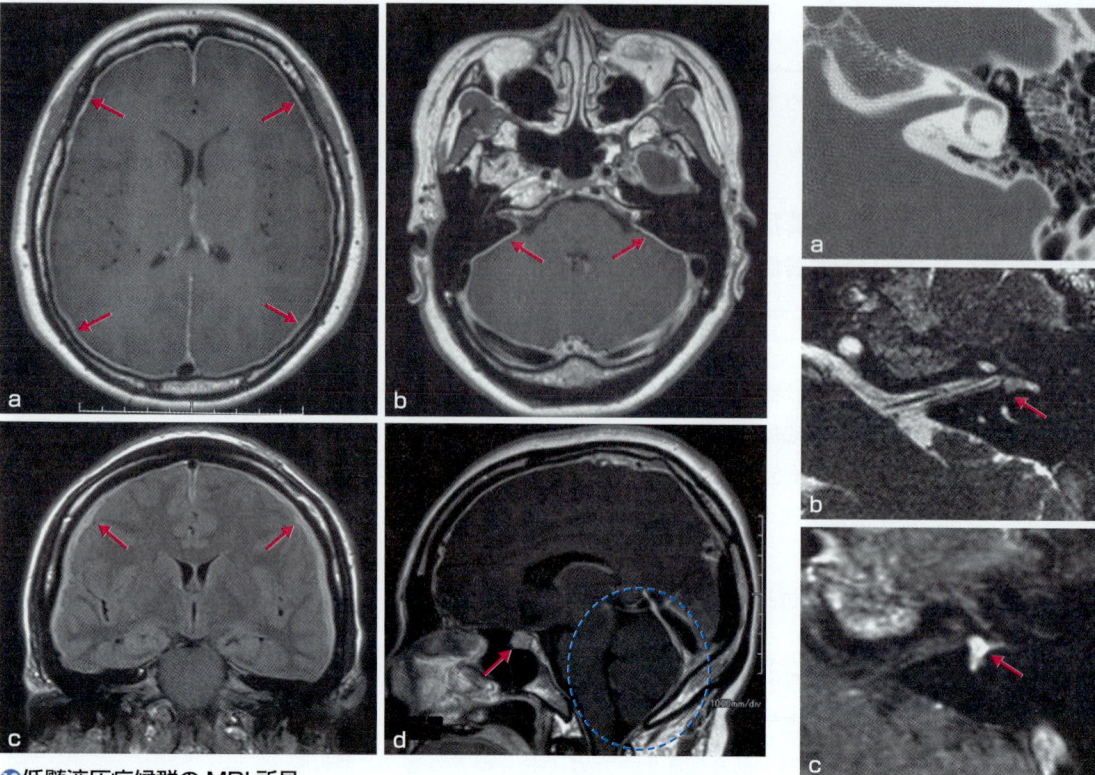

⑩ 低髄液圧症候群の MRI 所見
a, b, d：Gd 造影像.
c：FLAIR 像.

⑪ 症例 9
a：CT 所見.
b：MRI 単純 T2 強調（CISS）像.
c：MRI Gd 造影像.

診断：迷路内前庭神経鞘腫.

診断のポイント：本例の側頭骨ターゲット CT（⑪-a）には異常所見なし．MRI 単純 T2 強調（CISS）像（⑪-b）は一見正常にみえるが，詳しくみると前庭部分の信号低下が観察できる．造影検査（⑪-c）で前庭に強い造影効果があり，確定診断に至った．

■ メニエール病患者の側頭骨の形態的特徴

- ⑫は健常者と，難治性メニエール病患者の側頭骨 CT 像で，画像内の数値は後半規管と後頭蓋窩面とのあいだの距離を表す．
- メニエール病患者では後半規管後方の乳突蜂巣発育が不良な例が多く，後半規管と後頭蓋窩面の距離が短く[3]，前庭水管が細い．⑫の CT 所見は，診断に迷うめまい症例でメニエール病を示唆する有力な所見の一つとなる．

症例 10　左内耳出血

患者：63 歳，女性．

主訴：左聾，回転性めまい．

病歴：突然左耳が聞こえなくなり，めまいと嘔吐をきたす．同日初診．純音聴

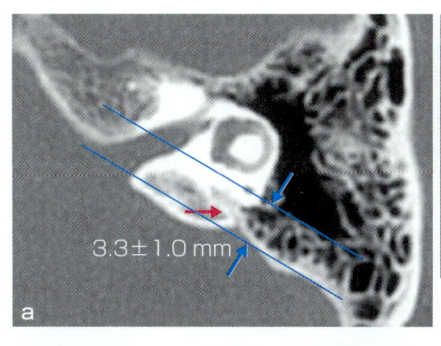

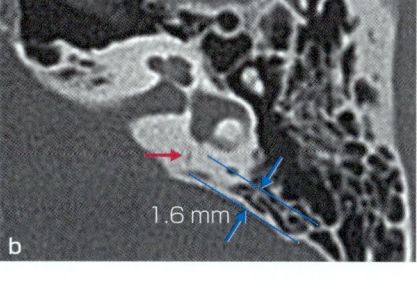

⓬ メニエール病患者の側頭骨CT像
a：健常者.
b：難治性メニエール病患者.
(➡は前庭水管)

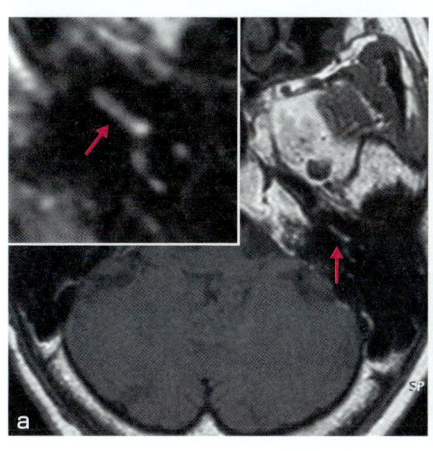

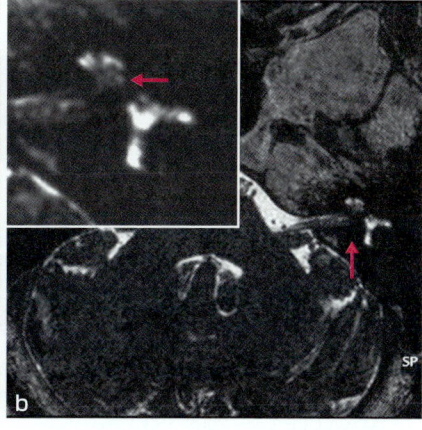

⓭ 症例10
a：MRI T1強調像. 蝸牛が高信号(➡)になっている.
b：MRI T2強調像. 蝸牛と前庭の一部が低信号(➡)に描出されている.

力検査では左聾であり，右向きの水平回旋混合性眼振が著明.
既往歴：6年前にも左突発性難聴あり，このときは聴力レベルが平均90 dBから32 dBまで改善.
神経学的所見：なし.
平衡機能検査所見：両側カロリック反応低下.
合併症：糖尿病.
診断：左内耳出血.
診断のポイント：普通に考えれば突発性難聴例であるが，以前に同様の症状をきたしている点が非典型的である．出血のMRI所見（⓭）は時間とともに変化する．

症例11 左耳 cavity problem と小脳膿瘍

患者：71歳，女性.
主訴：左耳痛，顔面神経麻痺，ふらつき.
病歴：7歳時に他院で左中耳炎手術を受けた．最近15年は耳処置も受けず放置．6日前から左耳痛，耳漏，4日前から左顔面神経麻痺をきたす．歩行時のふらつきがあり，患者はぼんやりとした印象.
合併症：糖尿病.
診断：左耳 cavity problem と小脳膿瘍.

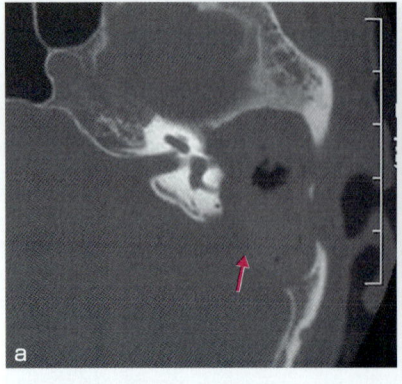

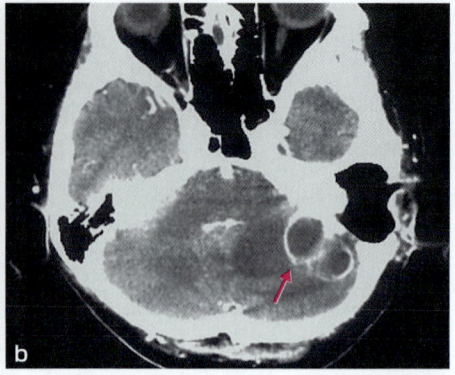

⓮症例11
a：側頭骨ターゲットCT像.
b：脳CT像．軟部組織ウインドウ．

診断のポイント：側頭骨ターゲットCT（⓮-a）だけだと軟部組織コントラストが低いので脳病変を見逃す．高血圧，不整脈や糖尿病などの合併症があれば，脳CT（⓮-b）やMRIで積極的に脳病変の検索を行う．

（内藤　泰）

引用文献

1) 十名洋介ほか．救急外来におけるめまい症例の検討．Equilibrium Res 2011；70：30-6.
2) Newman-Toker DE, et al. Spectrum of dizziness visits to US emergency departments：Cross-sectional analysis from a nationally representative sample. Mayo Clin Proc 2008；83：765-75.
3) 矢沢代四郎ほか．一側メニエール病の患側判定における内耳CT画像所見の役割．Equilibrium Res 1996；55：552-5.

第2章 めまいの検査法

眼振・眼球運動観察と鑑別診断のポイント
良性発作性頭位めまい症の眼振，メニエール病の眼振の特徴は？

めまいは，三半規管や耳石器，前庭神経の病変を原因とする耳性めまいと，小脳や脳幹，大脳などの病変を原因とする中枢性めまいの2つに大きく分けることができる．耳性めまいのほうが中枢性めまいよりも断然頻度が高いことが知られている（5～7倍）．

耳性めまい，中枢性めまいを問わず，これらのなかで最も頻度が高いのは良性発作性頭位めまい症で，めまい疾患全体の30～40％を占める．また頻度は10％程度であるがメニエール病も救急の現場で遭遇することが多く，他のめまい疾患との鑑別において重要な疾患である．

本項では，良性発作性頭位めまい症とメニエール病の診断ならびに経過観察において，必要かつ不可欠となる眼振の特徴と，その理解に役立つ病態生理について解説する．

耳性めまい・中枢性めまい

良性発作性めまいが最も多い

良性発作性頭位めまい症（BPPV）

- 良性発作性頭位めまい症（benign paroxysmal positional vertigo：BPPV）は，ある特定の頭位（めまい頭位）で回転性めまいが誘発される疾患で，蝸牛症状や中枢神経症状を伴わない予後良好な疾患である．
- 特定の体位[★1]をとると，回転性めまいが出現し，同時に後半規管型・前半規管型BPPVでは回旋成分の強い上眼瞼向き・下眼瞼向き眼振が，外側半規管型BPPVでは水平性眼振が出現する．めまいと眼振は，めまい頭位をとると次第に増強し，次いで減弱ないし消失する．引き続いて同じ頭位をとると，軽くなるか，起こらなくなる．
- BPPVは特定の頭位でめまいが認められることから，当初その病態は重力加速度の受容器である耳石器の障害であると考えられていた[1,2]．
- Schuknecht[3]はBPPV症例の側頭骨標本において，後半規管のクプラに卵形嚢の耳石由来と考えられる好塩基性の物質の沈着を認め，これが患側下の頭位でクプラの偏倚を起こし，眼振・めまいが出現するという，cupulolithiasis（クプラ結石症）という概念を提唱した．その後，Hallら[4]は，後半規管内を浮遊する小耳石片が体位変換に伴う重力方向の変化に応じて後半規管の管腔内を移動し，これに伴って内リンパ流動が生じ，これによりクプラが偏倚して，眼振ならびにめまいが生じると報告し，canalithiasis（半規管結石症）という概念を提唱した．Parnesら[5]は本疾患の治療法の一つである後半規管閉塞術中，手術顕微鏡下に後半規管内を移動する小耳石

[★1] 寝返りをうったとき，靴の紐を結ぼうとしたとき，高い棚の上にあるものを取ろうとしたとき，など．

クプラ結石症，半規管結石症

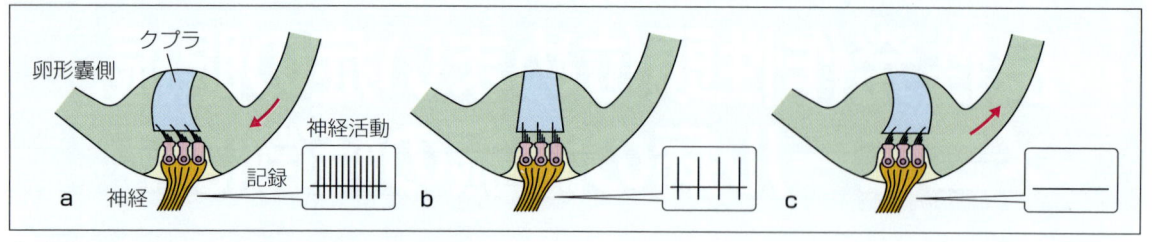

❶ **外側半規管における形態学的極性と神経活動**
a：外側半規管では運動毛（長いほう）が卵形嚢側に位置するため，向膨大部性内リンパ流動（矢印）で不動毛が運動毛側に傾斜し，興奮性の電位が発生する．
b：静止時の状態で，自発放電のみがみられる．
c：反膨大部性内リンパ流動の場合で，電位が抑制されている．

(鈴木 衞ほか．新図説耳鼻咽喉科・頭頸部外科講座．第1巻　内耳．メジカルビュー社：2000⁸⁾より)

BPPVの眼振

片を確認したとする報告を行った．これらの報告により，BPPVの本態は耳石器ではなく，主に三半規管にあることが明らかとなった．

● BPPVで観察される眼振は，クプラ結石症あるいは半規管結石症によって生じた内リンパ流動による前庭（半規管）眼反射である．前・後・外側の3つの半規管が，それぞれ単独に刺激された場合の眼振が解発される．つまりDix-Hallpike法やStenger法などの頭位変換眼振検査によって解発された眼振の性状を注意深く観察することで，原因半規管ならびに患側の同定が可能となる．

● 前・後・外側の3つの半規管が，それぞれ単独に刺激あるいは抑制された場合，どのような眼球運動が生じるのかを理解するのに必要なEwaldの法則およびFlourensの内リンパ流動説，前庭（半規管）眼反射について解説する★2．

★2
なお，Flourensの内リンパ流動説については後・外側・前半規管型BPPVで認められる眼振を例として用いた．また回旋性眼球運動の表記法については便宜上，検者から見た場合とした．

■ Ewaldの法則

● 三半規管に生じる内リンパ流動と，これにより生じる眼球運動（眼振）の方向に関する法則である．第1法則と第2法則から成る．内リンパ流動が半規管膨大部へ向かうとき（向膨大部性〈ampullopetal〉）と膨大部から流れ出るとき（反膨大部性〈ampullofugal〉）とでは，クプラに作用して引き起こす刺激の効果が逆である．

第1法則
● 外側半規管では向膨大部性の内リンパ流動は刺激として，反膨大部性の内リンパ流動は抑制として働く（❶）．垂直半規管（前半規管，後半規管）ではその逆となる（❷）．

第2法則
● 刺激となる内リンパ流動はその側に向かう眼振を起こす．

■ 前庭（半規管）眼反射⁶⁾

● 前庭眼反射には半規管眼反射と耳石眼反射の2種類がある．眼球運動に関与しているのは，主に半規管眼反射である．半規管眼反射は，頭部を回転

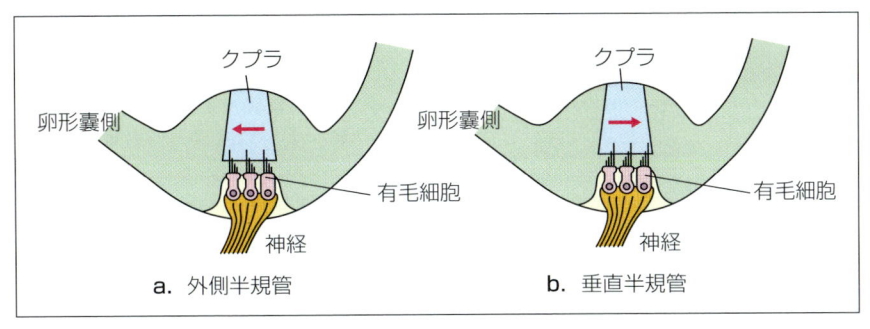

❷ **外側半規管と垂直半規管（前・後半規管）における感覚細胞の極性の相違**
外側半規管では運動毛は卵形嚢側に位置しているが，垂直半規管では逆になっている．矢印は感覚細胞の極性（興奮方向）を示す．
（鈴木衞ほか．新図説耳鼻咽喉科・頭頸部外科講座．第1巻 内耳．メジカルビュー社；2000[8]）より）

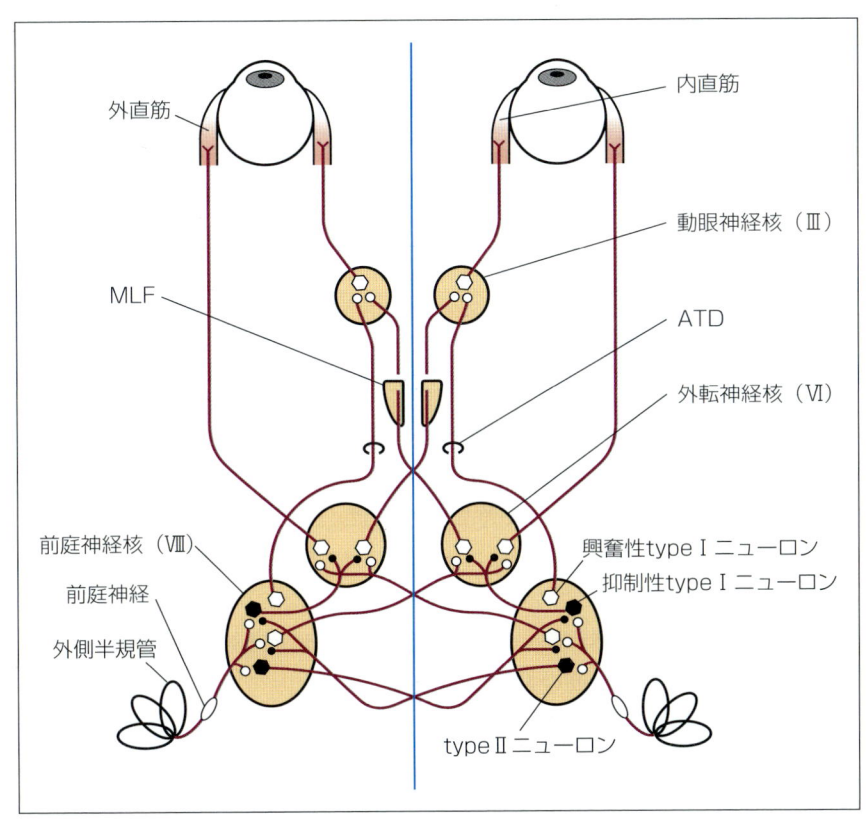

a. 外側半規管
b. 垂直半規管

❸ **前庭眼反射の神経機構**
MLF：medial longitudinal fasciculus（内側縦束）．
ATD：ascending tract of Deiters'．
（篠田義一．眼球運動の神経学．医学書院；1985[6]．p.54 より）

したときに生じる回転角加速度によって各半規管が刺激され，眼球が頭部の回転方向と反対方向に動く反射である．頭部回転時の指標の固視がその目的である．

- 外側半規管を入力とする半規管眼反射（外側半規管眼反射）の神経回路を❸に示す．一側外側半規管神経を電気刺激して，前庭一次神経の活動を増加させると，同側前庭神経内側核の興奮性[★3]および抑制性typeⅠニューロン[★4]が興奮する．
- 興奮性typeⅠニューロンは対側の外転神経核内の運動ニューロンと介在ニューロンを興奮させ，対側眼外直筋と同側眼の内直筋を収縮させる．一方，抑制性typeⅠニューロンは同側の外転神経核内の外転神経運動ニューロンを抑制するとともに，対側内直筋運動ニューロンに投射する介在ニューロ

★3
前庭神経核内の白色のニューロン．

★4
前庭神経核内の黒色のニューロン．

❹ 前庭（半規管）眼反射の経路のまとめ

受容器	効果	筋	中継核	経路	運動核
外側半規管	興奮	c-LR i-MR	MVN LVN	MLF ATD	c-VI i-III
	抑制	i-LR c-MR	MVN	MLF extra MLF polysynaptic	i-VI c-III
前半規管	興奮	i-SR c-IO	SVN SVN	BC BC	c-III c-III
	抑制	i-IR c-SO	SVN SVN	MLF MLF	i-III i-IV
後半規管	興奮	c-IR i-SO	MVN MVN	MLF MLF	c-III c-IV
	抑制	c-SR i-IO	SVN SVN	MLF MLF	i-III i-III

c-：対側，i-：同側，LR, MR：外・内直筋，IO, SO：下・上斜筋，
IR, SR：下・上直筋，SVN, MVN, LVN：上・内側・外側前庭神経核，
MLF：内側縦束，BC：結合腕，ATD：ascending tract of Deiters'.
（篠田義一．眼球運動の神経学．医学書院；1985[6] より）

❺ Flourens の内リンパ流動説

1. 三半規管に角加速度が加わると内リンパ流動が起こり，クプラを偏倚させ，感覚細胞を刺激する．
2. 三半規管はその半規管と平行した平面で眼振を起こす．
3. 水平眼振は外側半規管から生じる．
4. 垂直眼振は左右の前半規管もしくは左右の後半規管から生じる．
5. 回旋眼振は同側の前・後半規管から生じる．

ンを抑制するので，同側眼の外直筋と対側眼の内直筋は抑制を受け弛緩する．これに加えて，同側内直筋運動ニューロンは，同側前庭神経核の興奮性 type I ニューロンからの入力を受け ATD（ascending tract of Deiters'）内を上行する．対側内直筋運動ニューロンは，同側前庭神経核から2シナプス性の弱い抑制を受けている．
- このように，対側眼外直筋と同側眼内直筋の興奮とその拮抗筋である対側眼内直筋と同側眼外直筋の抑制が起こり，結果として両眼球の緩徐な対側への偏倚（眼振緩徐相）が生じる．
- 前半規管，後半規管を入力とする前庭眼反射にも同様の神経回路がある（❹）．

■ Flourens の内リンパ流動説（❺）

- 前・後・外側の3つの半規管が，それぞれ単独に刺激あるいは抑制された場合に生じる眼球運動の方向に関する法則である．水平眼振は外側半規管から，垂直眼振と回旋眼振は前半規管と後半規管から生じることが示されている．
- ❻に，各半規管の単独刺激によって収縮する主な外眼筋と，その結果生じる眼球運動を示す[7,8]．刺激側はいずれも左側である．

後半規管型 BPPV の眼振

- 後半規管型 BPPV では，座位から懸垂頭位に頭位を変換すると，半規管結石症とクプラ結石症のいずれの場合も反膨大部性の内リンパ流動が生じ

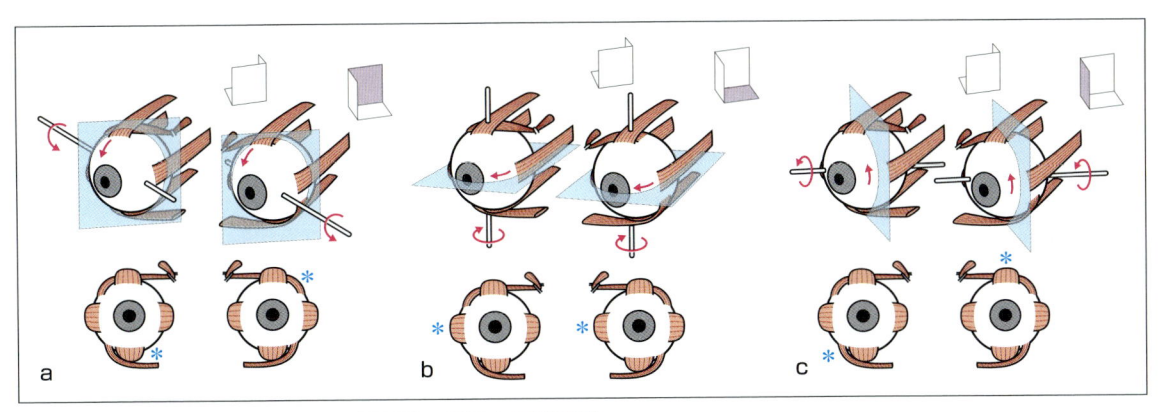

❻膨大部神経刺激によって生じる外眼筋の収縮と眼球運動
a：左後半規管の刺激，b：左外側半規管の刺激，c：左前半規管の刺激．
＊：収縮する外眼筋．

(篠田義一．眼球運動の神経学．医学書院；1985[6]より)

(❼).
- 反膨大部性の内リンパ流動は，後半規管では刺激となり，その結果，同側眼の上斜筋と対側眼の下直筋の興奮と，その拮抗筋である同側眼の下斜筋と対側眼の上直筋の抑制が起こる(❻-a).上斜筋の収縮により眼球は反時計方向に回旋する（緩徐相）．同時に下直筋の収縮により眼球は下方に偏倚する（緩徐相）．刺激側眼のその後眼球は急速に時計方向および上方に動き（急速相），正中眼位に復帰する．
- 半規管が刺激を受けている間にこのプロセスが繰り返され，回旋成分（刺激側向き）の強い上眼瞼向き眼振が出現する．

外側半規管型BPPVの眼振
- 外側半規管型BPPVでは頭位変換時，半規管結石症とクプラ結石症とでは，誘発される眼振の方向が逆となる．❽に患側右の半規管結石症の例を示す．
- 患側下に頭位を変換すると，半規管内の小耳石片が重力方向に移動するため，向膨大部性の内リンパ流動が生じる．その結果，同側眼内直筋と対側眼外直筋との興奮とその拮抗筋である同側眼外直筋と対側眼内直筋の抑制が起こる(❻-b).同側眼内直筋と対側眼外直筋の収縮により両眼球の緩徐な左側への偏倚（眼振緩徐相）が生じる．その後，眼球は反対方向に急速に動き（急速相），正中眼位に復帰する．
- 半規管が刺激を受けている間にこのプロセスが繰り返され，下行性（向地性）水平性眼振が誘発される．
- クプラ結石症の場合は，❾に示すようにクプラは反膨大部方向に偏倚するため，半規管結石症の場合とは反対方向の，上行性（反地性）眼振が誘発される．

前半規管型BPPVの眼振
- 前半規管型BPPVでは後半規管型BPPVの場合と同様，座位から懸垂頭位に

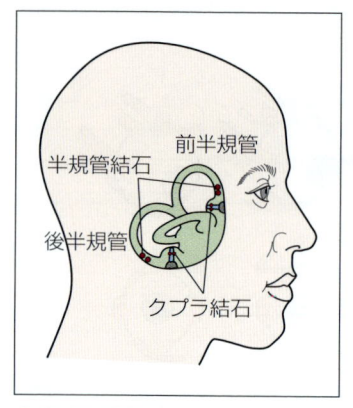

❼後半規管型および前半規管型良性発作性頭位めまい症における半規管結石症とクプラ結石症の解剖学的位置

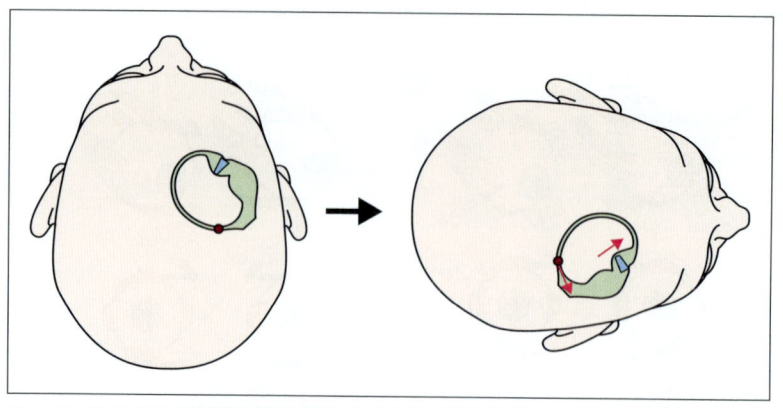

❽右外側半規管型良性発作性めまい症（半規管結石症）に対して頭位変換した際の内リンパ流動とクプラの偏倚

患側下に頭位を変換すると，半規管内の小耳石片が重力方向に移動するため，向膨大部性の内リンパ流動が生じる．

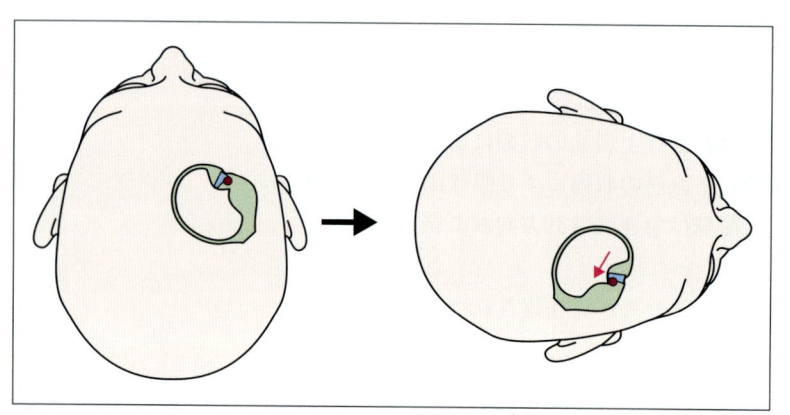

❾右外側半規管型良性発作性めまい症（クプラ結石症）に対して頭位変換した際のクプラの偏倚

患側下に頭位を変換すると，小耳石片が付着したクプラは質量が増大しているため，重力方向の変化に応じて反膨大部方向に偏倚する．

- 頭位を変換すると，半規管結石症とクプラ結石症のいずれの場合も反膨大部性の内リンパ流動が生じる（❼）．
- 前半規管では反膨大部性の内リンパ流動は刺激となり，その結果，同側眼の上直筋と対側眼の下斜筋の興奮と，その拮抗筋である同側眼の下直筋と対側眼の上斜筋の抑制が起こる．上直筋の収縮により眼球は上方に偏倚する（緩徐相）．同時に，下斜筋収縮により，後半規管型BPPVと同様，眼球は反時計方向に回旋する（緩徐相）．またその後，眼球は急速に時計方向および下方に動き（急速相），正中眼位に復帰する．
- 半規管が刺激を受けている間にこのプロセスが繰り返され，回旋成分（時計方向）の強い下眼瞼向き眼振が出現する（❻-c）．

メニエール病

- メニエール病は，めまい発作を繰り返し，これに随伴して蝸牛症状が反復・消長する疾患である．発作が長期にわたって継続すると聴力低下をきたし，その結果，生活のQOLが著しく損なわれることがある．
- 本疾患の病態は，内耳全体に生じた内リンパ水腫と考えられているが，その成因についてはいまだ不明である．内リンパ水腫の増大によってライスネ

内リンパ水腫

ル（Reissner）膜が破綻して内リンパと外リンパが混じることによってカリウムイオン濃度が変化し，三半規管や耳石器の前庭感覚細胞と蝸牛の感覚細胞が刺激されて，回転性めまいと耳鳴や難聴などが生じると考えられている[9]．

- 発作時，発作直後は，患側の内耳全体が興奮した状態になるため，見掛け上，患側の半規管すべてが興奮しているときのような眼振が出現する．つまり後半規管からは患側向きの回旋成分と下眼瞼向きの眼球運動（⑥-a），外側半規管からは水平成分の眼球運動（⑥-b），前半規管からは患側向きの回旋成分と上眼瞼向きの緩徐相（⑥-c）が生じる．下眼瞼向きの緩徐相と上眼瞼向きの緩徐相は相殺されるため健側向きの水平性および回旋性の緩徐相が生じる．その結果，患側向きの水平・回旋混合性の眼振が出現する（刺激性眼振）．
- 一方，寛解期は，患側の各半規管からの入力が減少するため，他の末梢性めまい疾患と同様，健側向きの水平・回旋混合性の眼振が出現する（麻痺性眼振）．

（肥塚　泉）

水平・回旋混合性眼振

刺激性眼振，麻痺性眼振

引用文献

1) Bárány R. Diagnose von Krankheitserscheinungen im Bereiche des Otolithenapparates. Acta Otolaryngol 1921；2：434-7.
2) Dix R, et al. The pathology, symptomatology and diagnosis of certain common disorders of the vestibular system. Ann Otol Rhinol Laryngol 1952；61：987-1016.
3) Schuknecht HF. Cupulolithiasis. Arch Otolaryngol 1969；90：113-26.
4) Hall SF, et al. The mechanism of benign paroxysmal vertigo. J Otolaryngol 1979；8：151-8.
5) Parnes LS, et al. Free-floating endolymph particles；A new operative finding during posterior semicircular canal occlusion. Laryngoscope 1992；102：988-92.
6) 篠田義一．眼球運動系の解剖と生理．小松崎篤ほか編．眼球運動の神経学．東京：医学書院；1985．p.18-62.
7) Suzuki JI, et al. Head, eye, body and limb movements from semicircular canal nerves. Exp Neurol 1964；10：393-405.
8) 鈴木 衞ほか．平衡覚の構造と機能．八木聰明編．新図説耳鼻咽喉科・頭頸部外科講座．第1巻　内耳．東京：メジカルビュー社；2000．p.129
9) Schuknecht HF. Pathophysiology of endolymphatic hydrops. Arch Otolaryngol 1976；212：253-62.

眼振・眼球運動観察と鑑別診断のポイント

中枢性疾患を疑う眼振にはどのようなものがあるか

めまい診療において，われわれ耳鼻咽喉科医が常に留意すべきは中枢性病変の存在であるが，明らかな脳神経症状を伴わないときにはその診断に苦慮することが多い．実際にはCTやMRIの施行が困難な施設もあり，仮に行えたとしても急性期には病変が判明しないこともある[1,2)]．したがって，より鋭敏に病態を検出できる眼振検査を行うことがプライマリ診療には欠かせない[3)]．

本項では，中枢性めまいにみられる眼振の発現機序と臨床的特徴について概説する．

眼振検査がプライマリ診療には欠かせない

中枢性病変（障害部位）による眼振と発現機序[4-6)] ❶

■ 脳幹[7)]

● 脳幹は，眼振発現にかかわる平衡系の統合中枢で，眼運動を駆動あるいは調節する役割を担っている．したがって，脳幹に障害が生じると，多種多様な眼振が出現する．

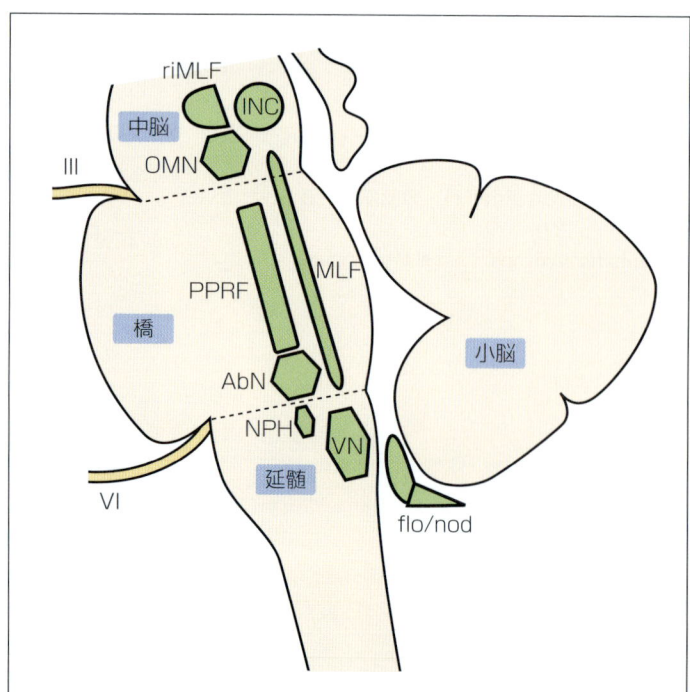

解剖学的部位	眼球運動センター	眼振
中脳	riMLF INC	注視方向性（垂直性） 垂直性眼振（上眼瞼向き）
橋	PPRF	注視方向性（水平性）
延髄	NPH	注視方向性（水平性） 垂直性眼振（上眼瞼向き） 注視方向性
	VN	純回旋性
小脳	flo	注視方向性 垂直性眼振（下眼瞼向き）
	nod	方向交代性上向性

❶解剖学的部位と眼振
MLF：内側縦束，PPRF：傍正中橋網様体，riMLF：内側縦束吻側間質核，OMN：動眼神経核，INC：カハール（Cajal）間質核，AbN：外転神経核，NPH：舌下神経前位核，VN：前庭神経核，flo：小脳片葉，nod：小脳小節，III：動眼神経，VI：外転神経．

中脳

- 中脳網様体にある垂直注視中枢，内側縦束吻側間質核（rostral interstitial nucleus of medial longitudinal fasciculus：riMLF）は，速度信号を発生させ，眼を垂直方向に動かすが，この眼運動にカハール間質核（interstitial nucleus of Cajal：INC）が神経積分器（neural integrator：NI）として位置信号を送ることにより，注視の保持が形成される．
- したがって，riMLFの障害で垂直注視麻痺が生じ，INCの障害で垂直注視眼振が発現する．眼振は正面視ではみられず，上下注視により認められる．一般に上方への注視障害が生じやすく，上眼瞼向き眼振が発現する．

> riMLFの障害は垂直注視麻痺
> INCの障害は垂直注視眼振

橋～橋・延髄接合部

- 橋部にある傍正中橋網様体（paramedian pontine reticular formation：PPRF）が水平注視中枢として，水平眼運動の速度信号を発生させ，眼球を水平方向に動かす働きをもつ．この眼運動に，舌下神経前位核（nucleus prepositus hypoglossi：NPH）が前庭神経核や前庭小脳とともにNIとして作用し，位置信号を与えて眼位を保持させる．
- したがって，左右側方注視により注視方向性眼振が純水平性に出現すれば，橋～延髄上部の障害が推察される．回旋成分を伴えば，前庭神経核や前庭小脳の関与もうかがえる．

> 左右側方注視により注視方向性眼振が水平性に出現すれば，橋～延髄上部の障害

延髄

- 眼運動系をコントロールする前庭神経核が存在する延髄は，平衡情報を統合するキーセンターである．同部位の障害は前庭や視運動に呼応するあらゆる眼振，すなわち水平性や垂直性，回旋性，あるいはそれらの混合性眼振を起こしうる．
- たとえば，椎骨動脈や後下小脳動脈の閉塞による延髄外側症候群（Wallenberg syndrome）では，健側向きの回旋眼振が出現する．また，小脳片葉-前庭神経核は眼位をつくる神経積分機構にかかわるとされ，同部位の障害により注視方向性眼振も出現する．

> 延髄の障害はあらゆる眼振を起こしうる

■ 小脳

- 小脳からのGABA（γ-アミノ酪酸）作動性のプルキンエ（Purkinje）線維は，前庭神経核のニューロン活動を常時抑制して調節している．小脳の障害によりこの強力な抑制性調節が除去されると，前庭神経核を介する眼球運動機能に支障が生じることになる．
- したがって，小脳の機能異常があると，前庭を刺激する頭位や頭位変換などの影響を受け，通常現れない眼振が生じやすくなる[★1]．
- 概して，小脳病変による眼振は，振幅や頻度が一定せず，リズムが不規則で，また，頭位・頭位変換などの影響を受け，経時的にも経日的にも変化をきたす特徴を有する．

> ★1
> たとえば，小脳小節（nod）障害で，耳石器眼反射への脱抑制により生じる方向交代性上向性頭位眼振や，小脳片葉（flo）障害で垂直系の前庭眼反射の脱抑制が起こって生じる下眼瞼向き眼振などが認められる．

> 小脳病変による眼振はリズムが不規則

■ 大脳

- 大脳障害で眼振が認められることは少ないが，障害が広範囲に及ぶと眼振が出現する．多くの症例では障害側向きの水平性眼振がみられるが，打ち方は弱い．前頭葉や頭頂葉の障害で認められるが，側頭葉や後頭葉の障害ではほとんどみられない．
- また，大脳においても脳幹の注視中枢（riMLFやPPRF）にリンクする経路が障害されれば，注視眼振が出現することになるが，脳幹障害と異なり顕著ではない．

中枢性疾患を疑う眼振とその特徴[4-6]

- ここでは，中枢性めまい疾患においてよく経験される眼振所見とその臨床的特徴について述べる．

■ 自発眼振

垂直性眼振

- 垂直方向に出現する眼振で，下眼瞼向きと上眼瞼向きに急速相をもつ2つのフォームから成る．前庭性眼振とは異なって，固視により抑制されないか，むしろ増強するタイプの眼振である．
- 通常，一側前庭が障害されると垂直成分は相殺されるので，純垂直性の眼振は，ほぼ中枢性とみなすことができる．

> 純垂直性の眼振は，ほぼ中枢性

下眼瞼向き眼振[8-10]

- 正面視で出現し，側方や下方注視，仰臥位で増強される．軽度の姿勢・歩行障害や上下の動揺視を伴うことが多い．
- 約40％が特発性で原因不明とされているが，前庭小脳（両側小脳片葉）の障害により発現することが多い．同部位の障害による上前庭神経核の上行性ニューロンへの脱抑制が発症メカニズムと考えられている．
- その病因となる疾患には，脊髄小脳変性症（小脳型），小脳の血管障害，Arnold-Chiari奇形，頭蓋底陥入症，アルコール性小脳萎縮などがあげられる．他に，脳幹（橋傍正中部）の障害や両側前庭障害，薬物中毒（抗痙攣薬）などでも認められる．
- 両眼が上転し下方へ沈降するocular bobbingとの鑑別に注意する．

上眼瞼向き眼振[11]

- 正面視で出現し，上方視で増強される．下眼瞼向き眼振よりまれである．臨床的には延髄の傍正中領域や中脳の障害でみられ，小脳障害ではみられない．上前庭神経核-腹側被蓋路の障害による眼球上転運動の活動低下が発現メカニズムとして考えられている．
- ウェルニッケ（Wernicke）脳症，脊髄小脳変性症，多発性硬化症，脳幹の腫瘍や血管障害で認められる．

純回旋性眼振
- 延髄における前庭神経が入る部分と前庭神経核の病変により出現すると考えられる．正面固視ですでに出現しており，注視を行っても方向は変化せず，定方向性である．水平成分の混ざる混合性であるか否かが末梢性との鑑別のポイントになる．
- 病因に延髄外側（Wallenberg）症候群や延髄空洞症などがあげられる．

> 純回旋性眼振は延髄の障害を疑う

先天性眼振
- 先天的に認められ，起因部位についてはいまだ不明であるが，後天的な中枢性眼振との鑑別を要する．
- 緩徐相と急速相の速度の差が小さく頻度の高い，振子・衝動型を示す．眼振が顕著であるにもかかわらず，めまいや平衡障害に乏しい．詳細は他項を参考されたい．

▶「先天性眼振とはどのような眼振か」の項(p.111)を参照．

■ 注視眼振
- 注視機能の異常に伴って出現する．注視機能が完全に廃絶され，注視麻痺をきたすと眼振は出現しない．

> 注視方向性眼振は，末梢性では出現しない

水平性の注視方向性眼振[12]
- 正面視ではみられないが，左右を注視することにより注視方向に急速相を有する眼振で，水平注視機能（橋〜延髄上部）の異常により出現する．末梢性ではまず出現することはない．左右の振幅，頻度に差がある場合には，病変にも左右の差が認められる．
- 代表的なものに，聴神経腫瘍の進展例にみられるBruns-Cushing眼振があり，患側で大振幅，低頻打，健側で小振幅，高頻打の特徴をもつ．左右側方注視眼振が認められる症例では，水平方向のsaccade（衝動性眼運動）のみならずsmooth pursuit（滑動性眼運動）の低下も示すので，参考となる．

> 橋〜延髄上部の障害で出現する

垂直性の注視方向性眼振
- 正面視ではみられず，上下を注視することにより，注視方向性に認められる眼振である．上方注視では上眼瞼向き，逆に下方注視では下眼瞼向きに眼振が認められる．
- 垂直注視の機能異常（中脳）で出現する．

> 中脳の障害により出現する

完全注視方向性眼振
- 左右，上下のすべての注視方向に向かう急速相をもつ眼振である．水平および垂直，両方の注視機能に障害が及ぶと出現することから，広範囲な脳幹の障害が示唆される．

> 広範囲な脳幹障害が示唆される

❷ 方向交代性上向性の頭位眼振における中枢性とBPPVクプラ結石症の特徴と鑑別

	中枢性	BPPV
頭位眼振		
潜時	なし	短い，左右差あり
持続時間	持続性	持続性
頻度・リズム	不定・不規則	速い（10～20/10秒）・規則性あり
性状	水平性	水平性（回旋成分＋）
再現性	あり	あり
臥位正面眼振	なし	あり
眼振反転（消失）頭位	なし	あり
頭位性めまい	弱い	あり
結石遊離法	効果なし	効果あり
責任部位	後頭蓋窩（小脳＞脳幹）	外側半規管（クプラ結石）

★2
さらに，危険がない場合には当科で開発した結石遊離法を行い，効果の有無で鑑別を行う治療的診断も有用である[14]．

▶結石遊離法については「良性発作性頭位めまい症の理学療法②」の項（p.277）を参照．

■ 頭位・頭位変換眼振

方向交代性上向性眼振[12]

● 臥位の右下と左下頭位で，方向が交代して上向性（背地性）に認められる眼振である．小脳小節の機能障害による耳石器由来の眼運動の脱抑制が主な発現メカニズムとして考えられており，前庭小脳の障害で出現する．しかし，外側半規管クプラに結石が付着するBPPV（良性発作性頭位めまい症）でも頻繁に認められており[13]，両者の鑑別は重要である[12]．

● 中枢性では，眼振のリズムが不規則で，めまいも弱いが，BPPVでは頻度も比較的高く規則的なリズムで，前庭性眼振の様相を呈し，それに伴いめまいも強い．また，眼振が反転する（消失する）頭位がBPPVには存在するが中枢性では明らかでない★2．

● 中枢性とBPPVクプラ型を判別するポイントを❷に記載するが，実際には眼振所見だけからの両者の鑑別は困難なことが多い．

下眼瞼向き垂直性眼振

● 自発性や注視性に現れる下眼瞼向き垂直性眼振と，病態や病巣は同様で，頭位や頭位変換でより鋭敏に検出される眼振である．

● 前半規管に起因する眼振には，回旋成分が含まれるので，鑑別に注意する．

■ その他の眼振

反跳眼振

● 正面視で眼振は認められないが，側方注視で注視方向性の眼振が出現し，正面視に戻すと反対側への方向が変化する眼振である．

● 小脳障害で出現する．

輻輳眼振

● 両眼とも内転方向に急速相をもつ眼振である．

● 輻輳時に明らかになる．中脳（被蓋部）が病変と考えられている．

● 眼振と同期して眼球が内陥する陥没眼振を合併することが多い．

眼振の検査手順と末梢性・中枢性めまいの鑑別診断[12,15]

● 中枢性眼振には，診断の決め手となる多くのプライマリ情報が潜在している．ここでは，眼振所見から中枢性疾患を疑う診断手順について述べる．

❸に示すように，A→B→C→Dの順で眼振検査を進めながら，末梢性と中枢性を鑑別していく．

A. 自発眼振（固視眼振）検査

- 最初に観察する眼振の基本所見となる．末梢性前庭障害で理論上みられる眼振パターンを❹に示すが，末梢前庭疾患では限局的な病変が起こる可能性は低いので，実際の臨床では水平回旋混合性眼振（❹-g）が多く認められる．
- これらの末梢性所見にルールインできない場合には中枢性の可能性が考えられることから，純垂直性なら，ほぼ中枢性とみなすことができる．また，正面視（固視）させ，眼振が減弱するなら末梢性（a），増強するなら中枢性（b）と推定できる．

眼振が固視で抑制されるなら末梢性，増強されるなら中枢性

B. 注視眼振検査

- 次に，正面視，左右上下の注視を行わせる．眼振が正面視で認められず，左右（水平）や上下（垂直）の注視方向性に眼振が認められるときには中枢性をほぼ確定できる．左右，上下のすべての方向に認められるときには，広範囲な中枢病変の存在が推察される．❸-Bで示すように，右方注視で右向き眼振が認められるとき，正面視や左方注視で同方向の定方向性なら末梢性（a），反対向きの方向交代性なら中枢性（b）を疑う．
- しかし，正面視，左方視で眼振が不明瞭なときは，一側前庭障害（a）から回復中の末梢性眼振か，左方視の注視方向性眼振が微弱なだけの中枢性眼振か，鑑別は困難となる（c）．時間・日単位での所見の変化を観察することが重要である．

注視により眼振の方向が交代すれば中枢性，一定ならば末梢性

C. 頭位眼振検査

- さらに，頭位による眼振への影響を調べる．右下でも左下頭位でも正面視

> **Advice**
>
> **中枢性をほぼ確定できる眼振所見**
> ①自発性の垂直性（上眼瞼向き，下眼瞼向き）眼振
> ②注視方向性眼振
> ③固視により出現あるいは増強される眼振
>
> **中枢性を推定できる眼振所見**
> ①自発性の純水平，純回旋眼振
> ②頭位性の方向交代性上向性眼振
> ③頭位・頭位変換で下眼瞼向き眼振
>
> **中枢性を疑う眼振所見の特徴**
> - 眼振のリズム（振幅，頻度の規則性）が一定しない
> - 眼振の緩徐相と急速相の区別がつかない（前庭性眼振の様相を呈さない）
> - 眼位を変化させても眼振の性状は変化しない
> - 経日的に，眼振の性状（垂直や水平，回旋）が不規則に変化する
> - 眼振の強さ（頻度，振幅）が減少傾向にない

A．固視眼振（正面視）

自発眼振		正面注視		
←	→ a	⊖←	減弱	…末梢性（一側前庭障害）
	b	⇇	増強	…中枢性（小脳＝脳幹）

B．注視眼振（左右側方視）

自発眼振		右方注視	左方注視		
←○ or	→ a	◁←	⊖→	方向一定	…末梢性（一側前庭障害）
	b	◁←	→▷	方向交代	…中枢性（脳幹＞小脳）
	c	◁←	⊖	方向不明瞭	…aかbか鑑別

C．頭位眼振（臥位）

自発眼振		右下頭位	左下頭位		
→○ or	→ a	→	→	方向一定	…末梢性（一側前庭障害）
	b	←	→	方向交代（下向性）	…末梢性（外側半規管型BPPV 管結石症）
	c	→	←	方向交代（上向性）	…末梢性（外側半規管型BPPV クプラ結石症）中枢性（小脳＞脳幹）
	d	→	⊖	方向不明瞭	…aかcか鑑別

D．頭位変換眼振

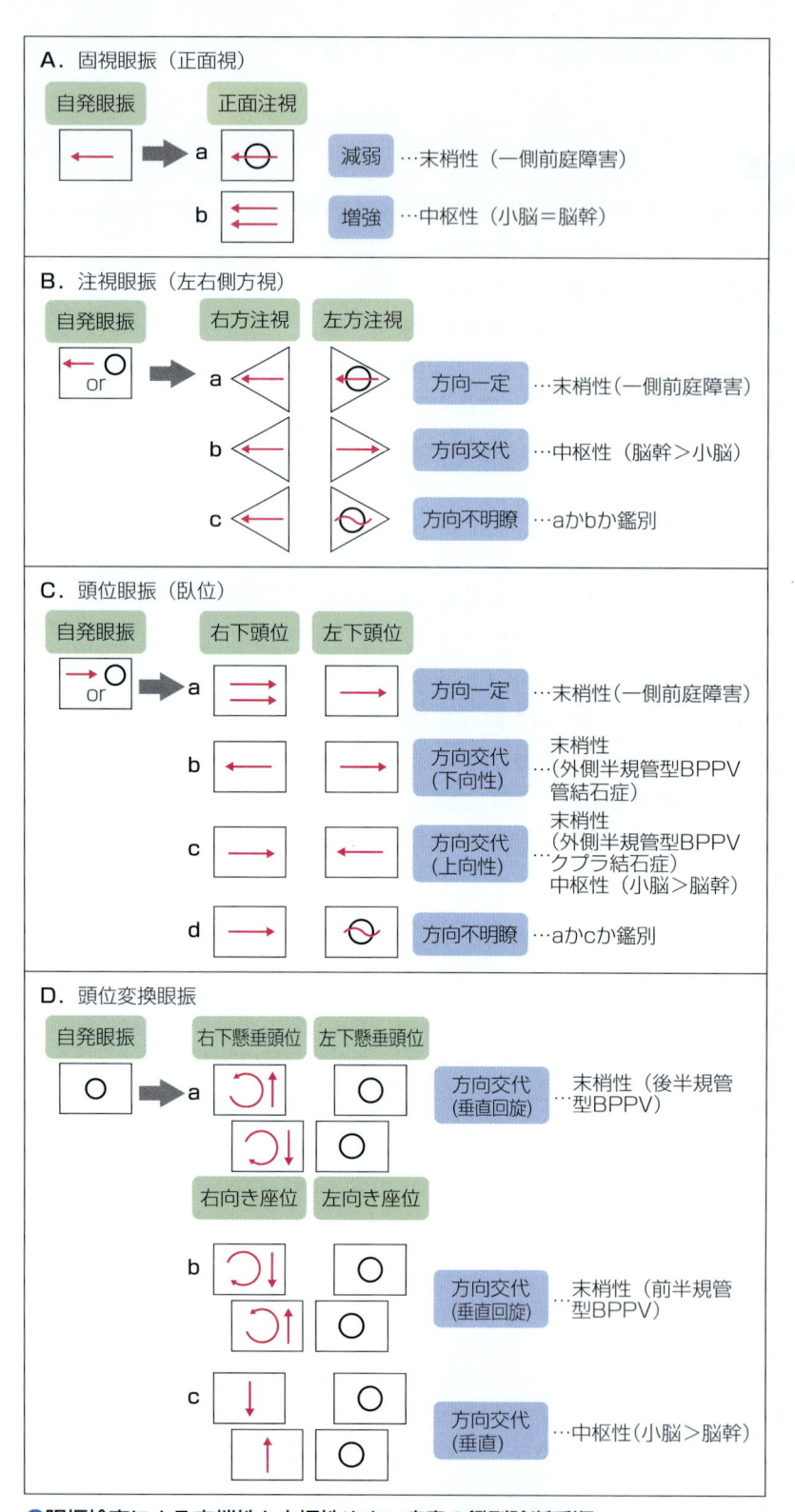

自発眼振		右下懸垂頭位	左下懸垂頭位		
○	→ a	↺↑ / ↺↓	○ / ○	方向交代（垂直回旋）	…末梢性（後半規管型BPPV）

		右向き座位	左向き座位		
	b	↺↓ / ↺↑	○ / ○	方向交代（垂直回旋）	…末梢性（前半規管型BPPV）
	c	↓ / ↑	○ / ○	方向交代（垂直）	…中枢性（小脳＞脳幹）

❸眼振検査による末梢性と中枢性めまい疾患の鑑別診断手順

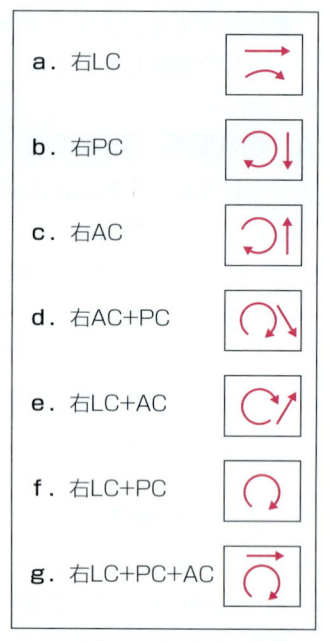

a. 右LC		→ ↘
b. 右PC		↻↓
c. 右AC		↻↑
d. 右AC+PC		↻↘
e. 右LC+AC		↻↗
f. 右LC+PC		↻
g. 右LC+PC+AC		→↻

❹一側（右）前庭障害（機能低下）で生じる可能性のある眼振所見

LC：外側半規管，PC：後半規管，AC：前半規管．

と同方向を示す定方向性なら末梢性（a）を推測する．一方，方向が交代する場合，下向性なら外側半規管型BPPV半規管結石症（b），上向性なら同クプラ結石症か中枢性（c）を考える．❷に方向交代性上向性眼振の鑑別のポイントを示す．
- また，左下頭位で眼振が不明瞭で右下頭位のみの上向性眼振なら，右末梢性前庭障害の回復過程なのか，左下頭位での上向性眼振が微弱なだけの中枢性か，判別に苦慮する（d）．眼振所見の経時的変化を観察する．

D. 頭位変換眼振検査

- 通常はBPPVを診断するために用いられる眼振検査である．
- 座位から懸垂頭位の頭位変換で上眼瞼向き垂直・回旋混合性眼振，懸垂頭位から座位への変換で逆向きの眼振が出現すれば，後半規管型BPPVと診断できる（a）．座位から懸垂頭位の頭位変換で下眼瞼向き垂直・回旋混合性眼振なら前半規管型BPPVを（b），下眼瞼向き純垂直性眼振が出現したら中枢性（前庭小脳）を考える（c）．

（山中敏彰）

引用文献

1) 山中敏彰．脳血管障害によるめまい．MB ENT 2005；53：116-21.
2) 山中敏彰．めまい「Emergency 実践ガイド」．内科 2009；103：1086-93.
3) 山中敏彰，細井裕司．平衡機能検査．下条文武編．メディカルノート検査の基本．東京：西村書店；2008. p.239-41.
4) Strupp M, et al. Central Oculomotor Disturbances and Nystagmus. Dtsch Arztebl Int 2011；180：197-204.
5) 武田憲昭．中枢性眼振の神経機序．Equilibrium Res 1996；55：335-42.
6) 小松崎篤ほか．異常眼球運動の局在診断．眼球運動の神経学．東京：医学書院；1986. p.244-319.
7) 清水夏繪．脳幹障害と眼球運動．神経進歩 1986；30：338-49.
8) Wagner JN, et al. Downbeat nystagmus：Aetiology and comorbidity in 117 patients. J Neurosurg Psychiatry 2008；79：672-7.
9) Wagner J, et al. Downbeat nystagmus caused by a paramedian ponto-medullary lesion. J Neurol 2009；256：1572-4.
10) Marti S, et al. A model-based theory on the origin of downbeat nystagmus. Exp Brain Res 2008；188：613-31.
11) Pierrot-Deseilligny C, Milea D. Vertical nystagmus：Clinical facts and hypotheses. Brain 2005；128：1237-46.
12) 山中敏彰．方向交代性眼振と中枢病変．箕輪良行編．救急・ERノート：レジデンスノート別冊．もう怖くない めまいの診かた，帰し方．東京：羊土社；2010. p.129-37.
13) 山中敏彰ほか．水平(外側)半規管型BPPVクプラ結石症に対する新規治療法―側方頭部傾斜・跳躍運動によるクプラ結石遊離の試み．Equilibrium Res 2010；69：127-33.
14) 山中敏彰．難治性BPPVの治療―対応と処置．Equilibrium Res 2006；65：144-55.
15) 小松崎篤ほか．眼振・眼球運動の検査．眼球運動の神経学．東京：医学書院；1986. p.205-343.

第 2 章 めまいの検査法

眼振・眼球運動観察と鑑別診断のポイント

前庭眼反射の見方とその解釈

- 前庭眼反射（vestibuloocular reflex：VOR）とは，網膜上の像の安定のために，頭部回転・直線運動に対して，その運動とは逆方向に眼球が動く反射性眼球運動の一つである．半規管，耳石器をセンサーとして働くが，同時に網膜をセンサーとする視運動性眼球運動（optokinetic reflex：OKR）と相補的な関係にあり，それぞれ高周波・高速度は前庭が，低周波・低速度は視覚が主に担当する[*1]．
- 数多くあるめまい・平衡機能検査のなかで，自発眼振，頭位・頭位変換眼振は，無刺激，あるいは頭位などの負荷を加えた後の異常信号である眼振を検出する，いわば静的な検査である．それに対し，回転刺激に対するVOR測定やカロリックテストは，実際に半規管のリンパ流を起こさせてそれに対する眼振を計測する，いわば動的な機能を測る検査である．

日常外来診療における前庭眼反射の観察・計測法

- まず，眼球運動は赤外線カメラ内蔵フレンツェル（Frenzel）眼鏡を使ってモニター上で眼球運動を観察し，それをテープかDVD録画する．回転刺激中に赤外線フレンツェルは頭部に対して安定している必要がある．これをフレンツェル眼鏡に付属のバンドを締めることで行うのは可能だが，被検者に手で保持してもらうとより簡便である（❶-a）．
- 刺激は便宜性から水平方向の回転刺激になる．とくに耳鼻咽喉科の日常臨床では，検者（耳鼻科医）が耳鼻科用診察椅子を水平方向に手動で回転させることで行う（❶-a）．手動回転は若干それぞれ検者の癖が出るものの，耳鼻科診察ユニットで用いられる診察椅子は，非常に重いので，擬似振り子様の回転刺激を比較的再現性高く与えることができる[1)][*2]．
- VORの定性的な評価については，検者が与える回転刺激に対して眼振がどの程度出るかを観察することで行う．より定量的な計測を行うには，与えた回転刺激量を赤外線フレンツェル眼鏡に固定した角速度センサー（ジャイロ）でモニターし，これを眼球運動ビデオと同時記録する．この角速度信号は回転刺激と同じ1Hz以下の低周波の信号であるためビデオ音声として記録できないが，電圧制御振動素子（VCO）などを使ってより高周波に変調することで，音声トラックに記録することも可能である[2)]．
- また，前庭眼反射（VOR）検査は，視覚入力によるVORの視性増強・固視抑制も同時に観察すると末梢前庭だけでなく中枢の平衡機能も評価するこ

★1
「めまいの持続時間からみた疾患分類」の項の❶（p.18）を参照．

被検者に手で保持してもらうとより簡便

★2
自験例では，永島医科器械，あるいはモリタ製作所製の耳鼻科用診察椅子を手動回転させると約0.1～0.5Hz程度の周波数レンジの刺激となり，また，最大角速度は60～120°/秒程度となる．過去に報告されているこの周波数，速度域でのヒトのVORの動特性をみると，周波数に対してほぼ一定で，位相はほとんど0に近い範囲にあるので，上記手動回転の範囲ではVORの位相の問題を考慮する必要は通常あまりない．

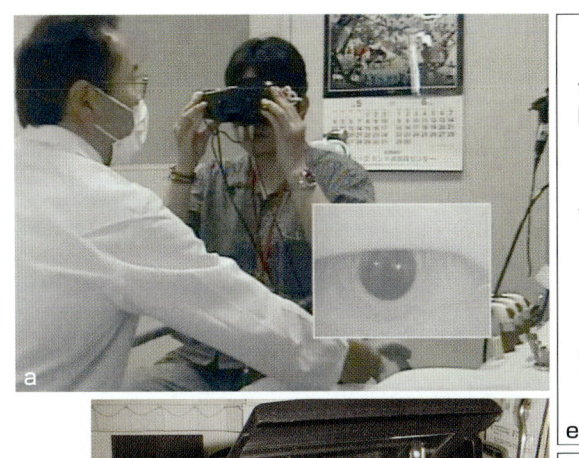

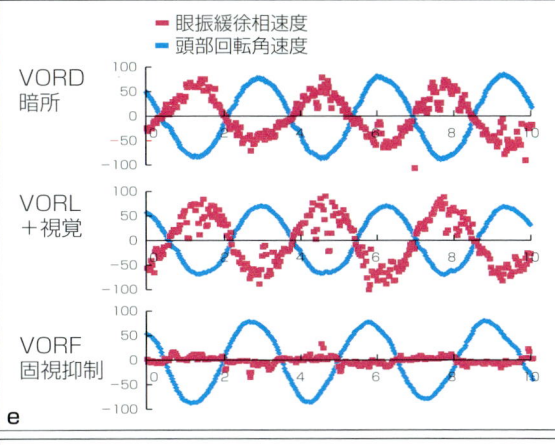

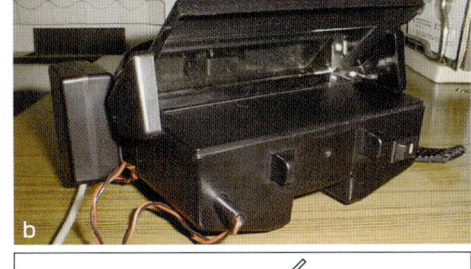

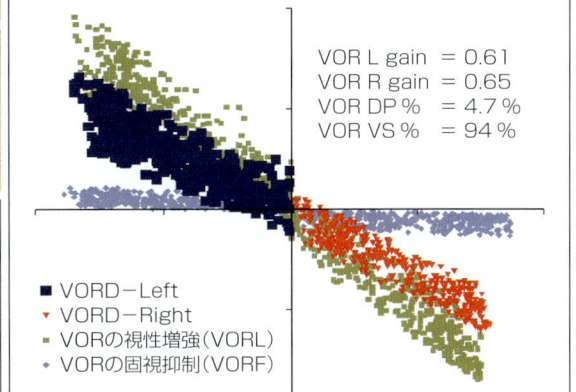

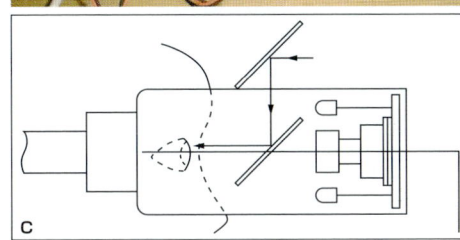

❶**日常外来診療における前庭眼反射の観察と計測**

a：赤外線フレンツェルは被検者に両手で保持してもらうのが簡便で，かつ安定する．通常の耳鼻科診察ユニットの診察椅子を手動回転しながら，それに対する眼球運動を観察する．
b：視覚刺激あり，なしを容易に切り替えられる赤外線フレンツェル眼鏡（モリタ製作所 IRN-2）．
c：IRN-2 の模式図．2 枚のミラーで前方を見られるようにしている．
d：VOR の固視抑制を測るときの様子．被検者の手で赤外線フレンツェル眼鏡を抑えつつ，人差し指の先端を固視してもらいながら回転刺激を加えるのが簡便である．
e：暗所での VOR（VORD），VOR の視性増強，VOR の固視抑制の記録結果．それぞれ 10 秒間の記録．眼振急速相はソフトウエア処理により除去している．
f：e の波形の解析結果（正常例）．X 軸は回転刺激角速度，Y 軸は眼振緩徐相速度である．利得（gain）は傾きで表される．VORD では左右回転方向別に gain を計算する．VOR の視性増強では gain はほぼ 1 になり，VOR の固視抑制では gain はほぼ 0 になっているのがわかる．

とができるので，これも可能な限り観察・記録するほうがよい．赤外線反射ミラー（コールドミラー）などで，視覚刺激も加えられるようにした赤外線フレンツェル眼鏡（ニューオプト ET-60-L，モリタ製作所 IRN-2〈❶-b，c〉など）を使用して行う．

● 回転刺激と同時に前方視を加えれば，網膜黄斑部による滑動性眼球運動と周辺視野による視運動性眼球運動とが前庭眼反射と相補的に働くことで，頭部運動を完全に補償する（すなわち，利得＝1）反射性眼球運動（VORの視性増強）が観察される（❶-e，f）．また，頭部に固定した指標を固視しながら回転刺激を行うと VOR の固視抑制が評価できる．この頭部に固定し

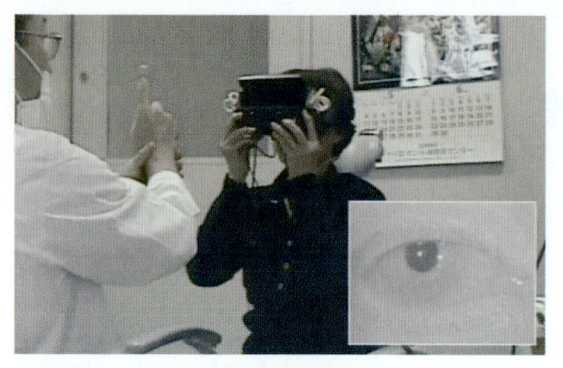

❷**外来での定性的滑動性眼球運動の評価**
検者の指の追跡を指示する．2往復程度で，saccadic pursuit があるかどうかは定性的に判断できる．同時に動眼神経麻痺，外転神経麻痺の有無もチェックする．

眼鏡を抑えてもらいながらピンと伸ばした人差し指の先端を固視してもらうことで行う

★3
VOR，VOR の固視抑制，VOR の視性増強，定性的視標追跡検査の4項目を観察・計測するための時間は約2分程度であり，めまい症例の初診時に通常耳鼻科診療ユニットの場所で行うことができる．

た固視点は，カメラを保持した被検者の片方の手の位置を変えて，眼鏡を抑えてもらいながらピンと伸ばした人差し指の先端を固視してもらうことで行うのが簡便である（❶-d）．
- また，同時に視覚刺激のみに対する眼球運動も簡便に観察・記録できればさらに情報が増える．たとえば，定性的な視標追跡検査として単純に検者が指を動かすのを追跡してもらうのが最も簡便である（❷）が，より定量的な刺激は，指標が動くビデオ動画などを用いることもできる．このときに外転神経・動眼神経麻痺の有無もチェックする．正常であれば，なめらかに眼球が動くが，中枢障害では saccadic pursuit がみられる．さらに，同時にサッケード（saccade）眼球運動の評価もできれば，通常検査室で行っているほとんどの精密眼運動検査を日常外来診療で行うことができる★3．

VOR 検査による左右前庭機能の評価

- 診察椅子の回転に対する眼振を観察することで，少なくとも半規管機能がどの程度ありそうかについての定性的な情報を10秒程度の回転で得ることができる．このとき，左右回転方向別で眼振の出方に差があるかにも注意する．
- 眼振と同時に頭部回転角速度を記録することで，VOR の利得（gain）を算出することもできる（❶-f）．正常人での VOR gain の標準偏差はかなり大きく，個体間での直接の比較による前庭機能評価には使いにくい側面があるが，個体内での変動は比較的小さいので，同じ症例の治療効果の判定などには用いやすい[2]．
- また，カロリックテストを行うことが難しい小児例においても比較的簡単に前庭機能の有無を評価できることも利点といえる[3]．カロリックテストで両側氷水にて無反応の例においても，VOR の反応は低いものの，みられることが多い[1]．氷水カロリックテストで引き起こすことのできるリンパ流は，引き起こされる眼振の最大緩徐相速度からせいぜい100°/秒は超えないと予想される．実際の半規管のダイナミックレンジは300°を超えるので，半規管の広いレンジで感度を調べようとするとカロリックテストよりも VOR 回転検査のほうが適しているといえる．
- 内耳疾患では，左右の内耳が同時に同程度障害されることは少なく，耳鼻咽喉科臨床において左右の内耳の前庭機能をそれぞれ評価できるカロリックテストは当然ながら非常に重要である．
- 一方，VOR 回転検査では，頭部回転に対して両側の内耳が刺激されるため，その出力である眼球運動は両側の前庭機能に由来するものとなる．しかし，

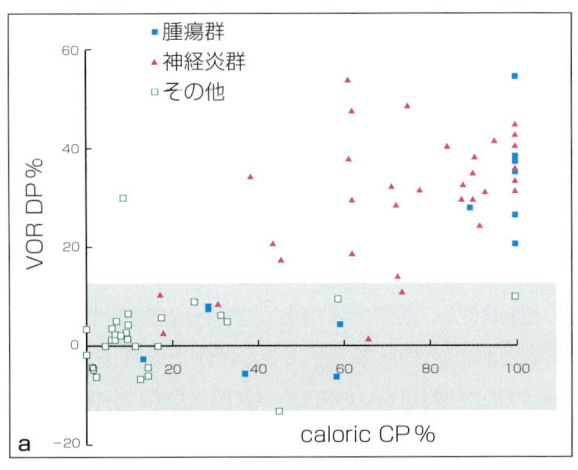

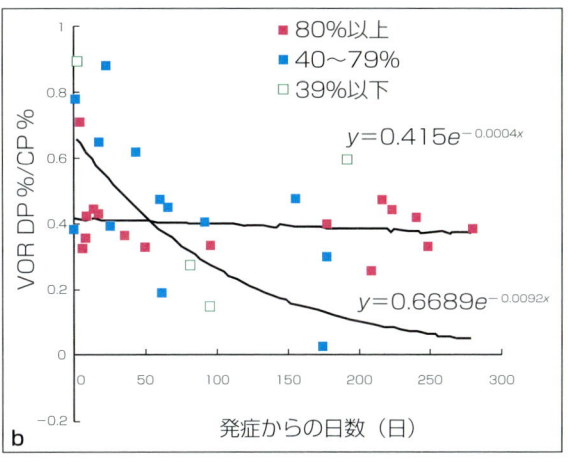

❸ **手動回転 VOR による前庭機能の左右差評価**
a：めまいの原因疾患と VOR DP％の関係．X 軸はカロリックテストの CP 値．Y 軸は VOR DP％．聴神経腫瘍など前庭代償が進んだと思われる例（■）では caloric CP％に対して VOR DP％は低い値となるが，神経炎例など前庭障害が新鮮な例（▲）では VOR DP％は高い．
b：前庭代償による VOR DP％/caloric CP％の変化．caloric CP％が高いほど VOR DP％が減衰するのが遅い．caloric CP％が低い例では発症後 1 か月以内であれば，VOR DP％で異常が検出できる．

半規管のクプラにある有毛細胞には極性があり，右向き，すなわち上から見て時計回りの回転に対しては，右側の水平半規管からの信号が増加し，左側の水平半規管からの信号が減少する．逆に左向き，すなわち上から見て反時計回りの回転に対しては，左側の水平半規管からの信号が増加し，右側の水平半規管からの信号が減少する[4]（Ewald の第 2 法則）．信号の減少の情報は，前庭神経の自発放電が 0 以下になれないという限界があるため，右向き回転時には右耳の半規管からの興奮の増加の信号，左向き回転時には左耳の半規管からの興奮の増加の信号が主に使われることになる．この傾向は低周波で，さらに回転速度が高くなるにつれて著明になる[4]．

- 実際，外来で手動回転により計測される水平方向 VOR の左右回転方向利得およびその左右差（DP％）をカロリックテスト結果の最大緩徐相（CP％）と比較すると，両者は有意な相関を示す[1]．さらにこの相関は前庭代償が十分に進んだと思われる聴神経腫瘍例では弱く，一側前庭障害が新鮮と思われる前庭神経炎例で強い[1]（❸-a）．自験例では発症後 1 か月以内の前庭神経炎例は全例 VOR 検査で障害耳側を判定可能であった（❸-b）．
- したがって，外来診療で行う手動回転 VOR 検査は，内耳障害が新鮮な時期に診察を行う可能性が高い一般診療所でとくに有用性が高いといえる．

> 手動回転 VOR 検査は一般診療所でとくに有用

中枢機能評価

- 外来手動回転 VOR 検査は，視覚刺激と組み合わせると VOR の視覚による増強・抑制が観察できる．手動回転 VOR の固視抑制と，カロリックテストの固視抑制の結果はよく相関する[5]ので，カロリックテストを行わずとも固視抑制の評価が外来初診時に行うことができるといえる（❹）．

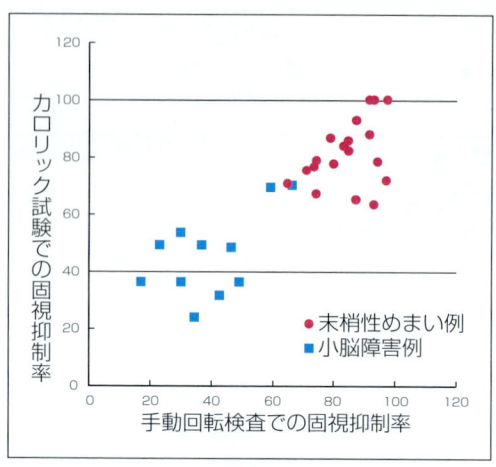

❹ 手動回転VORの固視抑制（VORF）とカロリックテストの固視抑制の比較

■は小脳障害例，●は末梢性めまい例のデータ．カロリックテストで固視抑制が障害されていた例では，全例でVORでの固視抑制も障害されており，逆にカロリックテストで固視抑制が正常であった例では，全例，VORの固視抑制も正常であった．
(Murai N, et al. Auris Nasus Larynx 2005[5] より)

視標追跡検査よりもVORの固視抑制のほうが，軽度の障害を見つけやすい

- 滑動性眼球運動を評価するために，❷のような簡単な視標追跡検査も同時に行ったほうがよい．滑動性眼球運動に使われる神経回路とVORの固視抑制に使われる回路とは大部分が共通と考えられている[6]が，自験例では，視標追跡検査よりもVORの固視抑制のほうが，軽度の障害を見つけやすい．視標追跡検査では眼球がなめらかに動くのが減るのをみるのに対し，VORの固視抑制は，正常ではほとんど眼球が動かず，障害があると動くのをみることになるのがその理由である．
- VORの視性増強については，末梢前庭障害や多少の小脳障害では崩れることがなく，脳幹部の不可逆的障害例などで利得が1からずれる．この場合，重篤な平衡失調を呈している例が多い．

症例提示

症例1　左前庭神経炎

患者：60歳，男性．

主訴：めまい．

現症：2週間前にかぜ症状．5日前から回転性めまいが出現し，近医入院中．蝸牛症状なし．

既往歴：高血圧．

検査所見：❺に初診時のVOR検査所見を示す．左向き方向固定性自発眼振を認め，VOR検査にてL gainがR gainに比べて明らかに低く，DP％が65％と高値である（❺-a）．VOR固視抑制は正常（❺-b）．定性的な視標追跡検査も正常（❺-c）．

診断：左前庭神経炎と診断し，入院加療．退院時にカロリックテストにて左CP 85％と右半規管機能低下を確認した．また，MRI検査でも中枢病変を認めなかった．

症例2　脳幹部梗塞

患者：61歳，男性．

主訴：ふらつき，めまい．

現症：2週間前の出張中にめまい（昼間）あり．以後，軽度のふらつきが持続．近医より紹介受診．

既往歴：高血圧．

検査所見と経過：❻に初診時VOR検査所見を示す．自発眼振なし．頭位眼振検査で，方向交代性上向性眼振を認めた．VORのgain，DP％は正常範囲内（❻-a）だったが，固視抑制が減弱しており（❻-b），かつ定性的な視標追跡検査（❻-c）でやや saccadic pursuit と思われたので，緊急にMRIを撮影依頼した．

診断：脳幹部梗塞（❻-d）の診断のもと神経内科即日入院となった．

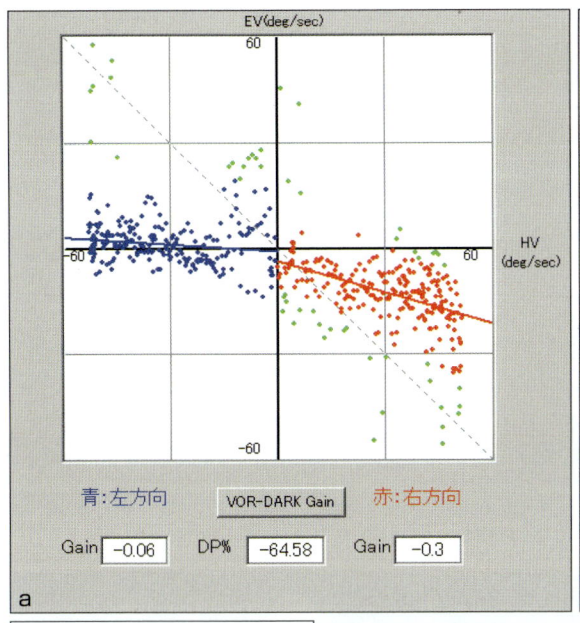

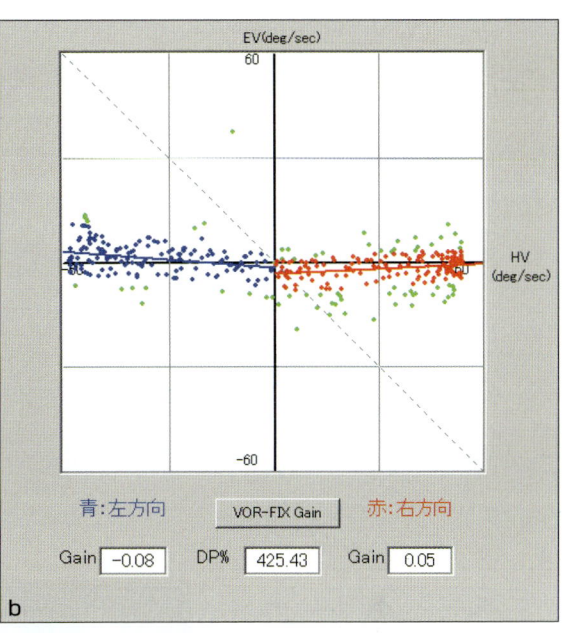

❺ 症例 1 の初診時 VOR 検査所見
a：暗所での VOR（VORD）．左向き回転時（◆）の gain（傾き）が低下している．
b：VOR の固視抑制（VORF）．固視抑制は正常である．VOR VS％＝92％．
c：ETT．❷のように検者が動かした指を追跡した眼球ビデオより VOG で波形化したもの．定性的だが saccadic pursuit がないのはわかる．

- 上述のように，手動回転 VOR 検査は，特別な検査室に移動することなく，耳鼻科外来診療ユニットの場で，短時間かつ簡便に行える．多くのめまい疾患は所見が一過性であるため，めまい病態が新鮮な時期に診察を担当する一般耳鼻科におけるめまい診療の初診時にこれら検査を行うことは，診断に最も重要な所見を逃さないことにつながる．これにより最終診断までの期間を短縮し的確な治療が迅速に開始されることになり非常に意義が大きい．
- メニエール病など発作期に眼振方向が変化する症例では，そのVOR gain もダイナミックに変化するのが観察される[7]．これらめまい疾患の病態変化は，短時間で簡便にできる手動回転 VOR 検査だからとらえることができるものと考える．一般外来臨床での VOR の詳細な解析に十分な時間をとることは難しいと思われるが，15 秒程度の手動回転刺激を医師が行い，左右の回転方向で生じる眼振の数の差をカウントするだけで，大まかな VOR 反応の左右差を推定することも可能である．
- さらに簡易の視標追跡検査による滑動性眼球運動の定性的評価とともに VOR 固視抑制をチェックすることで症例2のような中枢性の危ないめまいの鑑別にもつながる．
- ぜひ，VOR 観察を日常診療に取り入れていただきたい．

（船曳和雄）

❻ 症例 2 の初診時 VOR 検査所見
a：暗所での VOR（VORD）．
b：VOR の固視抑制（VORF）．VOR VS％＝46％．
c：ETT．❷のように検者が動かした指を追跡した眼球ビデオより VOG で波形化した定性的視標追跡検査波形．定性的だが saccadic pursuit があることは十分わかる．
d：本症例の MRI 脳幹正中部に T2 high の梗塞像（→）を認める．

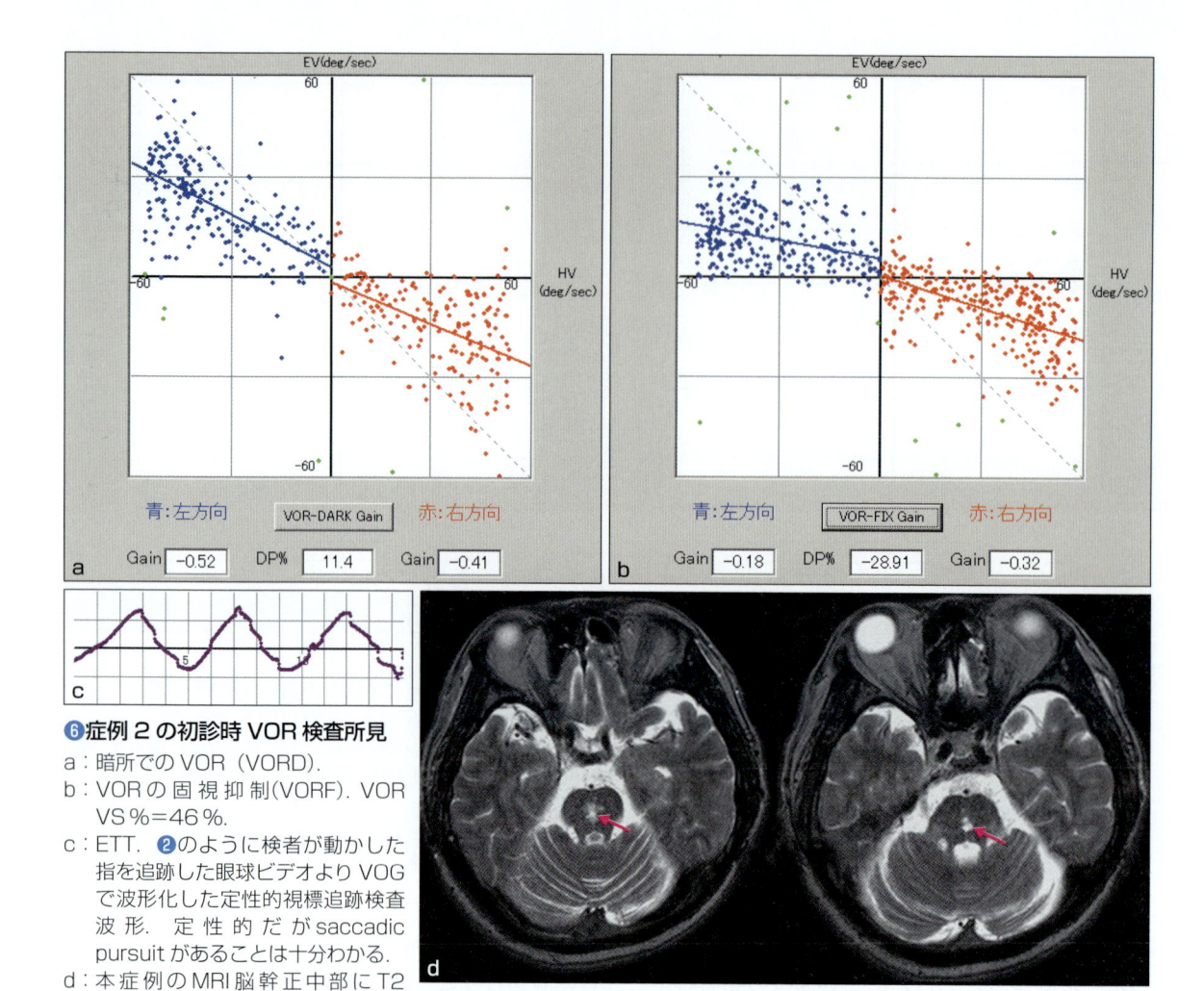

引用文献

1) Funabiki K, Naito Y. Validity and limitation of detection of peripheral vestibular imbalance from analysis of manually rotated vestibulo-ocular reflex recorded in the routine vestibular clinic. Acta Otolaryngol 2002；122(1)：31-6.
2) Funabiki K, et al. A new vestibulo-ocular reflex recording system designed for routine vestibular clinical use. Acta Otolaryngol 1999；119(4)：413-9.
3) 船曳和雄，内藤　泰．小児の耳鼻咽喉科・頭頸部外科シリーズ(9) めまいの診断と治療．耳鼻咽喉科・頭頸部外科 2000；72：379-84.
4) Honrubia V, et al. Vestibulo-ocular reflexes in peripheral labyrinthine lesions：I. Unilateral dysfunction. Am J Otolaryngol 1984；5：15-26.
5) Murai N, et al. Validity and limitation of manual rotational test to detect impaired visual-vestibular interaction due to cerebellar disorders. Auris Nasus Larynx 2005；32：23-8.
6) Leigh RJ, Zee DS. Smooth pursuit and visual fixation. In：Leigh RJ, Zee DS, editors. The Neurology of Eye Movements. 3rd ed. Oxford University Press；1999. p.151-97.
7) Funabiki K, et al. Vestibulo-ocular reflex in patients with Ménière's disease between attacks. Acta Otolaryngol 1999；119：886-91.

Column

先天性眼振とはどのような眼振か

　眼振は通常，急速相（quick phase），緩徐相（slow phase）より構成され，急速相方向をもって眼振の方向としている．しかし，先天性眼振では方向がはっきりしない振り子様の眼球運動が特徴的な振子様眼振をみることが多く，生来ある先天性眼振に突発性難聴，良性発作性頭位めまい症などの内耳疾患，あるいは小脳脳幹障害，聴神経腫瘍などの中枢性疾患が合併すると，診断に迷うことがあり，中枢神経腫瘍疾患などと誤診されることもある．

　特徴的な眼振を示す本疾患の存在を念頭におき，本人・家族より以前からの眼球運動について詳細な問診を行い，ENG（electronystagmogram〈電気眼振図〉）記録を行って検討することが大切である．

定義

　広義には，出生時あるいは比較的若年時に眼振が出現し，眼振，眼科的異常（斜視・眼疾患）以外に他の神経症状を認めないもの．出現頻度は，2万人に1人との報告がある．

分類（Cogan[1]）

　先天性眼振は，以下の4種類に分類されることが多い．

① 感覚系障害（sensory-defect nystagmus）（眼障害による ocular nystagmus，固視機能障害による fixation nystagmus）または振子様眼振（pendular nystagmus）
② 運動系障害（motor-defect nystagmus）または衝動性眼振（jerky nystagmus）
③ 潜伏眼振（latent nystagmus）：両眼視では眼振が出現せず，単眼視で固視眼側に向かう衝動性眼振
④ 交代性眼振（periodic alternating nystagmus）：眼振方向が左右に80〜90秒周期で交代する眼振

　しかし，Dell'Osso ら[2] が述べているように，振子様眼振で視覚障害がみられないこともあり，また振子様眼振と衝動性眼振が混在している pendular-jerky type 例も少なくない．振子様眼振では家族歴を有し，頭振・斜視を合併することが多く，衝動性眼振では視力が良好で，早産・難産・妊娠異常などの既往，中和点を有することが特徴とされている．

　家族性では常染色体劣性遺伝，性染色体劣性遺伝が多く報告されている．まれではあるが，随意に振子様眼振を発現することができる随意性眼振，脊椎側彎症に伴う報告例がある．

症状

　視力障害，眼振が少なくなる中和点で対象を注視しようとするための斜視，斜頸を示すことがある．

　一般に眼振が認められるときにはめまい感や平衡障害，動揺視などの症状がみられるが，先天性眼振ではみられない．先天性眼振でめまいが認められる例では，起立性低血圧が多いとの報告がある．

検査

　眼振の性状は，大多数は水平性で[3]，振子様，衝動性，中間の振子様衝動性があるが，振子様が多い．電気眼振図（ENG）による眼振波形分析で振子様か衝動性かを検討することが重要である．

　眼振は注視により著明となり，閉眼で抑制されることが特徴的で，交代性眼振，潜伏眼振の形をとることがある（水平性先天性眼振，❶）．

　視運動性眼振パターン検査 OKP（optokinetic nystagmus pattern）で眼振方向が逆転する特徴的な錯倒現象（inversion）や無反応を示す（❷）．

治療

　中和点または輻輳による眼振の減弱を利用したプリズム療法やコンタクト装用，GABA 作用薬バクロフェン投与，定位的上丘電気凝固術などの手術療法がある．

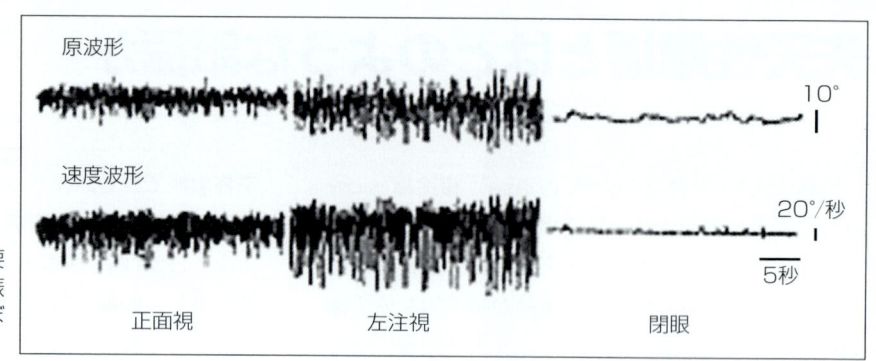

❶ **水平性先天性眼振**
正面視でやや左に衝動性の要素がある眼振．左注視で眼振が活発にみられ，閉眼でほぼ完全に抑制される．

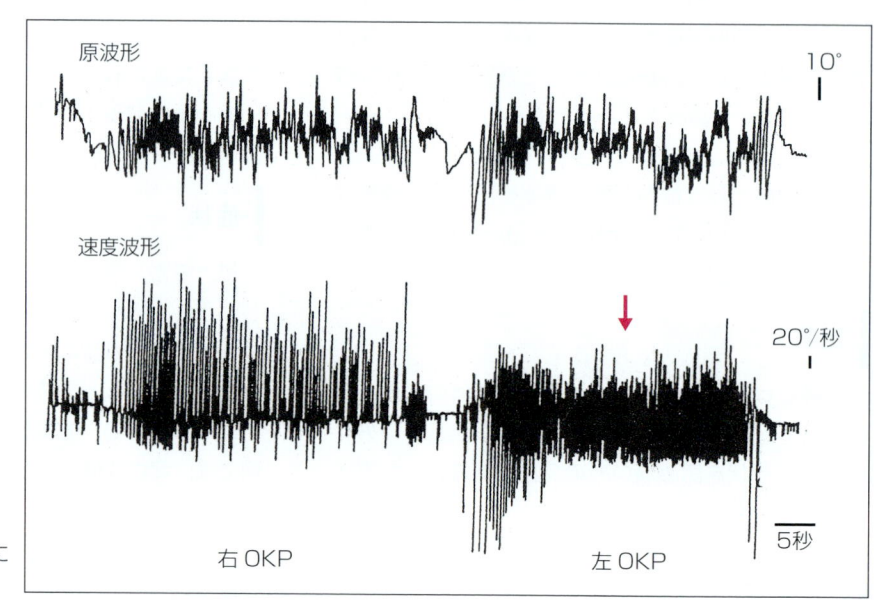

❷ **OKP錯倒現象**
右への眼振が強い症例．
左OKPは途中から右向きに変化している（→）．

予後

眼振は一般に一生続くが，加齢につれて減弱する傾向がある．

（矢部多加夫）

引用文献

1) Cogan DG. Congenital nystagmus. Canad J Ophthalmol 1967；2：4-10.
2) Dell'Osso LF, Daroff RB. Congenital nystagmus waveforms and foveation strategy. Doc Ophthalmol 1975；39：155-82.
3) 矢部多加夫ほか．先天性垂直性眼振の一症例．耳鼻咽喉科 1987；59：947-53.

第2章 めまいの検査法

眼振・眼球運動観察と鑑別診断のポイント

外来での複視や眼球運動検査法と異常所見の解釈は？

- めまいを訴える患者のなかで複視を訴える患者は比較的多く，複視はめまい診療において無視できない臨床症状である．しかも複視をきたすめまい疾患は重篤なものが多いので，めまい患者を診た場合には複視の有無を必ず聴取すべきである．
- 眼球運動を制御する部位（以下，眼球運動系）は主に後頭蓋窩背側部領域にある．この部位には前庭系も存在し，これら両者の系は相互に密接な関係をもっている．中枢神経系の異常に起因するめまいでは，中枢前庭系のみならず眼球運動系の異常を伴っている可能性があり，これらの病態を知るためには眼球運動検査は欠かすことができない臨床検査である．このような検査はプライマリ・ケアの場でも積極的に活用すべき検査法である．
- 以上の概要を踏まえ，本項では外来での複視や眼球運動検査法と異常所見の解釈について解説する．

> めまい患者では複視の有無を必ず聴取すべき

単眼性複視と両眼性複視 ❶

- 複視は大きく単眼性複視と両眼性複視に分けられる．めまい診療では後者のほうが重要である．

> めまい診療では両眼性複視のほうが重要

単眼性複視
- 片目を覆っても複視が消失しない場合には単眼性複視であり，眼球単独の異常として眼科で扱われる．

両眼性複視
- 外界の視標を見るときには両眼の視線が常に同一になるように左右の眼球は協調的に動くが，この眼球運動の協調性が破綻すると自覚症状として複視を訴える．これを両眼性複視とよぶ．

両者の鑑別方法
- 一側遮眼で複視が消失すれば両眼性複視，単眼でも消失しなければ単眼性複視と確認することができる．

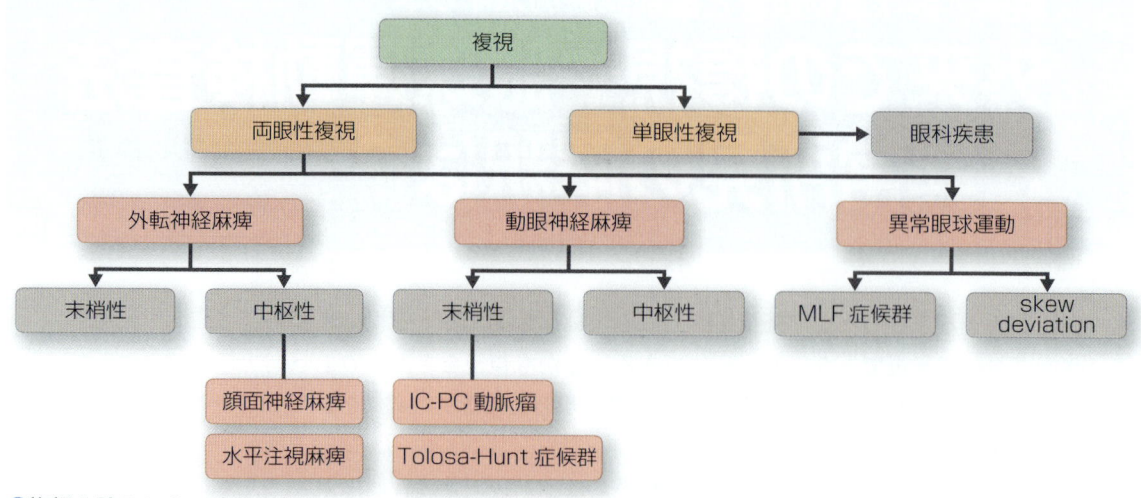

```
                    複視
         ┌───────────┼───────────┐
      両眼性複視              単眼性複視 ──→ 眼科疾患
   ┌─────┼─────┐      ┌─────┼─────┐
外転神経麻痺      動眼神経麻痺      異常眼球運動
 ┌──┴──┐       ┌──┴──┐        ┌──┴──┐
末梢性 中枢性   末梢性  中枢性   MLF症候群  skew
        │       │                       deviation
     顔面神経麻痺  IC-PC動脈瘤
     水平注視麻痺  Tolosa-Hunt症候群
```

❶複視を診るための診療の流れ
複視患者の鑑別診断の流れを示す．詳細は本文（p.117）を参照されたい．

外転神経麻痺と動眼神経麻痺 (❶)

- 外眼筋は外転神経，動眼神経，滑車神経の支配を受けて複雑な眼球運動を行っている．これらの末梢部位が障害されれば一側の眼球運動障害が生じ，結果的に両眼性複視を訴える．
- また，脳幹部における外転神経核などの核性障害が原因で複視を訴えた場合にはさまざまな異常眼球運動を伴う．これらの症例は脳幹部出血あるいは梗塞などの重篤な疾患であることが多いので，診断は慎重かつ迅速に行うことが求められる[1]．

■ 外転神経麻痺——末梢性障害

- 眼球運動障害のなかでは外眼筋を含めた末梢神経障害による外転神経麻痺が最も頻度が高い．以下の特徴をもつ．

外転神経麻痺の特徴

- 一側眼の外転運動が制限され，通常は正中視で内斜位を示す．ただし，軽度の場合には内斜位のみを示すこともあるので，斜視と安易に判断すべきではない．
- 自覚症状として水平性複視を訴え，障害側方向の注視で複視が増強する．
- 複視を判断するためにカバーテストを行う（❷）．
- 外傷，脳動脈瘤，腫瘍，糖尿病，脳圧亢進，まれには甲状腺機能異常，重症筋無力症に起因するものもあり，これらの疾患を念頭に鑑別を進めていく．

■ 外転神経麻痺——核性障害

- 外転神経核は橋の最尾側にあり，近傍には顔面神経核も存在するので，障害側の顔面神経麻痺を伴うことが多い．
- 近傍の傍正中橋網様体（paramedian pontine reticular formation：PPRF）が

障害されると，一側の側方注視麻痺が出現する．
- 錐体路も障害されると障害側の片麻痺が出現する．この場合には病巣が広範囲に及び，重篤な状態にあることを示唆する．
- 脳幹部梗塞・出血などの脳血管障害，多発性硬化症，脳腫瘍が原因疾患として考えられる．最終的には MRI などの画像診断で確認する．

■ 動眼神経麻痺

- 末梢神経障害によるものが多く，核性障害は比較的まれである．以下の特徴をもつ．

動眼神経麻痺の特徴
- 眼球の内転，上転，下転運動が制限される．
- 眼瞼下垂および散瞳を伴い，対光反射の消失を認める．
- 内頸動脈後交通動脈分岐部（IC-PC）の動脈瘤が原因となることが最も多い．この場合の動眼神経麻痺は動脈瘤の破裂前徴候とされ，画像検査などを中心に緊急な検査を行わなければならない．
- 動眼神経麻痺に眼痛などを伴った場合，海綿静脈洞に病変を認めることがある．このような症例は Tolosa-Hunt 症候群とよばれ，ステロイドの投与が著効する．CT/MRI などの画像検査を行い診断する．

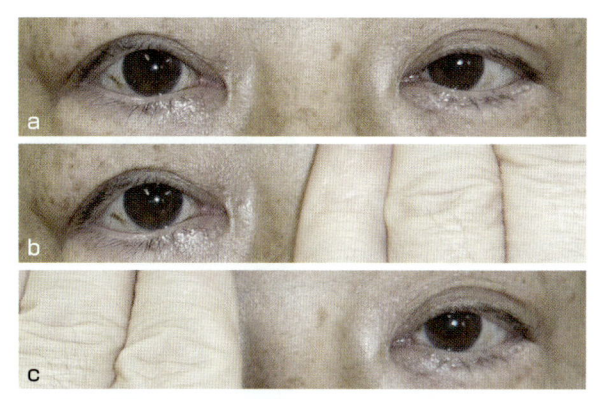

❷ **外転神経麻痺における眼位とカバーテスト**
a：正中視で左眼が内転位している．
b：左眼遮眼でも右目の眼位は変化しない．
c：右眼遮眼で左眼が内転位から正中位に眼位が戻っていることがわかる．
これらは左眼に異常があることを示している．

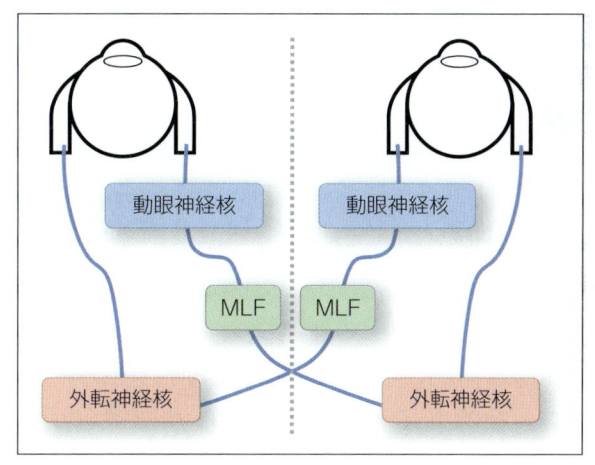

❸ MLF（内側縦束）に関連する神経路

Tolosa-Hunt 症候群とは海綿静脈洞の非特異的炎症性肉芽腫に起因する症候群

複視をきたす異常眼球運動 ❶

- 複視を訴える患者のなかで，外転神経麻痺や動眼神経麻痺の特徴に合致しない異常な眼球運動を示す場合がある．以下にその代表的な疾患について解説する．

■ MLF 症候群

- 内側縦束（medial longitudinal fasciculus：MLF）は，中脳の動眼神経核の高さから脊髄に至る線維束で，同側の外転神経核と対側の動眼神経核の経路を連絡している（❸）．
- この部位が障害されると特徴的な眼球運動異常が生じ，多くは複視を訴える．❹に左 MLF 障害における眼球運動の障害を示した．以下の特徴をもつ．

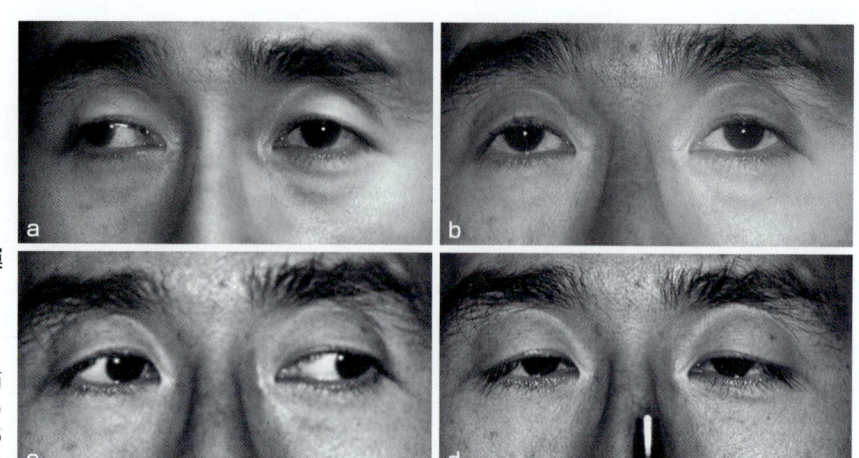

❹ 左 MLF 症候群の眼球運動異常

a：右方視，b：正中視，c：左方視，d：輻輳．
右方視では左眼内転不能で右眼の水平性眼振が認められるが，輻輳では内転は可能である．

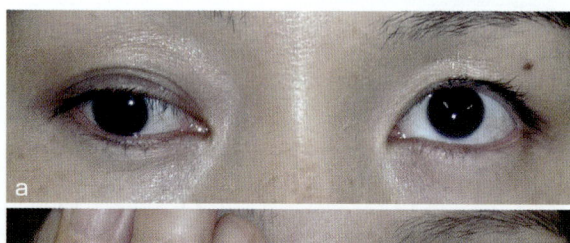

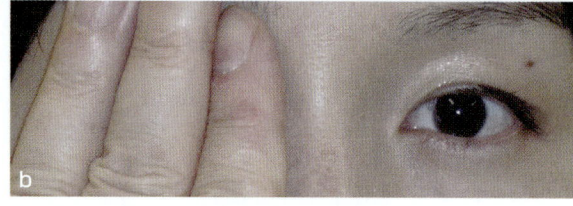

❺ skew deviation とカバーテスト

a：右眼は下転，左眼が上転．
b：右遮眼で，上転した左眼は正中位に戻る．
（注：実際の症例ではなくモデルを使用した合成画像である．）

MLF 症候群の特徴

- 右方視（健側）で左眼の内転が障害され複視を訴える．右眼では右向きの眼振が認められる（❹-a）．
- 正中視では異常が認められない（❹-b）．
- 左方視（患側）では両眼とも眼球運動異常を認めない（❹-c）．
- 右方視で内転障害を示した右眼でも，輻輳すると内転が可能（❹-d）．
- MLF 症候群を示す疾患は，脳幹梗塞などの脳血管障害が大多数を占め，両側 MLF 症候群では多発性硬化症と診断されることが多い．

MLF 症候群は脳血管障害によることが多い

skew deviation は脳幹部異常で認められる

■ skew deviation（斜偏視）

- 急性に発症するめまい患者を診たときには，常に後頭蓋窩疾患との鑑別を念頭におかなければならないが，このような患者で skew deviation という異常眼球運動を示すことがある．脳幹部異常で認められ，一般には重篤な疾患と思われがちであるが，急性めまいを発症する後頭蓋窩疾患のなかで比較的軽度なものを含めれば skew deviation を認める症例が多いことが知られるようになった．
- 最近では，脳血管障害に起因する急性めまいを鑑別するうえで重要な所見として注目されている[2]．以下にこの異常眼球運動の特徴を記す．

skew deviation の特徴

- 本来左右眼の水平レベルが同一にあるべきところが，一側眼球が下転，反対側の眼球が上転するような特徴的な眼球偏倚を呈する（❺-a）．
- 同時に複視も訴えるが，通常は垂直軸に対する複視を訴える．
- このような患者を診た場合には，カバーテストで skew deviation を確認す

116 ○ 第 2 章　めまいの検査法

- る必要がある（**5**-b）．
- 緊急にMRIを施行すると，高い率で脳幹部梗塞を発見することができる．

複視を診た場合の外来における検査の具体的な進め方は？

- 外来でめまい患者を診れば，通常ルーチンで注視眼振検査を施行するので，その際に注視時に複視を訴えるかどうかを聴取しておく．その手順を**1**に示した．
- 単眼性であるか両眼性であるかをまず確認する．そのために，一方の眼球を遮蔽して複視が消失するかを判定し，単眼性であれば眼科に紹介する．それ以外は両眼性複視と判断する．
- 両眼性複視では一側の眼球運動に何らかの制限が生じていることが多いので，まずは外転神経麻痺あるいは動眼神経麻痺であるか否かを判別しておく．もしそうでなければ，その他の異常眼球運動を念頭においてさらなる鑑別診断を進めていく．
- 外転神経麻痺であれば，末梢性であるか中枢性であるかを判断するが，単独の外転神経麻痺であれば末梢性の可能性が高く，外傷，炎症性疾患などを視野に入れて診断を進めていく．
- 外転神経麻痺に顔面神経麻痺が伴っていればほぼ間違いなく核性麻痺であり，もし一側方向の水平性注視麻痺をきたしていればPPRFが障害されたと判断する（PPRF症候群）．このような症例では緊急的にMRIを施行するか，直ちに脳神経外科などに紹介するなどの対応を行う．
- 動眼神経麻痺を診たら，まず動脈瘤を否定しておくためにCT/MRIなどの画像検査を至急行っておく．
- 動眼神経麻痺に眼痛を伴う場合には，海綿静脈洞周囲の疾患を念頭に画像検査を進めていく（Tolosa-Hunt症候群）．
- 正中視で垂直方向の複視を訴えた場合には，skew deviationの有無を確認するために，上転あるいは下転している眼球が一側の眼球を遮蔽することにより正中位に戻るかどうかを判定する（カバーテスト；**5**-b）．skew deviationを認めた場合，MRIにて脳幹部梗塞などを鑑別診断する．

外来で行える眼球運動検査とは？

- 眼球運動には，滑動性眼球運動あるいは視運動性眼振に代表される緩徐な眼球運動と，ある点から別の点に視線を急激に移動するときに起こる急速眼球運動（saccade）に大別される．
- 一般臨床の場では，主として前者の緩徐な眼球運動を評価する眼球運動検査が利用される．外来で行う場合には，簡便に行える追跡眼球運動検査[★1]が多用されている．
- 以下に視標追跡検査の検査法と異常所見の解釈について解説する．

★1 保険診療上では視標追跡検査とよばれる．

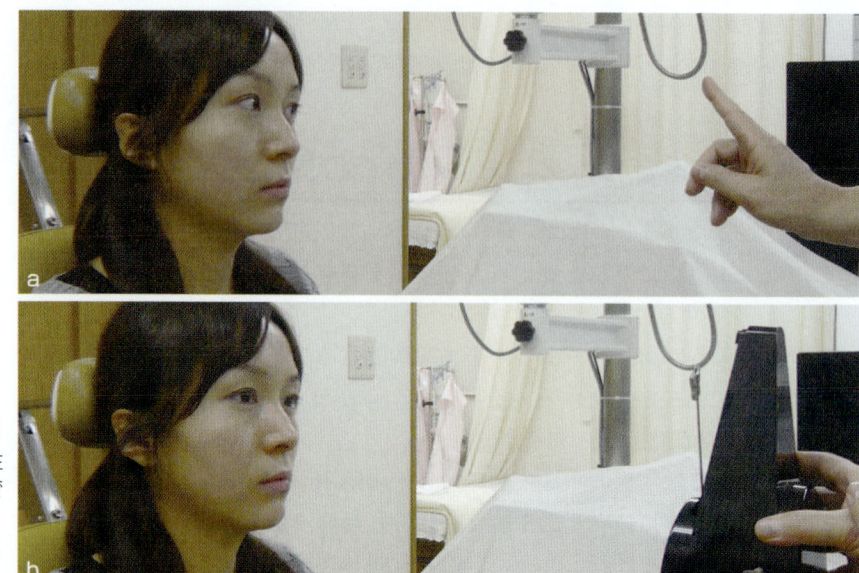

❻ 外来で行う視標追跡検査
a：被検者は検者の指先を注視して，その動きを目で追う．
b：メトロノームを注視させ，その動きを目で追う．

視標追跡検査は脳幹背側部と小脳の異常をチェック

視標追跡検査を行う意味は？

- 視標追跡検査（eye tracking test：ETT）は，外界の移動する視標に対して眼球が正確に追随できるかどうかを評価するための検査法である．これらの眼球運動制御機構は滑動性眼球運動とよばれ，少なくとも脳幹背側部にある諸核と小脳がこの眼球運動の制御に深く関係している．
- めまいを訴える症例で視標追跡検査を行った結果で異常所見を認めたら，これらの部位の障害を示唆し，このめまい症例は中枢性疾患の可能性が高いと判断できる．そしてMRIなどの画像検査を緊急で行う強い動機にもつながるので，プライマリ・ケアの場でも必要不可欠な検査である．

外来で行う視標追跡検査とは？

- 視標追跡検査は用手的にも可能である．患者の前面に立ち検者の指先を注視するように指示し，指を左右にゆっくり動かす（❻-a）．なめらかに目で追うことができれば正常であり，もしなめらかに眼球が動かない場合に異常と判定する．
- ただし，患者によっては視標となる指先をなめらかに追うことが難しいために詳細な異常所見の判定に悩むことがある．このような場合，メトロノームを用いて検査を施行すると患者は比較的視標を追随しやすい（❻-b）．

視標追跡検査における異常所見を評価する際の注意点は？

- 自発眼振が強い場合には，視標追跡検査で異常を認める場合がある．このような場合には自発眼振の強さと比較して判定する．
- 自発眼振が弱いにもかかわらず視標追跡検査で明らかに異常所見を示す例などでは，中枢性疾患を疑い診断を進めていく．

視標追跡検査を定量的に解析すべきか？

- 用手的あるいはメトロノームを用いた視標追跡検査はあくまで定性的な検査であり，微細な変化を評価することが難しいこともある．このような場合にはENG（電気眼振図）を使用して定量的に解析することが理想である．
- 電極を装着する手間などを考えると外来で手軽に行うことは容易ではないが，定量的に視標追跡検査を行った結果，小脳梗塞の診断に至った症例もある[★2]．このような症例がある限り，診断の幅を広げるためにも，外来でも簡便に定量的検査ができるようにすべきである．

将来的に普及すべき検査機器

- 最近，ハーフミラーを用いたビデオ眼振計（video-oculography：VOG）が市販されるようになった．残念ながら，現状では高額医療機器であり一般的に導入されるような状況ではないものの，この装置を使用すれば外来で簡単に視標追跡検査を行うことは可能である．
- 筆者の経験からもその有用性はきわめて高く，近い将来，外来でルーチンに眼球運動検査を行うための有力な検査機器になることは間違いないであろう．

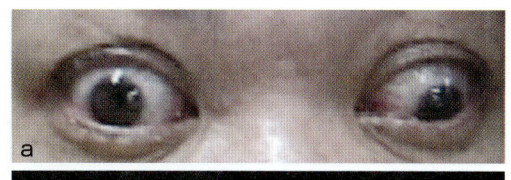

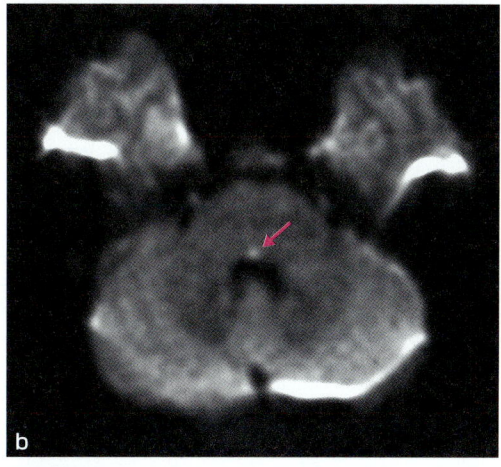

❼ 症例1
MLF症候群の眼位（a）とMRI所見（b）．→：脳幹部の小梗塞．
（北海道社会保険病院，金谷健史先生より提供）

★2
後述の症例3を参照．

ビデオ眼振計はきわめて有用である

参考になる症例

症例1　skew deviationを伴う右側MLF症候群

患者：40歳代，女性．
現病歴：数日前よりめまいがあり，某病院を受診したがMRIで問題がないということで耳鼻咽喉科を受診するように勧められた．翌朝からめまいがさらに増強し複視も伴うようになった．同日に耳鼻咽喉科を初診した．
検査所見：右眼の内転障害，左眼の左方視時における単眼性眼振が認められ，また，skew deviationも観察された（❼-a）．
診断に至ったポイント：複視を訴えためまい患者であるが，初診時のMRIで異常がないことから問題ないと判断された症例である．その後の眼球運動所見からskew deviationを伴う右側MLF症候群と診断し，再度MRIを施行した（❼-b）．眼球運動を詳細に観察することの重要性を示唆している症例である[★3]．

★3
本症例は北海道社会保険病院耳鼻咽喉科金谷健史先生より提供されたものである．

症例2　アーノルド奇形

患者：60歳代，女性．

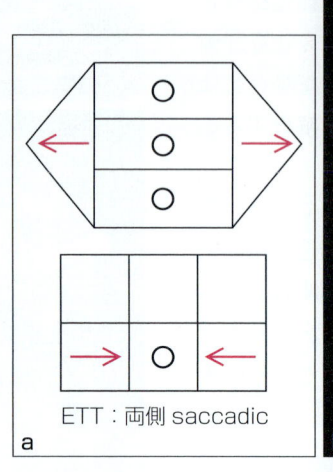

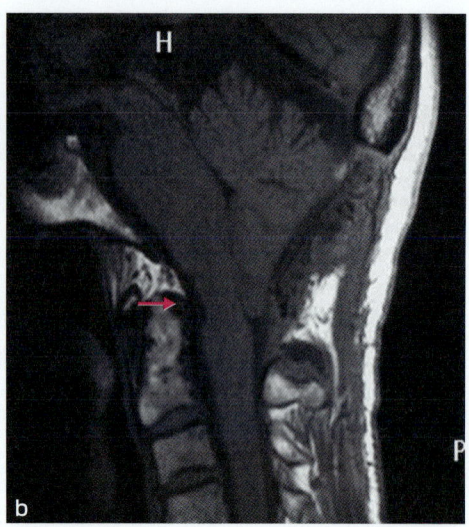

⑧ 症例 2
アーノルド奇形の眼球運動所見（a）とMRI所見（b）.
ETT：視標追跡検査.

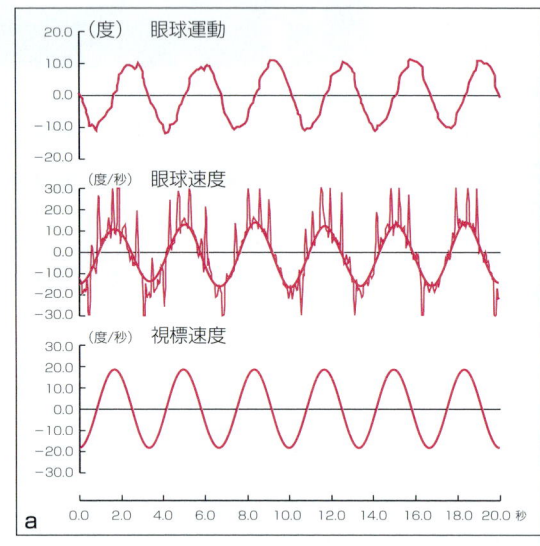

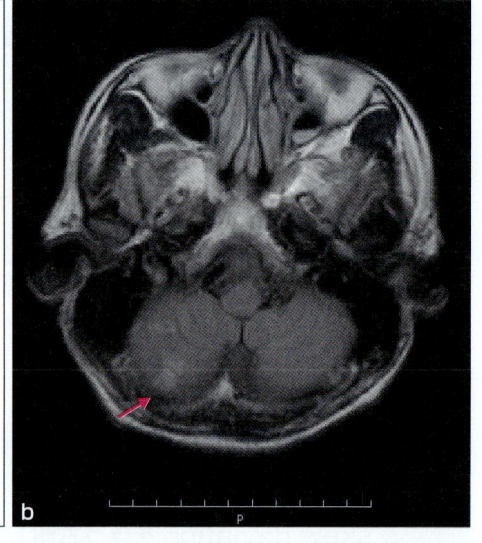

ETT：両側 saccadic

⑨ 症例 3
小脳梗塞例の視標追跡検査結果（a）とMRI所見（b）.

現病歴：真珠腫性中耳炎手術を 25 年前に某病院で受けたが，その後は経過良好で経過観察を定期的に受けていた．数年前から浮動性めまいを訴えるようになり，担当医からは中耳炎の後遺症と説明されて保存的な投薬を受けていた．しかし，症状の軽快がないために当院を受診した．

検査所見：初診時に注視眼振検査で注視方向性の水平性眼振が認められた．用手的な視標追跡検査でも明らかに異常所見が認められた．自発眼振はなく，頭位変換眼振検査では方向交代上向性眼振が認められた．MRI を施行したところアーノルド（Arnold）奇形と診断された（⑧）．

診断に至ったポイント：受診直前に施行された MRI では異常所見は認められず中耳炎後遺症と診断されていた症例である．注視眼振検査や視標追跡検査の異常を認めたことが，再度 MRI を施行する強い動機になった．その結果，アーノ

ルド奇形に起因する脳幹部圧迫による障害と判明できた症例である．

症例3 小脳梗塞

患者：60歳代，男性．
現病歴：突然に，とくに誘因なく浮動性めまいが出現し，景色が傾いて見えるようになった．嘔気・嘔吐を訴え，歩行時の不安定感も訴えるようになり，某院耳鼻咽喉科を受診した．
検査所見：用手的に行われた視標追跡検査では異常所見はなく，ENGを施行したところ視標追跡検査で右向き方向に階段状の波形（saccadic pursuit）が観察された．MRIを施行したところ右小脳半球に梗塞巣が発見された（❾）．
診断に至ったポイント：本症例は用手的な視標追跡検査では異常所見とは判断できなかったものの，ENGを施行することにより視標追跡検査異常と判断され，結果的に小脳梗塞が発見された例である．もしENGを施行しなければ単なる末梢性めまい症として帰宅させていたであろう．ENGの重要性を再認識させられた症例である．

- 迅速にENG検査ができる環境にある病院では症例3のような対応は可能であっても，実際，診療所などでは迅速かつ簡便に外来で定量的な視標追跡検査を施行することはまず不可能である．先に述べたVOGなどを使用すればこの問題は解決できるものと考え，現在，筆者のクリニックでVOGの実用性について検証中である．

（中村　正）

引用文献

1) Leigh RJ, Zee DS. The Diagnosis of Peripheral Ocular Motor Palsies and Strabismus. The Neurology of Eye Movements. 2nd ed. Philadelphia：F. A. Davis；1991. p.293-377.
2) Kattah JC, et al. HINTS to diagnose stroke in the acute vestibular syndrome：three-step bedside oculomotor examination more sensitive than early MRI diffusion-weighted imaging. Stroke 2009；40：3504-10.

Column

めまい診療でカロリックテストは有用か？

温度眼振検査（カロリック〈caloric〉テスト）の有用性に関する最近の動向

カロリック(caloric)テストは末梢前庭系の機能を左右別々に評価することができることが最大の意義である．CCD赤外線カメラの普及で自発眼振の検出が容易になり，眼振方向優位性(directional preponderance：DP)の意義は低下しているが，半規管機能低下(canal paresis：CP)の意義は相変わらず高い．

わが国では20℃，5mL注水，20秒の冷水刺激で誘発される眼振をENG（電気眼振図）記録し，最大緩徐相速度でCPを定量的に評価（20°/秒以上が正常，CP％＝患側/健側×100で表示）する方法が多くの施設で採用されている[1]．

医師でなくてもよい刺激法としてエアカロリック法がある．専用送気装置の26℃と46℃の空気8L/分，60秒刺激で鼓膜穿孔のある耳にも検査可能である．

検査の過程で温度性眼振が明所注視で抑制される固視抑制現象（visual suppression：VS）を観察し，特定の中枢前庭系の評価をする検査も行われている（VS test）．この現象は，①小脳片葉，②橋の傍正中帯，③下頭頂葉，など水平眼球運動神経路の障害で影響を受ける．健康成人では，ENG記録下で緩徐相速度の減少率は66±11％で，臨床例では40％以下，あるいは逆に固視で増強するのがVS testの異常である[2]．

実地医家向けカロリックテストの必要性

定量的検査はENG記録の面倒さ，患者の苦痛，検査時間など，ルーチンの外来診療では億劫なため，つい省略し，初期の聴神経腫瘍を見逃しやすい現実がある[3]．

聴神経腫瘍の診断にMRIなど画像検査の意義が高くなったが，診療所では片側蝸牛症状や歩行の"ふらつき"など，鑑別が必要な症例が多いので全例にMRI検査を施行するのは医療経済的にも現実的ではない．

筆者は効率的にMRI検査を行うため，単純X線検査による内耳道拡大か，"定性的簡易カロリックテスト"によるCPのいずれか，があればMRI検査を行うようにしている．

ほかにも前庭神経炎，メニエール病（症候群），突発性難聴，薬剤性前庭障害，遷延する浮動性めまいや平衡失調など，CP評価が必要な症例を選んで行う．

定性的簡易カロリックテストの方法

刺激方法

仰臥位30°前屈体位で注水耳が上になるように頸部を90°捻転して，氷水2mLを注水し，5秒程度外耳道を冷却して，元の頭位に戻す．

眼振観察法

❶に示すように体位を変え，暗所開眼，CCD赤外線カメラで眼振の振幅，頻度を観察する．被検者のめまい感の左右差もCPの評価に利用する．

正常の眼振反応を数例経験すると検者の目が慣れて左右差だけでなく，「正常，軽度低下，中程度低下，高度低下，無反応」の5段階評価程度は可能になる．

visual suppression test（VS test）

定性的VS testは，❶のaの体位で眼振が活発に解発中に片眼の遮眼筒を外して明所片眼注視としてカメラ装着眼の眼振の減弱を評価する．

明瞭な眼振の振幅，頻度の減少を認めないときや，むしろ増強を認めるときはVS testの異常と判断して総合的な中枢前庭系障害の評価が必要である．

定性的簡易カロリックテストにおける体位変換と眼振経過（❶）

仰臥位前屈30°(a)：冷水の反膨大部流刺激で非注水側向き眼振が生じる．注水後15～20秒程度で右向き眼振が解発され，次第に頻度，振幅が増強してくる．

左眼open(VS test)：20～30秒観察を続け，眼振が安定したら左眼は明所開眼の状態で検者の指を5～10秒注視させる．瞳孔の縮小とともに眼振の振幅や頻度の抑制が観察される．患者には「めまい

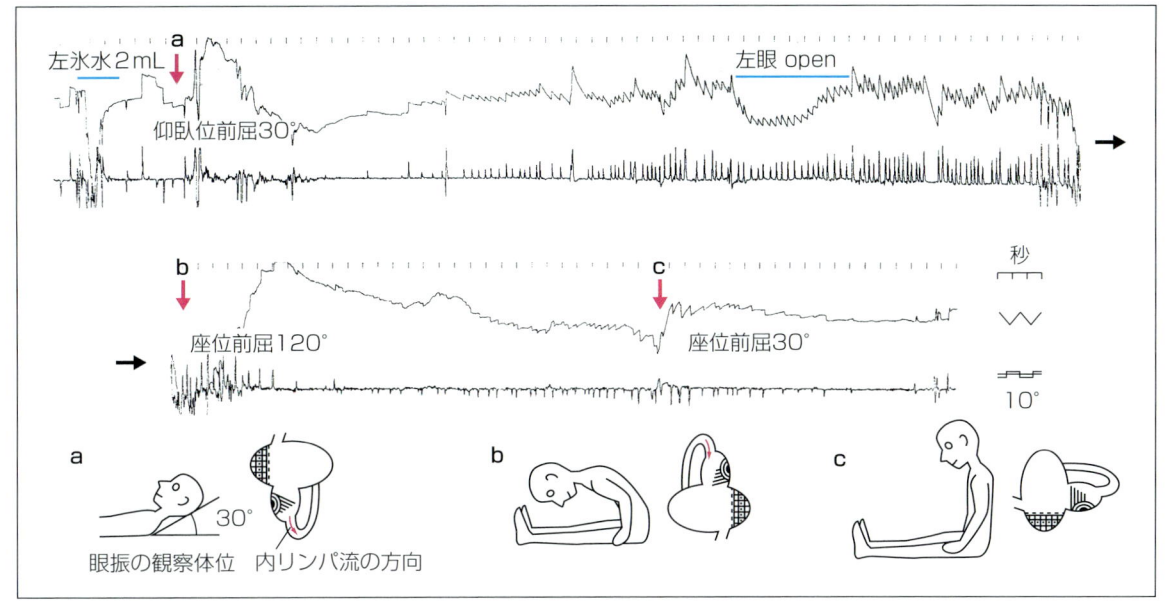

❶ **定性的簡易カロリックテスト中の眼振経過（ENG）と体位別眼振発現機序（左耳冷刺激）**
↓：体位変換時点，左眼 open：visual suppression．
a：反膨大部流刺激で右向き眼振，b：向膨大部流刺激で左向き眼振，c：外側半規管の水平位で眼振停止．

感」の程度を認識記憶させて反対側と比較する．再び遮眼筒を装着し，暗所開眼で10秒程度観察する．

座位前屈120°（b）：180°頭位変換のため座位とし，上体，頭部を前屈させる．温水の向膨大部流刺激と同じで注水側向き眼振が誘発される．冷温交互刺激に相当するのでCPだけでなくDPも評価できる．10～15秒程度経過すると右向き眼振が次第に減弱し，左向き眼振に逆転する．この頭位を10～20秒維持し，眼振の程度を評価する．

座位前屈30°（c）：外側半規管が水平になり，内リンパ流が止まり，温度性眼振を強制的に停止させる体位である．10～15秒程度で眼振は停止する．めまいの遷延による患者の不快感を軽減させ，眼振持続時間で評価するより検査時間の短縮に役立つ．2～3分この体位を維持した後，反対側の検査を行う．

自発眼振がある場合の末梢前庭系病態の評価法[3]

前庭神経炎など自発眼振がある場合は❶のbの体位の眼振方向の逆転が重要である．たとえば，右向き自発眼振がある例の左冷刺激で眼振が増強しても意識の変化による反応かもしれない．自発眼振が反対向きに逆転すれば温度刺激による反応と判断できる．

したがってカロリックテスト前にa，b，c各体位

の眼振を確認しておく必要がある．

カロリックテストについて

- 飛行機に例えるとエンジンの出力や左右のバランスを調べる検査です．
- 耳を冷やして起こる"めまい"を眼の動きで観察します．
- 姿勢に応じた変化を確認したら"めまい"を停止させます．
- 乗り物に弱い方は吐き気を感じることがありますが2分くらい我慢してください．水の冷たさで耳の痛みを感じますが数秒でおさまります．

（江上徹也）

引用文献

1) 新井寧子．ENG（温度刺激検査）―3つの半規管機能，耳石器機能および脳幹機能の検査．Equilibrium Res 2011；70：456-64.
2) 竹森節子．visual suppression test．小松崎篤編．CLIENT 21．8 めまい・平衡障害．東京：中山書店；1999．p.252-8．
3) 江上徹也．カロリック検査で何が分かる―定性的簡易カロリック検査．中井義明ほか編．メマイ診療の鍵．東京：篠原出版；1997．p.113-7．

第2章 めまいの検査法

眼振観察以外の検査とその意義
ロンベルグ検査，マン検査の実施法と意義

体平衡維持のメカニズムと体平衡障害

- ヒトの直立姿勢（体平衡）は，視覚，内耳平衡覚（耳石器・半規管），深部知覚の3系統の感覚器官からの入力の変化が，中枢神経系（脳幹，小脳，大脳）で統合された後，眼球，身体諸筋，自律神経器官の運動器官へ出力されることにより維持されている（❶）．

- 感覚器官である視覚，内耳平衡覚，および深部知覚の3系統の感覚入力系は互いに協調している．筋，関節，骨などの出力系の運動器官に異常がない場合，体平衡の維持は，これらの感覚入力の3系統のうち，少なくとも2系統以上が必要である．すなわち，閉眼時には，視覚情報の入力が遮断されるため，内耳平衡覚と深部知覚の2系統の入力情報が脳神経中枢へ伝達されて体平衡が維持される．しかし，内耳平衡覚障害，もしくは深部知覚障害を有すると，閉眼時には，1系統の感覚入力のみとなり，姿勢維持が困難となる．

> 体平衡の維持には3系統の感覚入力のうち少なくとも2系統以上が必要

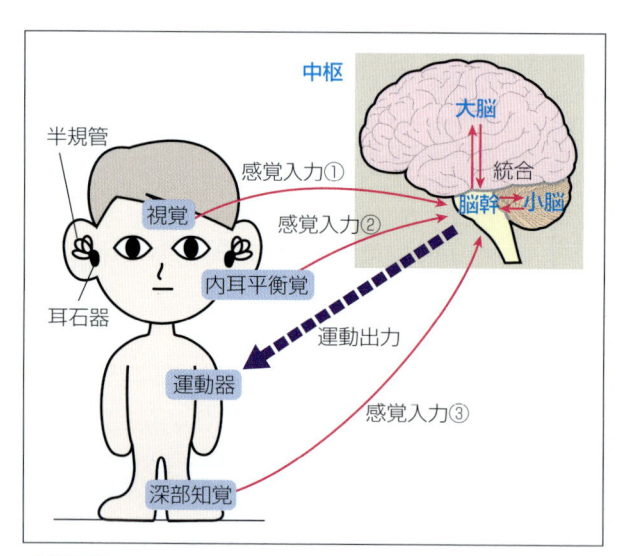

- 直立静止姿勢（静的体平衡）をとる際には，体は前後左右に動揺しつつも，感覚器から得た各種の感覚入力情報を中枢で解析統合した後，全身の骨格筋の抗重力筋緊張の増減として，身体の平衡を保とうとする反射（立ち直り反射）が主に関与している．

❶ 体平衡のしくみ
ヒトの体平衡は，視覚，内耳平衡覚（耳石器・半規管），深部知覚の3系統の感覚器官からの入力情報が，中枢の脳幹，小脳，および大脳において複雑に統合処理され，運動器官である眼球，身体諸筋，自律神経器官へと出力されて維持されている．

一側の内耳平衡覚障害と姿勢維持

- 一側の内耳平衡覚障害をきたすと，急性期には，両側前庭神経核ニューロンの活動性や応答性の急激な不均衡が生じ，健側向きの自発眼振と障害側への頭部・頸部の偏倚（偏倚現象）を認めるが，開眼時には視覚と深部知覚の感覚入力により身体動揺は補正され，姿勢の維持はできる（❷）．

- しかし，閉眼により視覚入力が遮断されると，深部知覚入力，および左右差のある内耳平衡覚入力が中枢へ送られ，体平衡障害が生じる．その後，時間の経過とともに，前庭神経核を中心とした中枢神経系の可塑性により，

左右の不均衡が改善して前庭代償期へ移行すると，閉眼時においても姿勢維持が可能になる．

中枢神経障害と体平衡障害
- 感覚器官の入力情報を統合する中枢神経の障害では，感覚入力がすべて正常に機能していても，入力情報の統合が行われない．したがって，視覚情報に影響されない体平衡障害をきたす．とくに，内耳平衡覚と視覚からの入力を受ける前庭小脳の障害では，平衡保持困難により，時に起立困難をきたし，前後および左右方向への動揺が顕著となる．
- 脊髄小脳の障害では，深部固有知覚入力の統合が困難となり，とくに下肢伸筋・屈筋の筋緊張障害をきたす．

運動器官の障害
- さらに，筋，関節，骨などの運動器官（出力系）の障害があれば，感覚入力系，中枢ともに正常に機能していても，体平衡の障害をきたしうる．

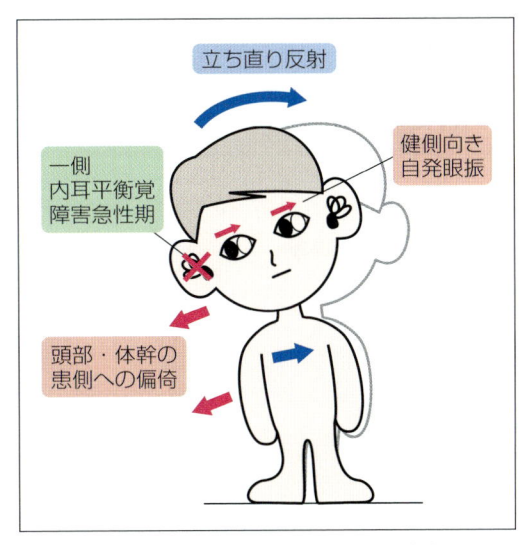

❷一側性末梢前庭障害急性期の体平衡障害

急激に一側の内耳平衡覚が障害されると，健側向きの自発眼振と障害側への頭部・頸部の偏倚（偏倚現象）を生じるものの，開眼時には固有知覚と視覚入力により身体動揺は補正され，姿勢は維持される（立ち直り反射）．しかし，閉眼により視覚入力を遮断すると，内耳平衡覚障害の左右差による体平衡障害が顕在化し，障害側への偏倚・動揺が検出されやすくなる．

静的体平衡検査

- 静的体平衡検査は，直立姿勢維持機能を評価することによって平衡障害を検出するためのもので，代表的なものとして，ロンベルグ（Romberg）検査，およびマン（Mann）検査がある．

■ ロンベルグ検査（両脚直立検査）❸
- 両脚起立した際の静的体平衡について，開閉眼時の動揺偏倚変化をもって評価する検査である．

手順 ❹
- 固い平らな床面において，両足の内側縁が接するように揃えて直立し，目の高さ1～2m前方の適当な視標を注視させる．視標を注視した状態で60秒立った後，閉眼してそのまま60秒間直立した状態を維持するように指示し，開眼時と閉眼時の身体動揺の有無や程度と転倒方向，開閉眼時の動揺の変化を観察する．
- 開眼にて平衡障害が著しく，両足を揃えて起立できない場合には，両足を平行に離して開脚させ，直立時間を短縮して行う．この場合，開脚距離と直立時間を記載する．

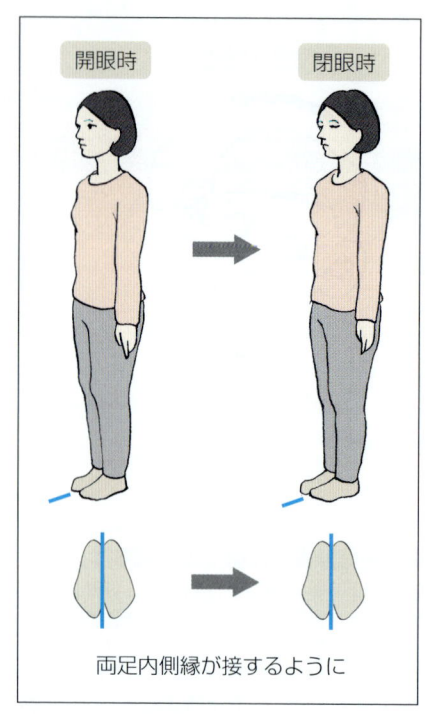

❸ ロンベルグ検査

開眼時 → 閉眼時（両足内側縁が接するように）

両足の内側縁が接するように揃えて直立し，1～2m前方の視標を注視した状態で60秒立った後，閉眼してそのまま60秒間直立する．開眼時と閉眼時の身体動揺の状態と変化を観察する．

動揺が，開眼時よりも閉眼時で明らかな場合，ロンベルグ現象陽性

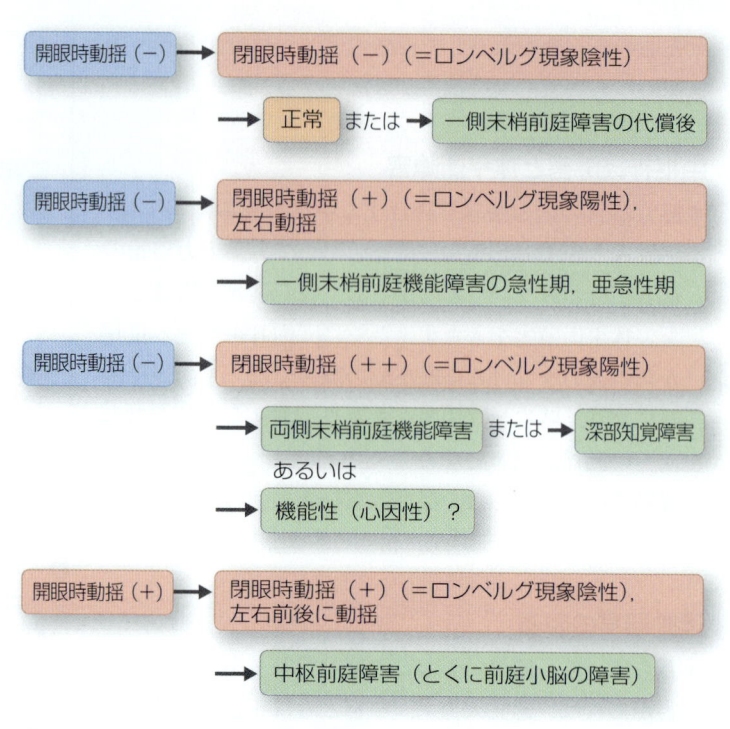

- 開眼時動揺（−）→ 閉眼時動揺（−）（＝ロンベルグ現象陰性）
  → 正常 または → 一側末梢前庭障害の代償後
- 開眼時動揺（−）→ 閉眼時動揺（＋）（＝ロンベルグ現象陽性），左右動揺
  → 一側末梢前庭機能障害の急性期，亜急性期
- 開眼時動揺（−）→ 閉眼時動揺（＋＋）（＝ロンベルグ現象陽性）
  → 両側末梢前庭機能障害 または → 深部知覚障害
  あるいは
  → 機能性（心因性）？
- 開眼時動揺（＋）→ 閉眼時動揺（＋）（＝ロンベルグ現象陰性），左右前後に動揺
  → 中枢前庭障害（とくに前庭小脳の障害）

❹ ロンベルグ検査のアルゴリズム

開眼時にすでに動揺がみられる場合には，中枢前庭障害（小脳・脳幹）が疑われる．中枢前庭の障害では，開眼時と閉眼時において，動揺の程度に著変を認めない（ロンベルグ現象陰性）ことが多い．
他の検査所見においてさしたる異常を認めないにもかかわらず，体平衡検査にて動揺が著しい場合には，心因性が疑われる．

判定

- 開眼時および閉眼時に明らかな身体動揺を認める場合，あるいは転倒した場合に，異常とする．開眼時も閉眼時も動揺の程度に変化がない場合を，ロンベルグ現象陰性，開眼時は動揺が少なく閉眼時に明らかな動揺や転倒がある場合を，ロンベルグ現象陽性という．
- 健常人では，開眼時・閉眼時ともに身体動揺が小さいが，前庭代償後の一側内耳前庭障害や，進行の緩徐な一側内耳前庭，前庭神経障害例においても，身体動揺が小さい場合がある（ロンベルグ現象陰性）．
- 一側性内耳障害の急性期には，患側へ転倒しやすく（偏倚現象），左右方向への動揺がみられ，ロンベルグ現象陽性である．
- 深部知覚の障害，もしくは両側前庭障害では，開眼時には動揺が小さいが，閉眼時には著しい動揺をきたし（ロンベルグ現象陽性），後方へ転倒しやすい．
- 小脳病変の場合は，開眼時，閉眼時ともに前後左右に動揺が著しい（ロンベルグ現象陰性）．
- 中枢障害では，開眼時に著しい前後方向の動揺を認め，閉眼時に増悪する（ロンベルグ現象陽性）ことがある．
- 他の平衡機能検査や神経学的検査にさしたる異常所見を認めないにもかかわ

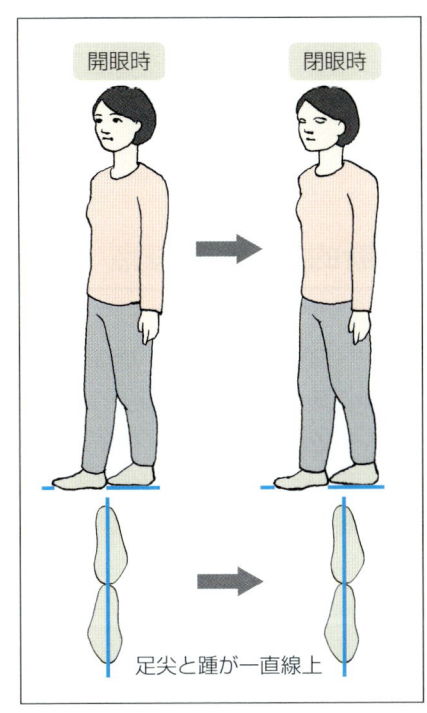

開眼時　　　閉眼時

足尖と踵が一直線上

❺ マン検査
両足を前後一直線となるように一側の足先と他側の踵をつけて直立する．1〜2m前方の適当な視標を注視した状態で30秒静止した後，そのまま閉眼して30秒静止する．開眼時と閉眼時の身体の動揺の程度や変化，転倒の有無や方向を観察する．さらに，前後に置く足を替えて同様に検査する．

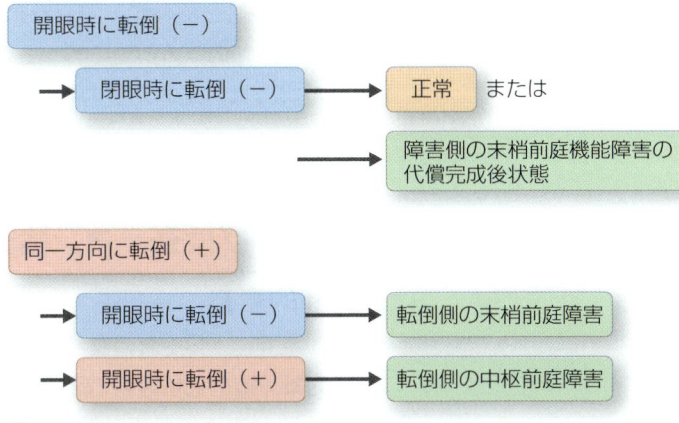

開眼時に転倒（−）
→ 閉眼時に転倒（−）→ 正常　または
　　　　　　　　　　→ 障害側の末梢前庭機能障害の代償完成後状態

同一方向に転倒（+）
→ 開眼時に転倒（−）→ 転倒側の末梢前庭障害
→ 開眼時に転倒（+）→ 転倒側の中枢前庭障害

❻ マン検査のアルゴリズム
マン検査は，継ぎ足での起立のため，左右に不安定である．ロンベルグ検査と比べ，より前庭機能の左右差が反映されやすい．検査時には，転倒防止に十分留意する．前後の足を替えて検査し，転倒側が一致した場合に，転倒側の前庭障害を疑う．小脳障害では，運動失調により，開眼時の継ぎ足が困難な場合もある．

らず，著しい身体動揺を認める場合には，機能性（心因性）を疑う．

■ マン検査（Mann test）❺

- 継ぎ足で起立することで，内耳平衡覚の左右不均衡による下肢抗重筋緊張の左右差を検出する検査である．
- 左右へ不安定なため，ロンベルグ検査よりも転倒しやすく，小児や高齢者には適さない．また，ロンベルグ検査にて著しい動揺や転倒を認めた場合には，本検査は困難である．

手順

- 固い平らな床面において，両足を前後一直線となるように一側の足先と他側の踵をつけ，両足に均等に体重を荷重して直立する．目の高さ1〜2m前方の適当な視標を注視させる．
- 視標を注視した状態で30秒静止した後，そのまま閉眼して静止するように指示し，30秒間観察する．
- 開眼時と閉眼時の身体の動揺の程度や変化，転倒の有無や方向を観察する．さらに，前後に置く足を替えて同様に検査する．

判定 ❻

- 開眼または閉眼時30秒以内に明らかな動揺や，足を踏み出して転倒傾向があれば，陽性とする．

- 開眼時に動揺を認めず,閉眼時に前後の足を替えても,同一方向へ転倒する場合は,転倒側の前庭障害が疑われる.
- 小脳障害では,継ぎ足姿勢自体がとりにくく,マン検査実施困難な場合もある.

ロンベルグ検査,マン検査の診断的意義と留意点

■ 診断的意義
- 両検査ともに,体平衡の有無と程度,障害側・障害部位の推定,平衡障害の経過観察,前庭代償過程の評価,治療効果や治癒の判定に役立つ.
- 検査手技が簡便であり,高度機器を必要としないため,ベッドサイドにおいても施行することができ,足踏み検査や歩行検査などの動的体平衡機能検査とともに,体平衡機能のスクリーニング検査として有用である.

■ 検査上の留意点

不意の転倒に注意する

- 検者は,患者の不意の転倒に備えるべく,患者の近くで介助できる体制をとりつつも,患者に接しないように観察する.
- 検査時には,履物は脱がせて行うことが望ましい.とくに,ヒールの高い靴やスリッパなど脱げやすい履物は,転倒の危険があるので不適である.
- 検査環境としては,水平平坦で固い床面上の,照明や騒音などに偏りがない場所で行う.
- 閉眼での検査は,開眼時に身体動揺が安定した時点から開始し,閉眼前後の動揺の程度を比較する.
- 小児や高齢者では,健常人においても異常を示すことがあるので,留意が必要である.
- 本検査は,四肢・体幹の運動器官に異常がないことを仮定しての検査であるので,運動器官の異常[★1]を有する場合には,判定は保留する.

★1
骨・筋・関節の異常,下肢・腰部の疼痛,脊柱彎曲,斜頸など.

- 被検者の心理的な要因が影響することがある.随意的な検査であるので,他の平衡機能検査所見と著しく乖離する場合には,機能性(心因性)平衡障害が疑われる.
- あくまでも体平衡のスクリーニング検査であるので,平衡障害の確定診断に際しては,その他の平衡機能検査所見を総合して行う必要がある.

(内藤理恵)

参考文献
1. 日本めまい平衡医学会編.「イラスト」めまいの検査.改訂第2版.東京:診断と治療社;2009.
2. 内野善生.めまいと平衡調節.東京:金原出版;2002.
3. 小松崎篤編.耳鼻咽喉科検査法マニュアル.東京:南江堂;1992.

第2章 めまいの検査法

眼振観察以外の検査とその意義
足踏み検査，歩行検査の行い方と結果の解釈

足踏み検査，歩行検査の位置づけ

- めまい，平衡障害患者の治療における最終目標は社会復帰であり，快適な社会生活の営みにある．このためには，身体の平衡を維持して，正確かつ円滑に目的の地点に自身を移動させる能力の回復が必要である．
- 本検査は，前庭系障害によってもたらされる空間認知障害や，筋緊張の不均衡による姿勢ならびに歩行運動にかかわる異常とその程度について検査するものであるが，各種めまいの検査のなかでは，偏倚検査に位置づけられる[1]．
- 検査に伴う姿勢制御の状態や歩行運動の態様から前庭系障害の特徴をグローバルに把握するとともに，経時的に複数回検査することにより回復または悪化の程度も評価することができる．疾患特異性に乏しい検査ではあるが，態様の注意深い観察は，疾患鑑別するうえでヒントを与えることがある．

検査の進め方と結果の解釈

■ 足踏み検査[1]

検査手技

- 履物を脱いで同心円（50 cm 間隔）の中心に起立させ，肩の高さに両腕を平行に手のひらを下にして伸ばす．
- その姿勢を維持して，大腿を床面と平行になる程度に持ち上げて足踏みをさせる．1分間 110 回程度の歩数で 100 歩の足踏みを行う（❶）．10～20 歩前後練習したのち本番のテストに入る．

> **Column　足踏み検査と遮眼・閉眼**
>
> ①このテストは，Fukuda stepping test や Fukuda's test ともいわれ，感度の高い前庭機能検査として，国際的にも施行されている．
> ②遮眼と閉眼について：眼を開けて眼前を覆う遮眼と閉眼とは，その生理学的意義が多少異なる．どちらも同じく視覚入力の遮断にはなるが，眼位が異なる．つまり遮眼では第一眼位であるのに対して，閉眼では眼球が上転（Bell's phenomenon）しており第一眼位よりも幾分眼振が出やすくなる．遮眼は暗所開眼と基本的には同じであり，この点を留意して検査に臨む必要がある．検査条件を一定にして行うことが肝要である．

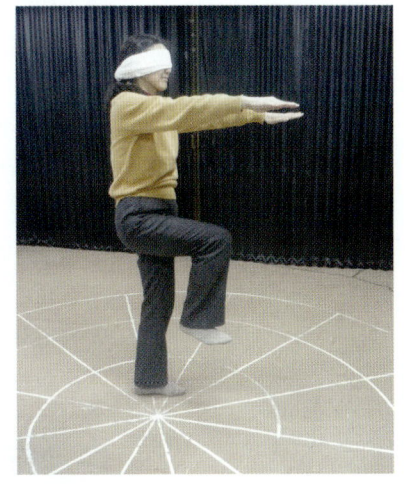

❶足踏み検査

❷ 足踏み検査の測定項目

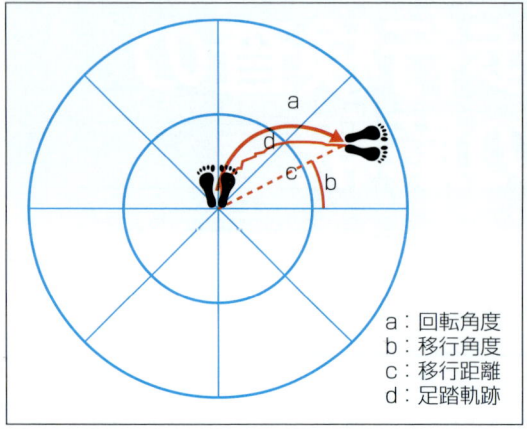

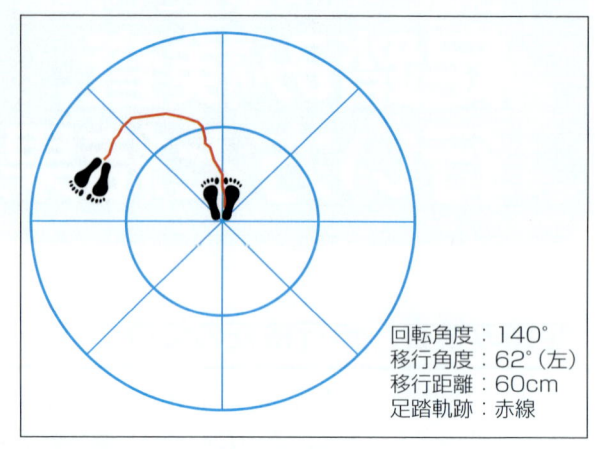

a：回転角度
b：移行角度
c：移行距離
d：足踏軌跡

❸ 左前庭神経炎（発症後 2 週間）

回転角度：140°
移行角度：62°（左）
移行距離：60cm
足踏軌跡：赤線

- これを，開眼，遮眼または閉眼の 2 条件下で行う．遮眼か閉眼かは施設で決めて施行するのが望ましい．
- 途中で転倒する場合には，歩数と方向を記録する．

検査上の注意
- 敷物のない固い平坦な床で行う．
- 運動障害のないことを事前に確認しておく．
- 雑音のない静かな環境で行う．
- 転倒などの危険防止に努める．

雑音のない静かな環境で行う
転倒などに注意

判定と結果の解釈
判定（❷）
- 回転角度：正常は左右ともに 44°以下[★1]，移行帯は 45〜90°，異常は 91°以上．
- 移行距離：正常は 1 m 未満，異常は 1 m 以上．

解釈
- 一側性前庭障害では，患側に偏倚することが多い（❸）ものの，代償過程の一時期に健側に偏倚することもある．
- 動揺が著明な場合には，両側前庭障害，中枢障害や脊髄障害などのほか，強い一側前庭障害急性期にもみられることがある．
- 末梢前庭障害では，視覚入力を遮断した条件（閉眼か遮眼）で異常が出やすくなる．
- 開眼下の検査時の大きな動揺，転倒，失調性足踏みは中枢障害に多く認められる．
- 後退りしていくのは，末梢障害では起こりにくく，中枢神経中心性障害がかかわっていると考えられる．

★1
ただし，高齢者（65〜79 歳）は 180°以下，80 歳以上は 190°以下．

■ 歩行検査[1)]
- 人が社会生活を行ううえで，最も基本的な運動能であり，めまい・平衡障害

の最終的な治療目標も，この歩行機能の正常化に向けられる．前庭障害によって引き起こされる下肢筋の筋緊張異常や空間認知障害による歩行運動の態様や歩行偏倚の程度について調べる検査である．

検査手技と注意事項

- 履物を脱いで，凹凸のない平坦な床に描いた幅5cm，長さ6mの直線上を開眼または遮蔽（または閉眼）で，前進と後進（後退）を数回行わせる．基線から，10°，20°，30°の補助線や基本直線から1m，2m，3mの補助線を引いておけば便利である（❹）．
- 適当な光量で，静かなやや広めの場所[★2]で行うのが望ましい．
- 普通の歩行速度（自由歩行）で歩いてもらう．

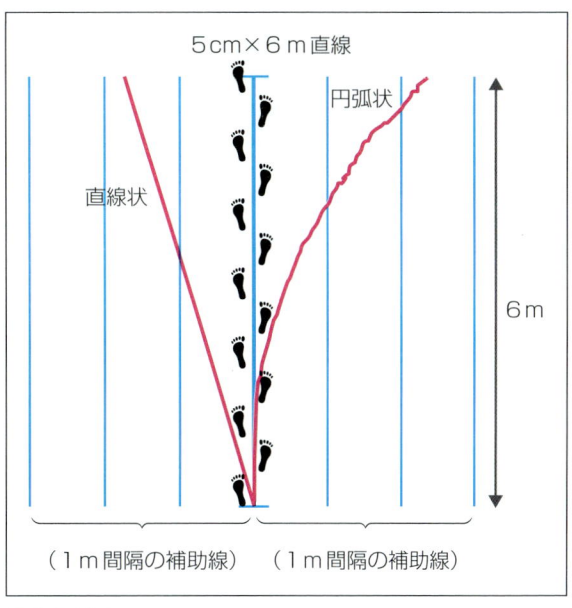

❹歩行検査

[★2] 可能ならば，8m×10mほど．

検査結果とその意義

正常歩行

- 前進で1m以内，後進で1.4m以内の偏倚で収まり，歩行運動が円滑で動揺のないもの．

異常歩行

- 動揺が大きかったり，失調性歩行運動，転倒傾向を示すのは異常である．
- 常に一定方向に正常範囲を越えて歩行が偏倚する場合は，一側性の末梢前庭障害に典型的で，一般的には，患耳側（緊張の弱い方）に偏倚する．しかし，代償過程の一時期に健側に偏倚することもある．半規管障害では直線歩行途中からのシフトの傾向（円弧状）（❹）があるのに対して，耳石器障害では，開始点から偏倚する（直線状）傾向（❹）があると考えられている．
- 一般に，末梢前庭疾患の場合には，明所よりも遮眼や閉眼で歩行偏倚が出やすくなる．小脳半球障害においても，障害側偏倚が出現することがある．両側前庭障害があるときには，この傾向がさらに強まり，遮眼や閉眼での足踏み検査や歩行検査が困難になることがある．
- 中枢障害例では，明所での歩行でも動揺が大きい傾向がある．また，脊髄小脳変性症では，歩行運動のリズムがギクシャクした失調性歩行の出現していることがある．

■ その他の歩行検査の方法（参考）

- 上述の検査法は，特別な設備や機器を必要としない検査で，ある程度のスペースを確保できれば，どこでもできる検査である．

> **Column　歩行速度の影響**
>
> 歩行運動は，歩行速度にある程度その安定性が影響を受ける．つまり，一側前庭障害での歩行偏倚は，速歩で歩けば，偏倚が抑制されてくることが知られている[2]．自由歩行で検査しても，歩行速度に大きな変化がないように注意することも必要である．

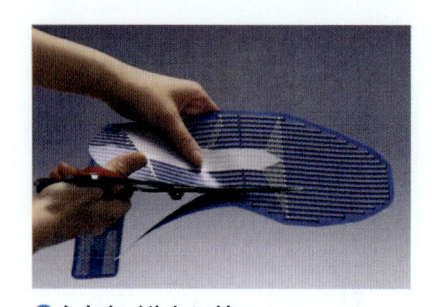

❺ タクタイルセンサー
足のサイズに合わせてトリミングできる．

● しかし，前庭系障害による歩行運動の異常は，歩行偏倚だけでなく，空間認知障害を背景に一定空間内に定めた地点へ自己を移動させる距離（path integration）の異常に反映されること[3]や，歩行周期の時間的定常性の乱れ，歩行運動中の体重心の移動と関連した立脚期の足圧分布曲線や中心移動軌跡の定常性の乱れに反映されることが知られている[4]．

タクタイルセンサーを用いた評価法

● 以下にまだ標準化された検査方法ではないが，タクタイルセンサーを用いた評価法の一端を紹介する．

方法

● タクタイルセンサー（❺）を足底に両面テープで装着し，約8mを直進（自由歩行）させて歩行運動の位相（立脚期，遊脚期，両脚支持期）の時間的定常性を変動係数（coefficient of variation）を算出して評価するとともに，足圧分布曲線と足圧中心の移動軌跡の重ね合わせ図から運動機能としての定常性（安定性ないし円滑性）を評価する方法である．

結果

● 代表的な疾患における歩行異常を❻に示した[4]．
● 健常例，右前庭神経炎例，右聴神経腫瘍（大）例と脊髄小脳変性症例の開眼および閉眼歩行検査の結果が示されている．
● 健常例では，足圧中心移動軌跡も足圧分布曲線の重ね合わせ図もほぼ一定のパターンで安定しているのがみてとれ，かつ右足，左足にかかる足圧の差もほとんどみられない．
● 右前庭神経炎例では，閉眼歩行で足圧中心移動軌跡の乱れが若干増大し，足圧のかかり方も患側の右足にやや大きくかかっていることがわかる．
● これが，さらに脳幹を圧排するほど大きな聴神経腫瘍になれば，足圧中心移動軌跡の乱れがさらに大きく（とくに横幅のズレ）なるのがわかり，足圧も患側足に高く足圧分布の重なりの乱れも大きくなってきている．

Column　身体障害者認定と歩行検査

身体障害者福祉法による平衡障害の認定は，開眼および閉眼下の10mの直線歩行検査の評価に基づいてなされる．
a）身体障害者程度等級表
　3級：身体機能のきわめて著しい障害
　　　四肢，体幹に器質的な異常がなく，他覚的に平衡機能障害を認め，閉眼にて，起立不能かまたは，開眼で直線歩行中10m以内に転倒もしくは著しくよろめいて歩行を中断せざるをえないもの．

　5級：身体機能の著しい障害
　　　閉眼で直線歩行中10m以内に，転倒または著しくよろめいて歩行を中断せざるをえないもの．
具体例として，以下のものがあげられている．
（1）末梢迷路性平衡失調
（2）後迷路性および小脳性平衡失調
（3）外傷ないし薬物による平衡失調
（4）中枢性平衡失調

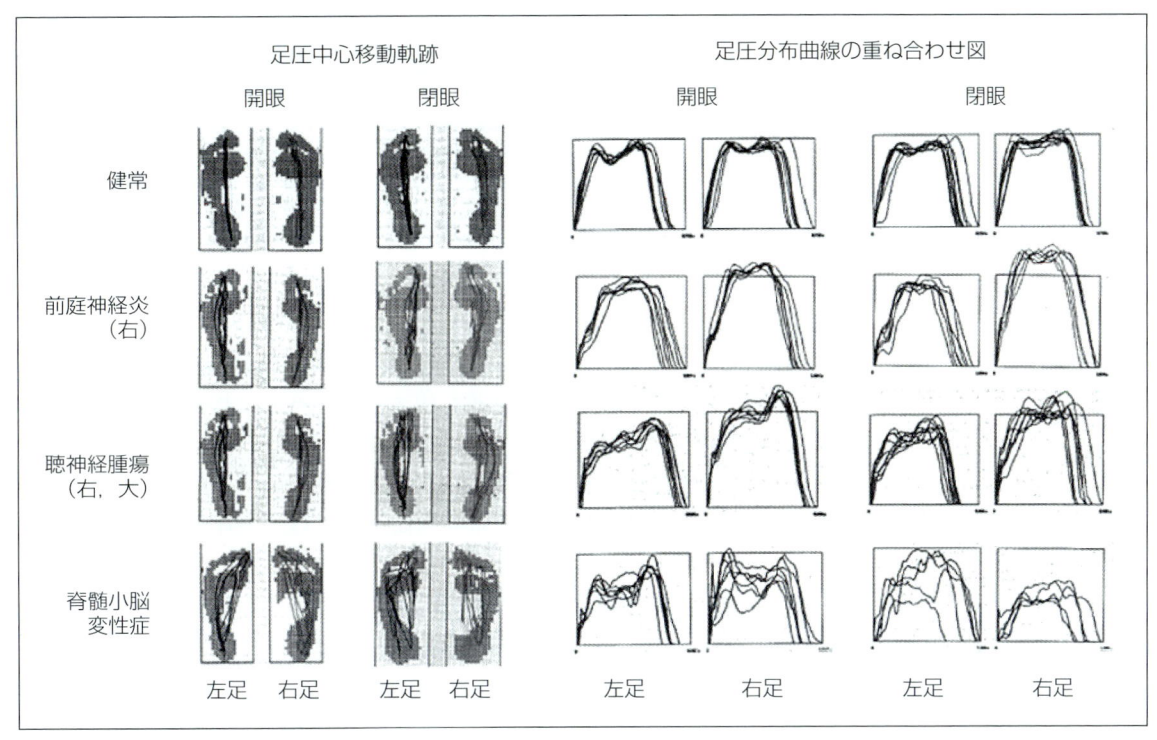

	足圧中心移動軌跡				足圧分布曲線の重ね合わせ図			
	開眼		閉眼		開眼		閉眼	
	左足	右足	左足	右足	左足	右足	左足	右足
健常								
前庭神経炎（右）								
聴神経腫瘍（右，大）								
脊髄小脳変性症								

❻ タクタイルセンサーによる歩行運動の評価

- 脊髄小脳変性症例で，視覚的にも明瞭にとらえられる失調性歩行例では，足圧中心移動軌跡の乱れは著しく踵着床－足尖離床の基本的な歩行パターンの乱れも判断できる．また，立脚期の体重の保持の円滑性の乱れも著しく，ガタガタ－ユラユラした歩行であることが想定できる．

3D 画像解析法

- その他にも，3D 画像解析法によるものなど，臨床研究が進められていて，将来的には，歩行運動にかかわる多くのパラメータを用いて，より正確かつ疾患特異性のある評価法が出現してくると考えられる．

（石川和夫）

引用文献

1) 日本めまい平衡医学会編．イラストめまいの検査．東京：診断と治療社；2009．p.18-25．
2) Brandt T, et al. You are better off running than walking with acute vestibulopathy. Lancet 1999；354：746.
3) Cohen HS, Sangi-Haghpeykar H. Walking speed and vestibular disorders in a path integration task. Gait Posture 2011；33：211-3.
4) Ishikawa K, et al. Dynamic locomotor function in normals and patients with vertigo. Acta Otolaryngol (Stockh) 2001；121：241-4.

第2章 めまいの検査法

眼振観察以外の検査とその意義

重心動揺検査の臨床的意義は？

臨床検査としての重心動揺検査

- めまい疾患の主な症状の一つが歩行障害や姿勢障害などの体平衡異常である．これらの症状を臨床的に評価する方法としてロンベルグ（Romberg）検査や足踏み検査，歩行検査など多くの方法が考えられ利用されてきた．

- そのなかで，医療検査としての重心動揺検査[*1]は，1994年3月に臨床検査としての社会保険診療報酬の適用になり平衡機能検査の一つとして使われるようになった．体平衡機能検査として広く利用されるようになり，耳鼻咽喉科だけではなく，神経内科，整形外科領域でも姿勢の安定度の評価や特徴の評価に使われるようになってきている．しかし，検査の適応範囲の広がりとともに，検査のもっている臨床的な有用性や評価法についてはあまり知られていないのが現状である．

- めまい・平衡障害における症状としての眼振や異常眼運動とともに，体平衡異常におけるふらつきや歩行障害は病状を診るうえで非常に重要な所見である．この体平衡機能を評価することを臨床に役立てるために，重心動揺検査のもつ意義について示す．

重心動揺検査の流れ

重心動揺計の開発

- 体平衡機能の評価法は，ロンベルグ検査，足踏み検査，マン（Mann）検査，歩行検査など多くの検査法が検討され利用されてきた．これらは，開眼時の体平衡の状態，閉眼時の体平衡の状態，それぞれを揺れの大きさや姿勢保持の時間，偏倚の大きさ・角度などによって評価してきた．これらの検査の有用性は非常に大きく，現在もなお臨床的に使う意義は大きい．

- しかし，姿勢制御の状態を一層詳細に検討したいと考えるようになるとともに電子機器の発達があり，感度と精度が非常に高い圧センサーやノイズが少ないデバイスの開発が進むにつれて精度の高い身体の揺れの検出と記録が可能になった．そこにコンピュータが一般的に利用されるようになることで，記録データの詳細な解析が可能になった．

- 体動揺の検出と記録・解析が一体となって検査ができる装置，これが，重心動揺計であり重心動揺検査である．重心動揺の記録・解析には数十年の歴史があり，初期にはコンピュータはなく，アナログ記録が主で，重心動揺記

★1 重心動揺検査
体重心の揺れをとらえるが，実際には足圧中心の記録・評価である．

重心動揺検査は体動揺の検出と記録・解析を行う

録における動揺図の判定，動揺面積を簡易的に計測できることから進められてきた．その後，コンピュータが作られ，コンピュータを使った解析が進められ，現在のように多くの解析指標★2（parameters）が検討され利用されるようになった．

★2 解析指標
姿勢の制御を定量的に評価するためにたくさんの指標がつくられている．

■ 重心動揺検査

- 重心動揺計を使っての重心動揺検査法は，日本めまい平衡医学会により2006年に示された平衡機能検査法基準化のための資料[1]にある重心動揺検査法に従って行うことを推奨している．これは，検査法を共通条件で行わなければ臨床的意義が損なわれるからである．データ比較として，自身の施設での健常者基本データがない場合は，今岡ら[2]により公表されている基本データを参考にすることができるので，利用することを勧める．
- 検査を行ううえで最も重要なのは，検査の流れを説明して，被検者へのストレスを与えないようにして閉足位で検出台に立ってもらい，自然体での姿勢を保持させる★3ことである．検査中は，話しかけたり，指示したりするなどの姿勢保持に影響を与えるようなことはしない．
- 検査時間は，開眼・閉眼それぞれ60秒間記録し，開眼から閉眼へ移るときは，そのままスムーズに検査を移すことを勧めている．これは，開眼時から閉眼時へ記録が移るときに，閉眼によって起こる重心の変化を記録することができるからである．現象記録として，開眼から閉眼に移るときに，大きな偏倚現象を示すことがある．
- 検査は，被検者の協力が不可欠で，被検者自身で揺れを大きくすることができることから，検者の技量が必要となる．

★3 立位姿勢検査
立位姿勢の静的体平衡機能として使われる．

重心動揺解析と評価

- 重心動揺検査は，臨床検査として利用されていることから，診療報酬に収載されている指標の評価について主に示す．
- 診療報酬は，❶のようになっている．めまい・平衡障害検査として使う場合には，平衡機能標準検査が行われているうえでの判断になる．
- 重心動揺検査結果の指標，重心動揺軌跡，面積，軌跡長，動揺中心変位，ロンベルグ率が一つの重心動揺検査指標パッケージである．そのほかに，必要時の解析指標にパワースペクトル★4がある．
- それぞれの解析指標が臨床上どのような意味合いをもっているものなのか主な指標・有用な指標について説明する．指標の名称は，異語同義があり一部（　）に記載した．

★4
パワースペクトル，位置ベクトル，速度ベクトル，振幅確率密度分布．

❶重心動揺検査の診療報酬

平衡機能検査（D250）
重心動揺計：(1)の標準検査を行ったうえで必要な場合にのみ*，重心動揺計を用い重心動揺軌跡を記録し，面積（外周・矩形・実効値面積），軌跡長（総軌跡長，単位軌跡長，単位面積軌跡長），動揺中心変位，ロンベルグ率をすべて計測した場合に250点．
下肢加重検査，フォースプレート分析，動作分析検査を含む．また，パワースペクトル（パワースペクトル，位置ベクトル，速度ベクトル，振幅確率密度分布のすべて）分析200点．

＊診療報酬を参考に．

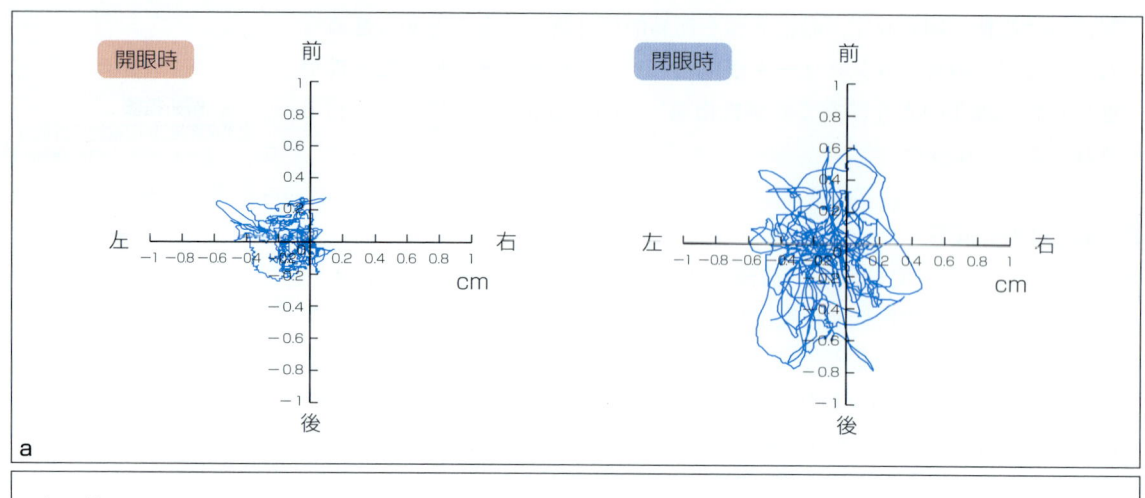

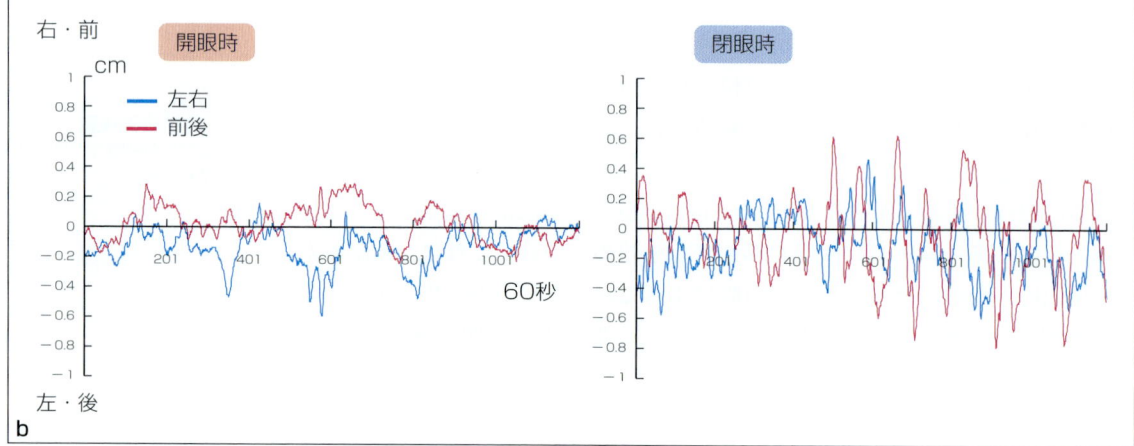

❷ 重心動揺図の表示法
a：statokinesigram (Skg).
b：stabilogram (Sbg).

■ 重心動揺軌跡（動揺図）

- 重心動揺軌跡の記録は，重心動揺図（以下，動揺図）を意味している．動揺図は，60秒間の重心動揺を平面上に記録した重心動揺検査の基本になるものである．この記録法には2通りの方法がある．一つは，X-Y座標を見立てて座標上に記録する動揺図である．一方は，60秒間の時間軸上に，左右方向と前後方向動揺を経時的に記録する方法である．
- ❷に動揺図記録法を示す．姿勢制御動揺の60秒間の動きを記録することから，視覚的に揺れの大きさ，揺れの型などを評価することができる．Skgの型は，時田[3,4]により障害部位による型の違いや，Skgの特徴による分類を示している（❸）．動揺図の特徴で，姿勢制御のあり方を推定できる．

■ 面積（動揺面積：外周面積・矩形面積・RMS）

- 面積は，姿勢の60秒間の軌跡の広がりである揺れ幅を定量化するものである．面積の演算法については3種類ある．
- 一つは重心動揺軌跡（Skg）の最外周によって囲まれる範囲の広がりを表す外周面積，さらに動揺軌跡の前後・左右の最大点・最小点をX軸・Y軸に平行な接線を引き，その交点である4点で囲まれる四辺形を矩形面積とよ

び，面積の近似値として扱われた．この面積の算出法は，外周面積を算出できなかったときに使われた．

- もう一つ，実効値面積といわれる算出法がある（二乗平均平方根：RMS〈root mean square〉）．この算出法は諸外国で多く使われている．この算出法の基本は，重心動揺記録時間中に変化する動揺の波の大きさの最大点を半径とする円の面積を，左右方向・前後方向それぞれについて加算し，平方根を算出する方法である（❹）．面積は，単に広がりの値ではなく，重心動揺図を見るとわかるように，多くの動きの重なりでできている．それぞれの重なりにてつくられる面積をすべて加算し，その数で割ることによって，動きの中につくられる本当の意味での面積が得られるということから RMS が用いられている．

- このため，面積を比較する場合は，算出法を確認することと，記載する場合はどの算出法を使ったのかを記載することが重要である．面積は，揺れの大きさを評価することが容易であるが，面積は外周面積では約60秒間でプラトーになることを知っておく必要がある．

■ 軌跡長（動揺軌跡長・総軌跡長・移動距離）

- 重心動揺記録において描かれる動揺軌跡の長さが軌跡長であるが，動揺軌跡長，総軌跡長，移動距離などの表現で使われている．面積と同様に，60秒間の揺れの長さであることから，揺れの大きさを知ることができる．

- 動揺の大きさを表す面積と距離の違いは，距離は時間とともにいくらでも大きくなる．また，面積が大きければ距離も大きいとは限らない．常に比例関係にはないということであり，この関係を知るには，単位面積軌跡長を使用する．

- 単位面積軌跡長は，面積 1 cm² の中に入っている移動距離を示す．面積あたりの距離が長いことは，速い動きの制御をしており短いことは遅い揺れを示していることになり，揺れの周期を知る指標にもなる．

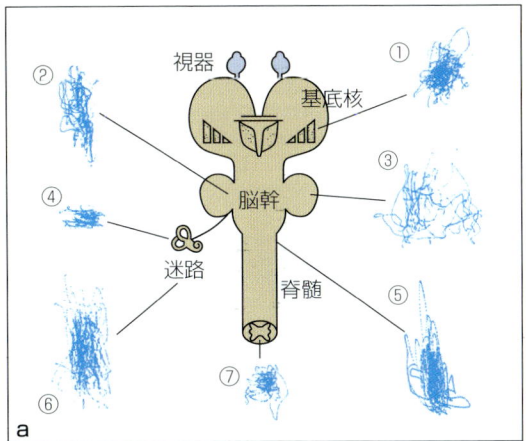

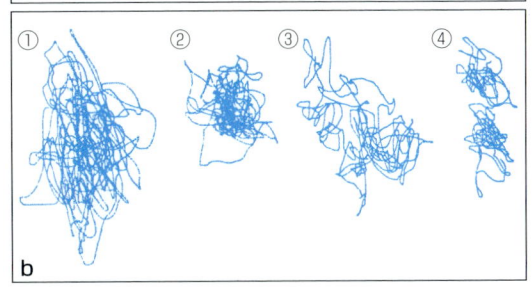

❸ 時田による動揺図の障害部位による型の違いと分類

a：障害部位による型の違い．
① Parkinson 病，② Foville 症候群，③ 脊髄小脳変異症（小脳型），④ 超音波手術後，⑤ Caisson 病，⑥ SM 中毒（両側），⑦ 脊髄空洞症．
（時田 喬．日本臨床 1979[3] より）

b：Skg の特徴による分類．
① 前後型，② 求心型，③ びまん型，④ 多中心型．
（時田 喬．耳鼻臨床 1972[4] より）

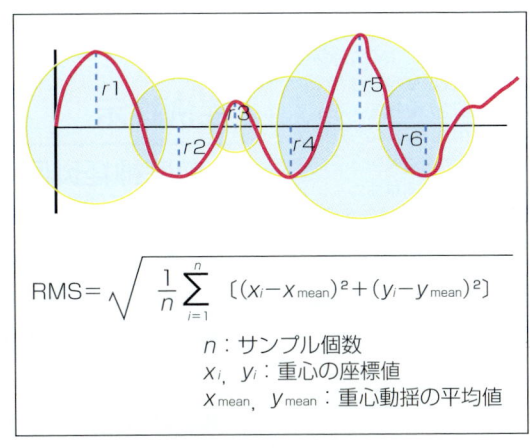

$$RMS = \sqrt{\frac{1}{n}\sum_{i=1}^{n}[(x_i - x_{mean})^2 + (y_i - y_{mean})^2]}$$

n：サンプル個数
x_i, y_i：重心の座標値
x_{mean}, y_{mean}：重心動揺の平均値

❹ 二乗平均平方根（RMS）

単位面積軌跡長は面積 1 cm² あたりの移動距離

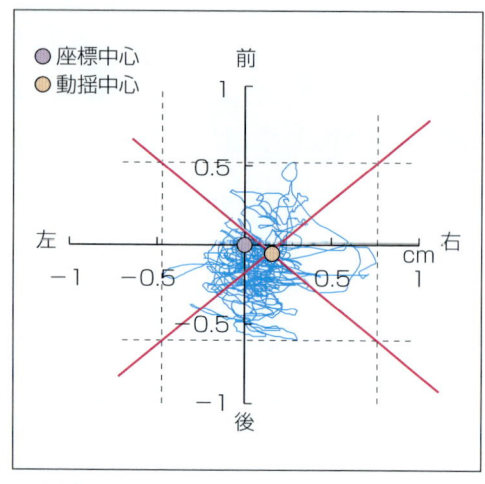

⑤ 座標中心と動揺中心

■ 動揺中心変位

- 動揺中心について知る必要がある．⑤に示すようにX-Y座標の動揺図の最外側に座標軸に平行な接線を引き，できた四角形に対角線を引き，その交点を動揺中心とよぶ．
- 検査を開始するときには，ほぼ座標中心に乗って始められるが，次第に動揺中心がずれてゆくことがみられる．末梢前庭障害では，患側方向に動揺中心が移動してくる．つまり，偏倚現象をみることができる．また，健常被検者においては，左右どちらかの足を軸にして立位姿勢をとる癖がある場合，その被検者の動揺中心変位の位置を補正して検討する必要がある．
- 内耳性めまい発作時とめまい消失時の動揺中心変位の位置を確認比較することによって，変位の正確な変化を知ることができる．

■ ロンベルグ率（ロンベルグ比）

- ロンベルグ率は，ロンベルグ現象を定量的に示す指標である．重心動揺検査は，基本的に開眼と閉眼によって行われることから，ロンベルグ検査[★5]を記録していることになる．そのため，開眼時と閉眼時の大きさの指標を使って比をとり，新たな指標として示したのがロンベルグ率やロンベルグ比といわれる指標である．
- ロンベルグ率は，通常は面積を使って算出する．閉眼時面積/開眼時面積の比で示す．この指標は，移動距離によっても同様に示すことができるが，この場合には，面積を使うか距離を使うかを明示する必要がある．
- ロンベルグ現象は，開眼時動揺が閉眼時には非常に大きくなる場合，ロンベルグ現象陽性と判断する[★6]．

症例提示

■ 前庭神経炎例

- 前庭神経炎は，突然にめまい発作が出現し，激しいめまいが数日続き，次第に軽快してゆく疾患であるが，めまい・平衡障害の症状は1週間以上続くことが多い．この経過について重心動揺解析を行った結果が⑥，⑦である．
- ⑥は44歳女性の右前庭神経炎例である．開眼・閉眼の動揺図，標準解析項目として通常使われる指標項目について，開眼，閉眼それぞれのデータと各項目のロンベルグ率が示してある．めまい発作時のデータであることを念頭において項目を確認すると，軌跡長，面積ともにロンベルグ率が約3.5と閉眼の動揺が大きいことがわかる．単位面積軌跡長が開眼・閉眼ともに同じくらいの距離をもっていることは，速い速度の制御を示している．動揺中心変位は，X方向，Y方向ともに開閉眼でマイナスの位置をもって揺れ

★5 ロンベルグ検査
重心動揺検査は，ロンベルグ検査を定量評価できる．

★6
ロンベルグ陽性は，Romberg[5]が示した梅毒による脊髄後索障害の深部系受容器障害によって閉眼時の動揺増大を示す現象に由来する．この現象は，両側半規管機能低下にもみられるが，内耳性めまい発作時にも同様の現象を示す．また，小さい小脳半球梗塞においてもみられることがある．

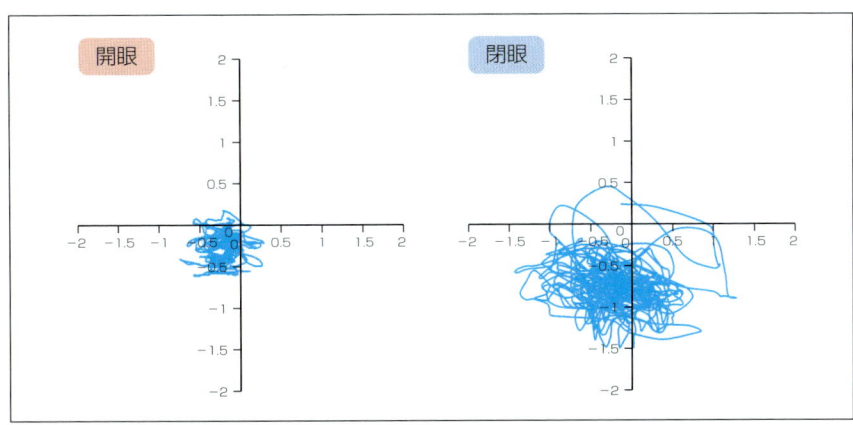

標準解析項目	開眼データ	閉眼データ	ロンベルグ率
総軌跡長（LNG）	105.66（cm）	366.38（cm）	3.47
単位軌跡長（LNG/TIME）	1.76（cm/秒）	6.11（cm/秒）	3.47
単位面積軌跡長（LNG/E AREA）	25.01（1/cm）	25.93（1/cm）	1.04
矩形面積（REC AREA）	8.12（cm²）	29.33（cm²）	3.61
外周面積（ENV AREA）	4.22（cm²）	14.13（cm²）	3.35
実効値面積（RMS AREA）	1.68（cm²）	6.36（cm²）	3.78
X方向動揺中心変位（DEV OF MX）	−0.63（cm）	−0.69（cm）	1.10
Y方向動揺中心変位（DEV OF MY）	−0.83（cm）	−2.29（cm）	2.75

❻右前庭神経炎例3病日目（44歳，女性）

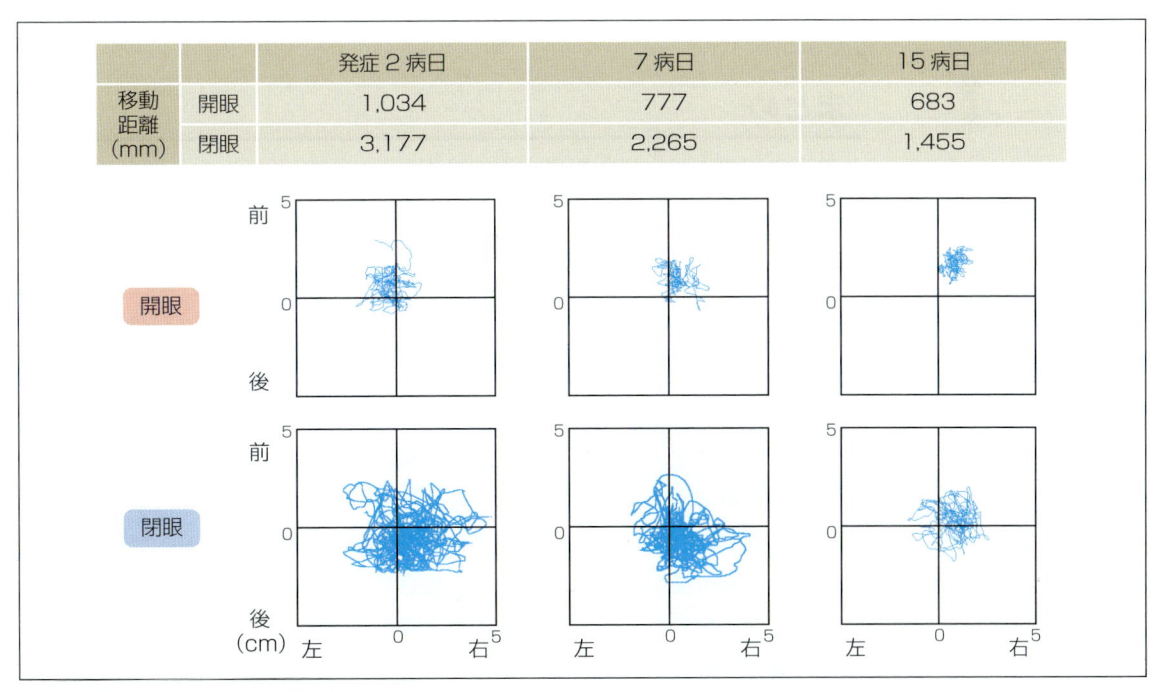

移動距離(mm)		発症2病日	7病日	15病日
	開眼	1,034	777	683
	閉眼	3,177	2,265	1,455

❼左前庭神経炎経過の重心動揺

ている．つまり，左後方に動揺中心をもっている．
- ❼は，左前庭神経炎の経過を示している．約2週間の経過であるが，移動距離と動揺図を示してある．経過とともに動揺が小さくなってくる状態が把握できる．

■ 脊髄小脳変性（SCD）症例

- SCD（spinocerebellar degeneration）は，ふらつきや歩行障害などを自覚し，階段の昇降の障害でも，とくに下りるときの不安定さを強く感じるようになる．障害の部位と程度によって症状や進行の状態は異なるが，次第に悪化してゆく疾患である．
- ❽に，44歳男性のSCD症例の経過を示している．3年間の経過であるが，❽-aの初診時にはふらつきの訴えで受診しているが，開・閉眼の重心動揺は正常内の結果である．❽-bは1年後の結果であるが，閉眼時動揺が増加してきている．開・閉眼ともに前方へ変位した姿勢をとっている．❽-cは2年経過後の結果であり，開・閉眼の大きさの変化が強くなってきている．次第に進行してゆく経過を定量的にみてゆくことができる．
- ❾は，SCDの長期経過の体動揺を，姿勢の動きの方向性を示す指標である速度ベクトル（8方向別速度解析[6]）で示したものである．経過してゆくと開・閉眼ともに前後動揺速度が増加してくる制御をみることができる．前後動揺が増加してくるのは，SCDの特徴ともいえる．FFTパワー[★7]では，3Hz前後のパワーの増加が小脳障害などでみられることがわかっている[7]．

★7
FFTパワー：パワースペクトル解析（FFT：フーリエ変換法）

まとめ

- 重心動揺検査は，平衡機能の臨床検査として利用されるようになり，耳鼻咽喉科だけではなく神経内科，整形外科，脳外科などの診療科においても利用されるようになってきた．患者に大きな負担がかからずに，姿勢制御の状態を知ることができる非常に有用な検査である．
- 重心動揺計は精度の高い検査機器で，JIS規格[★8]をもっており，2012年に新しい規格変更が予定されている．しかし，JIS規格に適合しない機器が安価に出ていることを利用者は十分に検討したうえでの使用を勧める．
- また，検査結果の評価について多くが使われていない．それは，解析評価指標が難解であるからと思われるが，姿勢の制御系は末梢の受容器からの入力に対する中枢の反射系・演算系から各骨格筋への筋制御へと行われるが，骨格の異常や変形，関節の状態などを含めて，多くの要素が絡む複雑な制御系になっている．これらの要素が重心動揺検査のなかに入っているために，多くの解析法が検討され指標が見いだされてきた．機器の精度と解析の精度ともに非常に高い検査であることを知ったうえで，重心動揺データをみてゆくことが，姿勢障害の診断や把握に有用であると思われる．

（山本昌彦，吉田友英）

★8 JIS規格
医療検査機器としての性能の標準化が必要であり定められた．

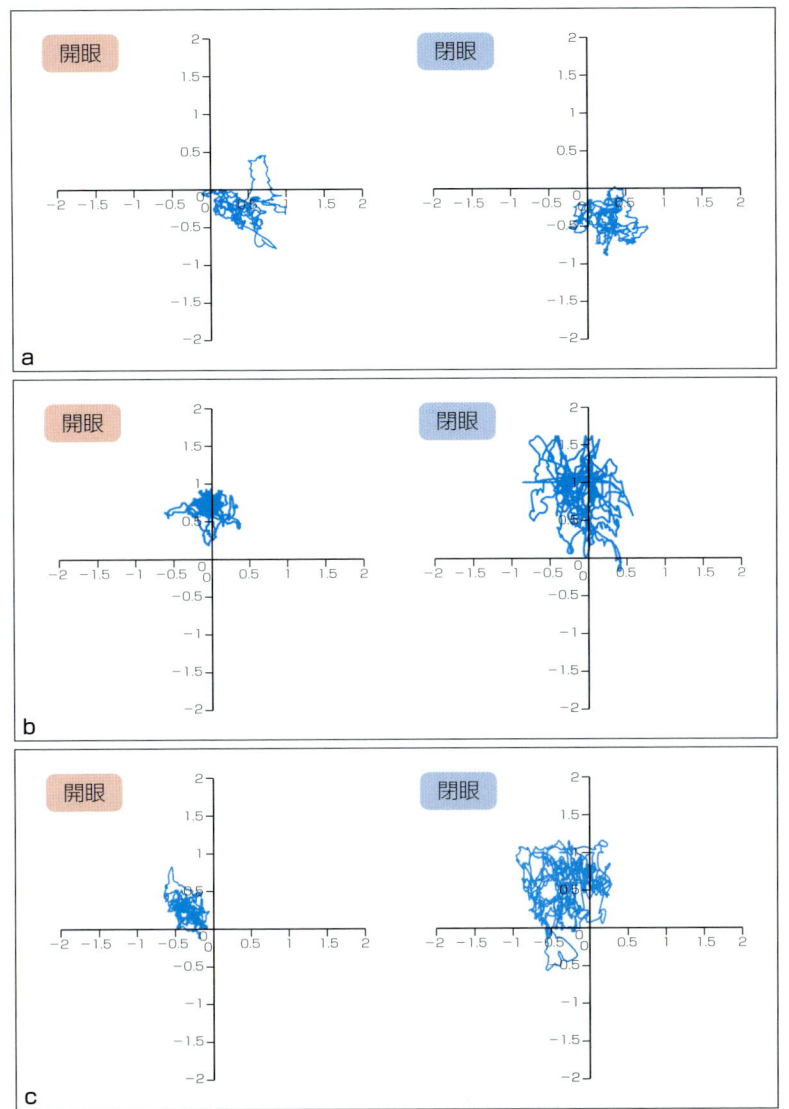

❽脊髄小脳変性症（44歳，男性）
a：初診時の重心動揺指標.
b：1年後の重心動揺指標.
c：2年後の重心動揺指標.
数字の単位は❻と同じ.

標準解析項目	a：初診時			b：1年後			c：2年後		
	開眼データ	閉眼データ	ロンベルグ率	開眼データ	閉眼データ	ロンベルグ率	開眼データ	閉眼データ	ロンベルグ率
総軌跡長	77.70	79.75	1.02	77.59	145.13	1.87	84.31	211.46	2.51
単位軌跡長	1.30	1.33	1.02	1.29	2.42	1.87	1.41	3.52	2.51
単位面積軌跡長	13.86	17.85	1.29	29.86	17.11	0.57	34.70	14.43	0.42
矩形面積	15.62	10.83	0.69	8.18	18.62	2.28	6.07	26.46	4.36
外周面積	5.61	4.46	0.80	2.60	8.48	3.26	2.43	14.65	6.03
実効値面積	3.04	2.45	0.81	1.16	4.24	3.64	1.20	7.95	6.62
X方向動揺中心変位	-0.31	0.92	0.70	-0.10	-0.34	3.49	-1.16	-1.33	1.15
Y方向動揺中心変位	-0.79	-1.39	1.77	2.27	2.69	1.19	0.79	1.80	2.27

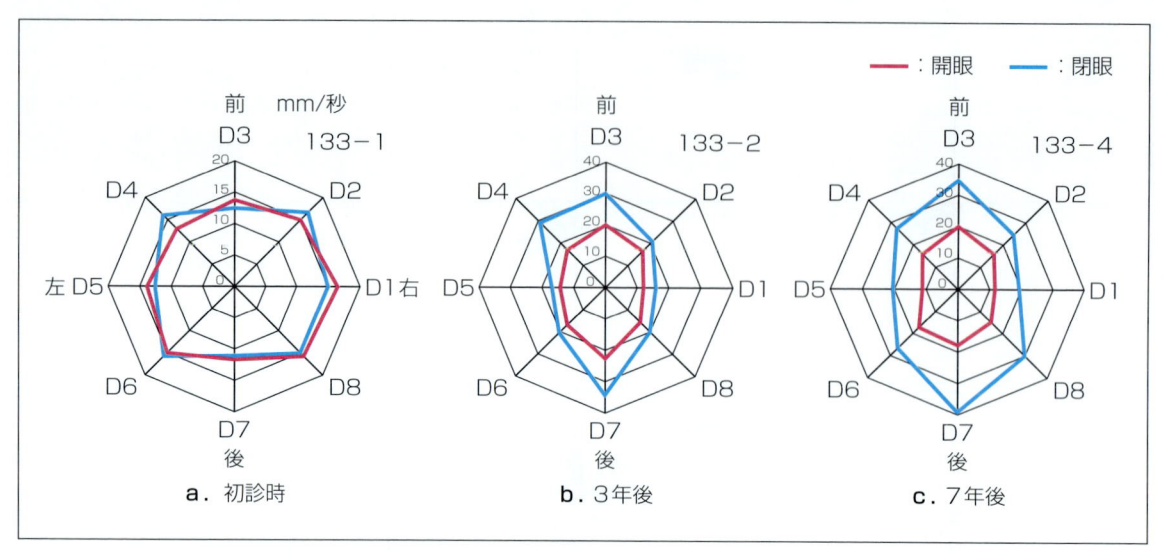

❾ 8方向別速度解析の脊髄小脳変性症の経過
　a．初診時　　b．3年後　　c．7年後

──：開眼　　──：閉眼

引用文献

1) 渡辺行雄ほか．平衡機能検査法基準化のための資料—2006年平衡機能検査法診断基準化委員会答申書—．Equilibrium Res 2006；65(6)：468-503.
2) 今岡　薫ほか．重心動揺検査における健常者データの集計．Equilibrium Res 1997；12 Suppl：1-84.
3) 時田　喬．脳・神経・筋機能検査—重心動揺計検査．日本臨床 1979；37(夏季増刊号)：536-9.
4) 時田　喬．頭部並びに重心動揺計による立ち直り反射検査．耳鼻臨床 1972；65：443-56.
5) von Romberg MH. Tabes dorsalis. In：his Lehrbuch der Nervenkrankheiten des Menschen. volume I. Berlin；1846. p.795. English translation by the Sydenham Society, London, 1853.
6) 山本昌彦，小松崎篤．身体重心動揺における方向別速度成分の解析—眼振との関係．耳鼻咽喉科臨床 1984；77：2206-16.
7) 伊保清子ほか．脊髄小脳変性症における重心動揺検査：特に3Hz周期の動揺について．Equilibrium Res 2011；70(2)：67-76.

Column

VEMPの臨床的意義は？

VEMPとは

　強大な音響刺激によって，同側の胸鎖乳突筋に潜時約13m秒の陽性波と約23m秒の陰性波の2相性波形が記録される．これは前庭誘発筋電位(vestibular evoked myogenic potential：VEMP)とよばれ，1992年にColebatchとHalmagyiによって最初に系統的に報告された．それによると，この反応は高度感音難聴の患者において記録できるが，前庭神経切断術後の患者では記録されないので，蝸牛神経由来の反応ではなく，前庭神経由来の反応であると考えられた．

　その後，動物実験により同様な反応が耳石器，とくに球形嚢由来の線維より記録され，また周波数応答による研究で球形嚢の周波数応答と類似していた．これらの事実よりVEMPは球形嚢由来の反応であることが確実視されている．そのため，従来評価が困難であった耳石器(球形嚢)およびその求心路である下前庭神経の機能検査として広く応用されるようになった．

　VEMPの測定には特殊な装置は必要なく，聴性脳幹反応(auditory brainstem evoked response：ABR)の測定に用いる誘発電位測定装置で記録できる．また患者に対する身体的負担も軽微である．左右の器官を個別に評価できるという特徴ももつ．これらの要素も広く普及した要因である．

測定法

　VEMPの測定の概略を述べる．

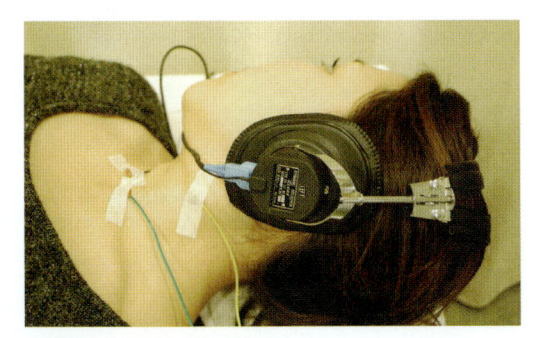

❶ VEMP測定の実際
胸鎖乳突筋が収縮し，筋腹が目視できる．

誘発電位測定装置で測定できる

　誘発電位測定装置のフィルター(low cut：20～50Hz，high cut：2,000～3,000Hz)など記録条件を設定する．

刺激には強大音

　VEMPは強大音による反応であるので95～105dBnHLのクリック刺激あるいは500Hzのトーンバースト刺激が用いられる．刺激頻度は5Hz程度とする．

胸鎖乳突筋を収縮させる

　関電極は胸鎖乳突筋の乳突部と胸骨付着部との中点上に，不関電極は胸鎖乳突筋の胸骨起始部上に装着する(❶)．VEMPの記録時には，胸鎖乳突筋が収縮するように頸部を刺激側と反対に捻転させることが必要である．また反応量は筋収縮力に依存するので，収縮力が一定となるよう注意が必要である．検査時の姿勢は仰臥位でも座位でもよい．

加算回数は100回

　通常の誘発電位では加算回数が増すに従いs/n比は改善するが，VEMPでは筋疲労により収縮力が減じるためむしろ反応は不安定となる．そのため加算回数は100回で十分である．

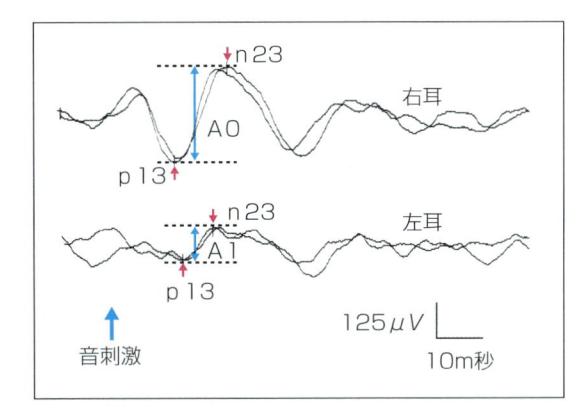

❷ VEMPの記録の一例
上段は右耳，下段は左耳刺激を示す．いずれも13m秒および23m秒前後に2相性の波形を認める．陽性波をp13，陰性波をn23とよぶ．ここで患側を左とすると，ARは100×(A0－A1)/(A0＋A1)(%)で求められる．ただしA0は健常側のp13-n23振幅，A1は患側のp13-n23振幅である．

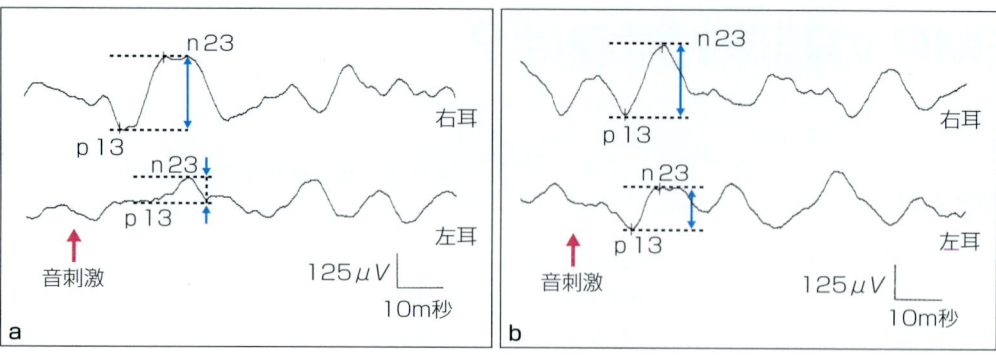

❸ 左メニエール病のフロセミド投与前後の VEMP（68歳，女性）
a：フロセミド投与前の VEMP，b：投与後の VEMP.
右耳における p13-n23 振幅は投与前後で著変を認めないが，左耳では著しい改善を認めた．左球形嚢の内リンパ水腫が推定される．

(Seo T, et al. Otol Neurotol 2003；24：283-8 より)

評価方法（❷）

カロリックテストにおける CP と同様に，左右の反応の差を総反応量で割った百分率（asymmetry ratio：AR）で評価する．AR が正常範囲を外れる場合を異常と判断する．筆者の正常値は 14.8 ± 10.0 ％であり，正常範囲は 34.8 ％以下である．

臨床的意義

球形嚢の機能検査として

側頭骨病理における内リンパ水腫は，蝸牛に次いで球形嚢に多いとされ，VEMP はメニエール病の診断に有用とされる．利尿薬（フロセミド，グリセロール）投与前後の VEMP を比較することで，球形嚢における内リンパ水腫の存在が推定できる（❸）．

また，これまで原因不明のめまいと診断されてきた患者のうち，前後方向，上下方向など矢状面におけるふらつきを訴えるものに VEMP の異常を示すものがあり，これらの症例は球形嚢由来のめまいと診断される．

下前庭神経の機能検査として

前庭神経の評価はカロリックテストでなされてきたが，これは上前庭神経由来の反応であり，下前庭神経の障害を正しく評価できなかった可能性がある．前庭神経炎の患者はカロリックテストで CP をきたすので上前庭神経の障害を有することは明らかだが，VEMP で異常を示すものも含まれており，下前庭神経の障害を有するものもあると考えられている．また聴神経腫瘍は下前庭神経に好発するので，VEMP は早期診断に有用であると考えられる．

カロリックテストに代わる前庭機能検査として

骨導刺激によって VEMP を記録することができる．この方法でカロリックテストが実施できない鼓膜穿孔を有する患者の前庭機能検査となりうる．慢性中耳炎患者のうちめまい感を有するものは，VEMP の異常を呈することが多いとされる．

その他

上半規管裂隙症候群や外リンパ瘻では，VEMP の反応閾値の低下や振幅の亢進がみられる．

（瀬尾　徹）

参考文献

1. Colebatch JG, Halmagyi GM. Vestibular evoked potentials in human neck muscles before and after unilateral vestibular deafferentation. Neurology 1992；42：1635-6.
2. 瀬尾　徹．VEMP．JOHNS 2011；27：777-81.
3. 瀬尾　徹．VEMP の臨床応用．Equilibrium Res 2010；69：176-81.
4. Seo T, et al. Furosemide loading vestibular evoked myogenic potential for unilateral Ménière's disease. Otol Neurotology 2003；24：283-8.

Column

めまい患者の QOL をどのように評価するか？

QOL とは

クオリティ・オブ・ライフ（quality of life：QOL）とは，一般に，一人ひとりの人生の内容の質や社会的にみた生活の質のことをさす．疾患は病名により医学的に定義されるが，障害もしくは合併症状の生活面の影響は，医学的には十分考慮されていない．これを QOL として認識し，評価することは疾患の治療，経過観察において重要である．

めまいのような医学的検査で原因が不明瞭な感覚的障害では，障害の影響は患者の生活にとって重要であり，QOL の評価は重要である．しかし，これまで，めまい診療においては，眼振所見や機能的障害といった医学的な評価という点が強調され，患者の QOL という観点が欠けていたように思われる．

めまい患者は多愁訴であることが知られており[1]，それらを外来で一律に評価することは困難であるが，QOL 尺度を用いると包括的な評価が可能となり，診断治療に有益であると考えられる．QOL の評価は質問紙を用いて行うのが一般的である．

健康関連 QOL（health related quality of life：HRQOL）を測定する尺度は，包括的尺度と疾患特異的尺度とに分類される．前者の代表的なものとして SF-36，SF-8 がある．これらを用いるとさまざまな疾患の健康関連 QOL を測定することができ，疾病の異なる患者間の QOL の比較が可能である．

SF-36 と SF-8

SF-36 は，健康関連 QOL（HRQOL）を測定するための，科学的で信頼性・妥当性をもつ尺度である．アメリカで作成され，概念構築の段階から計量心理学的な評価に至るまで十分な検討を経て，現在，120 か国語以上に翻訳されて国際的に広く使用されている．

SF-36 には国民標準値（2007 年）が掲載されており，それを基準にして対象群の健康状態を検討することができる．しかし，一般のめまい診療で使用するには質問数が多すぎるという欠点がある．一方，SF-8 は，SF-36 と同様に，健康の 8 領域を測定することができる尺度で，質問は 8 項目だけで構成され，ほとんどの人は 1～2 分で終了することができる．SF-8 はサンプル数の大きい集団レベルでの比較調査において有用であることが証明されており，他の多くの測定項目と一緒に健康関連 QOL を測定したい場合，SF-8 は有用である．

SF-8 は身体機能（PF），日常役割機能（身体）（RP），体の痛み（BP），全体的健康感（GH），活力（VT），社会生活機能（SF），日常役割機能（精神）（RE），心の健康（MH）の 8 つのサブスケールから成り，さらにそれらのデータから PCS（physical component summary），および MCS（mental component summary）を算出できる．

QOL 評価の実際

実際に，日野市立病院のめまい患者初診の 28 例（男性 11 例，女性 17 例，年齢 54.9±18.6 歳）について，SF-8 および DHI（Dizziness Handicap Inventory）日本語版[2] を用いた評価を行った．めまい患者の QOL（SF-8）は国民標準値と比較して低値であった（❶）．とくに GH，MH，MCS が低下していた．一方，DHI は主に身体症状に着目した質問紙であり，DHI と SF-8 の PCS は相関したが MCS は相関しなかった（❷）．

めまいは身体疾患であるが，QOL の尺度からみると心理的な部分での QOL の低下が明らかになった．このことは，めまい患者の QOL の改善のためには身体面だけではなく心理面での介入が必要なことを意味している．治療経過を追ううえで，DHI による評価のみでは不十分であり，SF-8 を用いた QOL 評価を行うことが有用であると考えられた[3]．

（五島史行）

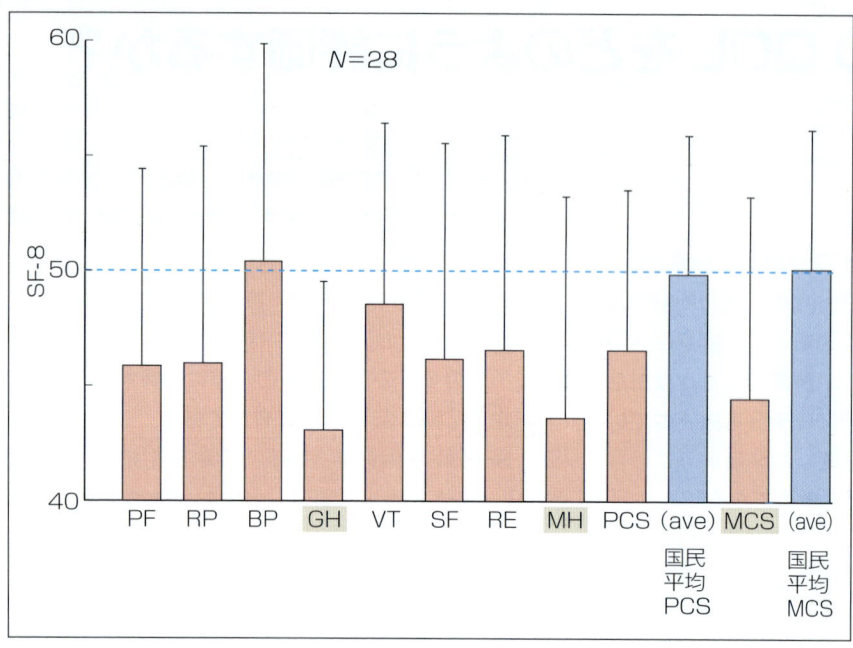

❶ **めまい患者の QOL（SF-8）**
めまい患者では国民平均値（およそ 50）と比較して GH（全体的健康感），MH（心の健康），MCS（mental component summary）が低下していた．

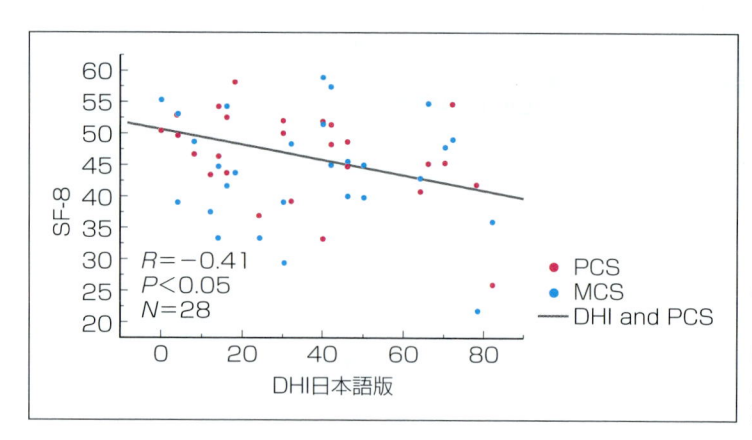

❷ **DHI（Dizziness Handicap Inventory）日本語版と SF-8 の関係**
DHI 合計点は PCS（physical component summary）と相関し，MCS とは相関しなかった．

引用文献

1) 五島史行ほか．長期にわたりめまいを訴える症例における他の身体的愁訴，心理状態について．日耳鼻 2010；113：742-50．
2) Goto F, et al. The Japanese version of the Dizziness Handicap Inventory as an index of treatment success : Exploratory factor analysis. Acta Otolaryngol 2011；131：817-25.
3) Jung J, et al. Evaluation of quality of life after intratympanic streptomycin injection in patients with Ménière's disease. Otol Neurotol 2008；29：816-23.

第3章 さまざまなめまいの鑑別と治療方針

第3章 さまざまなめまいの鑑別と治療方針

末梢性めまいの鑑別
メニエール病の診断と鑑別診断

★1
2008-2010年度：研究代表者渡辺行雄

メニエール病の診断基準は1974年に厚生省（当時）のメニエール病調査研究班により作成され，2008年に厚生労働省難治性疾患克服研究事業前庭機能異常に関する調査研究班[★1]により改訂された．なお，この研究班によりメニエール病診療ガイドラインが2011年3月に作成，出版されている[1]．

本項ではこの診断基準と同ガイドラインの内容からメニエール病の診断と鑑別診断について概説する．

メニエール病の診断基準

- 2008年に改訂されたメニエール病の診断基準を❶に示した．また，参考のために❷に1974年作成のメニエール病診断の手引き（以下，前基準）を示した．この手引きは症候を基本にメニエール病をほぼ確実に診断できる優れたものであり，本診断基準は前基準を踏襲し，その後のメニエール病診療の変化を勘案して必要な改訂を加えたものである．

❶ メニエール病診断基準

1．メニエール病確実例

難聴，耳鳴，耳閉感などの聴覚症状を伴うめまい発作を反復する．

＜解説＞
メニエール病の病態は内リンパ水腫と考えられており，下記のような症状，所見の特徴を示す．
●めまいの特徴
①めまいは一般に特別の誘因なく発生し，嘔気・嘔吐を伴うことが多く，持続時間は10分程度から数時間程度である．なお，めまいの持続時間は症例によりさまざまであり，必ずしも一元的に規定できないが，数秒，数十秒程度のきわめて短いめまいが主徴である場合，メニエール病は否定的である．
②めまいの性状は回転性が多数であるが，浮動性の場合もある．
③めまい発作時には水平回旋混合性眼振が観察されることが多い．
④めまい・難聴以外の意識障害，複視，構音障害，嚥下障害，感覚障害，小脳症状，その他の中枢神経症状を伴うことはない．
⑤めまい発作の回数は，週数回の高頻度から年数回程度まで多様である．また，家庭・職場環境の変化，ストレスなどが発作回数に影響することが多い．
●聴覚症状の特徴
①聴覚症状は，主にめまい発作前または発作と同時に発現・増強し，めまいの軽減とともに軽快することが多い．
②聴覚症状は難聴，耳鳴，耳閉感が主徴で，これらが単独，あるいは合併してめまいに随伴，消長する．また，強い音に対する過敏性を訴える例が少なくない．
③難聴は感音難聴で，病期により閾値が変動する．また，補充現象陽性を示すことが多い．発症初期には低音域を中心とし可逆性であるが，経過年数の長期化とともに次第に中・高音域に及び，不可逆性となることが多い．
④難聴は初期には一側性であるが，経過中に両側性（メニエール病の両側化）となる症例がある．この場合，両側化は発症後1～2年程度から始まり，経過年数の長期化とともに症例数が増加する．

●診断にあたっての注意事項
①メニエール病の初回発作時には，めまいを伴う突発性難聴と鑑別できない場合が多く，上記の特徴を示す発作の反復を確認後にメニエール病確実例と診断する．
②メニエール病と同様の症状を呈する外リンパ瘻，内耳梅毒，聴神経腫瘍，神経血管圧迫症候群などの内耳・後迷路性疾患，小脳，脳幹を中心とした中枢性疾患など原因既知の疾患を除外する必要がある．
　これらの疾患を除外するためには，十分な問診，神経学的検査，平衡機能検査，聴力検査，CTやMRIの画像検査などを含む専門的な臨床検査を行い，症例によっては経過観察が必要である．
③難聴の評価はメニエール病の診断，経過観察に重要である．感音難聴の確認，聴力変動の評価のために頻回の聴力検査が必要である．
④グリセロール検査，蝸電図検査，フロセミド検査などの内リンパ水腫推定検査を行うことが推奨される．

2．メニエール病非定型例

下記の症候を示す症例は，内リンパ水腫の存在が強く疑われるのでメニエール病非定型例と診断する．

1）メニエール病非定型例（蝸牛型）
　難聴，耳鳴，耳閉感などの聴覚症状の増悪・軽快を反復するが，めまい発作を伴わない．
＜解説＞
①聴覚症状の特徴は，メニエール病確実例と同様である．
②グリセロール検査，蝸電図検査などの内リンパ水腫推定検査を行うことが推奨される．
③除外診断に関する事項は，メニエール病確実例と同様である．
④メニエール病非定型例（蝸牛型）は，病態の進行とともに確実例に移行する例が少なくないので，経過観察を慎重に行う必要がある．

2）メニエール病非定型例（前庭型）
　メニエール病確実例に類似しためまい発作を反復する．一側または両側の難聴などの聴覚症状を合併している場合があるが，この聴覚症状は固定性で，めまい発作に関連して変動することはない．
＜解説＞
①この病型は内リンパ水腫以外の病態による反復性めまい症との鑑別が困難な場合が多い．めまい発作の反復の状況，めまいに関連して変動しない難聴などの聴覚症状を合併する症例ではその状態などを慎重に評価し，内リンパ水腫による反復性めまいの可能性が高いと判断された場合にメニエール病非定型例（前庭型）と診断すべきである．
②前項において難聴が高度化している場合に，めまいに随伴した聴覚症状の変化を患者が自覚しない場合がある．十分な問診と，必要であれば前庭系内リンパ水腫推定検査であるフロセミド検査を行うなどして診断を確実にする必要がある．
③除外診断に関する事項は，メニエール病確実例と同様である．
④メニエール病非定型例（前庭型）の確実例に移行する症例は，蝸牛型と異なって少ないとされている．この点からも，この型の診断は慎重に行うべきである．

3．メニエール病診断基準（簡易版）

この簡易版は，著述などの際に簡略に記載できるように，メニエール病診断基準の解説部分を省略したものである．簡易版を利用する場合は，必ず診断基準の全文を参照し，内容を十分理解する必要がある．

Ⅰ．メニエール病確実例
難聴，耳鳴，耳閉感などの聴覚症状を伴うめまい発作を反復する．

Ⅱ．メニエール病非定型例
下記の症候を示す症例をメニエール病非定型例と診断する．
①メニエール病非定型例（蝸牛型）
　聴覚症状の増悪，軽快を反復するがめまい発作を伴わない．
②メニエール病非定型例（前庭型）
　メニエール病確実例に類似しためまい発作を反復する．一側または両側の難聴などの聴覚症状を合併している場合があるが，この聴覚症状は固定性でめまい発作に関連して変動することはない．
　この病型の診断には，めまい発作の反復の状況を慎重に評価し，内リンパ水腫による反復性めまいの可能性が高いと判断された場合にメニエール病非定型例（前庭型）と診断すべきである．
●原因既知の疾患の除外
メニエール病確実例，非定型例の診断にあたっては，メニエール病と同様の症状を呈する外リンパ瘻，内耳梅毒，聴神経腫瘍，神経血管圧迫症候群などの内耳・後迷路性疾患，小脳，脳幹を中心とした中枢性疾患など原因既知の疾患を除外する必要がある．

（厚生労働省難治性疾患克服研究事業　前庭機能異常に関する調査研究班．2008年度改訂，2009年度修正）

❷ 参考資料：メニエール病診断の手引き

① 回転性めまい発作を反復すること．
（説明）
- めまいは一般に特別の誘因なく発来し，嘔気・嘔吐を伴い，数分ないし数時間持続する．
- 発作のなかには，「回転性」めまいでない場合もある．
- 発作中は水平・回旋混合性の自発眼振をみることが多い．
- 反復性の確認されぬ初回発作では，めまいを伴う突発性難聴と十分鑑別されねばならない．

② 耳鳴・難聴などの蝸牛症状が反復・消長すること．
（説明）
- 耳鳴・難聴の両方またはいずれかの変動に伴いめまい発作をきたすことが多い．
- 耳閉塞感や強い音に対する過敏性を訴える例も多い．
- 聴力検査では，著明な中・低音部域値変動や音の大きさの補充現象陽性を呈することが多い．
- 一耳罹患を原則とするが両耳の場合もみられる．

③ ①，②の症候をきたす中枢神経疾患，ならびに原因既知の，めまい・難聴を主訴とする疾患が除外できる．
（説明）
- これらの疾患を除外するためには，問診・一般神経学的検査・平衡機能検査・聴力検査などを含む専門的な臨床検査を行い，時には経過観察が必要な場合もある．

診断の基準
Ⅰ．確実例：①，②，③の全条件を満たすもの．
Ⅱ．疑い例：①と③，または②と③の条件を満たすもの．

（注）①，②の症候の原疾患として，十分に中耳炎・耳中毒・梅毒などの原因既知の疾患を除外しえなかったときは，これらの疾患名を併記することとする．

（厚生省特定疾患メニエール病調査研究班，1974）

- 以下，本基準の基本的概念について述べる．

メニエール病非定型例について

- 本基準ではメニエール病の病態を内リンパ水腫と明記したうえで，メニエール病を「確実例」と「非定型例（蝸牛型）」，「非定型例（前庭型）」に分類した．このうち，確実例の定義は前基準と同様であるが，非定型例は，前基準で「疑い例」とされていたものを，「蝸牛型」，「前庭型」の2型に分けて明確に定義した．

非定型例蝸牛型について
- このうち，メニエール病非定型例（蝸牛型）は従来から「蝸牛型メニエール」といわれてきたもので，症状の定義も明確でありメニエール病の一病型とすることに問題はない．

非定型例前庭型について
- これに対してメニエール病非定型例（前庭型）は，単なる原因不明の反復性めまいとの鑑別が困難であり，また，メニエール病確実例に移行する例も少ないことから，メニエール病の一病型とすることには異論があった．しかし，聴覚症状を伴わないめまい発作を反復する例で，内リンパ水腫推定検査であるフロセミド検査陽性を示した症例があること，また，偏心性回転刺激でメニエール病に類似したDPを示した例があることなどから，この型をメニエール病の一病型に加えることとした．しかし，発作の反復性，明らかな前庭障害所見があること，必要があればフロセミド検査を行うなどして，メニエール病の病態である内リンパ水腫による症状である可能性

- が高いことを評価したうえで慎重に診断すべきである．
- なお，メニエール病非定型例（蝸牛型）は，AAO-HNS（1995）[2]では"probable Meniere's disease"，メニエール病非定型例（前庭型）は"possible Meniere's disease"と分類されている．

メニエール病の症状の特徴と診断にあたっての注意事項

- メニエール病の主要症状であるめまいと難聴の特徴について詳細な解説を加えた．また，鑑別を要する疾患と必要な検査，内リンパ水腫推定検査などメニエール病診断に必要な事項を解説した．
- 本診断基準においては，前基準と同様にメニエール病と類似の症状を示す原因既知の疾患の除外を強調している．メニエール病と鑑別を要する疾患には種々のものがあり，この詳細については後述する．

内リンパ水腫推定検査

- メニエール病の病態は内リンパ水腫であるが，一般的臨床ではこの状態を確認することはできない．しかし，いくつかの方法で内リンパ水腫の存在を推定する検査法があり，臨床検査として応用されている．内リンパ水腫推定検査には，蝸牛系検査として，①グリセロール検査，②蝸電図検査があり，前庭系検査として，③フロセミド検査，④グリセロール（フロセミド）負荷VEMP検査がある[★2]．

★2
これらの詳細は本項では省略するので，メニエール病診療ガイドライン[1]を参考にしていただきたい．

遅発性内リンパ水腫

- 遅発性内リンパ水腫は，メニエール病と疾患定義が異なるが，基本的に同じ内リンパ水腫を病態とする疾患で，検査，治療もメニエール病とほぼ同様であり，メニエール病の類似疾患として理解する必要がある．
- 遅発性内リンパ水腫は一側耳の高度感音難聴が先行し，その後，数年～数十年の経過後にめまい発作を反復する同側型と，同様の経過後に健側耳の聴力変動をきたす対側型に分けられる．また，対側型では聴覚症状のみを反復する症例とめまいを随伴する症例がある．高度難聴の原因は若年性一側聾が多数で，この原因の多くはムンプス難聴と考えられる．また，突発性難聴などの内耳性難聴が，先行する高度難聴の原因としてあげられる．
- 同側型遅発性内リンパ水腫は難聴発生時には蝸牛のみの障害であったものが，経過とともに内リンパ水腫が発生して前庭系に影響を与え，反復性めまい発作が起こると考えられている．
- 一方，対側型は，一側高度感音難聴発生時に健耳にも軽度の障害が生じているが治癒して症状が不顕化し，これが原因となって長期経過後に内リンパ水腫化している可能性が高いと考えられている．また，健側耳に偶発的

同側型と対側型の遅発性内リンパ水腫

に発生したメニエール病の可能性も否定はできず，対側型遅発性内リンパ水腫の病態は完全に解明されているわけではない．
- 同側型遅発性内リンパ水腫の診断にあたっては，前庭系内リンパ水腫推定検査であるフロセミド検査またはグリセロール（フロセミド）負荷VEMP検査が有力な手段となる．

メニエール病の鑑別疾患

- メニエール病確実例は聴覚障害を伴うめまい発作を反復する疾患である．本項ではこの症候を示す疾患についてメニエール病との鑑別点を概説する[1]★3．
- これらは内耳疾患が主体であるが，後迷路，頭蓋内疾患の可能性もあり，メニエール病の経過中に1回は後迷路機能検査であるABR（聴性脳幹反応），CT/MRIを主体とした画像診断を行うことが推奨される．

★3
したがって，良性発作性頭位めまい症，前庭神経炎など，めまいのみを主徴とする疾患はここでは除外した．

めまいを伴う突発性難聴

- めまいを伴う突発性難聴は，メニエール病との鑑別上最も重要な疾患である．メニエール病初回発作では，めまいを伴う突発性難聴との鑑別が困難な場合があり，この場合，突発性難聴ではめまい発作を反復しないので，必要な場合はめまいの反復を確認したうえでメニエール病と診断する．
- なお，めまいを伴う突発性難聴で前庭障害が高度な場合は，前庭障害後遺症としての浮動感の反復をきたすことがあり，これと発作性めまいの反復とは区別して考える必要がある．
- なお，突発性難聴，急性低音障害型感音難聴は，メニエール病確実例に移行する症例があるので注意が必要である．

外リンパ瘻

- 中耳・髄液圧変化などにより内耳窓が破裂することで発症する．頭部外傷，潜水，いきみ，鼻かみなどが誘因となる．これらの発症誘因と発症時のPOP音，発症後の耳内水流感などの症状から鑑別するが，確定診断が困難な場合も少なくない．
- 症例によってはメニエール病と類似しためまい，難聴の反復症例があるが，めまいは高度の発作性ではないことが多い．

内耳炎

- 中耳真珠腫あるいは急性中耳炎などに随伴して発症する．発症状況，CTによる中耳病態評価で鑑別する．

内耳梅毒

- 内耳梅毒でメニエール病に類似した症状が発現することがあり，病態として内リンパ水腫の可能性が高いと考えられる．この場合，メニエール病と

の鑑別は非常に難しい．
- 血清梅毒反応が陽性の場合は本疾患を疑い，梅毒の経過を参考に診断する．

■ 聴神経腫瘍
- 聴神経腫瘍が突発難聴として発症する症例は少なくない．比較的まれではあるがメニエール病と同様の症状を反復する症例がある．ABR，MRIにて鑑別する．

■ 神経血管圧迫症候群
- メニエール病と類似の症状を示すことが少なくない．通常のメニエール病治療で奏効しない例では要注意である．
- MRIにて小脳橋角部の血管走行異常がみられる例が多い．

■ 聴神経腫瘍以外の脳腫瘍
- 各種の小脳橋角部腫瘍でメニエール病類似の症状を示す場合があり，メニエール病の経過によりCT/MRIの画像診断を行うことが推奨される．

- 以上，メニエール病の診断基準と鑑別診断について概説した．メニエール病の診断基準は明確なものであるが，非定型的な経過をとる症例，また，鑑別を要する疾患も少なくなく，これらを考慮した的確な診断が必要である点を強調したい．

（渡辺行雄）

引用文献
1) 厚生労働省難治性疾患克服研究事業・前庭機能異常に関する調査研究班（2008-2010年度）編．メニエール病診療ガイドライン．東京：金原出版；2011．
2) Monsell EM, et al. Committee on Hearing and Equilibrium guidelines for the diagnosis and evaluation of therapy in Meniere's disease. American Academy of Otolaryngology—Head Neck Foundation, Inc. Otolaryngol Head Neck Surg 1995；113：181-5.

Column

メニエール病と間違えそうなめまい疾患
―― 第8脳神経の神経血管圧迫症候群を忘れないで

神経血管圧迫症候群とは

とくに小脳橋角部では脳神経と血管が近接して走行するため，動脈硬化で長大化した椎骨脳底動脈に蛇行が起こると，その結果，併走する血管がたまたま脳神経のまだSchwann神経鞘で覆われていない部分を強く圧迫するようになり，その圧迫の程度で脳神経の症状を呈するようになる疾患群である．

代表的疾患は三叉神経痛，顔面痙攣症である．

第8脳神経圧迫でメニエール病様症状

症状でメニエール病との最大の違いは

三叉神経痛や顔面痙攣症の症状は突然発症し，治まるときも突然ピタッと症状が消失する．これと同じで，めまい発作も誘因なく，時，所を選ばずに突然起こり，どんな激しいめまいでも治まるとすぐにでもほぼ正常に歩けるようになる特徴をもつ．

症例

患者：37歳，女性，主婦．
現病歴：19××年1月，誘因なく回転性めまい初発．難聴，耳鳴はなく20分でまったく正常に復した．同様な発作は1～2週間に1回反復した．近医でメニエール病として治療されるも治らず，時としてめまいと関係なく右耳鳴や右眼瞼痙攣なども自覚するようになり，2年後の4月からほとんど毎日5～20分の回転性めまい発作が起こるようになった．
聴力検査：❶-aに示すように，右低音部に発作と関係なく10 dBの変動が認められた．
発作時の眼振の経過：❶-bに見られるようにⅢ度の強い左向き水平回旋混合の注視眼振および頭位眼振が50分後にまったく消失し，即座に歩けるようになった．
カロリックテスト：右耳欠如．
椎骨脳底動脈造影：❷に示すように，長大化により右椎骨動脈が大きく右上へ蛇行し，内耳道レベルでは脳底動脈も右へ蛇行する．

診断：右第8脳神経の神経血管圧迫症候群．
経過：三叉神経痛にカルバマゼピン（テグレトール®）が効果があることから200 mgを1日1回，1週間内服させたところ発作は改善，以後は神経興奮をマイルドに抑制するパパベリン作用をもつシンナリジンを半年投与し，発作は完全に消失した．

メニエール病と異なる他の特徴は

① メニエール病（内リンパ水腫）の治療に反応しない．
② 知らぬ間に患側耳の高度半規管麻痺に至っている例もあり（ゆっくり障害），それでもめまい発作を反復する．
③ 患側の眼瞼または顔面痙攣を伴うことあり．
④ 発作期にはカルバマゼピン（テグレトール®）が効果的である．発作が治まったらパパベリン含有薬（ストミンA®など）を長期（3～6か月）投与すると発作はほぼ消失する．

画像で参考になるのは

❷にみられる椎骨脳底動脈造影の特徴は，MRIでは内耳道レベル軸位断で脳底動脈の横断面像が有意に本症の多数の例（86.5％）で，大きく（平均5.7 mm）患側への偏倚として認められ，診断の参考となる[1]（❸）[★1]．この偏倚は，めまいを訴える症例においては第8脳神経の神経血管圧迫が存在する可能性を示唆する所見として良いのではないかと考えられる．

（中島成人）

★1 脳底動脈の偏りに着目しよう!!
突発性難聴や前庭神経炎ではない片側耳の難聴や高度半規管麻痺の診断には主には聴神経腫瘍を疑いMRI検査が行われ，腫瘍が否定されると原因不明の聴・平衡障害とされる．ここでさらに目を脳底動脈横断面の左右への偏りがないかに向けてみよう！ なんと81.3％にその偏倚側と病変側が一致しており，その病変が椎骨脳底動脈系の動脈硬化に由来していると推察でき，その病態に一歩迫れる[2]．

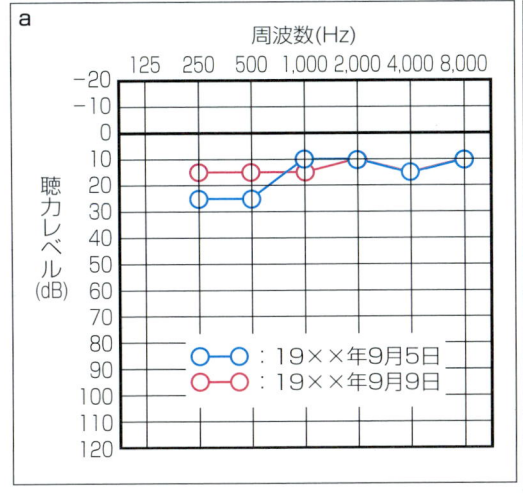

❶ 聴力検査と発作時の眼振の経過（37歳，女性）
a：右低音部の10 dBの変動．
b：強いⅢ度の注視眼振も頭位眼振も50分後には完全に消失．

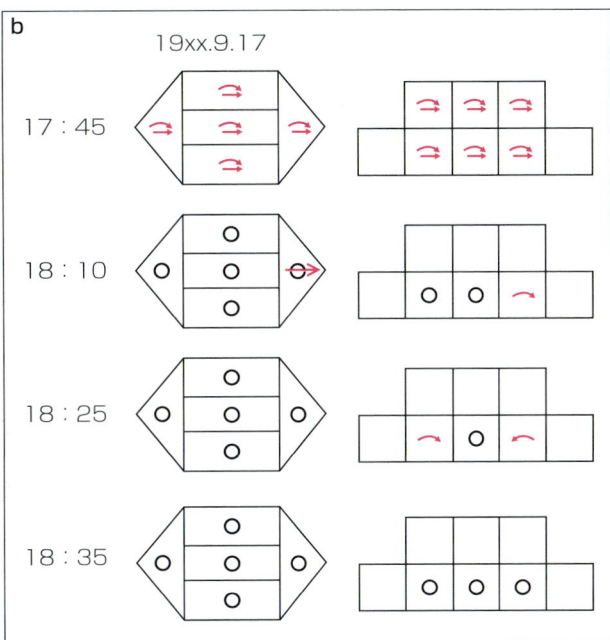

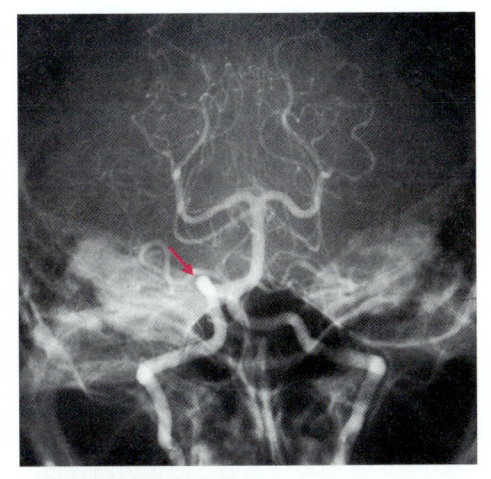

❷ 椎骨脳底動脈造影像
右椎骨動脈が長大化により右上方に屈曲蛇行し，それにより脳底動脈も内耳道レベルで右へ蛇行している（→）．

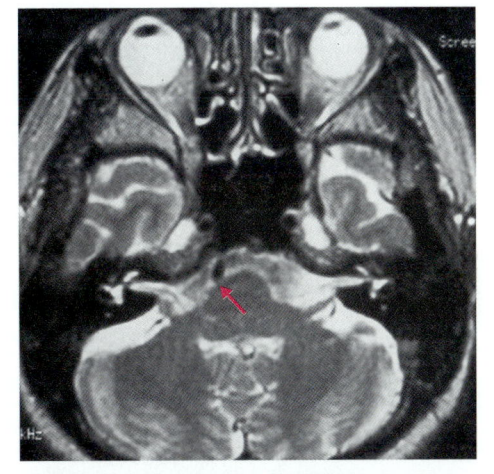

❸ 右耳65 dB 水平型の高度難聴を伴い年に1〜6回のめまい発作を10年間反復していた症例（65歳，主婦）のMRI T2強調画像
内耳道レベルで脳底動脈の横断面像が大きく右（患側）へ偏倚している（→）．右高度半規管麻痺もあり本症と診断，治療し完治した．

引用文献

1) 中島成人．神経血管圧迫によると思われるめまい症例と脳底動脈偏倚―画像診断に役立つ情報か―．Equilibrium Res 2001；60：464-9.
2) 中島成人，道津 充．原因不明の一側性聴・平衡障害の背景―MRI所見から―．Equilibrium Res 1999；58：287-91.

第3章 さまざまなめまいの鑑別と治療方針

末梢性めまいの鑑別
BPPV 診断と鑑別のポイント
――半規管結石とクプラ結石

めまい・眼振を引き起こす原因とメカニズム

- 良性発作性頭位めまい症（benign paroxysmal positional vertigo：BPPV）は，めまいの原因のなかで最も多いことが知られている．一定の頭の位置（頭位）をとることや，寝返りや起床など頭位の変換を行うことによって誘発される回転性めまいと眼振がみられる疾患である．BPPVは，耳石の一部が耳石器から剝がれ，半規管の中に入り込むことで生じる．
- 耳石は耳石器感覚上皮上に supraotolithic cupula zone とよばれる脆弱な膜様物質によって固定されていて，重力や直線加速度を感知するのに役立っている．耳石が剝がれる原因ははっきりしていないが，頭部外傷，睡眠頭位，内耳障害，加齢などが示唆されている．

半規管の機能と眼振

- 通常，半規管の働きは，頭位が変化しても一点の注視を可能にすることである．これが前庭動眼反射で，各半規管は神経核を経由して特定の外眼筋と連絡している．頭位の変化で刺激された半規管は連絡している外眼筋を収縮させ，眼球を頭と反対側に動かして注視を可能にしている．
- 半規管は主に回転加速度を感受していて，頭位変化で生じる半規管内の内リンパ流動がクプラを変位させ，半規管感覚上皮が興奮性または抑制性に刺激される．刺激により眼球の偏倚が続くと，眼球を正中位に戻そうとする急速な眼球運動が生じる．この繰り返しが眼振である．眼振の向きは，刺激された半規管が存在する面内で回旋する眼振になる．
- BPPVでは，半規管内の耳石の動きがこのメカニズムによってめまいおよび眼振を引き起こす．眼振の向きは耳石が刺激した半規管によって異なるため，眼振をみれば病巣である半規管を推測できる．

> 眼振をみれば病巣の半規管を推測できる

半規管結石症とクプラ結石症

- BPPVは半規管内での耳石の状態によって，半規管結石症（canalolithiasis）とクプラ結石症（cupulolithiasis）に分類できる．半規管結石症では，頭位変換時に半規管内の耳石が動くことで内リンパ流動が生じ，めまいが起こる．クプラ結石症では，耳石が直接クプラに付着し，頭位変換時にそのときの重力の向きに応じてクプラが変位してめまいが起こる．また，半規管結石症とクプラ結石症の病態は互いに移行したり同時に存在したりする（❶）．

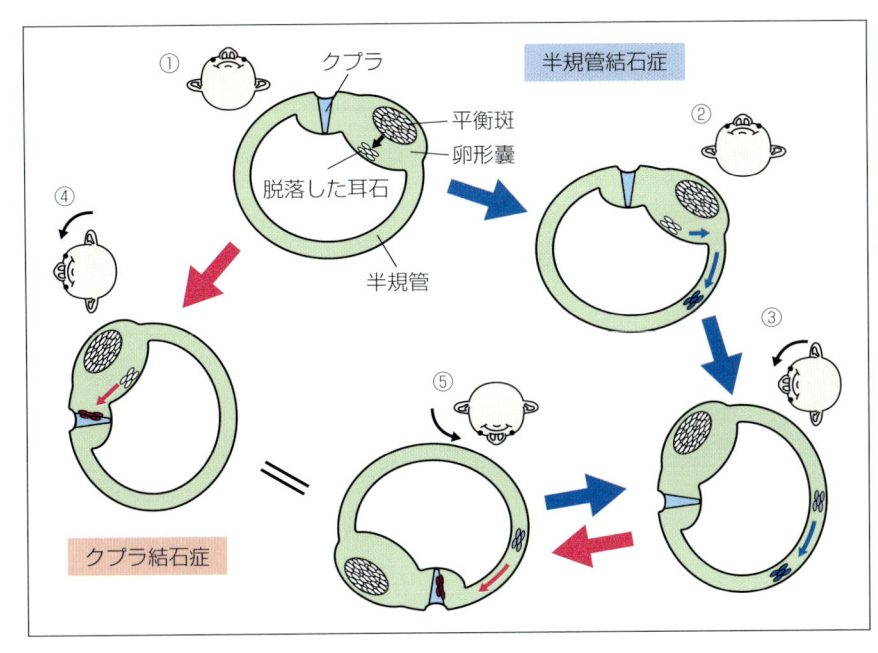

❶ 半規管結石症とクプラ結石症（外側半規管）

外側半規管の模式図で，半規管結石症とクプラ結石症を示す．
卵形嚢平衡斑から脱落した耳石は（①），半規管内に入ると半規管結石症となり（②，③），クプラに付着するとクプラ結石症となる（④）．半規管結石症からクプラ結石症への移行（⑤），またはその反対もあり，④と⑤は同様の症状になると考えられる．

- 耳石の比重は内リンパより大きいということがわかっており，半規管結石症やクプラ結石症の影響の大小はこの比重の差で生じる内リンパ流動やクプラの変位によるといえる．

眼振所見の取り方

- 眼振はフレンツェル眼鏡下に，可能であれば赤外線CCDカメラ下に観察する[★1]．非注視下で固視抑制がとれると，眼振は出現しやすいからである．
- 眼振の観察は，まず座位正面で行う[★2]．続いて頭位眼振検査，頭位変換眼振検査を行う（❷）．
- 頭位眼振は特定の頭位での重力負荷で生じる眼振であり，まず座位正面からゆっくり仰臥位になり眼振を観察する（仰臥位正面）．次いで頭部を左右に捻転させて眼振を観察する（仰臥位左下，右下）．さらに懸垂頭位をとり，正面，左下，右下で眼振を観察する（懸垂頭位正面，左下，右下）．
- 頭位変換眼振は動的な頭位変換運動に伴って生じる眼振であり，通常は座位正面から懸垂頭位正面への変換とその逆を行い（Stenger法），眼振を観察する．しかしBPPV症例では，Dix-Hallpike法[★3]も併用したほうがよい．
- 頭位眼振と頭位変換眼振は異なった刺激により誘発される眼振であるが，臨床の現場では，この2つを厳密に区別するわけではなく，各頭位への変換時にその両方を観察し記載している．

★1
CCDカメラを用いると暗所開眼に近い状態で観察できるため，フレンツェル眼鏡下での観察よりも優れている．

★2
BPPVの眼振，めまい感は頭位変換に伴うものであり，座位正面でみられることはほとんどない．

★3
Dix-Hallpike法は，顔面を左または右に45°回旋した状態で座位から懸垂頭位への変換とその逆への変換を行う検査で，頭位変換運動による刺激が後半規管平面と一致するため後半規管を効果的に刺激することになり，眼振が誘発されやすくなるからである．

BPPVの診断

- BPPVの診断基準を❸に示す．これは主に後半規管型BPPVの半規管結石症

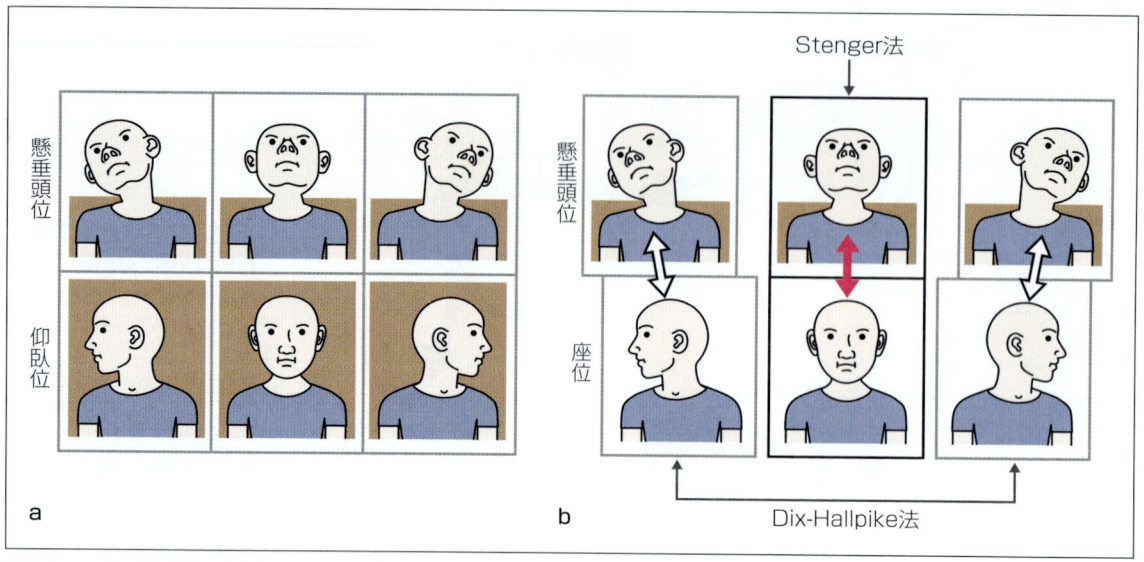

❷頭位・頭位変換眼振検査
a：頭位眼振検査では，仰臥位・懸垂頭位で正面・右下・左下の各頭位での眼振を観察する．
b：頭位変換眼振検査では通常 Stenger 法が施行されるが，後半規管型 BPPV では Dix-Hallpike 法も併用したほうがよい．

❸ BPPV 診断基準

1. 特定の頭位により誘発される回転性めまい．
2. めまい出現時に眼振が認められ，次の性状を示す．
   (1) 回旋成分の強い頭位眼振．
   (2) 通常，眼振の出現に潜時がある．
   (3) 眼振は「めまい頭位」を反復してとらせることによって，軽快または消失する傾向をもつ．
3. めまいと直接関連をもつ蝸牛症状，頸部異常および中枢神経症状を認めない．

（厚生省特定疾患「前庭機能異常」調査研究班，1981 年）

についての診断基準であり，外側半規管型 BPPV やクプラ結石症には当てはまらない．

- 一つの半規管が形成する面は，他の半規管が形成する面と直交するように存在していて，各半規管の感覚上皮が刺激を受けやすい頭位は異なる．めまいが誘発される頭位や頭位変換の方向を観察することで耳石が迷入した半規管を予測できるのはこのためである．
- 後で述べるが，半規管内の内リンパ流動が向膨大部方向か反膨大部方向かによって眼振の向きは逆になるので，半規管の向きだけでなく膨大部の位置も理解しておくことは患側を決定するうえでも重要である（❹）．
- 半規管結石症は主に後半規管型 BPPV，外側半規管型 BPPV でみられ，クプラ結石症は主に外側半規管型 BPPV でみられる．以下，それぞれの眼振の特徴，機序について述べる[★4]．

■ 半規管結石症（canalolithiasis）
後半規管型

特徴

- 仰臥位から座位，またはその逆で発作性の垂直回旋混合性の眼振がみられ，仰臥位と座位とで眼振の方向は逆転する．患側は仰臥位でみられる回旋性眼振の向きで判定する．
- 頭位変換すると，眼振は数秒程度の潜時を経て一過性に激しく出現し，10〜20 秒で減衰して消失する．頭位変換を繰り返していると眼振は出にくくな

★4
前半規管型 BPPV の病態や眼振発生の機序は他の半規管と同様であり，また前半規管型 BPPV はきわめてまれなため割愛する．

頭位変換を繰り返すと眼振は出にくくなる

る（疲労現象）．

機序

- 座位から仰臥位になると，後半規管内の耳石は膨大部から離れる向きに移動して，その向きに内リンパ流動を起こす（反膨大部流）．内リンパ流動の向きと眼振の向きの関係は各半規管で決まっていて，Ewald の法則として知られている（❺）．
- Ewald の法則により，後半規管で反膨大部流は興奮刺激となる．後半規管感覚上皮が興奮すると，同側眼の上斜筋と対側眼の下直筋が収縮するため，眼球は反対側（健側）に回旋すると同時に下方に偏倚する（緩徐相）．この眼位を急速に戻す運動が眼振の急速相で，患側向きの垂直回旋混合性の眼振となる．仰臥位から座位になるとき，耳石は膨大部側に移動し，反対向きの眼振が出現する（❻）．
- 潜時は耳石が半規管の壁面を滑り始めるまでの時間と考えられ，耳石と壁面とのあいだにはある程度の摩擦があると考えられる．
- 眼振の持続時間は，内リンパ流動が生じている時間，つまり耳石が半規管内を移動している時間であり，耳石が管の最下部で停止するまでである．したがって短い．
- 耳石は塊ではなく砂のようなものである．内リンパ流動を引き起こすためには砂状の耳石が一塊となって半規管内を移動する必要がある．頭位変換を繰り返すことで耳石が散在すると，内リンパ流動を引き起こすのにエネルギーが不足し，眼振が出にくくなる．これが疲労現象の一因と考えられる．

❹ 前庭，半規管

3 つの半規管は卵形嚢と連絡している．
前半規管では頭側，後半規管では尾側，外側半規管では前方の半規管端に半規管膨大部が存在している．

❺ Ewald の法則

- 第 1 法則
  外側半規管では，向膨大部性の内リンパ流動は刺激として，反膨大部性の内リンパ流動は抑制として働く．
  垂直半規管（前・後半規管）ではその逆となる．

- 第 2 法則
  刺激となる内リンパ流動はその側に向かう眼振を起こす．

外側半規管型

特徴

- 側臥位でめまいを訴え，水平性眼振がみられる．眼振の向きは方向交代性下向性である．患側を向いたほうが，眼振，めまい感ともに強くなる．座位から仰臥位になったときの眼振の向きは健側向きである．
- 潜時，減衰，疲労現象については後半規管と同様である．

機序

- 仰臥位正面から患側に顔を向けると，外側半規管内後方に集積していた耳石が膨大部側に移動し，向膨大部流が生じる．
- Ewald の法則により，外側半規管で向膨大部流は興奮刺激となる．外側半

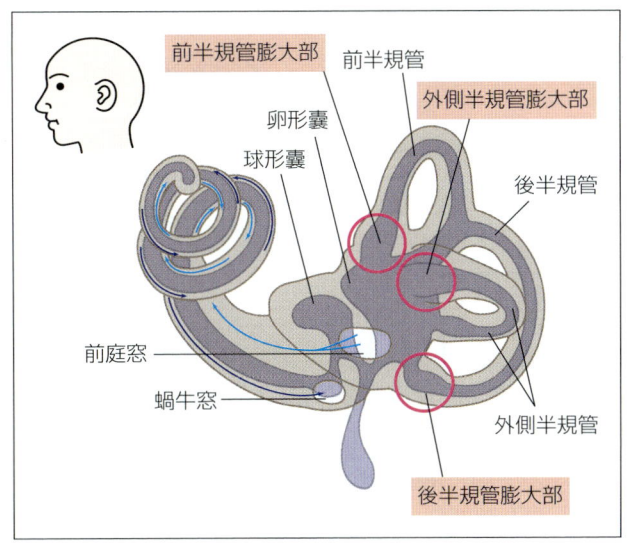

❻半規管結石症

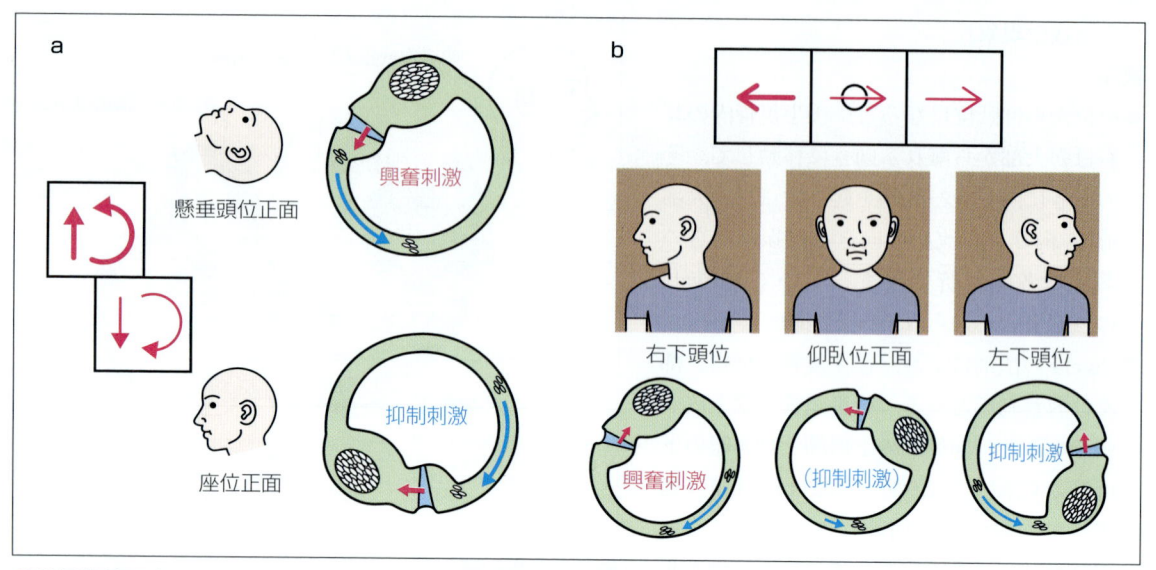

後半規管（a）と外側半規管（b）で，半規管結石症での耳石の動態を示す（右）．
a：後半規管では座位から懸垂頭位では反膨大部流（刺激性眼振）が，懸垂頭位から座位では向膨大部流（麻痺性眼振）が生じる．
b：外側半規管では，患側下頭位で向膨大部流（刺激性眼振）が，健側下頭位で反膨大部流（麻痺性眼振）が生じ，方向交代性下向性眼振になる．

規管が興奮すると，同側眼の内直筋と対側眼の外直筋が収縮し，眼球は反対側（健側）に偏倚する（緩徐相）．したがって眼振は急速相が患側を向く水平性眼振となる．健側に顔を向けると反膨大部流が生じ，眼振は健側向きの水平性眼振に変化する．よって眼振の向きは顔を向けた方向と同じで，向地性眼振となる．これが方向交代性下向性眼振である（❻-b）．

● 座位から仰臥位になるとき，外側半規管内の耳石は後方に集まる．外側半規管の膨大部は前方にあるため，外側半規管内には反膨大部流つまり抑制刺激が起こり，健側向きの水平性眼振が出る．

■ クプラ結石症（cupulolithiasis）

特徴

● 半規管結石症と比べると，眼振の持続時間は長く（2分以上），潜時は短くはっきりしない．頭位変換時のみでなく，その頭位をとり続けている間は一定の緩徐相速度の眼振が長時間みられる．頭位により眼振の向き，強さが変動する．

● 外側半規管型のクプラ結石症では，めまいを起こす頭位や頭位変換は半規管結石症と同様であり，眼振も水平性であるが方向は逆である．方向交代性上向性の眼振となり，矢状面から軽度患側に顔を向けたあたりに眼振が消失するニュートラル・ポジションが存在し，座位から仰臥位になったときの眼振の向きは患側向きを示すことが多い．

● 後半規管のクプラ結石症はまれであるが，眼振の性質，方向は半規管結石

眼振の持続時間は半規管結石症と比べ長い

症と同様である．つまり，仰臥位から座位，またはその逆で発作性の垂直回旋混合性の眼振がみられ，寝起きで眼振の方向は逆転する．左下頭位と右下頭位でも眼振の方向は逆転する[1]．

機序
- 重力によるクプラの変位で生じる眼振で，クプラの変位の程度は付着した耳石の状態で決まる．同じ頭位をとり続けていれば，クプラも同じ位置に変位したままになるので，緩徐相速度が一定である眼振が持続することになる．また頭位変換時にクプラに重力が働いた瞬間に刺激になるため，半規管結石症に比べて潜時は短くなる．
- 仰臥位で外側半規管のクプラの軸は矢状面近くにある．患側に顔を向けるとクプラは外側に変位する．これは反膨大部流と同じ効果で，抑制刺激になり，眼振は健側向きの水平性眼振となる．反対に健側に顔を向けるとクプラは内側に変位し，向膨大部流と同じ効果で興奮刺激になり，眼振は患側向きの水平性眼振に変化する．よって眼振の向きは顔を向けた方向と逆で，背地性眼振となる．したがって，外側半規管型のクプラ結石症では，方向交代性上向性眼振を示す（❼）．
- 後半規管型のクプラ結石症で，クプラに付着した耳石は，仰臥位になるとその重力でクプラを膨大部から離れる向きに変位させる．後半規管感覚上皮にとってこれは興奮刺激となるため，半規管結石症と同じ患側向きの垂直回旋混合性眼振を示す．座位では逆方向になり，抑制刺激のため健側向きの垂直回旋混合性眼振を示す．

❼ クプラ結石症
外側半規管（右）の模式図で，クプラ結石症における耳石の動態を示す．
患側下頭位でクプラは半規管側に変位し抑制刺激（麻痺性眼振）となり，健側下頭位でクプラは卵形嚢側に変位し興奮刺激（刺激性眼振）となる．クプラ結石症では方向交代性上向性眼振になる．

眼振の向きは顔を向けた方向と逆

BPPV 診断における注意点

- 責任病巣となる半規管は1つであるとは限らない．複数の半規管に耳石が入ると眼振は合算された向きに出る．また1つの半規管内で，半規管結石症からクプラ結石症に，またはその逆に移行する場合や，2つの病態が同時に存在する場合もあり，そのようなときには表出する眼振は複雑になる．丁寧な眼振所見の解析，経過観察が必要である．
- BPPVが生じる原因の一つに内耳障害がある[2]．元々存在する内耳障害による眼振に修飾されている可能性がある．内耳障害だけでも頭位変換時に方向交代性の眼振がみられることがある．
- 左右に顔を向けたときに生じるめまいには，頚性のめまいの可能性もある．

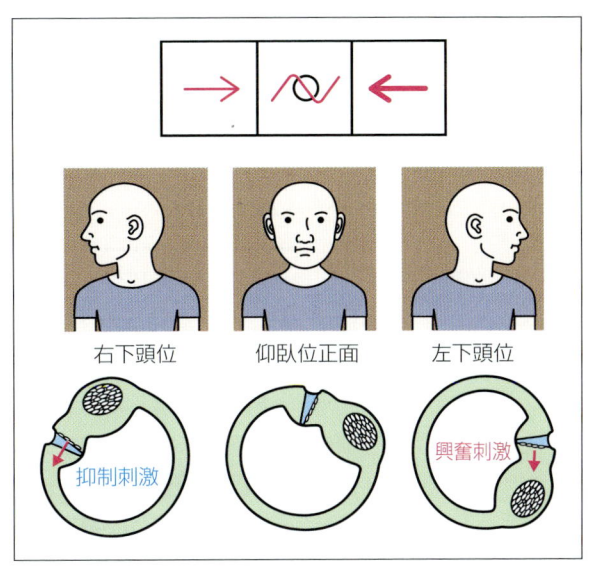

体幹も同時に左右に向けて頸部の捻転を解除して観察するとよい．方向交代性上向性眼振は小脳梗塞などの中枢性病変でみられることもあり，注意が必要である．

> 方向交代性上向性眼振は中枢性病変でもみられる

▶ BPPVの治療については，「良性発作性頭位めまい症の理学療法①，②」の項（p.272, 277）を参照．

まとめ

- 本項ではBPPVに絞って解説した．「BPPV診断における注意点」でも触れたが，変動しやすいだけでなく，危険なめまいの可能性もある．半規管結石症とクプラ結石症のそれぞれの特徴を念頭において，常にさまざまな可能性を考慮した診察を心がける必要がある．

半規管結石症
- 頭位変換時に一過性の減衰する眼振が生じる．
- 後半規管：寝起きの動作に伴うめまい．眼振は垂直回旋混合性で，頭位変換時に眼振の向きが逆転する．仰臥位でみられる回旋性眼振の向きが患側．
- 外側半規管：寝返りの動作に伴うめまい．眼振は水平性で方向交代性下向性眼振を示す．患側を向いたほうが，眼振，めまい感ともに強くなる．

クプラ結石症
- 頭位変換時に減衰が乏しい眼振が生じる．
- 外側半規管：寝返りの動作に伴うめまい．眼振は水平性で方向交代性上向性眼振を示す．健側を向いたほうが，眼振，めまい感ともに強くなる．

（稲垣太郎，鈴木 衞）

引用文献

1) 鈴木 衞．後半規管型BPPVと外側半規管型BPPV．武田憲昭編．耳鼻咽喉科診療プラクティス6　EBMに基づくめまいの診療と治療．東京：文光堂；2001. p.42-6.
2) 稲垣太郎ほか．内耳疾患の経過中に発症したBPPV様症候の検討．Equilibrium Res 2008；67：18-23.

Column

Short-arm 型 BPPV って何？

　BPPV は日常診療でよくみられる疾患であるが，通常は数か月以内に自然治癒することが多い．とくに後半規管型の BPPV に関しては，Epley 法のような浮遊耳石置換法により早期に症状が改善する．しかし，一部では数年にわたって頭位性のめまいが持続する後半規管型 BPPV の症例がある．そのなかには通常の BPPV とは異なるタイプがあると考えられる．

　Oas らは，通常は後半規管クプラから半規管側（長脚；long arm）に存在する（❶-a）と考えられている浮遊耳石が，❶-b のようにその反対の耳石器と後半規管クプラのあいだ（短脚；short arm）に存在する "Short-arm 型 BPPV" の疾患概念を提唱した[1]．この Short-arm 型 BPPV では，浮遊耳石が long arm に存在すると仮定された Epley 法は無効なため，症状が持続する難治例があると考えられる．

発症機序

　耳石はさまざまな原因で耳石器から剝脱し，三半規管に迷入するとされており，ヒト側頭骨標本にて耳石様好塩基性物質がクプラに沈着し，後半規管に最も多く，クプラのどちら側にも有意差なく付着していたと報告されている[2]．

　このことから耳石はクプラのどちら側にも，つまり long arm 側にも short arm 側にも存在する可能性が示唆される．long arm に存在すれば通常の後半規管結石で，卵形嚢側に存在すれば Short-arm 型になる．また解剖学的にも❷のように卵形嚢と後半規管膨大部のあいだに卵形嚢膨大部管が存在する[3]ため，Short-arm 型の耳石は排出されにくい可能性がある．

眼振所見の特徴

　Long-arm 型では，座位から臥位で❶-a のように浮遊耳石の動きに伴い，短時間だが強いクプラの刺激が生じるが（反膨大部性），Short-arm 型では浮遊耳石の動きは緩やかで最後は膨大部稜に落ち込んでいく（❶-b）ため，弱いが持続性のクプラの刺激（反膨大部性）が生じると推測される．それゆえ，眼振の潜時は通常の Long-arm 型と同様だが，眼振の持続時間は Short-arm 型では延長している[4]．

　また，臥位から座位では，Long-arm 型では浮遊耳石の動きに伴い，向膨大部性のクプラの刺激（reverse）が生じるが，Short-arm 型では浮遊耳石の動きは膨大部底部から卵形嚢膨大部管へ落ち込む動きが主体で，クプラへの刺激は生じにくいと推測される．それゆえ，Short-arm 型では reverse がほとんどみられない．

鑑別診断

　クプラ結石症があげられるが，クプラ結石症では，
① 潜時が非常に短い点
② 持続時間の長い reverse の眼振が誘発される点（臥位から座位への頭位変換もクプラへの刺激と

❶浮遊耳石の位置（後半規管）
a：通常は long arm に耳石が存在するとされ，座位から臥位（右下頭位）になると浮遊耳石は膨大部クプラから離れ，反膨大部性の刺激が生じる．
b：Short-arm 型では short arm に耳石が存在し，浮遊耳石の動きは緩やかで最後は膨大部に落ち込んでいくため，弱いが持続性のクプラの刺激が生じる．

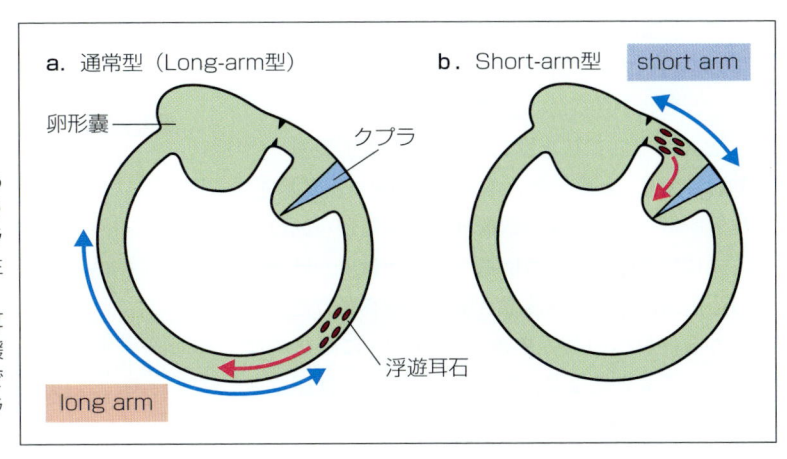

a．通常型（Long-arm型）　　　b．Short-arm型
卵形嚢　　クプラ　　short arm
long arm　　浮遊耳石

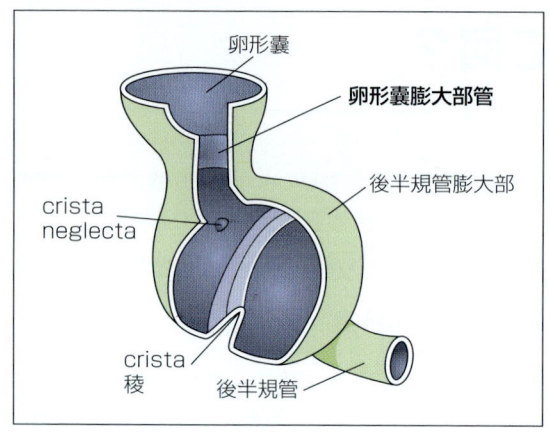

❷ 卵形嚢膨大部管
後半規管膨大部と卵形嚢間には卵形嚢膨大部管というくびれが存在する．
(Schuknecht HF. Pathology of the Ear. 2nd ed. 1993³⁾ より)

❸ 眼振所見
座位から臥位（右下頭位）で，時計回り上眼瞼向き垂直回旋混合眼振が観察された．臥位から座位への頭位変換にて BPPV に特徴的な逆転する垂直回旋混合眼振（reverse）は観察されなかった．

なるため）
などで理論的には鑑別が可能と考えられる．

治療方法

通常の Epley 法では効果がなく，理論的には患側耳を上にして側頭骨に vibration を加えると卵形嚢膨大部管にある浮遊耳石が卵形嚢に戻りやすいと推測される．

Oas らはこの vibration 法を 3 日間，1 日に 2 回，20 分間施行としているが，一般的な後半規管型 BPPV と比較して難治性である．

症例

患者：75 歳，女性．
現病歴：62 歳ころから 1 年に 1 回ほど蝸牛症状のない回転性めまい発作があった．1 年前より頭位変換時にめまい感が 1 か月程度続くというエピソードが数か月ごとに出現．
平成 X 年 1 月に精査目的で近医より紹介受診．
初診時所見：鼓膜所見，純音聴力検査：正常範囲，自発眼振：なし．頭位眼振検査：座位から臥位への頭位変換にて右下頭位で 1 分以上続く，時計回り上眼瞼向き垂直回旋混合眼振が観察された．臥位から座位への頭位変換にて BPPV に特徴的な逆転する垂直回旋混合眼振（reverse）は観察されなかった（❸）．

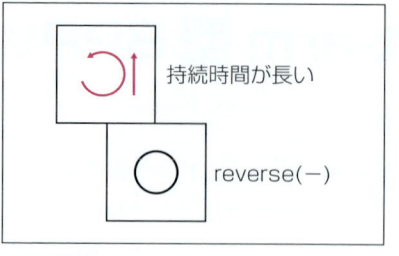

診断：右後半規管型 BPPV と診断し，Epley 法を勧めた．
経過：平成 X 年 3 月に右下頭位にて初診時と同様の眼振が観察され，Epley 法の効果はなかった．Short-arm 型 BPPV の可能性を念頭におき，健側（左耳）下での臥床を勧めた．
平成 X 年 4 月に，自覚的症状が改善し，「人生が明るくなった」とのこと．臥位右下頭位では，まだ同様の眼振を認めたため，左耳下での臥床に加えて，臥床時に vibrator をタオルなど介して右耳後部に当てることで右耳への振動負荷を追加したところ，5 月には頭位眼振は消失した．

ポイント

通常の Epley 法による理学療法が無効な難治性後半規管型 BPPV の場合は，頭位変換眼振の持続時間の長さや reverse 眼振の有無を入念に観察し，Short-arm 型 BPPV の存在も念頭においておくことが重要であると思われる．

（田浦晶子）

引用文献

1) Oas JG. Benign Paroxysmal Positional Vertigo. A Clinician's Perspective. Review. Ann N Y Acad Sci 2001；942：201-9.
2) Moriarty B, et al. The incidence and distribution of cupular deposits in the labyrinth. Laryngoscope 1992；102：56-9.
3) Schuknecht HF. Pathology of the Ear. 2nd ed. CT：PMPH-USA；1993. p.61.
4) 田浦晶子ほか．Short-arm 型後半規管 BPPV が疑われた 4 症例の検討．Equilibrium Res 2011；70：151-8.

第3章 さまざまなめまいの鑑別と治療方針

末梢性めまいの鑑別
後半規管と外側半規管由来のBPPVの違いは？

　良性発作性頭位めまい症（BPPV）は，卵形嚢から耳石が脱落，半規管内に迷入した耳石が半規管最下部で集合あるいはクプラに付着し，さらに頭位変化（重力方向の変化）に伴い集合した耳石塊が半規管内で移動することにより内リンパ流動を起こす，あるいはクプラを偏位させ，頭位性めまいや眼振を引き起こす疾患である．

　BPPVは発作性に頭位性めまいを引き起こす1つの症候群（vestibular lithiasis[1]）であり，脱落した耳石がどの半規管に迷入するかの違いで後半規管BPPVあるいは外側半規管BPPVが出現すると考えられる．とくに臥位での卵形嚢と各半規管の位置関係[1]から後半規管，外側半規管，前半規管の順に耳石が迷入しやすいため後半規管BPPVが多いと推測される（❶）．

　後半規管BPPVと外側半規管BPPVは臨床的に異なった眼振が観察され，耳石が迷入した半規管の違いや病態（半規管結石症かクプラ結石症）の違いが推測される．

　ここでは後半規管BPPVと外側半規管BPPVの臨床像と眼振所見（半規管結石症）について述べる．

> 後半規管BPPVが60％以上，外側半規管BPPVが約30％

初診時に観察されたBPPVおよび関連した頭位眼振の頻度（❷）

- 後半規管BPPVが60％以上，外側半規管BPPVが約30％，前半規管BPPVが約1％を占める[2]．
- 後半規管BPPV（半規管結石症）と外側半規管BPPV（半規管結石症）の患側は右に多いことが知られているが，その理由はまだわかっていない．
- 多半規管BPPVや両半規管BPPVが推測される症例があるので，頭位治療を選択する場合には注意が必要となる．
- 再発するBPPV症例では，約1/4の症例が後半規管BPPVと外側半規管BPPVの間で入れ替わっている．
- ある頭位を維持するとずっと眼振が持続

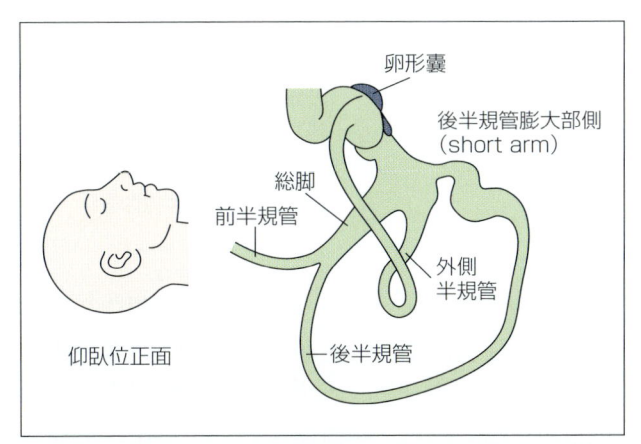

❶ 仰臥位正面における後半規管および外側半規管と卵形嚢の関係
仰臥位正面で寝ている人の右側面から見た右外側半規管と後半規管の内リンパ腔を示した．とくに総脚，外側半規管非膨大部側，後半規管膨大部側と卵形嚢の位置関係がわかりやすい．卵形嚢から脱落した耳石は真っ直ぐ総脚に落下し半規管壁に沿って後半規管へ迷入しやすい．

❷初診時のBPPVおよび関連した頭位眼振の頻度（重野耳鼻咽喉科，過去3年間）

頭位眼振の種類	例数（％）	患側
後半規管BPPV（半規管結石症）	101（57％）	（右62，左39）
後半規管BPPV（クプラ結石症）	13（ 7％）	（右 4，左 9）
外側半規管BPPV（半規管結石症）	39（22％）	（右26，左12，不明1）
［外側半規管BPPV（クプラ結石症）］	〔10〕	
前半規管BPPV（クプラ結石症）	1（ 1％）	（右 1，左 0）
多半規管BPPV 　外側半規管BPPV（半規管結石症）と後半規管BPPV（半規管結石症）	1（ 1％）	（右 1，左 0）
両半規管BPPV 　右外側半規管BPPV（半規管結石症）と左後半規管BPPV（半規管結石症）	1（ 1％）	（右 1，左 1）
方向交代性上向性頭位眼振（static）	7（ 4％）	
方向交代性下向性頭位眼振（static）	13（ 7％）	

頭位治療により方向交代性上向性頭位眼振から方向交代性下向性頭位眼振に移行した症例は外側半規管BPPV（半規管結石症）に分類している．ここで示した（static）方向交代性（上向性と下向性）頭位眼振は，ある頭位を維持する限り眼振が持続し，病歴，その他の神経学的検査や平衡機能検査（中枢眼運動検査など）から末梢性が疑われる症例である．

❸後半規管BPPVと外側半規管BPPVの臨床像

	後半規管BPPV	外側半規管BPPV
めまい頭位	寝起き，上を向く（後屈）	左右への寝返り，下を向く（前屈）
めまいの程度	比較的強い クプラ結石症では軽いことが多い	非常に強い，時に嘔気や嘔吐を伴う
めまいの持続	1分以内 じっとしているとめまいはとれる	1分以内 突発性難聴に伴う例では1分以上のことがある
自然経過	大部分は自然治癒する	後半規管BPPVより早く治癒する
頭位治療の効果	自然治癒より早く軽快する 翌日には64％眼振とめまい消失（当院）	経験的には良好 翌日には70％眼振とめまい消失（当院）
再発	半数は再発（1年以内が多い）	半数は再発（1年以内が多い）

再発したBPPV症例では，約1/4が後半規管BPPVと外側半規管BPPVの間で移行がみられる

後半規管BPPVは寝起きで1分以内の回転性めまい

外側半規管BPPVは寝返りや下を向くと1分以内の回転性めまい

（static）する末梢性の方向交代性上向性頭位眼振と方向交代性下向性頭位眼振があり，頭位治療の効果が典型的な外側半規管BPPV（半規管結石症）と異なるので注意する．

後半規管BPPVと外側半規管BPPVの臨床像（❸）

● 問診での特徴は，後半規管BPPVは寝起きで1分以内の回転性めまいが出現し，外側半規管BPPVは寝返りや下を向いたときに強い1分以内の回転性めまいが出現する．

❹ 後半規管および外側半規管 BPPV（半規管結石症）の眼振所見

	後半規管 BPPV	外側半規管 BPPV
眼振図と患側	患側（＊）が右側の後半規管 BPPV（半規管結石症）の頭位変換眼振を示した（Stenger 法／Dix-Hallpike 法） **Stenger 法** 座位から仰臥位正面（懸垂頭位正面）への頭位変換眼振検査では，眼球上極が患側向きの回旋性眼振および上眼瞼向き眼振が観察される．仰臥位正面（懸垂頭位正面）から座位への頭位変換眼振検査では，眼球上極が健側向き回旋性眼振および下眼瞼向き眼振が観察される． **Dix-Hallpike 法** 患側 45°頸部捻転座位と患側 45°懸垂頭位の頭位変換眼振検査では Stenger 法と同様の眼振が観察される．Stenger 法より眼振が強い（頭位変換面が後半規管の面に一致するため）．健側 45°頸部捻転座位と健側 45°懸垂頭位の頭位変換眼振検査では眼振は観察されない．	患側（＊）が右側の外側半規管 BPPV（半規管結石症）の頭位変換眼振を示した 右耳下頭位と左耳下頭位の頭位変換眼振検査で，患側耳下頭位で強い向地性水平性眼振，健側耳下頭位で患側より弱く長い持続の向地性水平性眼振が観察される（方向交代性下向性頭位眼振）．患側耳下への頭位変換では耳石塊が外側半規管に向膨大部性内リンパ流（ampullopetal），健側耳下では反膨大部性内リンパ流（ampullofugal）を引き起こし，それぞれ外側半規管を刺激，抑制するためと考えられている（Ewald の第 2 法則）． 患側耳下頭位を維持すると，眼振が強いと向地性水平性眼振が消失後に背地性水平性眼振（第Ⅱ相）が観察されることが多い． 座位から仰臥位正面（懸垂頭位正面）への頭位変換眼振検査で健側向き水平性眼振が観察されることがあり，とくに左右耳下での向地性水平性眼振の強さに差がないときは患側の推定に役立つ．
眼振の持続時間	頭位変換後，眼振は 1～数秒の潜伏時間をもって増強，減弱，消失する（paroxysmal）が，1 分以内（多くは数十秒）の持続．	頭位変換後，眼振は 1～数秒の潜伏時間をもって（ほとんどないこともある）増強，減弱，消失する（paroxysmal）が，1 分以内（多くは数十秒）の持続．後半規管 BPPV より持続時間が長いことが多い．
疲労現象	頭位変換を繰り返すと，眼振やめまいは減弱する．	数回頭位変換を繰り返しても減弱しないことが多い．
鑑別	典型例は後半規管 BPPV（半規管結石症）と診断できる．しかし，上記の臨床像や眼振所見を示さない非典型例は中枢障害の否定が必要である．	眼振方向は似ているが，眼振の持続が異なる方向交代性下向性頭位眼振がある． 右耳下頭位と左耳下頭位の頭位変換眼振検査で，向地性水平性眼振が観察される．頭位を維持する限り，眼振は持続し消失することはない． 頭位によって連続的に眼振緩徐相速度が変化する頭位眼振（static）である．頭部前額面，矢状面，水平面それぞれに眼振が消失する頭位が存在する．半規管結石症やクプラ結石症とは異なる病態が推測される．末梢性頭位眼振のなかでは，後半規管クプラ結石症とほぼ同じ頻度で観察される．

- 両者とも頭位治療は自然治癒より早く改善させるが，約半数で再発がみられる．
- 頭位治療を行っても1か月以上頭位眼振が持続する，あるいは2回以上再発が疑われる難治症例があり，全BPPV症例の約17〜18％に認められる[3]．

> 頭位治療により後半規管BPPVと外側半規管BPPVの60〜70％の症例は，翌日眼振とめまいが消失する

後半規管BPPVと外側半規管BPPVの眼振所見

- 後半規管BPPV（半規管結石症）と外側半規管BPPV（半規管結石症）の特徴的な眼振所見について❹に記載した．

> **ポイント**
> ①BPPVは頭位性あるいは頭位変換性めまいや眼振であり，頭位眼振検査や頭位変換眼振検査で診断できる疾患である．
> ②フレンツェル眼鏡や赤外線CCDカメラが装着されたビデオフレンツェル眼鏡を利用した眼振観察が必須である．

（重野浩一郎）

引用文献

1) Honrubia V, et al. Paroxysmal positional vertigo syndrome. Am J Otol 1999；20：465-70.
2) Wang H, et al. Three-dimensional virtual model of the human temporal bone. A stand-alone, downloadable teaching tool. Otol Neurotol 2006；27：452-7.
3) 宇野敦彦ほか．良性発作性頭位めまい症の臨床検討．日耳鼻 2001；104：9-16.
4) 重野浩一郎．難治性BPPVに対する検討．Equilibrium Res 2006；65：132-43.

第3章 さまざまなめまいの鑑別と治療方針

末梢性めまいの鑑別
外リンパ瘻によるめまいの特徴と手術治療の効果

外リンパ瘻総論[1]

■ 外リンパ瘻の病態

- 内耳リンパ腔と周囲臓器のあいだに瘻孔が生じ，生理機能が障害される疾患が外リンパ瘻（perilymphatic fistula）である．
- 瘻孔は蝸牛窓，前庭窓，骨折部，microfissure，炎症などによる骨迷路破壊部，奇形などに生じる．
- 瘻孔から外リンパが漏出すると，さらに症状が増悪，変動する．

■ 発症の誘因

- 外リンパ瘻の原因・誘因を表記する用語について国内外で多少の混乱があった．その経緯を概説し，この混乱の原因を明記することで，外リンパ瘻の概念をより明確にし，診断の一助としたい．
- 外リンパ瘻の原因・誘因を❶に示した．
- 1980～1990年代に海外で報告されたspontaneous perilymphatic fistula（sPLF）は，おおむね❶のB，C，Dを対象としていた．一方，本来の言葉の定義から，CとDの2項目のみ，もしくはDのみを対象とすべきとMeyerhoffは指摘した[2]．つまり，BはsPLFには該当しないとする意見である．一方で，1990年（平成2年）に作成されたわが国の外リンパ瘻診断基準案が対象としたのは，海外と同様にB，C，Dであった．国内の論文・学会報告では，これらの症例を「特発性外リンパ瘻」と表記して報告されることが多い．これらの報告では，必ずしも特発性の本来の定義であるDのみを対象としているとは限らず，B，Cが含まれている．
- 本項では混乱を避けるため，あえて特発性外リンパ瘻という言葉は用いず，カテゴリーA，B，C，Dに分けて論じる．
- 現在，厚生労働省特定疾患急性高度難聴調査研究班および新規診断マーカーCTP（cochlin-tomoprotein）を用いた難治性内耳疾患の多施設検討に関する研究班が合同でA，B，C，Dすべてを対象とした外リンパ瘻診断基準を作成しており，2012年（平成24年）度末に公開される予定である．

> 外リンパ瘻は，A，B，C，Dの4つのカテゴリーに大別される

❶ 外リンパ瘻の原因・誘因

おおむね下記4つのカテゴリーに大別される．
A：外傷，中耳・内耳疾患（真珠腫，腫瘍，奇形，半規管裂隙など），中耳・内耳手術など
B：外因性の圧外傷，すなわち爆風，ダイビング，飛行機搭乗など（antecedent events of external origin）
C：内因性の誘因，すなわち鼻かみ，くしゃみ，重量物運搬，力みなど（antecedent events of internal origin）
D：明らかな原因，誘因がないもの（idiopathic）

（池園哲郎．急性難聴の鑑別とその対処．中山書店；2012[1]より）

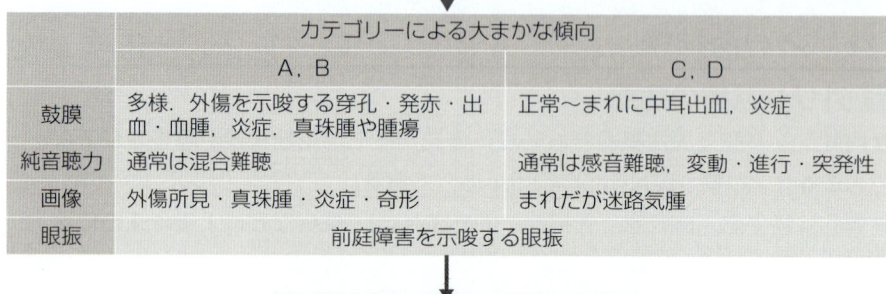

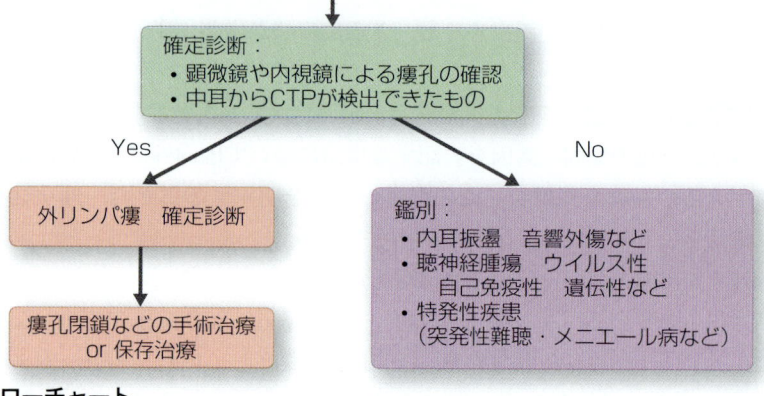

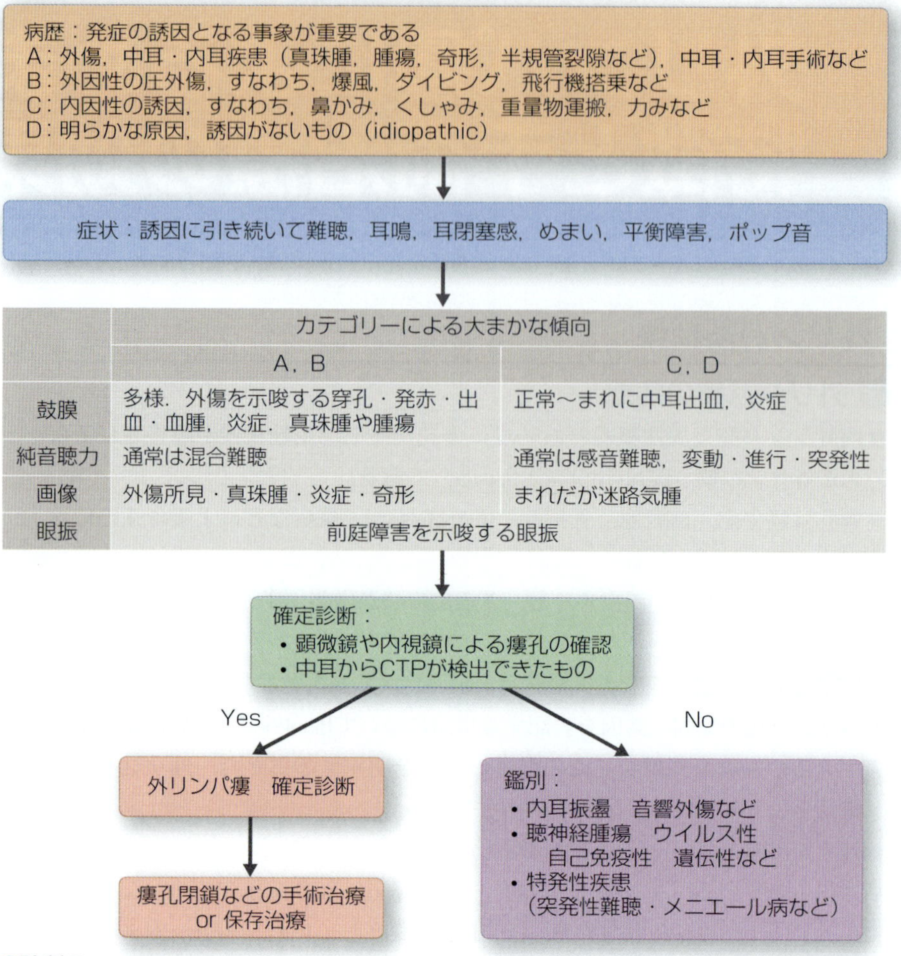

```
病歴：発症の誘因となる事象が重要である
 A：外傷，中耳・内耳疾患（真珠腫，腫瘍，奇形，半規管裂隙など），中耳・内耳手術など
 B：外因性の圧外傷，すなわち，爆風，ダイビング，飛行機搭乗など
 C：内因性の誘因，すなわち，鼻かみ，くしゃみ，重量物運搬，力みなど
 D：明らかな原因，誘因がないもの（idiopathic）
                        ↓
症状：誘因に引き続いて難聴，耳鳴，耳閉塞感，めまい，平衡障害，ポップ音
```

	カテゴリーによる大まかな傾向	
	A，B	C，D
鼓膜	多様．外傷を示唆する穿孔・発赤・出血・血腫，炎症，真珠腫や腫瘍	正常〜まれに中耳出血，炎症
純音聴力	通常は混合難聴	通常は感音難聴，変動・進行・突発性
画像	外傷所見・真珠腫・炎症・奇形	まれだが迷路気腫
眼振	前庭障害を示唆する眼振	

```
確定診断：
・顕微鏡や内視鏡による瘻孔の確認
・中耳からCTPが検出できたもの
  Yes ↓              No ↓
外リンパ瘻 確定診断    鑑別：
       ↓             ・内耳振盪　音響外傷など
瘻孔閉鎖などの手術治療  ・聴神経腫瘍　ウイルス性
   or 保存治療          自己免疫性　遺伝性など
                      ・特発性疾患
                       （突発性難聴・メニエール病など）
```

❷診断のフローチャート

（池園哲郎．急性難聴の鑑別とその対処．中山書店；2012[1]）より）

- カテゴリーA，Bでは原因が明確であることが多く，外リンパ瘻を疑いやすい．カテゴリーC，Dでは，急性期には突発性難聴，慢性期にはメニエール（Ménière）病などのさまざまな難聴・めまい疾患との鑑別を要す．突発性難聴，メニエール病は症候学的な診断名で，原因不明（特発性）であることがその診断基準に明記されている．一方，外リンパ瘻は病因学的診断名である．これを正確に診断できれば，瘻孔閉鎖手術によって完治できる可能性があり，臨床的にきわめて重大な意義がある．

■ 診断のフローチャート（❷）

- このフローチャート（❷）では，上記の4つのカテゴリー分類に従い，大まかな診断法を概説している．海外のレビューでは外リンパ瘻をこのように幅広い疾患としてとらえる報告が多い．カテゴリーAは疾患，医原性に伴うものも含んでいる．

病歴聴取
- その発症の誘因となった事象の問診が重要である．
- 自験例でCTP検出検査で陽性となった症例をみてみると，A；外傷性外リンパ瘻の病歴には頭部外傷，全身打撲，中耳外傷（耳かきなど）があげられる．B；潜水，飛行機旅行，C；力み，鼻かみ，などがあった．さらにD；まったく誘因のない症例もあった．
- さらに誘因の後に，どのような症状が発症したか問診する．難聴，耳鳴，耳閉塞感，めまい，平衡障害，ポップ音が重要である．流水音を思わせる耳鳴は有名であるが自験例（CTP陽性例）では2割程度であった．

> 発症の誘因となった事象の問診が重要

鼓膜所見
- まず鼓膜を十分に観察する．外傷を示唆する穿孔・発赤・出血などに着目する．
- 耳かき外傷ではキヌタ・アブミ関節付近への外傷を示唆する所見があれば前庭窓からの外リンパ瘻を強く疑う．
- 頭部外傷，側頭骨骨折では中耳血腫となっている場合が多い．
- 飛行機や潜水などの強い圧外傷では中耳に出血や炎症所見をみることがある．

> 鼓膜は，穿孔・発赤・出血などに着目

純音聴力検査
- カテゴリーA，Bでは混合難聴を呈することが多い．しかし，例外もありアブミ骨外傷で明らかな外リンパ漏出があるにもかかわらず骨導が正常である症例も存在しているので注意する．
- カテゴリーC，Dでは聴力の変動や，進行するもの，変動しながら悪化するもの，などの通常の突発性難聴としては例外的な聴力経過を示すものに注意する．自験例では6割程度の症例にみられた．ただし，進行や変動は発症時から受診までの日数や，検査回数に左右され，初診後に変動がないからといって外リンパ瘻を否定することはできない．

頭位眼振検査
- 前庭障害を示唆する眼振がみられる．
- 前庭障害一般にいえることであるが，患側下で眼振やめまい感が増強する場合が多い．ただし，膜迷路障害の程度によって眼振の方向，程度はさまざまであり，一定の傾向をとらえることは難しい．
- 良性発作性頭位めまい症（benign paroxysmal positional vertigo：BPPV）と診断される眼振を呈する症例もある．

瘻孔検査
- 外耳道圧を上昇させ，眼振や症状の変化を診る．
- アブミ骨外傷や内耳骨折が疑われる場合には，この検査によってさらに病態を悪化させる可能性があり，施行には十分注意を要する．

- カテゴリーC，Dでの陽性率は高くはなく，自験例では2割程度である．

画像診断
- CTがとくに有用である．
- 外傷性外リンパ瘻においては，側頭骨骨折，内耳骨折，耳小骨離断を診断する．
- 明らかな誘因に加えて，迷路気腫がある場合には外リンパ瘻を強く疑う．ただし，骨迷路との境界部分では，骨から外リンパへのCT値の急激な変化により欠損値となることがあり，このようなアーチファクトとの慎重な鑑別を要する．自験例ではこのアーチファクトは検査機器の種類や条件設定により大きく左右されていた．
- また，側頭骨CTは骨条件で撮影されるため，漏出した外リンパが映ることはきわめてまれである．

生化学的検査
- 外リンパ特異的蛋白であるcochlin-tomoprotein（CTP）を中耳洗浄液から検出する検査である[3]．
- CTPは体液における発現特異性，検査における検出感度，特異度が報告されている唯一の外リンパ特異的蛋白である．
- 外リンパ漏出を伴う外リンパ瘻での確定診断や真珠腫などによる半規管瘻孔の深達度分類に応用されている．

確定診断
- 手術や内視鏡検査によって，外リンパ，髄液の漏出を確認できたもの，瘻孔の確認できたものは外リンパ瘻確実例となる．
- また，中耳洗浄液からCTPが検出できたものも外リンパ瘻確実例といってよい．

■ 治療
- 外リンパ瘻は手術により治療できる希有な内耳疾患であり，瘻孔閉鎖術で根治が望める．
- 通常は，まず保存治療を行い，症状，検査所見の推移をみて手術適応を判断する．

まず保存治療を行い手術適応を判断

外リンパ瘻各論──その特徴と治療法

■ カテゴリーA
頭部外傷性
- 頭部外傷後の内耳障害を診断するためには側頭骨骨折の有無とその程度が重要である．側頭骨骨折は迷路骨包保存型（otic capsule sparing），迷路骨包骨折型（otic capsule violating）の2種類に分けられる．さらに骨折を伴

わない頭部打撲症でも内耳障害が発症する場合がある[4].

- 迷路骨包骨折型により外傷性の外リンパ瘻が生じることは疑いがない．迷路骨包保存型と頭部打撲症では，内耳振盪，外傷性良性発作性頭位めまい症，内耳窓やminor fissureから外リンパが漏出する外リンパ瘻が鑑別診断となる．慢性に経過し，遅発性にメニエール病様症状を呈する場合には外傷性内リンパ水腫の可能性も考慮する．
- 頭部外傷後に難聴，めまいを主訴に当科へ紹介された迷路骨包に骨折がない症例を検討したところ，5割に末梢性眼振が観察され，そのうち半数にBPPV様めまいと眼振を認めた．難聴は全例混合難聴であった．また，全体の3割の症例がCTP陽性であった．このCTP陽性外リンパ瘻確実例を検討したところ，めまい，難聴の程度はさまざまであった．

治療

- 治療法決定のためには，上記の疾患を鑑別することがすなわち手術治療と保存治療の選択の指標となる．頭部外傷症例では頭蓋内病変の治療が優先され難聴治療は意識障害などが改善してからとなりがちであるが，早期から耳鼻咽喉科医師が介入することで治癒率を向上させたい．

中耳外傷性

- わが国では耳かきが日常習慣的に行われており，中耳（鼓膜，耳小骨）外傷の最も多い原因である．湿性耳垢の多い白人社会では，耳垢は点耳薬で洗い流すものと教育されており，耳かき外傷は少ない．
- 後上象限，すなわちアブミ骨付近に鼓膜穿孔をきたした症例では，アブミ骨外傷性外リンパ瘻を念頭において診療する．さらに骨導の悪化，末梢性眼振，めまい（回転性，浮動性）があれば外リンパ瘻の可能性が高くなる．CTでアブミ骨底の骨折や陥入を確認できれば確定診断となる[5].
- 平手打ちによる鼓膜損傷も日ごろよく経験するが，この受傷機転でCTP陽性だった症例は今のところ経験していない．
- 後上象限穿孔例の80％からCTPが検出されており，アブミ骨外傷は外リンパ瘻をきたしやすいことが確認された．通常はアブミ骨外傷で外リンパ漏出が持続すれば，混合難聴が次第に増悪し聾になると予測される．
- しかし興味深いことに，CTP陽性例でも，骨導が悪化しない症例がみられた．
- 外リンパ瘻以外にも中耳に外力が加わって骨導の悪化をきたすことは以前より知られており，内耳への物理的刺激による内耳振盪や音響外傷と診断される．

治療

- アブミ骨外傷の手術は耳科手術のなかでも最も難しいものの一つである．アブミ骨外傷治療の最も重要なポイントは，保存治療がよいのか，手術的に

❸ 手術適応の判断に役立つ知見

急性例	・アブミ骨脱臼，すなわち外傷性外リンパ瘻を生じていると混合難聴となり，進行性に増悪する場合が多い．前庭症状が激しいもの，めまいを主訴とする症例も外リンパ瘻を積極的に疑うべきである． ・一方で聴力が悪化せず落ち着いている症例では，めまい・眼振所見の増悪が病態の進行，内耳の不安定性を敏感に反映する．
慢性例	・外リンパ漏出が続いていれば，一般的にはいずれ聾となると推測されるが，驚くべきことにゆっくりとした漏出なら必ずしも聾とはならず，混合難聴が落ち着いたままとなっている症例も経験した． ・漏出が継続する場合には内耳炎，髄膜炎のリスクがあるため手術治療を検討する．

整復すべきかという点にある．
- 外リンパ漏出があっても感音成分の増悪が軽度であったり，CT で迷路気腫などの明らかな異常がみられない軽度輪状靱帯損傷症例もあり注意が必要である．このような例では筋膜による被覆のみで治療できるので，手術のリスクは低い．しかしアブミ骨底板が陥入している場合には，それを引き上げ整復する術式が知られているが，この場合には，手術操作自体が内耳障害を増悪させる可能性がある．
- いずれの場合でも外リンパ漏出の持続があるか否か，前庭系症状所見の変動が適応判断に役立つ．手術に踏み切るべきかの判断に役立つ知見を❸に列記する．

■ カテゴリーB，C，Dの外リンパ瘻

- このカテゴリーは，否定され非難されてきた疾患であるが，筆者らの検査結果はこのカテゴリーが実在することを示した．外リンパ瘻疑い症例 200 例以上に CTP 検出検査を施行したところ，CTP 陽性例は約 8％であった．92％は CTP 陰性であったが，これは外リンパ漏出自然停止，間欠的または微量に漏出する外リンパ瘻を否定するものではない．
- 陽性例を検討したところ，誘因が明らかだった 10 例のなかでは B 外因性誘因として飛行機，ダイビング，水上スキー，C 内因性の誘因として咳，鼻かみ，いきみがあった．詳細な問診によっても誘因がないカテゴリーDが5例あった．臨床症状，検査所見は多様であり，聴力型，眼振めまいの有無などの所見は，診断の「決め手」にはならなかった．しかしながら，眼振が 6 割，めまいが 7 割の症例にみられており，通常の突発性難聴症例 400 例での筆者らの過去のデータ（眼振が 4 割，めまいが 3 割）と比較すると，多い傾向がみられた．すなわち，診断の決め手にはならないが，前庭症候がより多いのは間違いないと思われる．
- 聴力では突発性難聴の非典型例，すなわち変動性難聴，変動しながら悪化する，改善した難聴が再度悪化する，などの病歴は外リンパ瘻の可能性を検討すべきである．

> 突発性難聴の非典型例は外リンパ瘻の可能性を検討すべき

治療

- 瘻孔自然閉鎖の可能性があるので，頭を 30°挙上した状態で安静を保ち，突発性難聴に準じた処方を行う．ステロイドの使用が一般的であるが，瘻孔閉鎖を遅延するという説もある．
- 保存治療に反応しない例や，聴平衡機能の悪化・変動を示す例，安静解除で再び症状が出現する場合は，なるべく早期に試験的鼓室開放術を行う．術

後にめまいは大多数の症例で消失する．これは諸家の報告で一致しているが，内耳窓閉鎖術の聴力改善効果には異論があり結論は出ていない．自験例（CTP検査陽性例）では，4割に著明改善（30 dB以上改善）がみられた．一方で聴力改善は得られにくく改善が2割程度とする報告もある．

鑑別診断

■ カテゴリーAの外傷性外リンパ瘻と鑑別が必要な疾患

内耳振盪症
- 骨折や外リンパ瘻がない場合でも，頭部打撲による衝撃で蝸牛，前庭，半規管が損傷を受ける．これを内耳振盪とよぶ．
- そのメカニズムはいまだ完全には明らかにされていないが，急速な加速度外傷（速度の急激な上昇と下降に伴う加速度変化）により前庭末梢器の剪断（shearing）や，感覚細胞の障害を生じるといわれている．
- 軽症の場合の内耳機能障害は可逆的であることが多い．
- 剪断により前庭の微小血管から出血し，これが迷路内の結合組織，瘢痕，骨の増生をもたらすと慢性機能障害を呈すると考えられている．
- 内耳振盪の臨床診断の定義は曖昧である．一般には外傷直後に発症し，明らかな外傷性BPPV所見を呈さない内耳性めまい症例に用いられることが多いが，文献によっては外傷後の難聴のことを示すこともある．

外傷性遅発性内リンパ水腫
- 外傷後，数か月から数年の経過後に発症するメニエール病様症状（耳閉感，耳鳴，変動する難聴，発作性のめまい）を呈する疾患のことである．
- 側頭骨骨折に伴い前庭水管に骨折が及んでいる症例では，閉塞や狭窄により内リンパドレナージ機能が障害されるため内リンパ水腫をきたすと推測されている．

外傷性良性発作性頭位めまい症
- 頭部打撲は耳石器に剪断性の外力を与え，剥がれ落ちた耳石が内リンパ腔へ入り込む．これが原因となり，種々のタイプの前庭機能障害が生ずる．典型的なBPPVの症状（頭位変換時の発作性の回転性めまい）に合致しないめまい症状がみられることが多く，合併する耳石機能障害によるものと考えられる．
- 外傷性BPPVが頭部外傷後に生じる頻度は8～20％程度といわれている．

■ カテゴリーB，C，Dの外リンパ瘻と鑑別が必要な疾患
- 突発性難聴，メニエール病，聴神経腫瘍，自己免疫性，ウイルス性，遺伝性難聴など急性難聴・内耳性めまいをきたす疾患すべてが鑑別の対象となる．

今までカテゴリーB，C，Dの外リンパ瘻は否定され，非難されてきた疾患である．とくに海外ではこの傾向が強い．わが国での診療，学会・論文報告はこのカテゴリーが実在することを示している．

　治療法については異論が多く，国によって，または担当医によって意見が大いに異なる．国内においては，年間に数十例の特発性外リンパ瘻症例に手術を行っている施設もあれば，まったく手術を行わない施設もある．さらに耳かきなどの中耳外傷の症例報告もわが国からのものが最も多い．アブミ骨外傷の治療経験もおそらく日本が最も多いのではないかと推察されるが，手術適応をめぐっていまだに議論が尽きない．

　外リンパ瘻の研究が最も進んでいる日本からの情報発信が，世界の患者にとってより良い診療に結びつくことが期待されている．

（池園哲郎）

引用文献

1) 池園哲郎．外リンパ瘻診断のポイント．髙橋晴雄編．急性難聴の鑑別とその対処．ENT臨床フロンティア．東京：中山書店；2012．p.122-9．
2) Meyerhoff WL. Spontaneous perilymphatic fistula：Myth or fact. Am J Otol 1993；14(5)：478-81.
3) Ikezono T, et al. The performance of CTP detection test for the diagnosis of perilymphatic fistula. Audiol Neurootol 2009；15：168-74.
4) Dahiya R, et al. Temporal bone fractures：Otic capsule sparing versus otic capsule violating clinical and radiographic considerations. J Trauma 1999；47：1079-83.
5) Ikezono T, et al. Cochlin-tomoprotein (CTP) detection test identifies traumatic perilymphatic fistula due to penetrating middle ear injury. Acta Otolaryngol 2011；131(9)：937-44.

第3章　さまざまなめまいの鑑別と治療方針

末梢性めまいの鑑別
前庭神経炎の前庭機能とめまいの特徴は？

前庭神経炎とは

- 前庭神経炎はメニエール病以外の耳性めまいとして，DixとHallpikeにより良性発作性頭位めまい症とともに報告[1])されて以来，代表的な前庭性めまいの一つとして知られている．
- その特徴は蝸牛症状を伴わない単発性のめまいであるが，わが国では診断の手引きとして診断基準が示されている（❶）[2])．
- 以下に本疾患の特徴と診断の道筋について解説する．

診断の進め方（❷）

問診
- 聴覚症状や神経学的症状を伴わないめまい（solo-vertigo），単発性．
- 上気道炎，腹部症状などに続発することがある（17％[3])）．
- めまいは24時間以上（数日〜数週間）続き，嘔気，嘔吐が強い．
- 軽症例，改善期などでは体動時のみのめまいを訴え，頭位性めまいと誤解しやすい．

診察
- 耳鼻咽喉所見は正常である．
- 神経学的所見は認められない．

体平衡機能検査
- 発症直後は症状が強く起立不能で，検査が不可能な場合も多い．
- 原則として患側へ偏倚．失調性の場合は中枢障害に要注意！

眼振検査
- 健側向きの強い一側性，定方向性眼振．
- 臥床患者でも，指先やメジャーテープで定性的な視標追跡検査（ETT）や視運動性眼振検査（OKN）を行い，中枢障害を否定しておくことが望ましい．

❶ 前庭神経炎の診断の手引き

1. めまいを主訴とする大きな発作は通常一度である
2. 温度刺激検査によって，半規管機能の一側または両側性の高度低下ないしは消失を認める
3. めまいと直接関連をもつ蝸牛症状および中枢神経症状を認めない

解説
(1) めまいの発現に先行して感冒様症状などを示すことがある
(2) めまいの原因と推定される既存の疾患や，投与薬・処置・手術などを認めない
(3) 直流電気刺激検査で眼振あるいは身体動揺反応が微弱または消失を示すことがある
(4) 両側前庭神経炎の例は，「両側前庭機能高度低下」にも所属することが考えられる

（渡辺 勳ほか．耳鼻臨床 1984[2]) より）

問診：蝸牛症状や神経症状を伴わない単発性めまいが24時間以上続く

↓

診察：耳鼻咽喉所見，神経所見を欠く

↓

平衡機能検査：患側への偏倚
健側向きの定方向性眼振

↓

聴力検査：正常

↓

温度刺激検査：患側の高度半規管機能低下CP

↓

必要あれば：
VEMP検査による上下の前庭神経の評価・診断
ENG検査，画像検査，神経内科紹介などで中枢疾患を除外

❷ 前庭神経炎の診断の流れ

★1
caloric test.

★2
canal paresis.

★3
糖尿病，高血圧，高脂血症，肥満，高齢，脳血管障害既往，など．

純音聴力検査
- 正常であることを確認する．精密な検査は後日でも可．

温度刺激検査★1
- 急性期は自発眼振が強く正確な判定が困難なことが多いので，検査は後日でも可．
- 自発眼振がある場合はENG記録より補正してCP★2を算出する．
- 外側半規管-上前庭神経系の機能検査である．

前庭誘発頸筋電位（VEMP）検査
- 球形嚢-下前庭神経系の機能検査である．まだ広く普及はしてはいないが病巣診断上有用な検査である．

- 必要に応じて以下の検査，紹介を行う．

ENG検査
- 中枢障害の除外診断，正確な温度刺激検査の評価，眼振の評価・経過観察・治療効果の判定などに有用なので，可能なら実施が望ましい．

MRI検査（とくに拡散強調画像）
- 高度の平衡障害，症状が重症，リスクファクター★3合併例，神経学的所見が疑われる場合などに適宜実施．

神経内科紹介
- MRIの適応と同様．

症例提示：激しいめまいが続く

患者：36歳，男性．
主訴：回転性めまいと嘔気，嘔吐．
現病歴：1週間前から感冒症状に罹患していたが，3日前から激しい回転性めまいと強い嘔気・嘔吐が続き，右にふらつくため歩行は困難であった．臥床していたが改善せず，また摂食も困難なため，家人に付き添われて車椅子で受診した．運動や知覚の障害は自覚せず，頭痛や難聴・耳鳴もない．なお，これまでめまいの経験はない．

初診時所見：
- 耳鼻咽喉視診：異常なし．
- 神経学的所見：意識は清明で，運動や知覚の障害は認めない．
- 体平衡機能検査：右への転倒傾向が著明で，起立も困難であった．
- 眼振検査：左へのⅢ度注視眼振，左向き定方向性頭位眼振が認められた（❸）．

❸ 初診時眼振所見

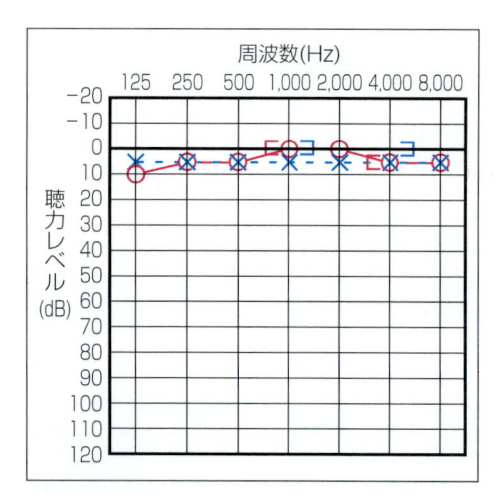

❹ 聴力図

- 以上の所見と症状・経過より右前庭神経炎を疑い，入院のうえ保存的治療を行いつつ，以下の検査所見により診断を確定した．

検査所見：
- 聴力検査：両耳とも正常（❹）．
- 温度刺激検査：入院7日後にもなお左向き自発眼振が強いため，ENG記録下に実施した．左耳冷水刺激では右向き温度眼振が誘発され反応は正常とされたが，右耳は氷水刺激でも自発眼振に変化は認められず機能廃絶（右CP 100％）と判定された．
- 前庭誘発頸筋電位（VEMP）検査：左側（下段）ではp13波，n23波とも良好に反応が誘発されたが，右側（上段）ではp波，n波とも認められず，無反応であった（❺）．

診断：
- 以上より，本例では右前庭神経炎で上，下の前庭神経がともに障害されたと判定された．
- なお，温度検査（上前庭神経）とVEMP（下前庭神経）による検査結果からは本例のように上，下の前庭神経が両者とも障害されている症例（約1/3）と，VEMPの反応は保たれている（❻）上前庭神経のみの障害例（約2/3）があると報告されている[4]．

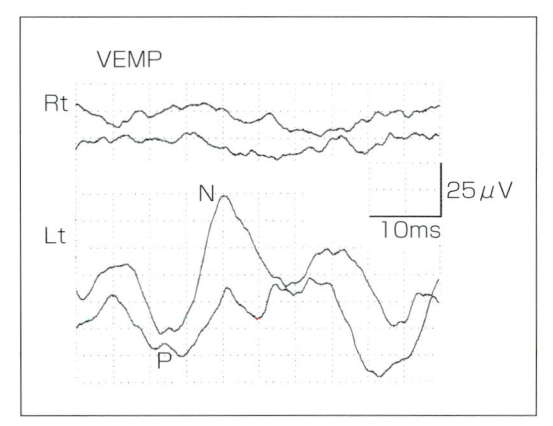

経過：
- 本例では鎮吐薬，自律神経安定薬，神経機能改善薬，補液などによる保存的治療により，嘔気，嘔吐は数日，注視眼振は約1週で消失して歩行を開始し，2週間後に退院した．しかしCCDカメラによる観察下の自発眼振は約6か月後まで認められた．

❺ 症例のVEMP

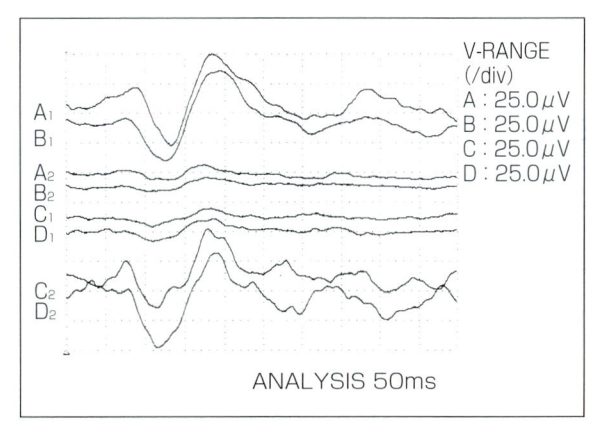

❻ 上前庭神経炎のVEMP
A₁，B₁は右，C₂，D₂は左の反応．

前庭神経炎の治療の概要

- 前庭神経炎は発症初期の急性期には激しいめまい感に伴う強い自律神経症状（とくに嘔気・嘔吐）が，またその後の回復期には歩行や頭部運動などの体動時の平衡障害が患者の苦痛となるので，これらに対する保存的治療が必要である．

■ 急性期の治療

- 患者の楽な体位★4で安静を保つ★5．
- 病状を説明して患者を安心させる．

★4
健側下頭位での臥床を好むことが多い．

★5
頭を動かすとめまいが増悪する．

- 薬物的保存治療を行う．
- めまいに対して鎮静薬，精神・自律神経安定薬などを投与する．
- 嘔気・嘔吐に対しては鎮吐薬・制吐薬を投与する．
- 補液により水分補給を行う．
- ステロイド使用については賛否がある．

回復期の治療

めまい，嘔気・嘔吐が治まったら日常生活復帰に向けて積極的にリハビリテーションを開始，継続する

- 起床，座位（はじめはベッド背もたれも必要）．
- 起立，歩行（はじめは歩行器も必要）．
- 日常生活運動（とくに積極的な頭部の運動）など：多くはないが歩行時の動揺視（jumbling）や長く続く体動時の瞬間的なめまい感などはとくにリハビリテーションが必要である．

必要あれば薬物治療を継続する

- 神経機能回復に有効と考えられる薬剤を継続して投与する．
- 不安感があれば抗不安薬，精神・自律神経安定薬などを投与する．

> **ポイント**
> ①24時間以上続く単発性の激しいめまい（⇔メニエール病）
> ②蝸牛症状を伴わない（⇔突発性難聴，メニエール病）
> ③重症例，リスクファクターをもつ例などでは中枢障害に要注意！
> 　神経症状に注意し，必要なら画像検査など（⇔中枢性めまい）
> ④VEMPによる上，下前庭神経障害の鑑別・評価が可能

（水野正浩）

引用文献

1) Dix MR, Hallpike CS. The pathology, symptomatology and diagnosis of certain common disorders of the vestibular system. Ann Otol Rhinol Laryngol 1951；61：984-1016.
2) 渡辺 勈ほか．前庭機能異常に関する疫学調査報告（続報）—とくに外来初診症例における各種前庭機能異常の比率について—．耳鼻臨床 1984；77：2079-85.
3) 水野正浩ほか．前庭神経炎の臨床像と経過．Equilibrium Res 2008；67：141-5.
4) Murofushi T, et al. Absent vestibular evoked myogenic potentials in vestibular neurolabyrinthitis. An indication of inferior vestibular nerve involvement? Arch Otolaryngol Head Neck Surg 1996；122：845-8.

末梢性めまいの鑑別

中耳炎・中耳真珠腫・突発性難聴・ハント症候群に伴うめまい

　急性中耳炎や中耳真珠腫などの中耳炎症性疾患，突発性難聴を代表とする急性感音難聴，水痘・帯状疱疹ウイルス感染による顔面神経麻痺を主徴とするハント（Hunt）症候群など，さまざまな耳疾患にめまいを合併することが知られている．本項では，これら耳疾患に伴うめまいの臨床像について解説する．

中耳炎（急性）に伴うめまい

- 急性中耳炎には時に感音難聴やめまいを合併する．過去の報告では感音難聴に着目した報告が多いが，赤外線CCDカメラによる詳細な眼振観察を行うと，感音難聴を伴う急性中耳炎では，異常眼振所見を合併する頻度が高いことが明らかになっている[1]．これら内耳障害を合併する急性中耳炎の特徴について自験例をもとに述べる．

■ 内耳障害を伴う急性中耳炎の特徴

自覚症状
- 激しい耳痛，耳閉感，耳鳴，難聴の自覚が高頻度（80％以上）に認められるが，自覚的めまいの訴えは30〜40％程度に限られる．

> めまいの訴えは30〜40％程度

耳鏡所見
- 鼓膜後上部から外耳道の発赤，腫脹が特徴的で，外耳道・鼓膜の水疱形成が時に認められる．
- 耳漏がある場合でも起炎菌は同定されない場合が多い．

> 鼓膜後上部〜外耳道の発赤，腫脹が特徴的

純音聴力検査
- 5分法（250 Hz〜4 kHzの平均）で気導聴力40〜50 dB程度，骨導聴力30〜40 dB程度の混合性難聴が多いが，50 dB以上の平均骨導聴力を示す場合もある．
- 骨導聴力閾値上昇は低周波数から生じるが，4 kHzの閾値上昇が著明である場合が多い．

眼振所見
- めまいの自覚がない例でも，赤外線CCDカメラを用い，注視眼振・頭位眼振検査を行うと眼振が高頻度（80％以上）に認められる．眼振発症時期は

> 赤外線CCDカメラによる眼振検査で眼振が高頻度に認められる

難聴とほぼ同時期である．
- 発症初期には90％以上の例で患側向き刺激性眼振を認めるが，約半数例では発症9日前後で健側向き麻痺性眼振に変化する．
- 温度眼振検査施行例では患側反応低下が認められる．

側頭骨CT所見
- 発症初期に側頭骨CT検査を行うと，乳突蜂巣に貯留液，肉芽増生が疑われる軟部組織陰影が認められるが，蜂巣含気が消失する例は少ない．
- 鼓室内貯留液充満やアブミ骨周囲肉芽増生所見は20％程度に限られ，側頭骨CT画像では重篤な中耳炎所見を認めない場合が多い．

治療
- 鼓膜切開による貯留液排除を行い，抗生物質投与を行う．切開口がすぐに閉塞する場合は鼓膜換気チューブ留置も考慮する．
- 骨導閾値上昇・めまいに対してはステロイドホルモン全身投与を行う．

予後
- 治療により鼓膜所見は最終的に正常化するが，滲出性中耳炎に移行し治癒までに1か月以上を要する場合がある．
- 純音聴力検査では，約1か月前後で70％程度の症例で健側並みに気導・骨導ともに回復するが，高音部骨導閾値回復が遅れ，最終的に難聴が残存する例がある．
- 眼振検査では，平均20日前後，遅くとも1か月半までには眼振が消失し，めまい・平衡障害が残存する例はまれである．

> 平均20日で眼振が消失し，めまいが残存する例はまれ

■ 注意点
- 急性中耳炎に伴う前庭障害は，感音難聴合併例では自覚的めまいの有無にかかわらず難聴発症と同時期に高頻度で認められる．
- 発症初期には患側向き刺激眼振を示す場合が多く，健側向き眼振を経て最終的には眼振が消失し，平衡障害が残存する例はまれである．いわゆる漿液性内耳炎などの可逆性内耳障害が考えられる．
- 感音難聴は回復しない場合もあり，感音難聴を伴う急性中耳炎では内耳障害の評価のために赤外線CCDカメラによる眼振観察が望ましい．

中耳真珠腫に伴うめまい

- 中耳真珠腫には5〜10％の頻度で内耳瘻孔を合併することが知られている．部位的には外側半規管瘻孔を呈する場合が多いが，瘻孔症状を伴い，めまい，感音難聴など明らかな内耳障害を呈する場合から自覚症状を伴わないものまで，さまざまな臨床像を示す．

- 近年の高分解能側頭骨 CT など画像診断の発達により，内耳瘻孔の診断は飛躍的に精度が高まったが，慎重な治療が必要であることに変わりはない．

❶内耳瘻孔深達度 Dornhoffer と Milewski の分類

I度	骨迷路破壊あるが，内骨膜は保たれている
II度	内骨膜が開放されている A：外リンパ漏出なく，膜迷路が保たれている B：外リンパ漏出あり，膜迷路が障害されている
III度	外リンパ腔開放し，膜迷路破壊あり

■ 内耳瘻孔を合併した中耳真珠腫の臨床像・病態

自覚症状
- めまい，難聴，耳漏が高頻度にみられる．難聴は軽度のものを含めるとほぼ全例に，めまい・耳漏は 50〜70％程度に認められる．
- 時に顔面神経麻痺を合併する例がある．

瘻孔部位，深達度，大きさ
- 瘻孔部位は外側半規管が最も多く，内耳瘻孔の 70〜90％以上を占めている．後半規管，前半規管に単独，もしくは外側半規管瘻孔と重複して認められる場合もある．蝸牛瘻孔の頻度は内耳瘻孔の 10％以下で単独例が多い．前庭瘻孔はまれである．
- 内耳瘻孔深達度は Dornhoffer と Milewski[2] の分類（❶）に従い，内骨膜の破綻・外リンパ漏出・膜迷路の破綻の有無で評価される場合が多いが，深達度と感音難聴・めまいなど内耳障害との相関は必ずしも得られない★1．瘻孔が 2 mm を超えるものを大瘻孔と表記されることが多いが，深達度と同様，瘻孔の大きさと内耳障害との相関は必ずしも明らかでない．

★1 また術者の主観による術中診断であり，正確な評価が難しい場合もある．

純音聴力検査
- 骨導聴力の正常な軽度の伝音難聴を示す場合もあるが，平均骨導閾値 40 dB ほどの混合難聴を示す場合が多い．60 dB 以上の骨導閾値高度上昇や聾の場合も少なくない．
- とくに蝸牛瘻孔例では高度感音難聴合併例が多い．

眼振所見
- 外耳道陽圧負荷時に患側向き，陰圧負荷時に健側向き眼振を示す瘻孔症状は 10〜40％程度で認められる．めまいの自覚がない場合でも，赤外線 CCD カメラで観察すると，軽度の患側向き刺激性眼振を認めることがある．
- 強いめまい感を訴える場合は頭位眼振検査で健側向き水平回旋混合性眼振を認める例が多いが，急性期においては患側向き刺激性眼振を示す場合もある．

治療
- 中耳真珠腫の内耳瘻孔の術中処理に関しては，一期的に真珠腫母膜を除去する方法，初回手術では瘻孔上の母膜を意図的に残存させ，二期的に除去

する方法がある．
- 最近では，可能な限り一期的除去を行い，骨片，軟骨などの硬組織と筋膜を併用した瘻孔閉鎖が行われることが多く，おおむね良好な術後成績が示されている．

治療は可能な限り一期的に真珠腫除去を行うことが多い

予後

- 半規管瘻孔例の術後骨導聴力に関しては，慎重な手術操作を行えば，不変もしくは軽度改善を認める場合が多いが，5～20％程度で悪化例も認められる．一方で，30 dB以上の大幅な改善例も報告されている[3]．しかし蝸牛瘻孔例では，術前からすでに高度感音難聴を呈する場合が多く，骨導聴力が保たれている場合でも術後悪化することが多い．
- 眼振検査では，術後3～4か月以内に眼振消失する場合が多い．自覚的めまいは，ほとんどの例で改善し平衡障害が残存する場合は少ないが，術後骨導聴力が悪化した例では患側末梢前庭機能低下による平衡障害が持続することがある[4]．

術後3～4か月以内で眼振消失することが多い

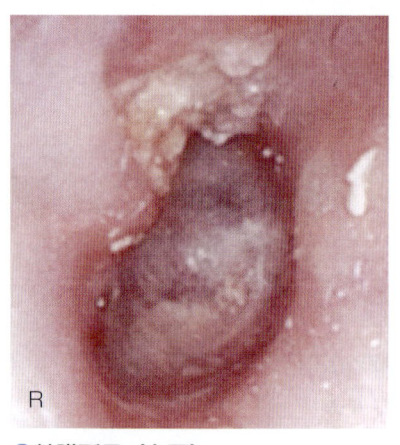

注意点

- めまいを伴う中耳真珠腫例では内耳瘻孔の存在を疑う必要があるが，瘻孔症状の陽性率は必ずしも高くない．
- 通常の軸位断撮影側頭骨CTで外側半規管瘻孔の診断は比較的容易だが，前・後半規管瘻孔や蝸牛瘻孔は見逃されることがある．緊張部型真珠腫では聴覚予後不良な蝸牛瘻孔にとくに注意が必要である．
- 内耳瘻孔例では自覚的めまいがなくても眼振を認める例があり，赤外線CCDカメラでの眼振観察が望ましい．

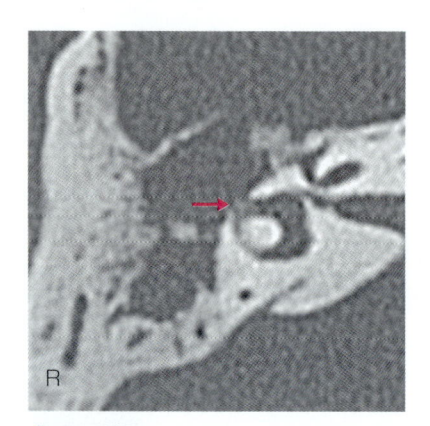

❷ 鼓膜所見（右耳）

❸ CT所見
外側半規管骨欠損あり，半規管瘻孔が疑われる（→）．

症例 術後骨導聴力が著明改善した半規管瘻孔を伴う中耳真珠腫例

患者：59歳，男性．
主訴：右難聴，めまい．
現病歴：20年ほど前から真珠腫性中耳炎を指摘されていた．受診3か月前から右耳漏，1か月前から，めまい・右難聴自覚あり．
初診時耳内所見：右外耳道後壁が腫脹し，鼓膜弛緩部にdebris貯留と少量の耳漏あり（❷）．
検査所見：①純音聴力検査では右気導100 dB（3分法），骨導1 kHzで70 dB以外は他周波数スケールアウト，②眼振検査では健側向き水平回旋混合性眼振を認め，VOR（前庭眼反射）検査で右ゲイン低下，③側頭骨CTでは上鼓室から鼓室にかけて骨破壊性病変が広範に進展し，中頭蓋窩底部骨欠損・外側半規管骨欠損あり，半規管瘻孔が疑われた（❸）．

経過：弛緩部型真珠腫の診断で外耳道後壁削除・乳突非開放型鼓室形成術を行った．真珠腫は上鼓室から乳突洞に充満し，鼓室後方・鼓室洞にも進展していた．顔面神経水平部が露出し，中頭蓋窩硬膜の広範な露出があった．外側半規管に長さ 2.5 mm，Dornhoffer と Milewski の分類で深達度 IIB の瘻孔を認めた．瘻孔部は骨片と側頭筋膜で被覆し，フィブリン糊固定した．瘻孔部位は一期的処理を行ったが，広範な真珠腫進展のため段階的手術とした．術後 3 か月時点で骨導聴力 38 dB と改善がみられ，4 か月で眼振消失した．10 か月後に第二段階手術を行い，真珠腫再発のないことを確認し，自家皮質骨で IIIi-M 型伝音再建を行った．術後 1 年 10 か月時の純音聴力検査で気導 3 分法 31 dB，骨導 18 dB，気骨導差 13 dB を示し，術前に比べて 50 dB 以上の全周波数における骨導閾値が改善し（❹），ふらつきなどの平衡障害も認めない．

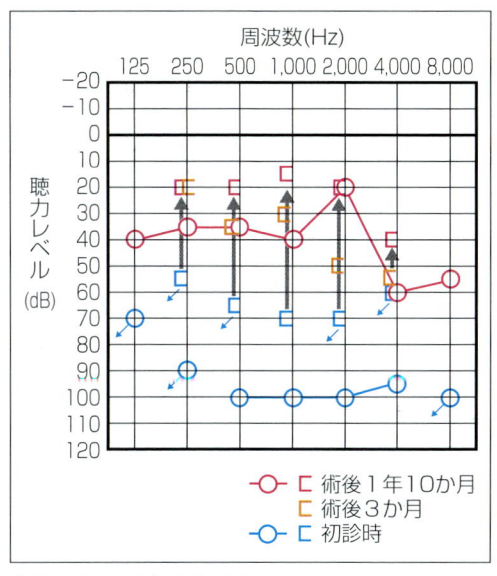

❹術前後の純音聴力検査
初診時→術後 1 年 10 か月．

めまいを伴う突発性難聴

- 突発性難聴は内耳に起因し原因が明らかでない急性感音難聴であり，旧厚生省突発性難聴研究班の診断基準の副症状としてめまいが記載されている．めまいを伴う突発性難聴の頻度は 30〜50％程度であるが，めまいを伴わないものに比べ，重症例が多く難治性である．
- 一般的に難聴に重点がおかれるため，めまい・前庭症状は軽視されがちであるが，平衡障害が長期にわたり残存する例もみられる．

> めまいを伴う突発性難聴は重症例が多く難治性

■ めまいを伴う突発性難聴の臨床像・病態

聴力障害の特徴

- 本疾患は，初診時聴力，治療後の固定時聴力ともにめまいを伴わない例より悪く，とくに高周波数音域では悪いことが知られている[5]．

平衡機能検査所見

眼振検査

- 発症初期には患側向き刺激性眼振，その後，方向交代性眼振を経て健側向き麻痺性眼振に変化し，徐々に消退する例が典型的である．しかし，患側向き眼振持続，健側向きから患側向きに変化，2 回以上方向変化する，など多彩な眼振も認められ，発症 1 か月時点で約 60％の例で眼振消失する[6]．

> 眼振は徐々に消退し発症 1 か月で約 60％の例で消失する

温度眼振検査

- 初回検査時の半規管麻痺（CP）陽性率は約 60％程度だが，5 年以上経過しても CP 残存例が 60％程度で認められる[7]．長期的 CP 陽性例には初診時高

度難聴例や固定後聴力の悪化例が多いとされる[7]．

鑑別診断
- 本症の診断には，めまいを伴う急性感音難聴を生じうる他疾患の除外が必要であり，とくに，①外リンパ瘻，②メニエール病，③聴神経腫瘍，④脳幹梗塞との鑑別は重要である．
- 詳細な自覚症状の問診，聴覚・平衡機能検査はいうまでもないが，必要に応じて MRI などの画像検査も検討すべきである．

治療
- 突発性難聴は原因不明の急性感音難聴であり，内耳循環障害，ウイルス感染などの関与が考えられているが，確立した治療法は定まっていない．安静，ステロイドホルモン投与を中心とした薬物治療が第一選択として行われることが多い．内耳の虚血や酸素欠乏に基づく循環障害の改善を目的とした高気圧酸素療法の有効例もある[8]．
- めまいを伴う突発性難聴の治療も基本的には同様であるが，急性期の嘔気・嘔吐に対する制吐薬の使用などの配慮が必要である．

予後
- 本疾患では内耳障害が蝸牛だけでなく前庭まで広がっていると考えられ，めまいを伴わないものより固定時聴力不良であり，とくに高音域の回復が悪いことが知られている[5]．しかし，初期治療で聴覚改善が不十分で，救済治療として高気圧酸素療法を行う場合の治療成績には，めまいの有無は関係しない[8]．
- 本疾患の平衡障害予後は多くの場合で良好と考えられているが，聴覚予後に重点がおかれることが多く，詳細な経過報告は少ない．内耳前庭障害が主体と考えられる本疾患では，前庭神経節を含む一次求心性神経障害とされる前庭神経炎よりも前庭代償がすみやかに生じやすい[9]．しかし，約 40％ 程度と推察される長期的 CP 残存例では頭位変換・体動時めまいが遷延する傾向があるとされる[7]★2．

★2
また高齢者・CP 例，眼振方向が2回以上変化する例，など本疾患の20〜30％では，発症6か月を経過しても頭位眼振が残存すると報告されている[6]．

注意点
- 発症早期に MRI を含む画像診断を行っても，脳幹梗塞などでは鑑別診断が困難な場合があり，慎重な経過観察を行うべきである．
- めまいの自覚が強い例では聴覚障害の訴えが不明瞭な場合があり，突発性難聴の診断治療が遅れることがある．
- 内耳障害の広がりを評価するため，めまいの自覚がなくても赤外線 CCD カメラを用いた眼振観察が望ましい．

ハント症候群に伴うめまい

- ハント症候群は①耳介，外耳道およびその周辺の帯状疱疹，②顔面神経麻痺，③難聴，耳鳴，めまいなどの第8脳神経症状を3主徴とし，顔面神経膝状神経節に潜伏感染している水痘・帯状疱疹ウイルス（VZV）が再活性化することで発症すると考えられている．顔面神経麻痺の予後がベル麻痺に比べて不良であることが知られている．
- 第8脳神経症状，とくにめまいに関する詳細な報告は少ないが，長期にわたる平衡障害が残存する例も報告されている[10]．

ハント症候群に伴う第8脳神経症状，とくにめまいに関する臨床像・病態

平衡機能検査所見

- ハント症候群で自覚的めまいを伴う頻度は30％程度とされる[11]．めまいを伴う場合，急性期には自発眼振・頭位眼振を認める．眼振方向は健側向き麻痺性眼振が多いが，患側向き刺激性眼振から発症10日前後で麻痺性眼振に変化する場合もある．自覚的めまいがない場合でも，赤外線CCDカメラによる観察で眼振を認めることがあるが，軽度の麻痺性眼振の場合が多い．
- 発症初期の温度眼振検査で半規管麻痺（CP）は80〜100％の高率で認められる[10,12]．前庭誘発筋電位（vestibular evoked myogenic potential：VEMP）異常も70％程度で生じると報告されている[12]．

> めまいを伴う場合，急性期に自発眼振・頭位眼振を認める

聴力障害の特徴

- 高音域中心の軽度から中等度感音難聴が特徴的である．
- 聴力検査で異常を認めても本人に難聴の自覚がない場合もある．

治療

- ステロイドホルモン全身投与と抗ウイルス薬（アシクロビル）の併用が基本である．
- めまいに伴う嘔気・嘔吐に対しては制吐薬などの使用を配慮する．

予後

- めまいを伴う本疾患では，発症半年後で自発・頭位眼振出現率，CP残存率ともに70％程度，VEMP異常60％程度あり[12]，1年後で頭位眼振出現率，CP残存率ともに60％程度と報告されている[10]．急性期の自覚的めまいが軽度な場合には早期に改善することが多いが，重症例の場合，発症6か月で自覚的めまいが70％[12]，1年後でも体動・頭位変換時めまいが40％程度あると報告[10]されており，本疾患の平衡障害予後は必ずしも良好とはいえない．
- めまいを伴う本疾患では内耳道造影MRIで上前庭神経に造影効果を認める

★3
本疾患の平衡障害は前庭神経炎と同様に上前庭神経障害に起因するめまいと考えられ，内耳前庭障害が主体となるめまいを伴う突発性難聴に比べて前庭代償は緩やかと予想される．

眼振検査は赤外線 CCD カメラを用いるのが望ましい

との報告があり[10]．VZV が顔面神経から上前庭神経に波及していることが想定される★3．

- 聴覚予後は良好であり，めまいの有無にかかわらず，発症 1 年後には，ほとんどの例で回復する[10]が，高音部難聴が軽度残存する場合もある．

■ 注意点

- 患者側，治療者側ともに顔面神経麻痺に注目をおくため，第 8 脳神経症状，とりわけ，めまい・平衡機能障害評価が軽視される場合が多い．
- めまいの自覚がなくても眼振を認める例があり，赤外線 CCD カメラを用いた観察が望ましい．

（三浦　誠）

引用文献

1) 三浦　誠ほか．内耳障害を伴う急性中耳炎の臨床像．耳鼻臨床 1999；92：21-5.
2) Dornhoffer JL, et al. Management of the open labyrinth. Otolaryngol Head Neck Surg 1995；112：410-4.
3) Kobayashi T, et al. Labyrinthine fistulae caused by cholesteatoma. Improved bone conduction by treatment. Am J Otol 1989；10：5-10.
4) 村田潤子ほか．真珠腫性中耳炎における内耳瘻孔症例の検討．日耳鼻 1999；102：605-12.
5) 中島　務ほか．2001 年発症の突発性難聴全国疫学調査―聴力の予後に及ぼす因子の検討．Audiology Japan 2004；47：109-18.
6) 青木秀治ほか．めまいを伴った突発性難聴患者の頭位眼振所見からみた前庭障害の予後．Equilibrium Res 2001；60：470-5.
7) 北原　糺ほか．めまいを伴う突発性難聴の平衡障害長期予後．耳鼻臨床 2000；93：449-54.
8) 三浦　誠ほか．突発性難聴に対する高気圧酸素療法の効果―1 次，2 次治療別検討．耳鼻臨床 2008；101：749-57.
9) 北原　糺ほか．末梢前庭疾患の残存前庭機能と動的前庭代償．日耳鼻 2007；110：720-7.
10) 戸田直紀．Hunt 症候群の聴覚・前庭機能障害．Facial N Res Jpn 2007；27：37-40.
11) 村上信五ほか．Ramsay Hunt 症候群の臨床像と予後に関する検討．日耳鼻 1996；99：1772-9.
12) 辻恒治郎ほか．Ramsay Hunt 症候群の前庭機能に関する検討．Facial N Res Jpn 2003；23：146-8.

第3章 さまざまなめまいの鑑別と治療方針

脳に原因のあるめまいのポイント
脳梗塞によるめまいの特徴は？

脳梗塞とめまい

- 救急センターを受診する急性めまい患者のうち，小脳・脳幹病変によるものは1％程度と少数であるが，末梢性めまいと診断して見逃してしまうと，増悪したり，再発したりして重大な後遺症を残したり，時には致死的である．一方で，見逃しをおそれて全例の画像検査を行うことは医療経済にとって大いに無駄である．

- 適切な診断を進めるには，まず大半を占める末梢性めまいについて典型例であれば確実に診断できる臨床力をつけることが大切である．次に脳梗塞によるめまいの特徴を学ぶ必要があるが，患者の訴えるめまいの中味を整理することから始めるべきである[1]．

- 「めまい」という訴えの内容を病態別に整理すると，次の5つのパターンに大別される．すなわち，
  ①回転運動の錯覚を伴う真性のめまい，
  ②脳循環不全による失神しそうな感じ，
  ③肩こりなどを背景とした浮動感，
  ④起立や歩行に際して訴えられるふらつき，
  ⑤以上のすべての内容を呈しうるめまい恐怖症などの心因性めまい，
  である．これらの訴えは経過によって変化するが，診療にあたってはこのような広いスペクトラムをまず理解し，診断していく必要がある．

- 脳梗塞の場合も，①は主として後方循環系（椎骨脳底動脈系）の病変で生じ，まれに大脳病変によることがある．②と③は非特異的に呈しうる．④は脱力や感覚障害，運動失調の結果として頻度の高い訴えとなる．⑤は急性脳梗塞とは直接関係しないが，脳梗塞の既往をもつ患者には現れうる．本項では①について解剖学的視点から述べる．

> まずは末梢性めまいを診る臨床力が大切

後方循環系（椎骨脳底動脈系）の虚血によるめまい

- 前庭系の障害は2つの機序で生じる．すなわち椎骨脳底動脈系の全般的同時的低灌流とその中の小さな領域の低灌流である[2]．前者は心臓や頸胸部大血管から脳底動脈に至る範囲のどこかで生じ，後者はそれより小さな血管の起始部か末梢の閉塞で生じる．

- しかし，小血管病の患者は側副血行のために無症候であるかもしれないし，

❶椎骨脳底動脈循環不全42例におけるめまいに随伴する症状

症状	患者数
視覚症状（複視，錯視，幻覚，視野欠損など）	29
転倒発作（drop attack）	14
不安定性，協調運動障害	9
手足の脱力	9
錯乱	7
頭痛	6
聴力低下	6
意識障害	4
手足のしびれ	4
構音障害	4
耳鳴	4
口囲のしびれ	2

(Grad A, et al. Arch Neurol 1989[3] より)

★1
例：椎骨動脈閉塞による延髄外側部だけの梗塞．

★2
VB-TIA：vertebrobasilar transient ischemic attack.

徐脈や大血管の雑音などの血管性症候を診ることが大切

▶小脳の支配血管については p.82 ❷参照．

大血管である椎骨脳底動脈の低灌流が局所の脳梗塞を起こすかもしれない[★1]．

椎骨脳底動脈循環不全・椎骨脳底動脈系（VB）の一過性脳虚血（TIA）

- VB-TIA[★2]は大血管病（アテローム血栓症）でも心原性塞栓でも穿通小血管病でも生じうる．しかし，めまいだけを反復する場合，心原性は考えにくい．VB-TIA患者は典型的には55歳以上で血管危険因子を有している．
- めまい症状は単独でも生じるし，後方循環系の随伴症状を伴うこともある（❶[3]）．単独めまいは少ないと考えられていたが，VB-TIA患者の過半は少なくとも1回は単独めまいを呈するし，その半数近くは単独めまいで発症したという報告がある[3]．しかし，単独めまい患者でも多くは別の時期に他の一過性症状を伴う．したがって，6か月以上も単独めまいが反復する場合はVB-TIAは考えにくい[4]．
- めまいは自発性に急に生じ，数分から1～2時間続く．頭の回旋や後屈で誘発されることはあまりない．診察では徐脈や大血管の雑音などの血管性症候を診ることが大切であり，VB-TIAによる単独めまいの場合でも過去の脳梗塞による症状を合併していることがある．

小脳・脳幹の血管支配

- 小脳の血管支配は後下小脳動脈（PICA），前下小脳動脈（AICA），上小脳動脈（SCA）による．これら3本の動脈には多くの変異（破格）があるし，互いの吻合にも富んでいる．したがって，各動脈の閉塞による症状は一様ではなく，時にはより近位の動脈閉塞による分水界梗塞も生じる．
- 脳幹の血管支配は基本的に，傍正中枝動脈群，短回旋枝動脈群，長回旋枝動脈群による[6]．延髄は前・後脊髄動脈，PICAおよび椎骨動脈の分枝により灌流される．橋では，脳底動脈から起こる傍正中枝が橋核と錐体路を含む橋底部内側と内側毛帯を灌流する．やはり脳底動脈から起こる短回旋枝は橋腕に入って，橋底部腹外側に灌流する．長回旋枝は橋被蓋の大部分と

> **Column** 美容院（脳卒中）症候群（beauty parlor stroke syndrome）
>
> 　1993年に提唱された症候群であり，洗髪や歯科治療の際に，首を過伸展した直後ないし数日後までに，頸部痛とともに脳卒中を発症することをさす[5]．病態生理学的に動脈解離が主因と考えられているが，アテローム血栓症に加え側副血行が阻害されて生じることや，頸椎や後頭骨による動脈圧迫もありうる．後方循環が障害された場合，めまいや脳幹・小脳症状が一過性ないし脳梗塞として現れる．血管危険因子を有する高齢者に多いが，とくに危険因子のない40歳代患者の経験もある．

中小脳脚の一部に灌流するが，SCAに由来する部位，AICAに由来する部位および内耳動脈に由来する部位が含まれる．内耳動脈は聴神経，前庭神経，顔面神経に灌流する．中脳では，傍正中枝群が視床や大脳脚内側，中脳被蓋に灌流し，回旋枝群が上丘，下丘や大脳脚などに灌流する．

小脳梗塞とめまい

- 小脳梗塞患者の3/4では回転性ないし浮動性のめまいを訴える．次いで，嘔気・嘔吐，歩行障害が半数にみられ，頭痛は1/3にみられる．小脳梗塞のうち10％程度が単独めまい±聴覚症状を呈する[7]．
- 以下に閉塞血管別に特徴を述べる．

> 小脳梗塞患者の3/4でめまいを訴える

後下小脳動脈（PICA）閉塞

- PICAは頭蓋内の椎骨動脈から起こり，延髄背外側，下小脳脚，下虫部の同側および小脳半球の下面に灌流する．PICAの内側枝は小脳内側と延髄背外側を支配し，外側枝は小脳の下後外側面を支配するが，延髄には灌流しない[6]．
- PICA梗塞には3徴があり，回転性めまい，頭痛，病変側に倒れる傾向の平衡障害である．頭痛は通常，病変側に現れる．水平性眼振がみられ，通常同側性である．PICA閉塞の原因は心原性塞栓やA-to-A塞栓が多い[6]．
- PICAの内側枝梗塞には3つの臨床型がある[7]．すなわち，①は偽迷路症候であり，運動失調や側方偏倚はあるものとないもの（単独回転性めまい；後述）がある．②は延髄外側症候群（Wallenberg syndrome）であり，③は無症候型である．
- 外側枝梗塞はまれであるが，起立歩行の不安定性や運動失調，四肢運動失調，同側への身体偏倚がみられる[8]．

> 回転性めまい，頭痛，平衡障害がPICA梗塞の3徴

延髄外側症候群★3

- この症候群の多くは椎骨動脈のアテローム血栓性閉塞で起きるが，若年者では椎骨動脈解離によるものが多い．典型的には，回転性めまい，眼振，同側顔面の温痛覚鈍麻，頸部以下の対側の温痛覚鈍麻，軟口蓋・咽頭麻痺（時に高度の嚥下障害），ホルネル（Horner）症候群，同側の運動失調を呈する．
- めまいは突発することもあるが，1～2日かけて階段状に進行することが多い．

> ★3
> 小脳梗塞ではないが関連が高いのでここで扱う．

> めまいは1～2日で階段状に進行することが多い

後方循環系梗塞による単独回転性めまい

- 急性の自発性の遷延するめまいを呈し，他の神経学的・耳科的症候を伴わない場合，前庭神経炎が最も考えやすいが，1975年に剖検によって確かめられた小脳梗塞例が初めて報告された[9]．最近ではMRIの進歩に伴って同じことが限局的な小脳梗塞でまれならず生じることが知られるようになってき

★4
小脳梗塞が拡大したり，再発したりすると昏睡や死に至ることもあるので，偽前庭神経炎の鑑別は重要であり，CTスキャンでは見逃されてしまう．

小脳梗塞のめまい例はPICA内側枝梗塞がほとんど

て，偽前庭神経炎ともよばれている[10]★4．

● 小脳梗塞ではPICA内側枝梗塞がほとんどで，まれにAICA梗塞のことがある．さらに最近になって第4脳室底壁に接する延髄背側の小領域，すなわち前庭神経核のきわめて小さな脳梗塞で末梢性めまいに紛うような単独めまいの症例も報告された[11]．それぞれの自験例を紹介する．

症例1 小脳梗塞による単独めまい

患者：37歳，男性．

主訴：回転性めまい，起立困難，頭痛．

現病歴：冬のある日の夕食後，左耳介後方の疼痛とともに回転性めまいが出現し，嘔吐した．起立が困難で，頭を動かすとめまいが増強した．救命救急センターを受診したが，神経診察やCTに異常がなく，末梢性めまいと診断されて帰宅した．その後の2日間は嘔気と頭痛のため臥床していたが，翌日には自分の運転で通勤した．その後，めまいと嘔気は軽快してきたが，頭痛が続くため，発症から8日目に，専門医の意見を求めて耳鼻咽喉科と神経内科の順で外来を受診した．

既往歴：血管危険因子はなく，その他の既往もない．

耳鼻咽喉科診察：瞳孔不同なく，眼球運動制限もない．注視では眼振が認められないが，右向き頭位において微弱な眼振が背地性に出現する．顔面麻痺やカーテン徴候を認めない．四肢の筋力低下や運動失調は認められない．聴力検査に異常なく，重心動揺計で耳性めまいのパターンが得られたが，頭痛を伴うことと，問診で左耳のほうが遅れて聞こえるという話が聴取されたため，単なる耳性めまいではない可能性が考慮され，MRI検査が予約された．

神経内科診察：軽微な錐体路徴候や四肢運動失調も認められない．左右注視方向性に微弱な眼振が疑われ，end-point眼振よりも持続する印象である．歩行は正常であるが，tandem歩行はできない．救急でのCTをみると，頭部を左に90°傾けて撮像されていた（❷-a）．以上の点と耳介後部痛の存在から，椎骨動脈解離とそれによる小脳梗塞が疑われ，緊急MRIにより小脳梗塞が判明した（❷-b）．動脈解離はみられず，その後の入院精査でも脳梗塞の原因は特定できなかった．

症例2 延髄梗塞による単独めまい

患者：80歳，男性．

主訴：回転性めまい，嘔吐．

現病歴：来院前日の朝から回転性めまいとともに嘔吐が出現し，摂食できなかった．受診日の朝からめまいが増強し，救命救急センターを受診した．左右注視方向性眼振がみられ，上肢協調運動はわずかに拙劣であったが，嘔気が強く，体力喪失で説明可能な範囲であった．眼振の様相から小脳の血管障害が疑われて，MRI

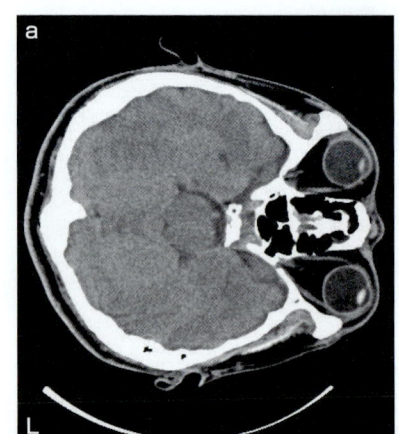

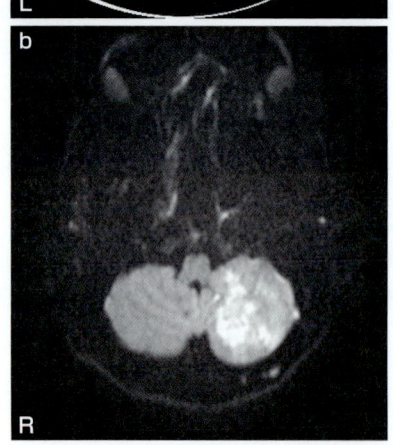

❷ 小脳梗塞により単独回転性めまいを呈した37歳男性
a：救急来院時に撮られたCT．頭蓋内に明らかな異常はみられないが，頭部が左へ90°回旋している．
b：神経内科受診後の脳MRI拡散強調像，小脳高位の水平断．PICA内側枝領域に新鮮梗塞が認められる．

撮像後に神経内科に紹介された．

既往歴：高血圧．

現症：右優位の左右注視方向性眼振と上方注視時の注視方向性（垂直性）眼振がみられる．左上肢で指鼻試験がわずかに拙劣である．これら以外に神経学的異常は認められない．

MRI 所見：拡散強調画像で，右延髄背側にきわめて小さな高信号域が認められ，ADC 値は低下していた（❸）．

経過：次第にめまい感や眼振が軽減し，2 週後に退院した．

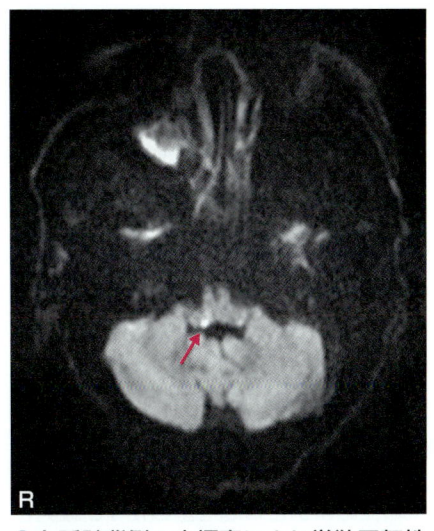

❸ **右延髄背側の小梗塞により単独回転性めまいを呈した 80 歳男性の MRI 拡散強調像**
この部位に前庭神経核がある（→）．

小脳血管性小病変によるめまいを伴わない眼球共同偏倚

- 眼球共同偏倚をきたす病変部位として，大脳と橋がよく知られている．大脳起源としては一側前頭葉の急性血管障害が代表的であり，病変と同側に共同偏倚する．中大脳動脈領域の大梗塞や被殻出血が多いが，前頭眼野の小梗塞例もある．筆者らは内包膝部近傍の小出血により一過性に同側への眼球共同偏倚と対側への衝動性運動麻痺を呈した症例を報告した[12]．対側のごく軽度の中枢性顔面麻痺を伴っており，臨床的には中脳型 Foville 症候群に一致していた．前頭眼野からの下行路が内包膝部近傍を通ると推測された．大脳起源としてはもう一つ，てんかんに伴うものが知られ，てんかん焦点の対側に共同偏倚する．

> 大脳起源の共同偏倚は一側前頭葉の急性血管障害が代表的

- 橋の傍正中橋網様体（PPRF）が障害された場合，障害側への共同注視麻痺が生じるが，同時に対側への共同偏倚を伴うことがある．この場合は頭部回旋はみられない．

- これらに対し，小脳病変が独自に眼球共同偏倚をきたすかについては定説がなく，主な神経学，神経眼科学の教科書にも明記されておらず，散発的に記載されてきたにすぎない．筆者らは，PICA 灌流領域の虫部近傍の血管性小病変にて，めまいや運動失調を伴わずに単独で病巣対側への眼球共同偏倚が生じた 2 例（梗塞，出血各 1）を報告し，やはり同領域の血管性小病変で，眼球共同偏倚・眼振に運動失調を合併した梗塞例，眼球共同偏倚なしに頭部回旋のみを呈した出血例，浮動性めまい・嘔気で発症し，眼球・頭部の偏倚を示さなかった出血例も併せて報告した[13]．

前下小脳動脈（AICA）閉塞

- AICA は脳底動脈の起始から 1cm くらいのところから起こり，たいていは単一の血管として，中～下橋被蓋外側，小脳の前外側部（錐体面前部），中小脳脚下部，片葉，小脳葉の前部および迷路・前庭神経に灌流する[6]．

- MRI で診断された AICA 領域梗塞 82 例を検討した最近の報告では，ごく一部を除き，急性遷延性の回転性めまいと末梢性ないし中枢性，混合性の前庭性障害を呈した[14]．急性遷延性回転性めまいに聴覚・前庭性障害を伴う例が最多数で，梗塞発症前の 1 か月以内に一過性の聴覚・前庭性症状がみられ

> AICA 閉塞では急性遷延性回転性めまいに聴覚・前庭性障害を伴う例が最多数

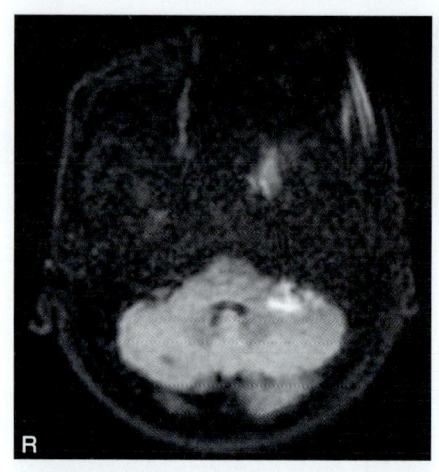

❹前下小脳動脈（AICA）梗塞により回転性めまいと耳鳴を呈した76歳男性の脳MRI拡散強調像
左中小脳脚から小脳四角葉にかけて高信号域がみられる．

ていた例を加えると過半を占めた．次に，急性遷延性回転性めまいがあっても明らかな聴覚・前庭性障害を伴わない例が1/3近くあり，聴覚障害のみを伴う例や前庭性障害のみを伴う例，めまいを伴わず聴覚・前庭機能が正常であった例などは少数であった[14]．めまいの性状は回転性が多いが，浮動性のこともある．

- AICA梗塞ではめまいのほかに，同側顔面の温痛覚鈍麻，同側のホルネル症候群，対側体幹・上下肢の温痛覚鈍麻，同側の運動失調，同側の難聴・顔面麻痺などを伴いうる（橋下部外側症候群）[6]．これらの症候からしばしば延髄外側症候群（Wallenberg syndrome）とされてしまう．

症例3 前下小脳動脈（AICA）梗塞による回転性めまいと耳鳴

患者：76歳，男性．
主訴：回転性めまい，耳鳴．
現病歴：冬の早朝，起床時に，ジーン，ゴーという耳鳴が出現し，最初は右優位で，少し後で左優位になった．同時に回転性めまいがあり，起立困難だった．顔のむくみも覚えた．これら症状は1時間ほどで軽快したが，精査を希望して通常外来を受診した．
現症：血圧は150/91 mmHgで，脈拍は71整．意識は清明で，見当識も良好である．瞳孔は正円同大で対光反射は正常である．左注視時に粗大な眼振が数回出現する．難聴や顔面麻痺，構音障害はなく，四肢の筋力や協調運動に異常はなく，歩行は正常である．
MRI所見：拡散強調像にて左中小脳脚から小脳にかけて（AICA領域に）高信号域がみられた（❹）．MRAでは後方循環の動脈硬化は軽度であった．
経過：急性期治療を行い，症状の悪化がなく，ワーファリン®治療開始後，入院10日目に退院した．

上小脳動脈（SCA）閉塞

- SCAは脳底動脈の遠位で，2本の後大脳動脈に分岐する直前から起こり，小脳半球の上面，上虫部の同側，歯状核の大部分，中小脳脚上部，上小脳脚および橋被蓋外側に灌流する[6]．

> SCA梗塞では単独回転性めまいはない

- SCA閉塞では，同側の小脳症候，脳幹障害，対側の解離性感覚障害が生じうる．しかし，すべて揃うのはまれで，より多い末梢枝のみのときは小脳上面の梗塞となり，構音障害と不安定歩行のみを呈する．心原性塞栓が大半である．浮動性めまいや嘔吐はみられることがあるが，単独回転性めまいはない[6]．

その他の後方循環系梗塞

- 橋中部から中脳にかけて，血管領域に応じてさまざまな症候群が記載され

⑤ 代表的急性回転性めまい疾患の簡便な鑑別

症候群	自発眼振	歩行	他の徴候
急性末梢性前庭障害	一方向性，健側に向く	病変側に倒れるが，歩ける	一側聴力障害±
小脳梗塞	通常，注視方向により変化	運動失調で座位や起立困難	構音障害，四肢運動失調
延髄外側梗塞	通常，注視方向により変化	病変側に倒れ，歩行困難	同側顔面の痛覚鈍麻，同側運動失調・Horner症候群，咽頭反射の低下

（福武敏夫．めまい診療のコツと落とし穴．中山書店：2005[15]より）

ているが，回転性めまいを主徴とするものはない[7]．

耳鼻科医への注意点：末梢性めまいと小脳梗塞によるめまいの鑑別

- 鑑別にあたって，まず末梢性めまい疾患の特徴をよく理解しておく必要があり，典型的なものは病歴聴取（と簡単な診察）だけで診断できる．病歴では症状の時間的経過と誘因をよく聞くことが大切である．良性発作性頭位性めまいは反復発作性の病歴，潜時，自発眼振・注視眼振の乏しさで，前庭神経炎は急性一相性の経過と前庭眼反射の遅れで診断できる．病像や経過が末梢性めまい疾患で説明できないか非典型的なときに小脳梗塞を想定する[1]．
- 脳梗塞は通常，急性即時的に発症し，すぐに極期に達する．何らかの血管危険因子★5を有していることが多く，これらの確認と発症前の様子の問診も大切である（美容院症候群）．脳梗塞では歩行不能や運動失調などの他の神経学的症候の確認が重要であり，診察上では方向交代性（多方向性）眼振と前庭眼反射の遅延なしの確認が大切である（⑤[15]）．
- 危険因子を有する高齢者において，診察に自信がない場合は画像検査を選択すべきであるが，CTスキャンは診断的価値が低く★6，MRI拡散強調像を撮るか，撮れる施設への転院を考慮すべきである．

★5
高血圧，脂質異常，糖尿病，心房細動など．

脳梗塞では神経症学的症候の確認が重要

★6
脳出血は確認できるが，発症早期の梗塞は確認できない．

大脳病変によるめまい

- 大脳の梗塞を含む脳血管障害では浮動性めまい（浮動感）や平衡障害（歩行時ふらつき）の頻度は高いが，回転性めまいはまれである．しかし，MRI拡散強調像時代になり，大脳の小病変で回転性めまいを呈する症例が少しずつ報告されてきている[15]．

■ 大脳前庭中枢

- 以前から Penfield らによる脳刺激研究やめまいを主徴とするてんかんの焦点研究により，頭頂間溝★7の最前方の 2v 野が大脳前庭中枢と目されていた．
- これに対し，サルにおける基礎的研究やヒトにおける機能画像研究，新たな脳刺激研究により，両種において聴覚皮質に近い島皮質後部と島後方の領

★7
上頭頂小葉と縁上回・角回から成る下頭頂小葉を画する脳溝．

❻ サルとヒトで想定されている前庭性皮質

数字（＋英小文字）はBrodmannが定めた領域．PIVC：頭頂-島回前庭性皮質，c：中心溝，ip：頭頂間溝，l：外側溝，ts：上側頭溝．
(Brandt T, et al. Ann NY Acad Sci 1999[16] より)

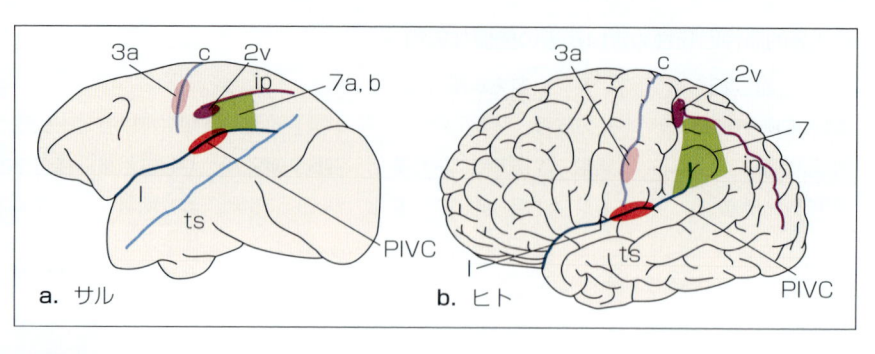

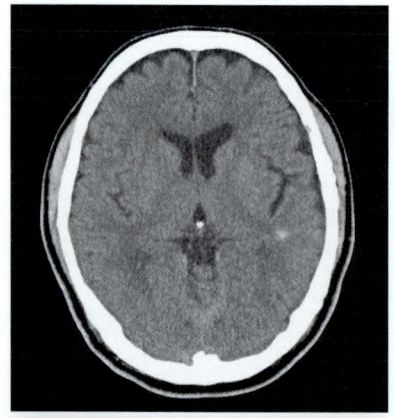

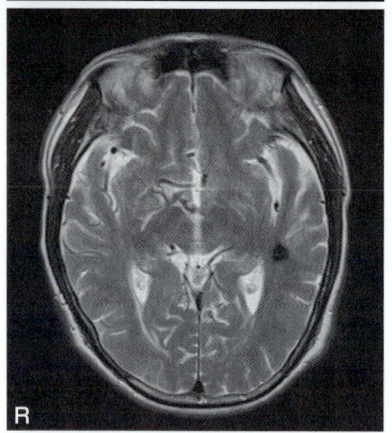

域（サルでは頭頂-島回前庭性皮質〈parieto-insular vestibular cortex：PIVC〉とよばれる）に中心的中枢があり，その周辺の頭頂葉，すなわち縁上回（7野）や2v野，上〜中側頭回に関連中枢があると推定されてきている（❻）[16]．ヒトでは側頭-Sylvius裂周囲前庭性皮質（temporo-peri-Sylvian vestibular cortex：TPSVC）ともよばれている[17]．

● 前庭性皮質の同定が遅れたり，狭い範囲に同定できにくい理由は，他の諸感覚に比して刺激とその感知に一対一対応がないこと，すなわち視覚入力，足底や頸部からの深部感覚入力，三半規管からの入力が統合されて初めて中枢らしい機能を発揮すると考えられることにあろう．それでも，現在想定されている領域はちょうどそれら諸感覚の統合的位置にある．

● 以下に，脳梗塞ではないが，上〜中側頭回の小出血により浮動性めまいを呈し，数日後に体軸中心の回転感を訴えた症例を紹介する．筆者はこのほかに，縁上回の海綿状血管腫により乗り物酔いしやすくなった症例[18]や右被殻の小出血により強いめまい感と頭痛，左下肢の動かしにくさ・違和感を呈した症例を経験している．また，脳卒中後に乗り物酔いしやすくなった患者をアンケートで集積し，右被殻の梗塞後，出血後の患者が複数あったことを報告した[19]．

症例4　上〜中側頭回病変によるめまい

患者：55歳，男性．

主訴：浮動性めまい，右下肢の脱力．

現病歴：ある夏の早朝，トイレに起きたとき，酒に酔っているような浮動性めまいがあり，介助で歩いた．受診するため，車に乗ろうとしたとき，右下肢の脱力に気づいた．救急救命センターを受診し，入院した．

現症：血圧は172/110 mmHgで，脈拍は60整．意識は清明で，瞳孔，眼球運動に異常なく，眼振もみられない．Mingazzini試験で右下肢がわずかに下降する以外は，脳神経，運動，感覚に異常ない．

既往歴：6年前から高血圧を指摘されていたが，放置していた．

画像検査：CTスキャンとMRIにて左側頭葉（上〜中側頭回）に径3 mm程度の小出血がみられ（❼），海綿状血管腫と診断された．

❼ 左側頭葉（上〜中側頭回）の小出血（海綿状血管腫による）のために浮動性のめまいと後に体軸を中心とする右回りの回転感を呈した55歳男性例のCTスキャンとMRI

経過：翌日の診察で，Mingazzini 試験は陰性であったが，腕偏倚試験で軽度左に偏倚し，左上肢は少し上方にも偏倚した．自発眼振も注視眼振もなかったが，視運動性眼振は左方向でやや不良であった．数日後に，起立時に体軸を中心に（すなわち水平面で）右回りに回旋する感じを訴えたが，その後次第に症状は軽快し，9 日目に退院した．

考察：体軸を中心に回旋する感じは，Kahane ら[17]の脳刺激研究において上・中側頭回の刺激で観察されたものと同じであり，本例は小出血による刺激で症状が出現したと思われる．同様の症例報告が 1 つある．

（福武敏夫）

引用文献

1) 福武敏夫．めまいの病歴聴取におけるピットフォール．箕輪良行編．レジデントノート別冊．救急・ER ノート 1：もう怖くない　めまいの診かた，帰し方．東京：羊土社；2011. p.59-69.
2) Baloh RW, Kerber KA. Clinical Neurophysiology of the Vestibular system. 4th ed. Oxford University Press；2011.
3) Grad A, Baloh RW. Vertigo of vascular origin：Clinical and electronystagmographic features in 84 cases. Arch Neurol 1989；46：281-4.
4) Bronstein A, Lempert T. Dizziness：A practical approach to diagnosis and management. Cambridge University Press；2007.
5) Weintraub MI. Beauty parlor stroke syndrome：Report of five cases. JAMA 1993；269：2085-6.
6) Brazis PW, et al. Localization in Clinical Neurology. 6th ed. Lippincott Williams & Wilkins；2011.
7) Edlow JA, et al. Diagnosis and initial management of cerebellar infarction. Lancet Neurol 2008；7：951-64.
8) Piechowski-Jozwiak B, Bogousslavsky J. Posterior circulation strokes. In：Fisher M, editor. Handbook of Clinical Neurology. Vol. 93. Stroke. Part II. Elsevier；2009. p.537-58.
9) Duncan GW, et al. Acute cerebellar infarction in the PICA territory. Arch Neurol 1975；32：364-8.
10) Lee H, et al. Cerebellar infarction presenting isolated vertigo：Frequency and vascular topographical patterns. Neurology 2006；67：1178-83.
11) Kim H-A, Lee H. Isolated vestibular nucleus infarction mimicking acute peripheral vestibulopathy. Stroke 2010；41：1558-60.
12) Fukutake T, et al. Contralateral selective saccadic palsy after a small haematoma in the corona radiate adjacent to the genu of the internal capsule. J Neurol Neurosurg Psychiatry 1993；56：221.
13) 福武敏夫ほか．小脳の血管性小病変により眼球共同偏倚が単独に生じうる．Brain Nerve 2008；60：653-8.
14) Lee H, et al. Infarction in the territory of anterior inferior cerebellar artery：Spectrum of audiovesibular loss. Stroke 2009；40：3745-51.
15) 福武敏夫．大脳由来のめまいおよびめまい関連症状を知ろう．高橋正紘編．めまい診療のコツと落とし穴．東京：中山書店；2005. p.72-3.
16) Brandt T, Dieterich M. The vestibular cortex：Its locations, functions and disorders. Ann NY Acad Sci 1999；28：293-312.
17) Kahane P, et al. Reappraisal of the human vestibular cortex by cortical electrical stimulation study. Ann Neurol 2003；54：615-24.
18) Fukutake T, et al. Motion sickness susceptibility due to a small hematoma in the right supramarginal gyrus. Clin Neurol Neurosurg 2000；102：246-8.
19) 福武敏夫ほか．脳卒中後の乗物酔しやすさ（抄録）．臨床神経 2004；44：1166.

第3章　さまざまなめまいの鑑別と治療方針

脳に原因のあるめまいのポイント
脊髄小脳変性症と多発性硬化症のめまいの特徴は？

脊髄小脳変性症

- 脊髄小脳変性症とは，運動失調を主症状とする神経変性疾患の総称である．人口10万人あたり10人程度の発症があり，非遺伝性（孤発性）と遺伝性に大別される．遺伝性のものは遺伝子が発見されるごとに新規番号が付けられて分類され，すでに30種を超える．主な病型を❶に示す．

脊髄小脳変性症の症状

- どの病型でも歩行障害（運動失調性あるいは運動失調性＋痙性）が主な症状であり，構音障害や四肢運動失調も呈する．
- 眼症状では眼振が多いが，回転性めまいや動揺視（oscillopsia）を自覚するものはまれである．緩徐眼球運動（SCA2など）や網膜色素変性症（SCA7）がみられる病型もある．病型によって，認知障害，錐体路症候，末梢神経障害なども伴うことがある．中年以降に発症するものが多いが，若年発症

> 眼症状は多いが回転性めまいや動揺視はまれ

❶脊髄小脳変性症の主な病型

非遺伝性（孤発性）	・オリーブ橋小脳萎縮症（OPCA：olivopontocerebellar atrophy）[*1] ・皮質性小脳萎縮症（CCA：cortical cerebellar atrophy）[*2]
常染色体優性遺伝性	・SCA1（遺伝子名 ataxin-1；遺伝子異常 CAG repeat） ・SCA2（ataxin-2；CAG repeat） ・Machado-Joseph 病/SCA3（MJD1；CAG repeat） ・SCA6（α_{1A}-電位依存性 Ca チャネル；CAG repeat） ・SCA7（ataxin-7；CAG repeat） ・SCA8（ATXN8OS；CTG repeat） ・SCA17（TATA 結合蛋白；CAG repeat） ・SCA31（TK2；1塩基置換） ・歯状核赤核淡蒼球ルイ体萎縮症（DRPLA：dentatorubral-pallidoluysian atrophy）（atrophin；CAG repeat） ・反復発作性運動失調症2型（EA2：episodic ataxia type 2）（α_{1A}-電位依存性 Ca チャネル；変異）
常染色体劣性遺伝性	・Friedreich 病（frataxin；GAA repeat） ・ビタミンE単独欠乏性運動失調症（αTTP；変異） ・眼球運動失行と低アルブミン血症を伴う早発性運動失調症（aprataxin；変異） ・Charlevoix-Saguenay 型常染色体劣性遺伝性運動失調症（SACS；変異）

[*1] 現在は多系統萎縮症–小脳型＝ MSA-C（multiple system atrophy-cerebellar type）と呼称されることが多い．
[*2] 以前は晩発性＝ late を冠して LCCA とよばれていた．
SCA：spinocerebellar atrophy.

の病型もある．いずれも緩徐進行性である．
- 遺伝子異常が CAG リピートによるものでは世代促進現象がみられ，世代を経るごとに病像が変化することがある．

脊髄小脳変性症のめまい関連症状
- 脊髄小脳変性症患者はしばしばめまいを訴え，教科書的にもめまいの原因疾患にあげられているが，回転性めまいは〜10％と比較的まれで，よく問診すると，歩行時ふらつきや立ちくらみ，浮動感であることがほとんどである[1]．回転性めまいを訴える場合でも，良性発作性頭位めまい症（BPPV）や脳血管障害などの合併が多い．
- 回転性めまいを特徴とする病型として SCA6 や EA2 があり，動揺視は SCA6 や SCA15 などで記載されている．

■ めまいを主徴とする遺伝性脊髄小脳変性症
SCA6
- SCA6 と次に述べる EA2 は，a_{1A}-電位依存性 Ca チャネルをコードする同じ遺伝子 *CACNA1A* に関連した遺伝性脊髄小脳変性症である[2]．成人発症で，緩徐進行性の小脳性運動失調，構音障害と眼振を呈する．
- 発症年齢は 50 歳前後で，初発症状は大半の患者では歩行の不安定さ，つまづき易さなどの歩行障害であり，一部の患者は構音障害で始まる．やがて運動失調性歩行，上肢の協調運動障害，運動時振戦や構音障害をきたす．嚥下障害や呼吸困難も出現しうる．
- 視覚系の障害として，複視，動く対象の固視困難，水平性注視誘発性眼振および垂直性眼振がみられる．腱反射亢進や Babinski 徴候は半数にみられ，ジストニアや眼瞼攣縮などの錐体外路症状は 1/4 にみられる．知能は通常保たれる．
- 遺伝学的診断は *CACNA1A* 遺伝子の CAG リピート数の異常延長（20〜33）の確認でなされる[2]．

> SCA6 の初発症状は大半は歩行障害

症例 1 矢状面での回転性めまいを呈したホモ接合 SCA6[3]

患者：55 歳，男性．
主訴：頭部背屈時の回転性めまいと歩行時ふらつき．
現病歴：37 歳時に，電灯をつけようとしたときなど頭部を背屈するときに発作性に数秒間の回転性めまいが頻回に出現するようになり，その後も頻度は減少傾向であるが，発作は続いた．めまいがあるときには，矢状面で回転する感じを覚えた．その後，歩行時ふらつきと夜盲が出現し，55 歳時に受診した．診察では網膜色素変性症があり，四肢の小脳性運動失調と垂直性反注視方向性眼振がみられた．
家族歴：両親はイトコ婚であり，ともに晩年に歩行時ふらつきと構音障害を呈していたという．3 人のイトコのうち 2 人の男性（その両親もイトコ婚）は網膜

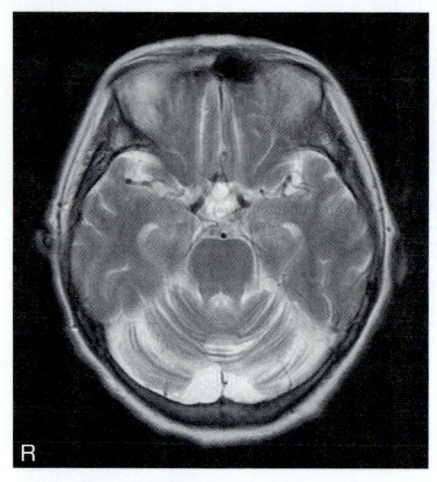

❷ 矢状面での回転性めまいを呈したホモ接合 SCA6 例の頭部 MRI
小脳萎縮がみられる．

EA2 は運動失調，回転性めまい，嘔吐の発作で発症する

★1
注視誘発性ないし downbeat．

色素変性症であった．

検査所見：脳 MRI では小脳の萎縮がみられたが，脳幹・大脳は正常範囲だった（❷）．遺伝子検査では SCA6 で CAG リピートが両アリルとも 21 に延長していたが，他（SCA1, SCA2, SCA3, SCA7, DRPLA）は正常であった．

考察：家系図から判断すると，本例の網膜色素変性症は SCA6 と直接関係のない他の常染色体劣性ないし X 染色体劣性遺伝性疾患の合併と考えられる．

EA2

- EA2 は，運動失調や回転性めまいと嘔気が数分～数日続く発作を特徴とする常染色体優性遺伝性疾患であり，SCA6 と同じ遺伝子 CACNA1A の変異によって生じる[4]．発作には構音障害や複視，耳鳴，ジストニア，片麻痺，頭痛も伴うことがある．EA2 患者の半数は片頭痛を有する．

- 発症は小児期から思春期である．発作頻度は年に 1～2 回から週に数回までさまざまである．発作はしばしばストレスや情動変化，運動，発熱や高温環境，アルコールやカフェインなどで誘発され，アセタゾラミドで消失するか頻度や重症度が減弱する．発作間期には，当初は無症状であるが，次第に眼振[★1]や運動失調がみられるようになる．

- 診断は主に臨床的になされる．MRI では小脳虫部の萎縮がみられる[4]．

非遺伝性脊髄小脳変性症

症例2 downbeat nystagmus を伴う MSA-C（OPCA）剖検例

患者：死亡時 61 歳，女性．

主訴：歩行時の浮動感・ふらつき，言語不明瞭，書字拙劣．

現病歴：50 歳ころから歩行時にふわふわする感じを覚えるようになった．次第に歩行時にふらつくようになり，51 歳時に受診した．

既往歴・家族歴：特記すべきことなし．

診察所見：意識は清明で，知的レベルは保たれているが，感情はややうつ的である．眼球運動は衝動的でやや測定過少があり，懸垂頭位で downbeat nystagmus（下眼瞼向き眼振）が認められる．構音は著明に運動失調性である．四肢の筋緊張は低下している．筋力は正常であり，筋萎縮はない．腱反射は亢進しているが，Hoffmann 反射と Babinski 徴候は陰性である．感覚は保たれている．協調運動は上肢で軽度，下肢で中等度に障害されている．歩行は足幅が広く，よろけやすい．自律神経症状はない．

検査所見：頭部 CT スキャンで脳幹（橋）と小脳の萎縮がみられた（❸）．起立性低血圧はなかった．

その後の経過：歩行時ふらつきが増悪し，転倒しやすくなった．55 歳時には起立性低血圧が認められ，56 歳時には車椅子生活になった．58 歳ころにはいび

きがひどくなり，尿失禁も出現し，座位で頭部・体幹に3Hzの前後方向の揺れがみられるようになった．60歳時には嚥下障害が出現し，全介助状態となり，61歳時に呼吸不全で死亡した．

剖検所見：MSA-C（OPCA）の典型例であった．

考察：初発時の歩行時のふわふわ感はdownbeat nystagmusに関連した自覚症状と思われる．自験MSA-C 25例中ではこの1例のみであり，他の1例で「立っていると地震のように揺れる」という症状があった[1]．小松崎によれば，downbeat nystagmus（65例）の原因としてArnold-Chiari奇形が半数強（35例）で，脊髄小脳変性症がその半数（18例）であった[5]．最近の117例の検討では，原因が判明したのが72例（62%）で，その内訳は小脳変性症が23例，小脳虚血が10例であった[6]．やはり最近，頭部の揺れとpositional downbeat nystagmusはMSAに特徴的という報告があった[7]．

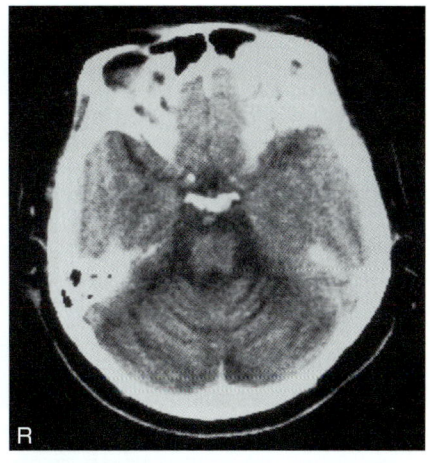

❸downbeat nystagmusを伴うMSA-C（OPCA）例の頭部CTスキャン
小脳と脳幹（橋）の萎縮がみられる．

■ まとめ：耳鼻科医への注意点

- 脊髄小脳変性症ではしばしばめまいがみられるが，多様な眼振がみられる[8]割には回転性めまいや動揺視は比較的まれで，歩行時ふらつきや立ちくらみ，浮動感であることがほとんどである．
- 鑑別には運動失調の診察が重要であるが，脳画像検査で小脳萎縮を確認できれば，神経内科に併診する．

多発性硬化症

■ 多発性硬化症とは

- 多発性硬化症（multiple sclerosis：MS）は中枢神経系の脱髄疾患であり，20〜30歳代に発症することが多い．
- 臨床的には，中枢神経内のいろいろな部位の病変（空間的多発性）が増悪・寛解して（時間的多発性）現れることがいちばんの特徴である．単純に進行性の経過をとるもの（一次性進行型）もあるがまれであり，増悪・寛解しながら後遺症が積み重なり次第に悪化していく病型（二次性進行型）が最も多い．視神経が障害されると，視力障害が現れ，脊髄が障害されると典型的には対麻痺がみられる．
- 大脳の病変では病変部位に応じて運動・感覚障害など多彩な症候が出現しうる．多幸や抑うつがみられることもある．

多発性硬化症は中枢神経病変が増悪・寛解する

多発性硬化症におけるめまい

- めまいで初発する例が5％くらいあり，全経過を通じれば半数にみられる[9]．めまいがなくとも眼振がみられることがある．めまいの性状は，前庭神経

めまいは全経過では半数にみられる

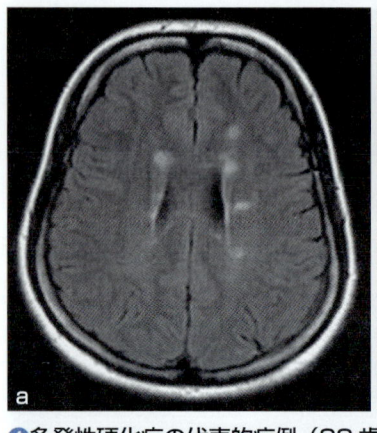

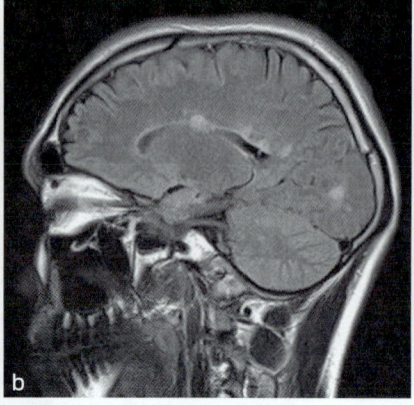

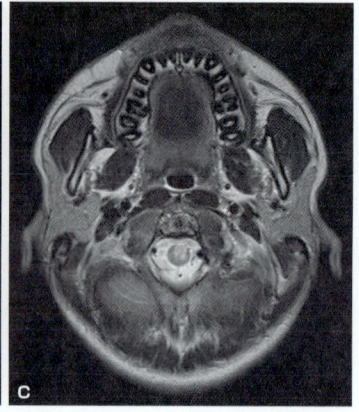

❹ 多発性硬化症の代表的症例（22歳，男性）の脳MRI FLAIR像
a：大脳水平断．側脳室周囲の脳室壁に卵円状の多発性高信号域（プラーク）がみられる．
b：大脳正中矢状断．脳梁に多発性高信号域がみられる．
c：後に無症候性に出現した延髄下部腹側の高信号域．

炎やBPPV，突発性難聴に類似する．持続は時間単位や日単位が典型的であるが，数秒のものも多い．MS患者において新規発症の回転性めまいを調査した結果では，BPPVと診断できるものが52％と最も多く，耳石置換法が有効であったという[10]．これに対して脳幹に対応する病変を有する例は32％であった．

- 診察では，側方注視時の解離性眼振や自発性垂直眼振，skew deviation（斜偏倚）がMSの診断に役立つ[9]．各種の頭位性眼振もみられることがあり，カロリックテストの異常は1/4の例でみられる．神経生理学的には聴覚誘発反応や前庭誘発筋原性反応が無症候性の場合でも中枢病変をとらえるのに有用である．

MSはMRIとくにFLAIR法が有用

- 画像検査では，MRIが最も推奨され，とくにFLAIR法が病変をとらえるのに鋭敏である（❹）．

■ 視神経脊髄炎とは

- 視神経脊髄炎（neuromyelitis optica：NMO）は，多発性硬化症（MS）の特異型（Devic病）として知られてきた中枢神経系の本態性炎症性疾患であり，視神経と脊髄とが強く侵される．最近，水チャネルのAQP4に対する疾患特異的な抗体が発見されて，臨床的，神経画像的，免疫学的にMSから明確に区別された．

NMOは視神経と脊髄が強く侵される

- 視神経障害は高度で，素早い免疫治療をしても，病前の視力までしか改善しない．脊髄ではMRIにて通常3椎体長以上の大きな病変がみられ，腫瘍との鑑別を要する．疾患が最初に記載されたときは原則的に脳病変を伴わないとされ，抗体発見後も，初発時にMRI上に脳病変がないことが強調されたが，その後の経験から，NMOは症候性か無症候性かはともかくとしてしばしば脳病変を伴いうる．

- その脳病変は，MSとは異なり，①延髄背側にあって，頑固な吃逆や嘔気・嘔吐を呈するもの（❺），②視床下部や第3脳室壁にあって，過眠やナルコ

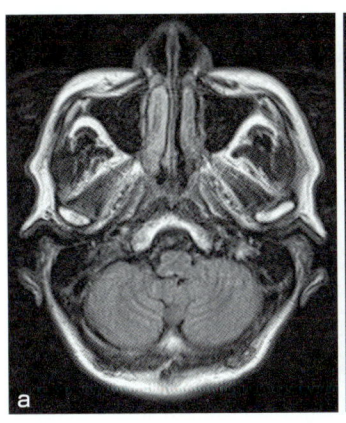

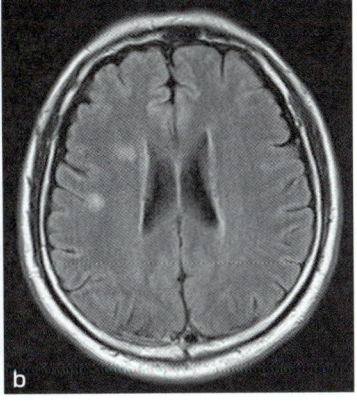

❺ 難治性吃逆や嘔気・嘔吐，めまい感・立ちくらみ感を呈した視神経脊髄炎（NMO）の脳 MRI FLAIR 像（46 歳，男性）
a：延髄水平断．
b：1 年後の大脳水平断．

レプシー，高熱や内分泌異常を呈するもの，③血管性浮腫によると思われる大きな病巣を呈し，ADEM（acute disseminated encephalomyelitis〈急性散在性脳脊髄炎〉）や PRES（posterior reversible encephalopathy syndrome〈後部可逆性脳症症候群〉）に類似する脳症の形で，各種脳症状や失語，痙攣などを呈するものなどがある[11]．

■ まとめ：耳鼻科医への注意点

- MS も NMO も，まれに単独に回転性めまいや嘔気・嘔吐発作を呈することがあるが，通常は視神経症状や運動・感覚症状の現症か既往を有する．眼症状の診察では側方注視時の解離性眼振や自発性垂直眼振，skew deviation（斜偏倚）などの中枢性徴候に着眼する．
- 検査では MRI（FLAIR 像）が最も有用である．

（福武敏夫）

引用文献

1) 福武敏夫，平山惠造．小脳萎縮症（脊髄小脳変性症）とめまい．Medicina 1985；22：2608-9．
2) Gomez CM. Spinocerebellar ataxia type 6. GeneReviews [Internet；updated 2008 Jun 16]
3) Fukutake T, et al. A patient homozygous for the SCA6 gene with retinitis pigmentosa. Clin Genet 2002；61：375-9.
4) Spacey S. Episodic ataxia type 2. GeneReviews [Internet；updated 2011 Dec 08]
5) 小松崎篤．自発性下眼瞼向き垂直眼振の臨床的考察．神経内科 1976；10：125-36．
6) Wagner JN, et al. Downbeat nystagmus：Aetiology and comorbidity in 117 patients. J Neurol Neurosurg Psychiatry 2008；79：672-7.
7) Lee JY, et al. Perverted head-shaking and positional downbeat nystagmus in patients with multiple system atrophy. Mov Disord 2009；24：1290-5.
8) 高谷美成ほか．脊髄小脳変性症の眼球運動障害─178 例における統計学的検討．千葉医学 1995；71：213-20．
9) Baloh RW, Kerber KA. Clinical neurophysiology of the vestibular system. 4th ed. Oxford University Press；2011. p.312-5.
10) Frohman EM, et al. Vertigo in MS：Utility of positional and particle repositioning maneuvers. Neurology 2000；55：1566-9.
11) 清水優子．NMO の頭部 MRI からみた臨床像の特徴．脳神経 2010；62：933-43．

Column

片頭痛に伴うめまいとはどのようなものか？

片頭痛のタイプと診断基準

　片頭痛は，発作性の拍動性頭痛に悪心・嘔吐，光過敏，音過敏などを合併する症候群であり，前兆のない片頭痛，前兆のある片頭痛，その他のタイプの片頭痛に大別される．片頭痛の分類，診断基準については，2004年に発表された国際頭痛分類第2版（The International Classification of Headache Disorders. 2nd ed：ICHD-2）に記載されている[1]．ICHD-2に記載された前兆のない片頭痛の診断基準を❶に示す．

　わが国における片頭痛の有病率は，確実例で6.0％，疑診例を含めると8.4％とする報告がある[2]．有病率は，欧米諸国では，わが国より高い傾向がある．性差があり，女性に多く，年代別にみると20歳代から40歳代に多い．

片頭痛関連めまい（MAV）

　片頭痛は，このような特徴をもつ頻度の高い疾患であるが，片頭痛症例においては，めまいを合併する頻度の高いことも指摘されてきた．Neuhauserらによると，めまいクリニックの症例の片頭痛有病率は，対照群と比較して有意に高かった[3]．

　片頭痛を有するめまい症例のなかには，メニエール病や良性発作性頭位めまい症などの既知の疾患によるめまい症例も少なくない．しかし，その一方，めまいと頭痛の発作がしばしば同期し，また，既知のめまい疾患としては非典型的で，確定診断に至らない症例もしばしば認められる．

　片頭痛とめまいの両者が共通の病因によって生ずるものと考える疾患単位として提唱されたものが，片頭痛関連めまい（migraine-associated vertigo：MAV）である．片頭痛性めまい（migrainous vertigo），前庭性片頭痛（vestibular migraine）などの用語もほぼ同様の疾患概念として用いられている[4]．

MAVの診断基準とめまいの特徴

　しかし，MAVについては，上述のICHD-2では触れられておらず，このため，いくつかの診断基準の試案が提出されている．代表的なものの一つにNeuhauserらの基準がある（❷）[3]．ポイントは，ICHD-2基準を満たす片頭痛があり，めまい発作と片頭痛の症状が同期することである．この基準はすぐれた基準であるが，難聴についてはとくに制限がない．したがって，めまい発作に難聴を伴っていた場合も除外されずMAVと診断されうる．

　難聴を伴い，回転性めまい発作を反復する代表的な疾患としてメニエール病があるが，Neuhauser基準では，メニエール病とMAVの鑑別が難しくなる．このため，左右非対称な感音難聴のある症例を除外する診断基準も提唱されている[5]．筆者らも，

❶前兆のない片頭痛の診断基準

A. B〜Dを満たす頭痛発作が5回以上ある
B. 頭痛の持続時間は4〜72時間
C. 頭痛は以下の特徴の少なくとも2項目を満たす
　　片側性
　　拍動性
　　中等度から重度の頭痛
　　日常動作により増悪
D. 頭痛発作中に少なくとも以下の1項目を満たす
　　悪心または嘔吐
　　光過敏または音過敏
E. その他の疾患によらない

（日本頭痛学会新国際頭痛分類普及委員会．日本頭痛学会誌2004[1]より）

❷NeuhauserらのMAV診断基準（確実例）

1. 中等度以上の（生活に支障がでる）めまい発作の反復
2. 頭痛病歴自体が国際頭痛分類の片頭痛の診断基準を満たす
3. 少なくとも2回のめまい発作中に以下の片頭痛症状の少なくとも1つを伴う
　　片頭痛性頭痛
　　光過敏
　　音過敏
　　視覚ないしその他の前兆
4. 他の疾患が除外できる

（Neuhauser H, et al. Neurology 2001[3]より）

左右非対称な感音難聴のある症例を除外する診断基準を用いている（❸）[6]．

MAVの自験例の検討では，めまいは回転性めまいの症例が多く，一部は非回転性であり，めまいの持続時間については数時間程度のものが多いが，より短時間（数分）のものから1日以上続くものまでさまざまであった．また，耳鳴や耳閉感を伴うものも多く，そのなかには，両側性の耳鳴や耳閉感を伴うものが少なくなかった[4]．これらの特徴は，Iwasakiらの報告[7]とも一致している．これらの病歴上の特徴と神経耳科学的検査所見から，MAVには，末梢前庭系に病巣をもつもの，中枢神経系に病巣をもつものの両者が混在していることが示唆されており，また，病態についても多彩である可能性が指摘されている[8]．

MAVの治療

MAVの治療には，片頭痛の予防薬であるCa拮抗薬のロメリジン塩酸塩が有効であるとされている[7]．このほか，片頭痛の予防には，抗てんかん薬や抗うつ薬が推奨されている[9]．抗てんかん薬や抗うつ薬のMAVの予防に対する有効性については今後検討の余地がある．

頭痛発作時にはトリプタン系薬が有効であるが，トリプタン系薬がMAVのめまい発作に有効であるかどうかについては検証がなされていない．この点についても慎重な検討が必要である．

（室伏利久）

❸ 筆者らの用いているMAV診断基準

1. めまい発作の反復
2. 頭痛自体が国際頭痛分類の片頭痛の診断基準を満たす
3. めまい発作に同期して，片頭痛の以下に述べる症候があったことがある
    片頭痛性頭痛
    音過敏
    光過敏
    閃輝暗点
4. 一側性の関連を想定させる難聴がない
5. 他の疾患が除外できる

（Murofushi T, et al. Cephalalgia 2009[6]より）

引用文献

1) 日本頭痛学会新国際頭痛分類普及委員会．国際頭痛分類第2版．日本語版．日本頭痛学会誌 2004；31：1-188．
2) Sakai F, Igarashi H. Prevalence of migraine in Japan：A nation-wide survey. Cephalalgia 1997；17：15-22.
3) Neuhauser H, et al. The interrelations of migraine, vertigo, and migrainous vertigo. Neurology 2001；56：436-41.
4) 室伏利久．片頭痛関連めまい．Equilibrium Res 2011；70：172-5．
5) Brantberg K, et al. Migraine-associated vertigo. Acta Oto-Laryngologica 2005；125：276-9.
6) Murofushi T, et al. Does migraine-associated vertigo share a common pathophysiology with Meniere's disease? Study with vestibular evoked myogenic potential. Cephalalgia 2009；29：1259-66.
7) Iwasaki S, et al. Migraine-associated vertigo：Clinical characteristics of Japanese patients and effect of lomerizine, a calcium channel antagonist. Acta Otolaryngol Suppl 2007；559：45-9.
8) 室伏利久．片頭痛性めまい―その病態の解明にむけて．耳鼻咽喉科・頭頸部外科 2009；81：737-45．
9) 日本頭痛学会．慢性頭痛の診療ガイドライン．東京：医学書院；2006．

第3章 さまざまなめまいの鑑別と治療方針

脳に原因のあるめまいのポイント
椎骨脳底動脈循環不全によるめまいの診断と治療

椎骨脳底動脈循環不全（VBI）によるめまいの病態[1]

- 椎骨脳底動脈系の血流調節や側副血行路が障害された場合，虚血性循環障害に対して易受傷性（脆弱性）が高い脳幹部，とくに前庭神経核領域は椎骨脳底動脈系の循環障害自体，あるいは血圧低下，高脂血症，体位変換動作などの修飾因子が負荷されて機能的，器質的循環障害を起こし，神経核の組織傷害，ニューロン活動障害や機能障害から前庭神経核を含む高次の中枢前庭系の興奮性の異常を惹起し，めまいが発症するのが椎骨脳底動脈循環不全（vertebrobasilar insufficiency：VBI）によるめまいの病態である（❶）．

- これには，めまいに何らかの神経症状を随伴する場合とそうでない場合があり，前者はいわゆる従来のVBI（vascular VBI）であり器質的障害を伴う．後者は神経症状がないか，あっても少なく，めまいが主症状であり，体位性，頭位変換性などの血行動態的あるいは血行力学的機序により起こるもので血行動態性VBI（hemodynamic VBI）と呼称される[1]（❷）．耳鼻咽喉科で取り扱うVBIによるめまいは主にこの血行動態性VBIと考えられる．

> 耳鼻咽喉科で取り扱うのは血行動態性VBIが主である

hemodynamic VBIの診断の手引き

■ 臨床症状

- めまいの性状：回転感，動揺感，視野のくもり，焦点が合わない感じなど多様．
- めまいの持続時間：瞬間～数分間．
- めまいの発症時状況：急速立位時，首の位置の変化時，歩行時などにみられる．
- 他の神経症状：少ない，時に口のまわり・手足のしびれなど．

■ 臨床検査

ルーチン平衡機能検査

- 急性期以外は平衡機能検査の異常は少ない．頸部の回転・過伸展による眼振の誘発やめまいの訴えのあるときには，眼振検査，OKP[*1]，ETT[*2]に中枢性平衡障害を示す場合がある．

★1 OKP
視運動性眼振パターン．

★2 ETT
視標追跡検査．

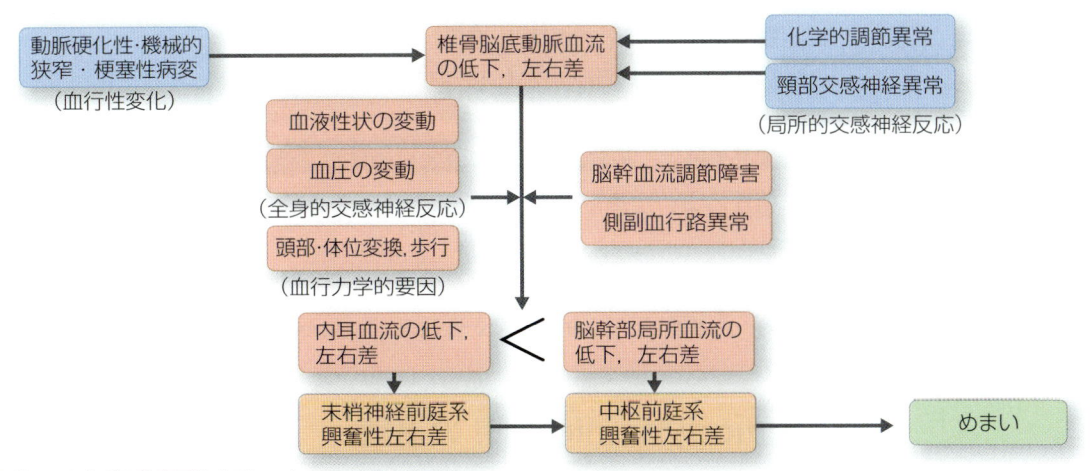

❶ 椎骨脳底動脈循環障害時のめまいの発症機序

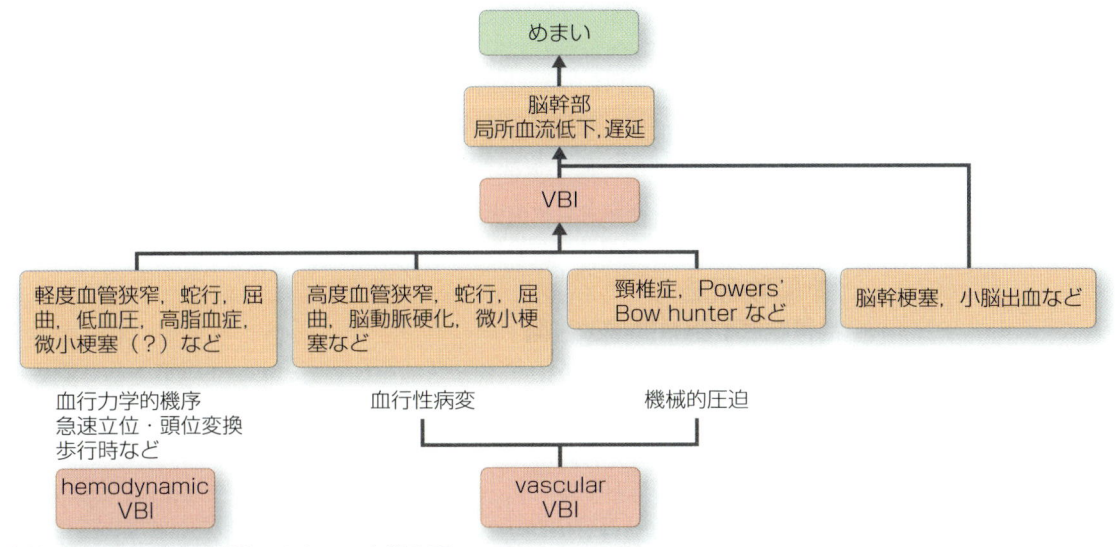

- 動脈硬化性・機械的狭窄・梗塞性病変（血行性変化）
- 化学的調節異常
- 頸部交感神経異常（局所的交感神経反応）
- 椎骨脳底動脈血流の低下，左右差
- 血液性状の変動／血圧の変動／頭部・体位変換，歩行（全身的交感神経反応，血行力学的要因）
- 脳幹血流調節障害／側副血行路異常
- 内耳血流の低下，左右差 → 末梢神経前庭系興奮性左右差
- 脳幹部局所血流の低下，左右差 → 中枢前庭系興奮性左右差
- → めまい

❷ 椎骨脳底動脈循環動態とめまいの病態生理

- めまい ← 脳幹部局所血流低下，遅延 ← VBI
- 軽度血管狭窄，蛇行，屈曲，低血圧，高脂血症，微小梗塞（？）など → 血行力学的機序（急速立位・頭位変換歩行時など）→ hemodynamic VBI
- 高度血管狭窄，蛇行，屈曲，脳動脈硬化，微小梗塞など → 血行性病変 → vascular VBI
- 頸椎症，Powers' Bow hunter など → 機械的圧迫 → vascular VBI
- 脳幹梗塞，小脳出血など

安静時臥位血圧
- 低血圧が多い．高血圧症の起立性低血圧も多い．

シェロング試験
- 陽性が多い．

生化学的検査
- 血清脂質高値．血小板凝集能亢進が多い．

画像検査
- 頭部 CT：テント上下とも異常なし．
- 頭部 MRI：T2 強調画像で high intensity な multiple lacunar infarct をテント下に認めることもある．
- 頭頸部 MRA：VA（椎骨動脈），BA（脳底動脈）の蛇行，屈曲，動脈硬化性変化，狭窄，閉塞を認めることもあるが，加齢変化との鑑別も大切となる．

血流動態検査（頸部ドップラー検査）
- VA の血流速度の低下，左右差．BA の血流速度の低下．

除外診断
- テント上障害，小脳障害，脳幹部器質的障害を頭部の画像診断で除外する．
- 末梢性めまい疾患や内耳障害を神経耳科学的検査，とくに平衡機能検査で除外する．

リスクファクター
- 年齢，高脂血症，低血圧，起立性低血圧，血小板凝集能高値．

hemodynamic VBI の治療

- 前庭神経核は虚血性循環障害に対して他の神経核より脆弱性が高く，椎骨脳底動脈循環障害時に脳幹の血流調節能が強く障害されるという実験的事実がある．
- hemodynamic VBI は，機能的脳幹循環不全によりめまいが生ずると考えられる．したがって，脳幹循環不全を起こす諸因子である椎骨脳底動脈血流，低血圧，高脂血症，血小板凝集能の改善のほか，前庭神経核を中心とする中枢性代償能の促進などが治療の基本となる．

■ 薬物療法

椎骨脳底動脈系循環改善薬
- 脳循環，脳代謝を特異的に改善する血管拡張薬は，障害された椎骨動脈血流を改善してその左右差を是正するので椎骨脳底動脈循環障害によるめまいを改善すると考えられる．
- ニセルゴリン（サアミオン®），イブジラスト（ケタス®）のほか，ジフェニドール塩酸塩（セファドール®），イフェンプロジル酒石酸塩（セロクラール®），ATP などの1～2剤を用いる．また，カリジノゲナーゼ（カルナクリン®，カリクレイン®）も有用である．

血圧の安定化，自律神経安定化
- 椎骨動脈系を含めた脳血流動態は脳灌流因子と脳血管抵抗因子により決定されるが，これらの2因子は autoregulation すなわち自律神経機能により修飾を受けるとされている．hemodynamic VBI によるめまいにもこれら2因子に加え，自律神経因子が関与して発症すると考えられる．
- 自律神経機能の改善，血圧の安定化をねらって，トフィソパム（グランダキシン®），ジアゼパム（セルシン®），オキサゾラム（セレナール®），プラゼパム（セダプラン®），ロフラゼプ酸エチル（メイラックス®）など，いずれか1剤を適宜用いている．

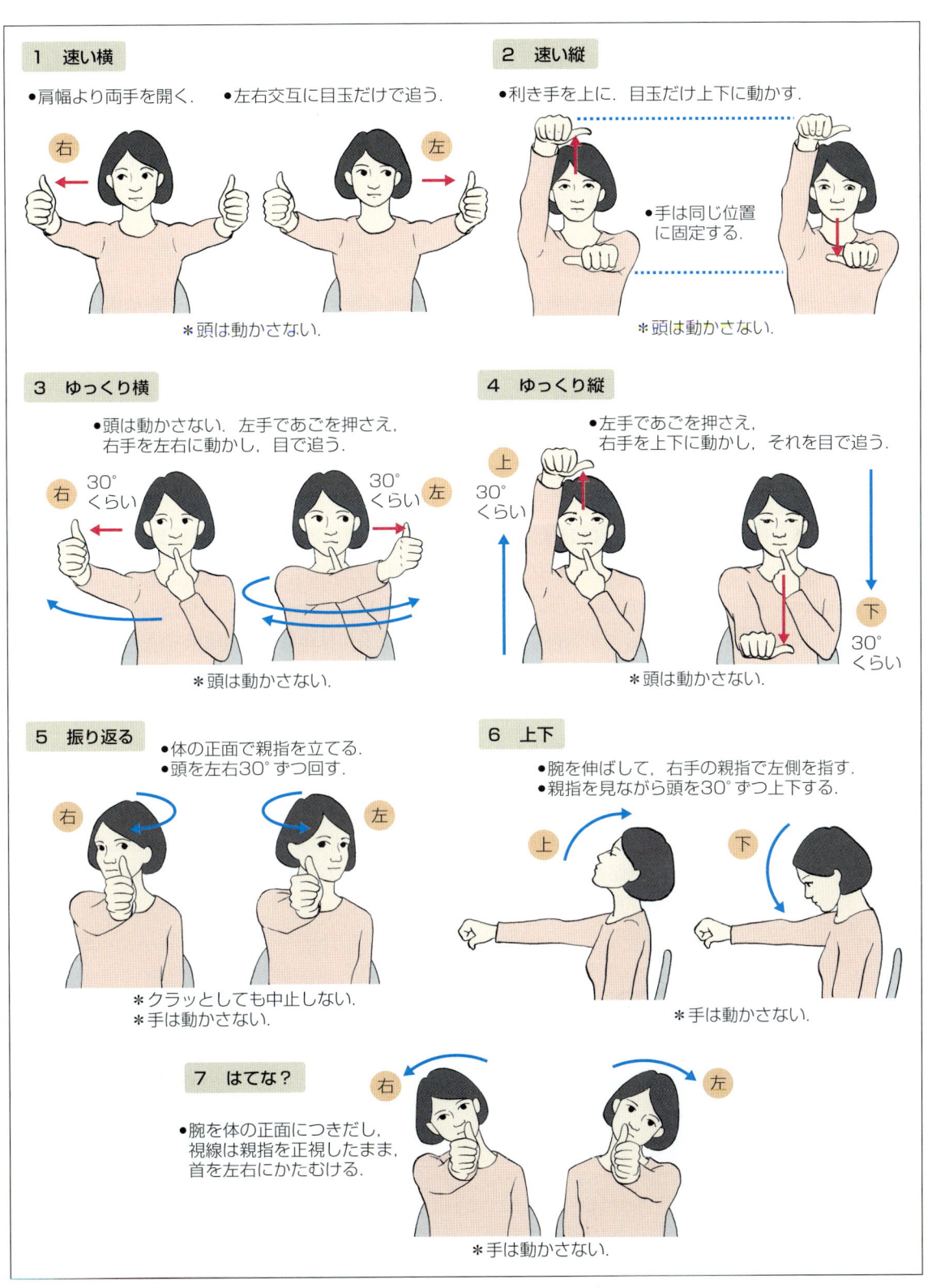

1 速い横
- 肩幅より両手を開く．
- 左右交互に目玉だけで追う．

右 ← / → 左

＊頭は動かさない．

2 速い縦
- 利き手を上に，目玉だけ上下に動かす．
- 手は同じ位置に固定する．

＊頭は動かさない．

3 ゆっくり横
- 頭は動かさない．左手であごを押さえ，右手を左右に動かし，目で追う．

右 30°くらい ← / → 30°くらい 左

＊頭は動かさない．

4 ゆっくり縦
- 左手であごを押さえ，右手を上下に動かし，それを目で追う．

上 30°くらい / 下 30°くらい

＊頭は動かさない．

5 振り返る
- 体の正面で親指を立てる．
- 頭を左右30°ずつ回す．

右 / 左

＊クラッとしても中止しない．
＊手は動かさない．

6 上下
- 腕を伸ばして，右手の親指で左側を指す．
- 親指を見ながら頭を30°ずつ上下する．

上 / 下

＊手は動かさない．

7 はてな？
- 腕を体の正面につきだし，視線は親指を正視したまま，首を左右にかたむける．

右 / 左

＊手は動かさない．

❸ めまいのリハビリテーション7つの基本動作

（新井基洋．めまいは寝てては治らない．初版．中外医学社；2011[2]より）

高脂血症，血小板凝集能亢進の改善

- めまい発作時の高脂血症や血小板凝集能亢進が，めまい発作の軽快後に改善する症例がみられる．この際，高度の高脂血症や血小板凝集能亢進ではなく推定型血小板凝集能亢進という形で正常上限を少し超えた高値である点が特徴である．将来の器質的梗塞疾患の誘因となる高脂血症，血小板凝集能亢進の未熟徴候あるいは警告サインとしてのめまい発症という見方もありうる．
- 抗高脂血症薬（プラバスタチン〈メバロチン®〉，ニセリトロール〈ペリシット®〉）や血小板凝集能亢進を改善する薬剤（ジラゼプ塩酸塩〈コメリアン®〉，アスピリン）を必要に応じて投与する．

■ 平衡訓練

- めまい疾患のなかには保存的治療に抵抗し治療に難渋する場合がある．特定の疾患では手術療法が適応になるが，全体からみると手術適応症例の比率は少ない．
- めまいに対する運動療法（以下，リハビリテーション）は，1946年にCawthorneが行った内耳破壊例に対するものが最初とされている．めまいに対するリハビリテーションの目的は，小脳・脳幹の構造的障害の改善ではなく，前庭系・視覚系・深部知覚系に反復刺激を加えることによる左右の前庭不均衡の中枢性代償や各系の相互作用の強化である．したがって，hemodynamic VBIの場合，椎骨脳底動脈系の循環不全が生じ，とくに椎骨動脈系の左右差が生じた場合にめまいが発症すると考えられるので，前庭不均衡の中枢性代償を促進するリハビリテーションは有用な治療の一つと考えられる．
- リハビリテーションの方法は施設により若干異なるが，上述した中枢性代償の促進が中心となっている．代表的なめまいのリハビリテーションメニューの一部を示す（❸）[2]．

> リハビリテーションは前庭不均衡の中枢性代償の促進を行う

（藤田信哉）

引用文献

1) 松永　喬．Hemodynamic VBIとは．松永　喬ほか編．椎骨脳底動脈循環障害におけるめまいの病態生理．初版．東京：診断と治療社；1997．p.113-6．
2) 新井基洋．めまいは寝てては治らない．初版．東京：中外医学社；2011．p.5-24．

第3章 さまざまなめまいの鑑別と治療方針

不整脈（心疾患）・貧血・脱水によるめまい

めまいのまれな原因疾患

- めまいで最も多い原因は良性発作性頭位めまい症（BPPV）であり，全体の半数以上に及ぶ．次いで，緊張型頭痛（頸部固有感覚障害）に伴うめまい感が十数％を占める．日常外来診療では両疾患をほぼ毎日診察するが，ここにまれな疾患が紛れ込む．
- 不整脈（Adams-Stokes症候群）・心血管疾患，貧血，脱水はめまいのまれな要因となる．めまい症状の病態はびまん性脳虚血であり，前失神（pre-syncope/near-syncope）に分類される[1]．失神は意識と筋緊張の一過性消失と定義されるが，意識が保たれ「気が遠くなる」レベルのものを前失神とよぶ．失神には2つの機序があり，①脳血流低下と，②脳への酸素供給低下がある．前者には，不整脈（心血管疾患），消化管出血，脱水が，後者には貧血や低酸素血症があげられる．
- しかし，日常外来診療では，不整脈，貧血，脱水などがめまいを主訴とすることは滅多になく，通常は随伴症状となる．たとえば，心血管系ハイリスクの高齢者が急性に腹痛と腰痛を発症し，前失神を伴った場合には，鑑別診断の一つに腹部大動脈瘤解離があげられるといった具合である．

> 前失神によるめまいの主な要因にAdams-Stokes症候群などがある

不整脈（心疾患）によるめまい

■ 心臓性失神・前失神の特性
頻度と予後

- 前失神によるめまい自体は日常診療でよくみかけ，若年者では血管迷走神経性失神（vasovagal syncope）やパニック障害，高齢者では起立性低血圧（orthostatic hypotension）によるものが多い．失神全体でみると，これらが半数を占める[2]．
- 一方，予後不良な心疾患に伴う失神は十数％程度であるが，高齢者では33％に上る[2]．心拍の徐拍ないしは頻拍に起因する失神，めまいなどの脳虚血症状を呈する状態をAdams-Stokes症候群とよぶ（→症例）．徐脈性不整脈のみならず心室頻拍，心室細動，起立性頻脈症候群（postural tachycardia syndrome：POTS，起立不耐症）[3]★1などの頻脈性不整脈も原因となる．心臓性失神の年間死亡率は20〜30％に達し，突然死の頻度が高まる．

> 若年者では血管迷走神経性失神やパニック障害が多い

> 高齢者では起立性低血圧が多い

> ★1 起立性頻脈症候群
> 起立時・中にフラフラ感，頭痛（主に拍動性），脱力感，動悸，冷汗，失神などの症状を呈し，起立を維持できず臥位で症状がほぼ解消する．病態は交感神経過剰反応で，起立時に頻脈（起立時30拍/分増加，心拍数120/分以上）や血中ノルアドレナリンの著増をみる．起立性低血圧は必ずしも呈さず，拡張期血圧はむしろ高くなる．誘因には急激な起立，長時間の起立，長期臥床，脱水，熱暑，食事，飲酒，疲労，薬物がある．

不整脈（心疾患）・貧血・脱水によるめまい ● 211

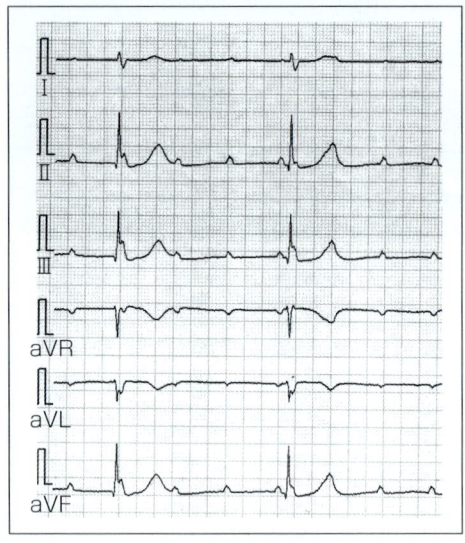

❶ 完全房室ブロックの心電図波形

> **症例** ふらつきを主訴とした Adams-Stokes 症候群
>
> **患者**：70歳，男性．
> **主訴**：ふらつき．
> **現病歴**：生来健康で，喫煙以外に既往上問題はない．2週間前に歩行中にふらつきがあり，しばらくうずくまっていた．翌日，脳外科を受診し，頭部 CT などで異常はなかった．自宅で血圧測定時に脈拍が 30/分台と少なく，息苦しさも加わったため近医内科を受診した．心拍数 28/分で，心電図で完全房室ブロックを指摘され，当院受診．
> **現症・検査**：胸部X線では心胸郭比 44.7％，胸水はみられなかった．心電図（❶）では3度（完全）房室ブロックであった（P波 100/分，QRS 31/分）．
> **経過**：ペースメーカー植え込み後，症状は消失した．

めまい症状の性質

- 前失神は，びまん性脳虚血の結果「気が遠くなる」ようなめまい感となる．しかし，時に，脳血管に動脈硬化性変化などで狭窄があると，同部の虚血により一過性に脳局所症状を呈する．この狭窄が椎骨脳底動脈系に存在すると，前庭障害のために回転性めまいになる[1]．

めまいの起こり方と随伴症状

労作性失神は心疾患を考慮する

- 運動中やその直後の前失神（労作性失神〈effort syncope〉）では，心疾患（大動脈弁狭窄，肥大型心筋症，肺高血圧症など心拍出量が低下する病態）を考慮する[3]．随伴症状（胸痛，動悸）や家族歴（労作時失神，冠動脈疾患）がある場合も，心疾患，不整脈の有無を確認する．動悸の自覚には個人差があるが，頻脈性不整脈に多い．
- 失神の多くは，直前に嘔気・胃のむかつき，発汗，めまい，疲労感などを感じる．一方，高齢者ではこのような前兆を訴えないことがあるが，前兆がなく突然の失神があった場合には背景に心疾患や不整脈の存在を疑う．

心臓性失神・前失神のリスク

- このような危険な不整脈・心疾患のリスクは，臥位性失神や労作性失神，男性，54歳以上，これまで同様のエピソードが2回以下，予兆が5秒以内，である[4]．
- 一方，血管迷走神経性が疑われるのは，失神歴が4年以上，霧視，嘔気・腹部不快，発汗，失神後疲労感などがある[4]．しかし，加齢とともに心疾患が増えるためか，高齢者では病歴のみでの鑑別は困難になる[4]．

■ 病歴聴取

- 問診は危険な不整脈・心疾患と，他の比較的良性な病態すなわち，血管迷走

神経性，状況性（咳嗽，食後，排尿，ストレス）・起立性低血圧，頸動脈洞過敏症★2（carotid sinus hypersensitivity）との鑑別に重点をおく．
- 失神前に前兆がない場合には，心拍出量の急激な低下やてんかんが原因である．一方，血管性あるいは反射性の場合には，嘔気，発汗，顔面蒼白，めまい感が前駆症状として多々みられる．
- 誘因の聴取は重要で，情緒不安定，人混みや暑い環境，急に立位をとる（高齢者ではとくに食後に失神を起こしやすい：食事性低血圧），持続性咳嗽，激しい運動，過呼吸などは血管迷走神経性や状況性失神を考えるうえで大切になる．失神時の体位を確認することが問診上必須となる（臥位で失神した場合は，心原性失神またはてんかんが示唆される）．
- 既往歴では，心血管系リスク，長期臥床の有無を聴取する．服薬状況の聴取は高齢者で大切で，降圧薬，抗うつ薬，鎮痛薬，抗不整脈薬などに注意する．

★2 頸動脈洞過敏症
動脈硬化を有する高齢者で，頸部を圧迫する所作（硬い襟，頭部回旋，髭剃り）でめまい感，失神を呈する．頸動脈洞マッサージで心拍停止，血管拡張・低血圧を生じることによる．

■ 診察所見

- 心血管系の診察が重要になる．徐脈・頻脈，心雑音，過剰心音（III音・IV音）が聴取されることがある．また心筋梗塞などの結果，心不全に至ると肺雑音（crackles, rales）が出現する．心不全では，頸静脈怒張，下腿浮腫をみる．
- 起立性低血圧の有無を確認するため，臥位と立位で血圧・脈拍測定を行う．立位で血圧が20 mmHg以上下降するか，脈拍が20/分増加することで陽性と判断する．血圧降下は起立後30～60秒で生じる．当然，起立性低血圧は常時起こらないので，診察時にそれと証明できない場面がある．

失神の誘因，体位を聴取する

起立性低血圧は臥位と立位の血圧・脈拍測定でチェック

■ 検査所見

- 虚血性心疾患・不整脈（徐脈性不整脈，頻脈性不整脈など）の検出目的で心電図を行う．不整脈による失神で最も多いのは洞機能不全症候群で，洞結節障害により洞性徐脈や一過性洞停止を起こす．完全房室ブロックでは心拍数30/分以下でめまい・失神を生じる．頻脈性不整脈では上室性（心房細動，発作性上室性頻拍など）で心拍数180/分以上，心室頻拍では160/分以上で脳虚血症状（めまい感）を呈する．
- 虚血性心疾患を疑う場合は，負荷心電図を追加する．心電図が正常でも，心疾患が疑われる場合（病歴上の動悸，警告なしの突然の意識消失，労作性失神，胸痛）はホルター心電図を施行する．血管迷走神経性ではテーブル傾斜試験が有効であるが，わが国では普及していない．

不整脈による失神で最も多いのは洞機能不全症候群

完全房室ブロックでは心拍数30/分以下でめまい・失神を生じる

貧血（消化管出血を含む）によるめまい

- 貧血の定義は，ヘモグロビン量に基づくWHOの基準が用いられ，成人男性で13 g/dL以下，非妊娠女性で12 g/dL以下，妊娠女性で11 g/dL以下で

ある．
- 通常，診療でみられる貧血は鉄欠乏性貧血（iron-deficiency anemia：IDA）や腎性貧血で，発見に至る契機は，自覚症状なく検診で異常を指摘されるもの，労作時呼吸困難（急ぎ足や階段の上りでの息切れ）が多い．症状が出るころには，ヘマトクリットが30％以下に下がっている．クラクラするめまいを訴え貧血患者が受診する場合には，その貧血がきわめて高度で，一見してそれとわかる場合である．

＊ヘマトクリットが30％以下

- なお，起立性低血圧による前失神は貧血があると増強する．ヘマトクリットが20〜25％以下になると，安静時頻脈や心臓収縮期雑音（心拍出量増加に伴う）が出る．

＊ヘマトクリットが20〜25％以下

■ 病歴

- IDAは女性に多く，成人女性では圧倒的に月経過多が原因となる．ここに，時に，上部・下部消化管出血によるものが混ざる．
- 消化管出血のほとんどは，
  ①吐血：Treitz靱帯から上の上部消化管出血で鮮血からコーヒー残渣様，
  ②下血：メレナ，黒色便で血液が分解した結果悪臭を呈するもので，通常，回盲弁より上部の出血，
  ③血便：通常，下行結腸以下，
  ④便潜血反応陽性，
  ⑤失血症状：前失神，呼吸困難，狭心症，ショック，
  の5つの発症パターンをとる．
- 吐血と下血の原因疾患を頻度別にみると，消化性潰瘍35％，Mallory-Weiss症候群10％，食道静脈瘤10％，胃炎5％，胃癌1％で，原因不詳20％であった[2]．

■ 現症

＊失血での起立時めまい感は起立時血圧・脈拍を確認する

＊体位性低血圧は出血量が多いと判断

- 失血症状は，出血の程度・期間で決まる．起立時めまい感を訴える場合には，起立時血圧・脈拍を確認することが必要になる．体位性低血圧（postural hypotension）があると出血量が多いと判断される（臥位から立位変換時，血圧＞10 mmHg下降，脈拍＞10/分）．陽性の場合には至急入院・内視鏡検査の適応になる[2]．なお，失血急性期には，見かけ上ヘモグロビンとヘマトクリットの低下が軽度なことに注意する．
- 急性下部消化管出血の重度出血を示す指標としては，心拍数＞115/分，収縮期圧＜115 mmHg，失神，反復性直腸出血，アスピリン服用，2個以上の活動的な共存疾患があげられている[2]．

■ 検査

- 上部消化管出血を疑った場合，NG（nasogastric）チューブを挿入して，黒褐色の胃液の逆流があるかを確認する．

- 最終的に上部・下部消化管内視鏡検査で確定される．同時に，血液凝固，肝機能，腎機能をチェックし，出血増強因子の有無を確認する[2]．

脱水によるめまい

- 高齢者では3つの機序で脱水を生じやすくなっている．①口渇が起こりづらいために，溶質/水分比が上昇する，②腎血流量が減少し，腎濃縮能が低下する，③体内水分が減少すると起こるバソプレシン放出が減少するため，抗利尿作用が減弱する．
- 脱水症状はしばしば不定で非特異的である．混乱，脱力，体重減少，機能低下であったりする．当然，その結果，ふらつき，めまい感も訴えられると思われるが，実際の現場ではそれが主訴となることをほとんど経験しない．
- 理学的には，血液量減少を反映して，起立性低血圧と代償性頻脈をみる．脱水とそれに伴う炎症機転から体温は上昇する．よくいわれているような口腔内粘膜の乾燥は高度脱水でないと確認され難い．検査上，BUN/Cre 比は 25 以上に上昇し，Na は 148 mEq/L 以上となる．同時に呼吸器，尿路感染を合併することが多い．発熱，水分摂取不良，利尿薬などの薬物，嘔吐・下痢などの胃腸管からの喪失が原因となる．

（小宮山 純）

引用文献

1) Newman-Toker DE, Camargo CA Jr. 'Cardiogenic vertigo' – true vertigo as the presenting manifestation of primary cardiac disease. Nature Clin Pract Neurol 2006；2：167-72.
2) Goroll AH, Mulley AG. Primary Care Medicine. Office Evaluation and Management of the Adult Patient. 5th ed. Philadelphia：Lippincott Williams & Wilkins；2006.
3) Samuels MA, et al. Case records of the Massachusetts General Hospital. Case 14-2010. A 54-year-old woman with dizziness and falls. N Engl J Med 2010；362：1815-23.
4) Chen LY, et al. Management of syncope in adults：An update. Mayo Clin Proc 2008；83：1280-93.
5) Buttaro TM, et al. Primary care. A collaborative practice. St Louis：Mosby；1999.

第3章 さまざまなめまいの鑑別と治療方針

頭頸部外傷とめまい・平衡失調
頭部外傷後に起こるめまい

頭部外傷性めまい

- 頭部外傷[*1]は，交通事故，スポーツ，不慮の事故，労災事故などのほか，近年，高齢人口の増加に伴い転倒転落事故などにより引き起こされるケースが年々増加傾向にある．
- 頭部外傷によって，意識障害，頭痛，めまいなどさまざまな後遺症状が惹起されるが，なかでも，めまいは頻度の高い症状（40～60％[1]）である．
- 頭部外傷性めまい（❶）は，その機序から，脳幹・小脳が直接損傷を受けることにより器質的あるいは機能的障害に陥ることによる中枢性前庭性めまい，第Ⅷ脳神経・末梢前庭器が障害を受けることによる末梢性前庭性めまいなどに分類される．末梢性前庭性めまいのなかでも，良性発作性頭位めまい症（BPPV），外リンパ瘻などはしばしば認められる症状である．また，事故に対する恐怖心や心的トラウマが強く残存し，めまい症状も長期慢性化したケースや，あるいは，訴訟・補償問題などが絡むケースなどは心因性めまいの可能性もある[3]．
- したがって，詳細な問診（脳神経疾患・耳疾患の既往，めまい既往なども含め），神経学的所見，神経耳科学的検査（聴力検査，ENG，カロリックテスト，重心動揺検査，聴性脳幹反応〈ABR〉など），神経放射線検査（単純X

★ 1 頭部外傷
頭部に打撃が加わった際，頭蓋内の脳自体は衝撃により直接損傷を受けるとともに，衝撃振動により前後左右に揺さぶられる（とくに，振動の軸となる脳幹は最も損傷を受けやすい）．同時に，大脳鎌・小脳天幕（テント）など脳よりも強く固着された組織は断裂損傷や血管裂傷を生じやすく，出血が大脳や脳幹・小脳に及ぶことがある．また，脳幹自体が揺さぶられることにより脳神経（とくに第Ⅶ・第Ⅷ脳神経）に断裂損傷が生じたり，あるいは側頭骨骨折のある場合には，第Ⅷ脳神経や末梢前庭器に直接損傷を受けることがある．

❶ 頭部外傷性めまい

部位	症候	機序
迷路	耳石性めまい	耳石膜のゆるみ
	良性発作性頭位変換性めまい	半規管結石
	迷路機能障害	側頭骨骨折，脳振盪または出血
	外リンパ瘻	円形窓または卵形窓の破壊，側頭骨骨折または出血
前庭神経	前庭機能の脱失	脳振盪または出血
脳幹または前庭小脳	すべての中枢性前庭性めまい症候群（下方/上方眼振，眼傾斜反応，中枢性頭位性眼振/めまいなど）	脳振盪または出血
頸部	鞭うち性めまい（明確な疾患概念ではない）頸性めまい？	不明（血管圧迫？　神経筋？　神経血管？）
心因性	恐怖性頭位性めまい	不安を伴う内省の解離
	二次的要因	

（トーマス・ブラント．めまい．診断と治療社；1994[2]より）

線，CT，MRI・MRAなど）など総合的な知見に基づき診断・治療を進める必要がある．

側頭骨骨折

- 頭部外傷では，しばしば側頭骨骨折（→Column）が認められることから，頭部外傷患者の診療に際しては，まずは骨折の有無を確認することが重要である．

まずは骨折の有無をみる

内耳振盪

- 明らかな神経局所所見，神経耳科学的所見および神経放射線所見を欠きながら前庭・蝸牛症状のみられるケースでは，内耳振盪の可能性を考える．
- 後頭部打撲などでよく（51％）[4] 認められ，感音性難聴（高音域4,000～8,000 Hz・両側性）を伴う場合が多い．
- 剖検例はきわめてまれなことから病態機序はいまだ不明である．肉眼的所見は乏しいが，顕微鏡所見では蝸牛・前庭迷路に点状出血[5]を認めることが多い．動物実験[6]でも，コルチ（Corti）器変性，有毛細胞消失などが認められる．
- めまいは，下記の2種類の症状が多くみられる．
  ①良性発作性頭位めまい症（BPPV）：「外傷性BPPV」は，「特発性BPPV」と比較して，両側性・多半規管性（HC/ACなど），または前半規管性（AC）の場合が多い[7,8]．
  ②末梢性前庭障害：健側向き自発眼振がしばしば観察され，カロリックテストでは，患側半規管麻痺（CP），健側眼振方向優位性（DP）が認められる．感音性難聴（高音域）をしばしば合併する．

顕微鏡所見では蝸牛・前庭迷路に点状出血を認めることが多い

中枢性障害（脳幹・小脳障害）

- 重篤な頭部外傷では，脳幹・小脳に限らず大脳も含めて多部位，広範囲にわ

Column　側頭骨骨折

①縦骨折（longitudinal fractures）
- 側頭骨骨折の70～90％を占め，側頭・頭頂部打撲によるケースが多い．
- 骨折線は，鼓膜輪にかかり鼓膜変形，耳小骨連鎖変形を起こしやすい．
- 耳介後部，乳様突起部の溢血斑（Battle徴候）が見られることがある．
- 外耳道，中耳は血液，髄液に満たされることが多く，伝音性および感音性難聴を呈する．
- 骨迷路・第VII・第VIII神経は温存されることが多い．

②横骨折（transverse fractures）
側頭骨骨折の20％前後を占め，後頭部打撲によるケースが多い．
- 骨折線は，骨迷路や内耳道内の第VII・第VIII神経に及び，損傷を受けやすい．
  →縦骨折に比べ重篤なめまい，感音性難聴，顔面神経麻痺を呈することが多い．

たり器質的な脳損傷（脳挫傷，外傷性クモ膜下出血，硬膜下出血など）が認められる．したがって，昏睡など意識障害回復後にも，高次脳機能障害（注意・記憶力低下，失見当識など），片麻痺，体幹失調などの後遺症が残存する．めまいも，頭位性めまい，平衡失調などが多くみられる．

- 軽微な頭部外傷では，脳幹・小脳に明らかな出血・梗塞が認められない場合でも，外傷時に脳幹を軸として揺さぶられる[9]ために脳幹部（前庭核も含め）に点状出血[10]を認める．ただし，頭部外傷時に脳幹のみが損傷を受けることはまれであり[11]，脳幹損傷による中枢性めまいを考慮する場合，脳幹以外の他部位脳損傷の有無など十分検討を要する．
- 中枢性（脳幹・小脳）障害の診断では，神経放射線検査所見のみならず，他の脳神経局所所見や神経耳科学検査所見がとくに重要である．

鞭うち症[★2]

- 「鞭うち症」は，あくまで「受傷の様式」を示すのみで，概念としては，後頸部の筋，靱帯，血管（椎骨動脈など），神経根，交感神経，あるいは脳幹部の損傷などさまざまな病態を内包している．次の脳脊髄液減少症ともoverlapする部分のある疾患概念である[12]．

脳脊髄液減少症[12-15]

- 脳脊髄液減少症[★3]は，脊髄レベルでの髄液[★4]の持続的漏出により頭痛，めまいなど多彩な症状を呈する病態である．
- 報告例の多くは，明らかな原因の認められない「特発性脳脊髄液減少症」であるが，そのなかでも何らかの誘因（身体を捩る動作，腹圧・胸腔内圧を上げる行為，身体への衝撃の加わる事例など）で発症したと考えうる症例は多い．
- 一方，交通外傷やスポーツ外傷など明らかに外傷を契機に発症[★5]した場合，「外傷性脳脊髄液減少症」とよばれる．
- 脳脊髄液の漏出部位としては，「特発性」では頸胸椎部，「外傷性」では腰椎部にとくに多く認められる．

■ 症状

- 主症状として，頭痛，後頸部痛とともにめまいが高頻度にみられる．めまいは，「回転性めまい」もあるが，浮動性・動揺性の「非回転性めまい」が多い．
- 症状は，座位，起立位により悪化することが多く，安静臥床で改善がみられる．また，午後〜夕方にかけて症状が悪化することが多い．
- 気象条件も影響し，天候が悪化する（低気圧が通過する）前に症状が増悪することが多い．

★2 鞭うち症
近年，鞭うち症という呼称に代わり「外傷性頸部症候群」や「鞭うち症関連障害（whiplash associated disorder：WAD）」などと呼称されることが多い．

★3 脳脊髄液減少症
従来，低髄液圧症候群（intracranial hypotension）と呼称されていたが，多くの症例（とくに慢性期の症例）では髄液圧は正常範囲内であることから，近年，病態の本質は髄液圧低下ではなく脳脊髄液減少によると考えられるようになり脳脊髄液減少症とよばれるようになった．

★4 髄液
髄液（脳脊髄液）は，中枢神経組織を外力から保護する働きや脳代謝に関係する働きをするとされる．主に脳室内脈絡叢で毎日約500 mL産生され（組成は単に血液濾過生成物ではなく一部は脈絡叢での産生成分も含む），脳室，クモ膜下腔，脊髄中心管を満たしながら循環し，最終的に脳表の上矢状静脈洞や一部は脊髄神経根のクモ膜絨毛から吸収される．通常，一般成人では，脳室，クモ膜下腔，脊髄中心管は総量100〜150 mLの髄液で満たされていることから，1日約4回入れ替わると考えられる．髄液圧は，通常，側臥位で70〜180 mmH₂Oを正常，60 mmH₂O以下を低下とすることが多い．

★5 外傷性脳脊髄液減少症の発症機序
外傷時には，衝撃によって脊柱管内の髄液圧は著しく上昇し，衝撃部位が脊柱管のどの部位であっても，衝撃波は重力の関係や腰椎部が盲端であることなどから腰椎部に最も集中して強く加わる．さらに，腰椎神経根が他の部位に比べて太くかつ腰椎神経根部断端クモ膜反転部（root sleeve）は解剖学的にきわめて脆弱で憩室を形成しやすいことなどから，この部位に断裂を生じ髄液が硬膜下・硬膜外へ漏出すると考えられる．

■ めまいの病態機序[16]

- 頭痛・めまいなど諸症状が起こる病態機序として，以下，3つの可能性が考えられる．
  ① 脳脊髄液減少に伴い脳全体が下方変位（downward sagging）するため，小脳・下部脳幹が機械的圧排を受ける．
  → MRI上，脳幹は下方変位し斜台に圧排され「平坦化」，小脳扁桃は下垂した像が認められる（Arnold-Chiari I 型）．
  ② 脳神経が，直接下方に牽引・伸展されることにより障害を受ける．
  → 視神経障害にて視野障害，霧視，滑車・外転神経障害による複視，三叉・舌咽・迷走神経障害による頭痛，顔面痛，顔面しびれ，顎関節痛など．
  ③ 外リンパ液は，蝸牛水道でクモ膜下腔と交通しているため脳脊髄液が減少することによって外リンパ液も減少する．すると，内・外リンパ液圧に不均衡を生じ二次的に内リンパ水腫が形成される．
  → 内リンパ水腫によりメニエール病に類似の症状．

■ 画像診断

頭部MRI

脳下方変位

- 前頭頭頂部の硬膜下腔開大（大脳下方変位），下垂体腫大脳幹が斜台に圧排され平坦化（脳幹下方変位），小脳扁桃下垂．

側脳室の狭小化

ガドリニウム（Gd）造影

- びまん性硬膜肥厚（diffuse pachymeningeal Gd enhancement：DPGE），静脈怒張，硬膜下貯留液，硬膜下血腫（水腫）．

RI（^{111}In-DTPA）脳槽シンチグラム

漏出像

- 脊髄神経根に沿ったRIの流出像（典型例は，神経根にクリスマスツリー状，棍棒状陰影）．
- 「特発性」の場合は頸胸椎部より，「外傷性」の場合は腰椎部からの漏出が多い．

頭蓋円蓋部へのRIの流入遅延～欠如

- 脊椎レベルで大量のRIが髄液とともに流出するため頭蓋内へ流入するRIが著明に減少するためと考えられる．

早期（3時間以内）膀胱内RI集積貯留

- 3時間以内の膀胱内集積は，硬膜外に漏れた髄液中RIが周囲の毛細血管から血中に吸収されて腎臓から膀胱排泄された結果と考えられている★6．

RI消失速度（クリアランス）亢進

- 髄液漏があると，髄液腔内のRI残存率は低下（24時間後にRI残存率は30％以下）している．

★6
正常例では，膀胱内RI集積貯留は4～6時間以降となる．

MR ミエログラフィー
- 施設により使用機種や撮影方法が異なるが，現在，FSE（Fast Spin Echo）法により水分強調 MR ミエログラフィーが中心に行われている．

CT ミエログラフィー
- 脳槽シンチグラムで認められた漏出部位に的を絞り thin slice で検討を行うことにより硬膜外腔への造影剤漏出が確認できる場合が多い．

■ 治療

保存的治療
- 約2週間の安静臥床と補液療法（等張電解質輸液 500～1,000 mL/日）を行う．点滴速度は，できればやや早目に滴下すると効果的な場合が多い．

硬膜外自家血注入療法（epidural blood patch：EBP）
- 保存的治療で症状改善がみられない場合，脳槽シンチグラムないし MR ミエログラフィーにて漏出部位を確認できれば，その部位近傍に自家静脈血を 10～30 mL 前後注入する．

硬膜外・髄腔内生理食塩水注入療法
- EBP にても著効のみられない場合など，腰椎から硬膜外カテーテルを挿入し生理食塩水 10 mL を注入する．あるいは髄腔内へ生理食塩水を持続注入する試みもなされている．

症例
患者：39歳，男性．

主訴：めまい，嘔気，ふらつき，後頸部痛，腰部背部痛．

現病歴：夜間，車を運転中に交差点で後方から車両に追突された．事故直後から，頭部を動かすとめまい（グラグラ感），嘔気，後頸部痛・腰背部痛などが出現した．直ちに，A病院（整形外科）を受診．「外傷性頸部症候群」と診断され自宅安静療養を勧められた．事故後しばらく，自宅療養をしたが，後頸部痛・腰背部痛のほかに，「頭の中がファ～と白くなる」，「今にも回転し出しそう」，あるいは，「物が今にも眼前に迫ってくる」ようなめまい感に常に悩まされるようになった．めまい感は，車や電車に乗ったときに増悪し激しい嘔気も伴った．天候も影響し，夏季の豪雨・台風時，あるいは，冬季

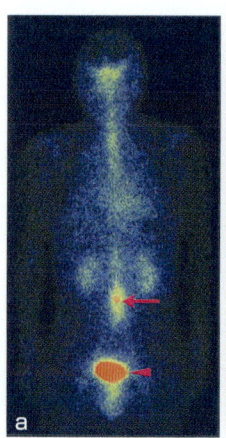

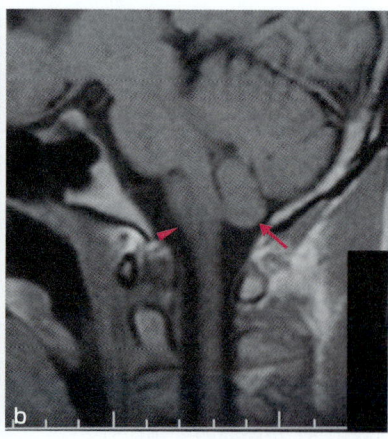

❷症例の画像診断
a：RI（¹¹¹In-DTPA）脳槽シンチグラム検査で，腰椎部より RI 流出像（→），2時間以内の早期膀胱内 RI 集積貯留（▶）などが認められた．
b：頭部 MRI（T1強調：矢状断）検査で，小脳扁桃下垂（→），脳幹の圧排平坦化（▶）などが認められた．

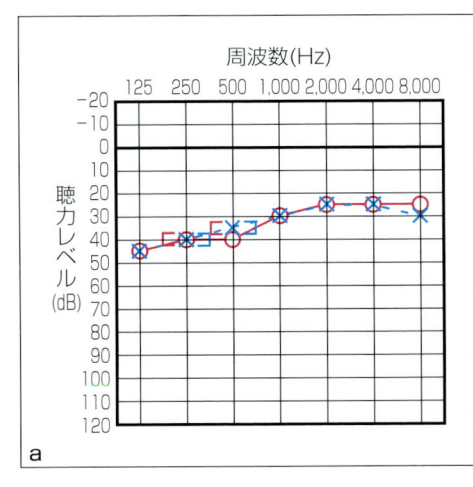

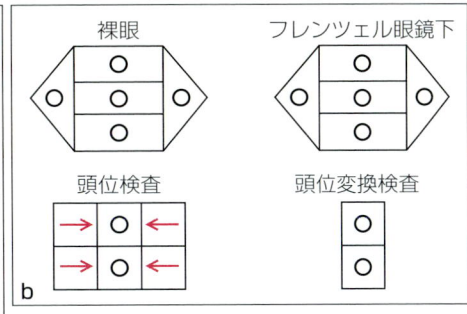

❸ 症例の聴力，眼振
a：平均純音聴力検査で，両耳とも低音域で軽度閾値上昇が認められた．
b：裸眼およびフレンツェル眼鏡下で明らかな眼振は認められなかったが，頭位検査では方向交代性上向性眼振が認められた．

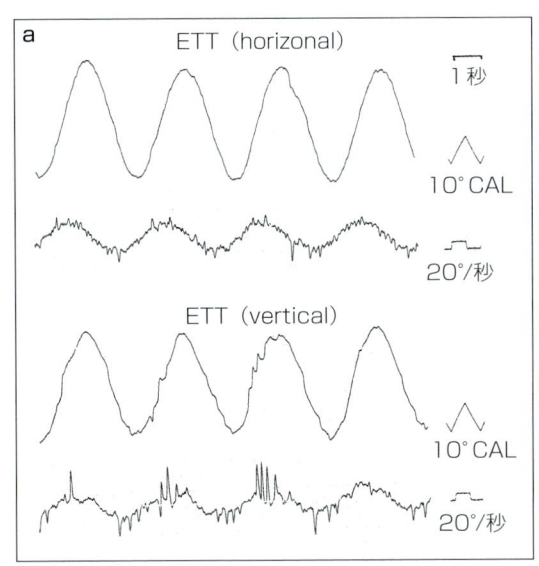

❹ 症例の ETT と OKN 検査
a：ETT（指標追跡検査）では，saccade は superimpose されるが円滑さは比較的保たれた．
b：OKN（視運動性眼振）検査では，黒化度，総眼振数（右 147，左 151），最大緩徐相速度（右 63.6°/秒，左 60.4°/秒）ともに正常例群と比較し低下がみられ，いわゆる，「頭打ち像」[17] が認められ，小脳・脳幹障害が示唆される．

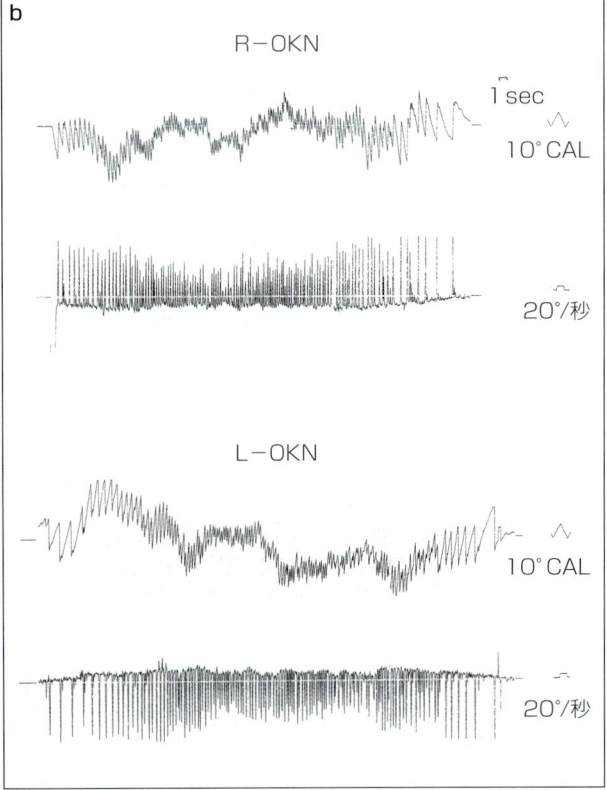

の大雪など前線が通過する際にめまい感は増悪した．その他，めまい感とともに耳閉塞感や歯痛などの症状も併発した．

診断と治療：そこで，B 病院（脳神経外科）を受診．RI（^{111}In-DTPA）脳槽シンチグラム検査にて腰椎部より髄液漏出を認め「脳脊髄液減少症」の診断で EBP 療法を計 4 回受けた．

経過：治療直後は症状改善したが，その後，症状は再び増悪した．仕事（デスクワーク）は，勤務時間を大幅短縮し，数時間ごとに休憩を取り安静臥床が必

要になった．精神的にも易疲労感，抑うつ傾向，不眠，絶望感などの症状もみられ出し，当科外来を受診．現在，保存的療法中心に通院加療を行い若干改善傾向がみられている．

検査所見：❷，❸，❹参照．

（横田淳一）

引用文献

1) Gannon RP, et al. Auditory and vestibular damage in head injuries at work. Arch Otolaryngol 1978；104：404-8.
2) トーマス・ブラント．寺本 純（監訳）．めまい．東京：診断と治療社；1994. p.146.
3) Brandt T, Daroff RB. The multisensory physiological and pathological vertigo syndrome. Ann Neurol 1980；7：195-203.
4) Davey LM. Labyrinthine trauma in head injury. Conn Med 1965；29：250-3.
5) Schuknecht HF. Mechanisms of inner ear injury from blows to the head. Ann Otol 1969；78：253-62.
6) Schuknecht HF, et al. The localization of acetylcholinesterase in the cochlea. Arch Otolaryngol 1951；69：549-59.
7) Dlugaiczyk J, et al. Involvement of the anterior semicircular canal in posttraumatic benign paroxysmal positioning vertigo. Otol Neurotol 2011；32：1285-90.
8) Katsarkas A. Benign paroxysmal positional vertigo（BPPV）：Idiopathic versus post-traumatic. Acta Otolaryngol 1999；119：745-9.
9) Makishima K, et al. Histopathologic correlates of otoneurologic manifestations following head trauma. Laryngoscope 1976；86：1303-14.
10) Nakamura N. Mechanism of head trauma. Clin Med 1967；9：1131-3.
11) Mitchell DE, Adams JH. Primary focal impact damage to the brain stem in blunt head injuries：Does it exist? Lancet 1973；2：215-8.
12) 篠永正道，鈴木伸一．外傷性低髄液圧症候群（髄液減少症）の診断と治療．神経外傷 2003；26：98-102.
13) 脳脊髄液減少症研究会ガイドライン作成委員会編．脳脊髄液減少症ガイドライン2007．東京：メディカルレビュー社；2007.
14) 美馬達夫．低髄液圧症候群（脳脊髄液減少症）．ペインクリニック 2005；26：1403-11.
15) 守山英二編．脳脊髄液減少症の診断と治療．京都：金芳堂；2010.
16) 横田淳一，松林里絵．めまいを主訴とした交通外傷後低髄液圧症候群（脳脊髄液減少症）の2症例．Equilibrium Res 2008；67：276-85.
17) 横田淳一．緩徐相速度が"頭打ち"を呈した視運動性眼振の検討．脳と神経 1998；50：923-30.

第3章　さまざまなめまいの鑑別と治療方針

頭頸部外傷とめまい・平衡失調

頸や腰の筋肉からめまい・平衡失調は起こる

- ギリシャ語でTherapyは「奉仕」（Therapia）を意味する．病名はもとより，治療しても軽快することもなく，治療法さえない疾患があることからも，医療従事者ならば常に「奉仕」という心掛けはもち続けねばならないと考えられる．
- 身体平衡維持は，複雑適応系の最たるものである．末梢〔表在（皮膚）ならびに深部（筋肉，腱，靱帯，関節包）知覚，視覚，末梢前庭覚，聴覚，嗅覚，味覚〕と中枢神経〔脳幹，視床下部，小脳，大脳基底核，海馬，大脳皮質〕が協応的または競合的に関与しあって保たれている[1]．
- 平衡生理学的に頸と腰の役割は頸部が電子顕微鏡的に微妙な働きを，腰部が光学顕微鏡的にやや粗大に働いているだろうと，脊柱側彎症の治療経験から推察している[2]．
- 頸や腰からの「めまい・平衡失調」は頭頸部外傷のみならず，頸部や腰部の疼痛や筋緊張の異常でも起こってくる（❶，❷）．

> 頸や腰の深部受容器起源に「めまい・平衡失調」は起こる

診断と検査

- 患者にとって検査は「検査」以外の何物でもない．検査を受けることで治るということはないのだから…．たとえ，どれだけ負担が少ないとしても，最終的には治癒することのみ求め願っている．フレンツェルの眼鏡以外は日

❶片側深層項筋へのプロカイン注射による立直り反射検査における頭部の動揺（健常者，20歳，男性）
右側の深層項筋に1％プロカイン3mLを注射すると，浮動感に始まり，眼前暗黒を訴えるようになった．悪心，嘔吐，顔面蒼白を伴った．この時期のロンベルグ検査では前後への動揺を記録しえた．
（黒沢　吏ほか．めまいを考える—過去・現在・未来．金原出版；1997[3]より）

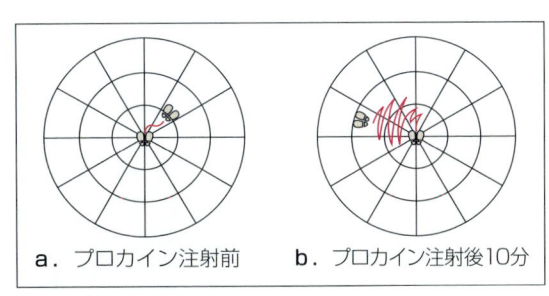

❷片側腰部脊柱起立筋へのプロカイン注射で起こる下肢偏位の変化（健常者，22歳，男性）
右側の腰部脊柱起立筋（L3-L4）に1％プロカイン15mLを注射した．身体不安定感を訴え，足踏は失調性（蹣跚）を示し，かつその偏位の方向が右前より左前に変化した．また，立直り反射障害（マン検査）と右および左に向かう自発眼振が出現した．
（牛尾信也．耳鼻臨床 1973[4]より）

やさしく語りかけ，よく聞き，そして臨床疫学と触診のすすめ

① 最初の一言が信頼関係を

「メマイがして大変でしたネ」

↓

「自分の病気を正しく理解している」

② 問診は随伴症状との相関で

「頸が痛かったり，肩こりや腰が痛いときにメマイが起こったり，ひどくなりませんか」

↓

「メマイはいろいろな原因で起こる」

③ 臨床疫学のすすめ

「お仕事でパソコンを長時間使って肩こりはありませんか」
「職場で苦手な人や不得手な仕事はありませんか」
「テレビゲームで長時間遊んでいませんか（幼児，学童，学生）」

↓

「メマイは生活環境からも影響を受けやすい」

④ 触診や頸部や腰部を動かしたり，押してみる

頸部	腰部
「頸を前後・左右・斜めに動かしたときに筋肉が引っ張られたり，痛いことは．体のバランスは」「大・小後頭神経に関係する部分を圧迫すると痛みや放散痛は」	「腰を前後・左右・斜めに動かすと筋肉が引っ張られたり，痛いことは．体のバランスは」「痛いという腰の部分を圧迫したら痛みは」

↓

「メマイは頸や腰の筋肉の緊張異常からも起こってくる」
語りかけ，よく聞いて患者さんと物語を

❸診断の進め方（問診と触診）
（牛尾信也．メマイ診療の鍵．篠原出版；1997⁵⁾より一部加筆）

すぐにチョット診てみよう

❹検査の進め方

A　簡単検査のすすめ
 1. 眼球の偏倚検査
    自発および頭位眼振（フレンツェル眼鏡），頭位変換眼振（フレンツェル眼鏡）
 2. 四肢の偏倚検査
    遮眼書字検査，足踏検査
 3. 立直り反射検査
    ロンベルグ検査，マン検査，単脚直立検査
    重心動揺計検査（動揺計と記録機械が必要）
 4. 指標追跡眼運動（手動，メトロノーム）
 5. 視運動眼振検査（メジャー，60×10 cmの紙に黒線）

↓

耳鼻咽喉科医でも「メマイをみている」

「眼が勝手に動いていますネ，やはりメマイがしていますヨ」
「体がフラフラしますネ，やはりメマイ，平衡障害がありますヨ」

↓

耳鼻咽喉科医は「メマイがわかる」

B　「メマイが起こっているのに「メマイ」を起こす検査―患者負担"大"」
回転検査（事務用回転椅子で），温度眼振（注射器のみ，精査するならENG），視運動眼振検査（ENG）

↓

今までわからなかったことがわかるのでガマンしよう

（牛尾信也．メマイ診療の鍵．篠原出版；1997⁶⁾より）

❺治療診断の進め方

簡単負荷試験
1. 頸に対して：頸部カラー装着，頸部低周波刺激，頸部牽引，温熱刺激（パラフィン湿布），後頭神経ブロック
2. 腰に対して：腰部コルセット装着，腰部脊柱起立筋ブロック
3. 眼に対して：プリズム装着，後頭神経ブロック
4. 嗅覚に対して：アリナミン負荷，ジャコウ様物質投与
5. 中枢神経に対して：アドレナリン負荷，ニコリン®投与，ルシドリール®内服
6. 心に対して：言葉刺激（たとえばアドレナリン注射でメマイ，平衡失調を起こした悪い経験のある患者に対して「アドレナリンを注射しますヨ」と）を与えてアドレナリンの代わりに生理食塩水を注射，抗うつ薬投与，クロキサゾラム投与

↓

「メマイ」がよくなるのがわかる，これは希望がもてる

「頸にカラーを巻きますと，体のフラフラがなくなりますネ」
「腰に麻酔の注射を打ちますと腰の痛みがとれて，眼は勝手に動かなくなり，足踏みもフラフラしなくなりますネ」

↓

耳鼻咽喉科医は「メマイ」を治療することができる

治療診断のすすめ

(牛尾信也．メマイ診療の鍵．篠原出版；1997[6]) より）

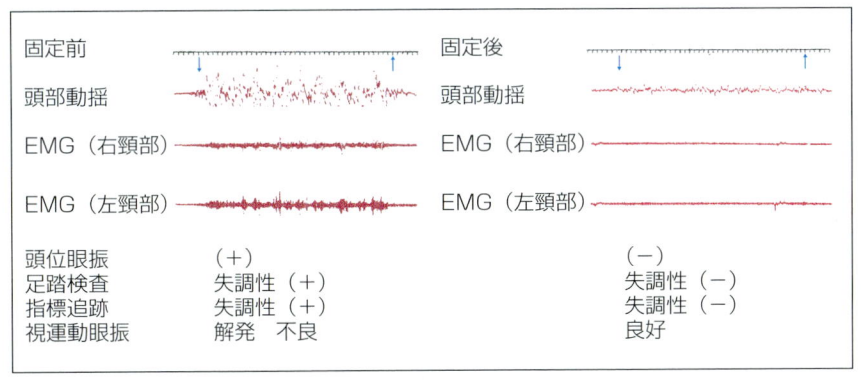

	固定前	固定後
頭位眼振	(＋)	(－)
足踏検査	失調性 (＋)	失調性 (－)
指標追跡	失調性 (＋)	失調性 (－)
視運動眼振	誘発 不良	良好

❻頸部固定（カラー装着）による立直り反射（マン検査）の変化（むち打ち損傷，47歳，男性）
受傷後，左右の頸部痛と身体の不安定感が持続．頸部固定すると訴えは著しく寛解した．頭の動揺は有意に減少し，異常な筋放電もおおむね消失した．

(東辻英郎ほか．めまいを考える—過去・現在・未来．金原出版；1997[7]) より）

常の診療や生活の場にあるものだけでも十分に検査を行うことができる（❸，❹）．

- 耳性のめまい・平衡失調の疑いのある場合でさえも，最初に耳鼻咽喉科を受診する患者は少ない．多くは他科での薬物療法で軽快せずに当科を受診する．したがって，当科特有の検査や治療法を知ってもらうことは重要である（❺〜❼）．
- 末梢受容器（表在ならびに深部受容器，視器，末梢前庭器）は互いに連係し合って訓練効果"大"に平衡機能を向上させられることが知られている[8]．
- めまい・平衡失調は末梢を「引き金」とし中枢神経系を「マト」に，両者のあ

```
a．コルセット装着前
   200μV          立直り反射障害（＋＋）
      200μV       異常眼球運動（＋）
                  足踏検査　失調性（＋）

b．コルセット装着後
   200μV          立直り反射　正常
      200μV       異常眼球運動（－）
                  足踏検査　正常
```

❼**腰部固定（コルセット装着）による視運動眼振の変化（むち打ち損傷，30歳，男性）**
停車中に追突を受けた．以来，腰痛と後方への転倒感が続く．腰部を固定すると腰の痛みと転倒感が著しく軽減した．また視運動眼振検査における円筒の線状の動きがよくわかるようになったという．bに示すように視運動眼振が活発に発現している．

（東辻英郎ほか．めまいを考える―過去・現在・未来．金原出版；1997[7]）より）

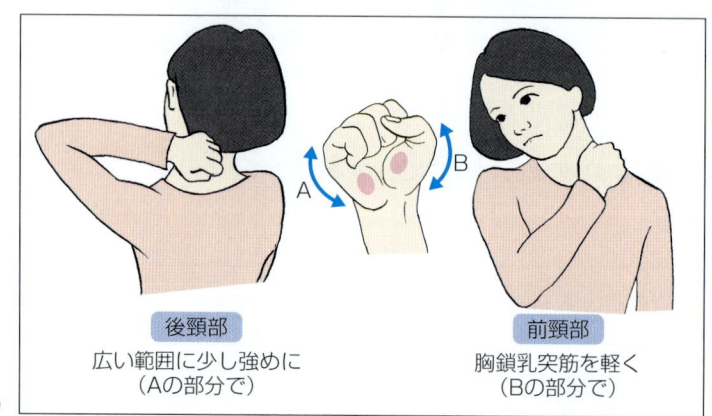

❽**頸部マッサージ**
（牛尾信也．小児科診療 2002[9]）より）

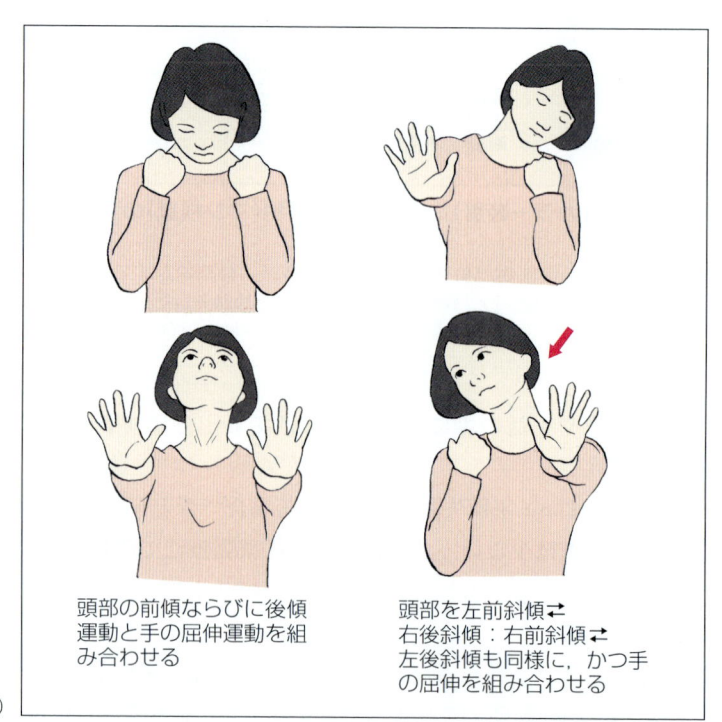

後頸部
広い範囲に少し強めに
（Aの部分で）

前頸部
胸鎖乳突筋を軽く
（Bの部分で）

❾**頸部の運動（視性，耳性の訓練にも）**
（牛尾信也．小児科診療 2002[9]）より）

頭部の前傾ならびに後傾運動と手の屈伸運動を組み合わせる

頭部を左前斜傾⇄右後斜傾：右前斜傾⇄左後斜傾も同様に，かつ手の屈伸を組み合わせる

❿治療とリハビリテーション

A　治療
1. **頸に対しての治療**：後頭神経ブロック，頸部固定（カラー装着），頸部牽引，マッサージ（❽），低周波刺激（陰極），温熱刺激
2. **腰に対しての治療**：腰部固定（コルセット装着），腰部脊柱起立筋ブロック
3. **眼に対しての治療**：プリズム装着，後頭神経ブロック
4. **耳に対しての治療**：星状神経節ブロック
5. **乗物酔いに対しての治療**：訓練

B　**私が考え行っている訓練法**
1. **頸に対しての訓練**（目や耳の平衡機能向上も同時に）：頸部のマッサージ（❽）と頸と手足の協同運動（❾）を行う．
2. **腰に対しての訓練**：マン検査の姿勢での腰を左右に振る運動を行う．
3. **足に対しての訓練**：爪先と踵で交互に地面を踏んで指と踵を強化する．またアキレス腱を柔らかにする．指先の予知能力をも高める．

（A：今回が初出．B：牛尾信也．メマイ診療の鍵．篠原出版；1997[5]）より）

いだに悪循環が生じて発現する．頭頸部外傷後のめまい・平衡失調症例の中枢神経系に対する治療法としては脳幹賦活薬（ルシドリール®，ニコリン®）が知られている．したがって，「引き金」たる末梢からの治療は重要であり，期待しうる．それが訓練であり，リハビリテーションということになる[8]（❽～❿）．

（牛尾信也）

無いものねだりをするよりも有るもの数えて行けばいい（「私の小さな幸せの花」島倉千代子[10]）より）

引用文献

1) 檜　學．平衡機能を考える．檜　學監，牛尾信也ほか編．めまいを考える―過去・現在・未来．東京：金原出版；1997．p.595-652．
2) 山田憲吾（談話）．徳島大学耳鼻咽喉科・整形外科，脳幹研究会．1968．
3) 黒沢　吏ほか．頸の深部受容器と体性・自律神経反射．檜　學監，牛尾信也ほか編．めまいを考える―過去・現在・未来．東京：金原出版；1997．p.252-61．
4) 牛尾信也．腰部深部受容器より解発される平衡に関連する2つの反射相．耳鼻臨床 1973；66：17-32．
5) 牛尾信也．慢性メマイ患者への対応とその主な治療法．中井義明，鈴木淳一編．メマイ診療の鍵．東京：篠原出版；1997．p.49-58．
6) 牛尾信也．検査の実際―患者が希望する治療診断．中井義明，鈴木淳一編．メマイ診療の鍵．東京：篠原出版；1997．p.28-37．
7) 東辻英郎，牛尾信也．頸部固定（カラー装着）と腰部固定（コルセット装着）による平衡試験．檜　學監，牛尾信也ほか編．めまいを考える―過去・現在・未来．東京：金原出版；1997．p.315-22．
8) 福田　精．訓練の生理　運動と平衡の反射生理．東京：医学書院；1957．p.85-113．
9) 牛尾信也．動揺病．小児科診療 2002；65(9)：1425-31．
10) 島倉千代子．「私の小さな幸せの花」．作詞：友利歩未，作曲：杉村俊博．〔株〕バーニングパブリッシーズ，〔株〕日本コロンビア．

第3章　さまざまなめまいの鑑別と治療方針

原因が特定しにくいめまい・特殊なめまい
不定愁訴としてのめまい

不定愁訴としてのめまいとは

_{めまいの原因疾患が検査によって見つからない状態には3つのケースが考えられる}

- 不定愁訴としてのめまいとは，めまいという自覚症状を訴えるが，検査をしてもめまいの原因となる疾患が見つからない状態である．これについては，
  ①器質的なめまい疾患が存在しない場合，
  ②器質的なめまい疾患は存在するが訴えとは乖離している場合，
  ③器質的なめまい疾患が存在するが診断できていない場合，
  の3つがあると考える．

- 器質的なめまい疾患が存在しない場合は，自律神経失調症あるいは精神疾患の身体表現症状，心因性めまいとして，心療内科ないしは精神科での治療対象となるが，これは器質的疾患の存在について検査を行い，十分除外診断を検討したうえで診断すべきものである．

- 実際には安易に診断され，器質的な異常が存在するにもかかわらず，自律神経失調症ないしは心因性めまいとされている症例も少なくない．この落とし穴にはまらないための，検査・診察法について述べてみたい．

不定愁訴の多い患者の診察のコツ

- 一見して不定愁訴としてのめまいと思える患者の多くは，「めまい」症状以外の「全身倦怠感」「頭重感」「不眠」など多くの症状を訴えることが多い．めまいの診断では問診が重要といわれるが，こういう患者では「めまい」症状以外の訴えも多く，通常の問診をしていたのでは時間を浪費するばかりで，医師が聞きたい症状や徴候に対する質問までなかなかたどり着けないことも多い．そのため問診は適当に打ち切って診断をせざるをえないが，検査で明らかな他覚的異常が見つからなければ，器質的なめまい疾患が存在しない，と診断されてしまうことも多い．

_{制約された時間でできるだけ正確な診断をするため症状・徴候を限定して質問する}

- めまい初診時に診察前に問診票を記入させると，こういう患者では問診票の随伴症状がやたらと多いので，診察時に医師が症状・徴候をかなり限定して質問するようにすれば，「めまい」についての症状を比較的短時間で聞き出せることが多い．もちろんこういう方法では，誘導尋問や医師の主観により診断が歪められるリスクもあるが，制約された診療時間でできるだけ正確な診断をするためには，次善の策ではないかと考える．

- 具体的には，こういう患者に対する質問は「めまいはいつから始まったの

か」と聞くのではなく，問診票の回答を参考に「めまいは1年前から始まったのか？」などと具体的に質問し，できるだけ「イエス」か「ノー」で答えられるようにして，回答を絞り込んでいく．他の随伴症状について質問する場合も，めまいとの時間的関連があるかどうかをハッキリさせて質問していくことが重要と思える．

● また患者の訴える「めまい」の概念が，耳鼻科医の想定している内耳性めまいとはまったくずれていることもしばしばあるので，具体的に回転感・動揺感・浮動感の有無などについて質問していかないと，問診での話はかみ合わず，時間は空費されるばかりである．疲労感，意欲低下，不安感，パニックなどを「めまい」として訴えてくる患者も少なくない．

> 「イエス」か「ノー」で答えられるようにして，回答を絞り込む

> めまいの性状について回転感の有無など具体的に質問する

訴えと検査所見が一致しない場合

● 診療でよく経験するのは，患者の訴えと検査所見が一致しない場合である．こういった患者では，めまい発作時の自律神経症状やめまいに伴う不定愁訴の訴えが多い．

● 多くはめまいに対する恐怖感から，めまいの強度・頻度について誇張・拡大して訴えるものが多い．こういった症例では，眼振などの検査異常が軽微であるため，器質的な疾患は存在しないと誤診してしまうことが多い．また患者は医師に器質的な障害を否定されると，拒絶されたと感じてめまいとその随伴症状が悪化したと訴える傾向も強いと思える．こういった患者の一つのタイプとして「頭位めまい恐怖症」について述べてみたい．

■ 頭位めまい恐怖症

● 良性発作性頭位めまい症やメニエール病を思わせるめまい発作が数年以上毎日続けて起きていると訴える患者が時々受診する．しかも平衡機能検査をしてみても，これらの疾患を思わせる眼振や偏倚傾向などの検査上の異常は認めない．

● トーマス・ブラント（T. Brandt）は心因性めまいの一つとして「恐怖性頭位めまい症」という疾患概念を呈示している．これはめまいに対する恐怖から，「立ち上がったときや振り返ったり一方の足から他方へ重心を移したりするような能動的な体の動きによって生じる頭位の変動は，不快な身体の加速度的錯覚を引き起こし，それと同時に静止した環境が動いているという錯覚を伴う」[1]めまい，と書かれている．

● 器質的な異常を伴う反復する良性発作性頭位めまい症やメニエール病の患者でも，めまい発作に対する恐怖が強い場合は，器質的な異常がなくめまいが起きるはずがない発作間欠期でも，発作時と同様なめまいが起きると訴える患者は少なくない．

● 良性発作性頭位めまい症では，自分でめまい頭位がわかってしまうと意図的にめまい頭位を避けて，その結果，めまい発作が遷延する患者は少なく

ないし，メニエール病でも発作を反復すると発作時のめまい頭位を自覚してくることが多い．それに不安感や強迫的観念が伴うと，非発作時でも，恐怖からそのめまい頭位をまったくとれなくなってしまうことも珍しくはない．こういった患者では長期間にわたって誘発される頭位めまいを訴えるが，よく問診をしてみると，めまいが増悪する頭位は長期間とったことがないというのが大半である．

- また良性発作性頭位めまい症ではめまい頭位を避けることで症状が遷延するので，器質的な障害で実際に頭位めまいが起きている期間も長くなっていると推測される．こういう症例は，ブラントのいう心因性めまいとしての「恐怖性頭位めまい症」とは少し異なるが，かつて生じためまいに対する恐怖感と体性感覚が強く結びついているため異常感覚としてのめまいを生じると思える．

> めまいに対する恐怖感と体性感覚が強く結びついてめまいを起こすこともある

- こういった患者の治療では，口頭の説明のみで納得させるのは困難で，実際に頭位眼振検査を行いながらめまいが起きないことを体得させていくしかない．また通院時検査中に実際めまいが起きて眼振やめまい感が生じれば，めまいが起きなかった受診時の検査時の感覚を想起させてその違いをイメージさせていくことも重要と思える．また減衰現象や疲労現象を伴うめまいの場合は，数十秒以内の発作なら，めまい頭位でのめまいが持続性のものではないことを体得させるのも治療への動機づけでは重要である．

不定愁訴の多いめまい患者の治療のコツ

- 最初の診察で器質的な疾患が見つからない場合でも，器質的な障害の存在は否定せず灰色にしたまま，当面は抗めまい薬や抗不安薬などを処方して経過をみていくのがよいと思える．複数回受診するうちには，訴えとは一致しない軽微な異常所見もみえてくることも少なくない．また患者の訴える多くの症状のなかで，毎回同じように訴えるものではなく，変化する訴えに注目するのが重要だと思える[*1]．

> ★1
> 器質的な障害でない訴えは変化しないことが多い．

- このように診察して器質的なめまい疾患が存在しないと最終的に判断した場合で，治療の主体が心療内科や精神科に移った患者でも，器質的な障害の存在を固く信じている場合は，頻度を減らしても，耳鼻科を受診させて検査で異常所見がないことを示したほうが経過がよいと思える[*2]．検査上異常所見がなく，訴えに見合った器質的な異常がないと繰り返して説明，納得させることが重要と思える．

> ★2
> 器質的な障害のないめまい患者に検査せず漫然と投薬を続けても症状は改善しない．

（結縁晃治）

引用文献

1) トーマス・ブラント．恐怖性頭位性めまい．寺本　純（監訳）．めまい．東京：診断と治療社；1994．p.232-7．

第3章 さまざまなめまいの鑑別と治療方針

原因が特定しにくいめまい・特殊なめまい
心因性めまいはどのように診断するか

心因性素因とめまい

- めまいに心因性素因が強く関与することは過去から多く報告されている．近来，自殺率が年々増加し，社会問題となっている．その引き金となっている根底にうつ病が頻繁にみられ，うつ病はストレスと大きな関連をもつ．
- 「めまい」は，重症化する傾向にあるうつ病を予告する症状の一つと報告されており[1]，これらの患者が，精神科に精通しない一般医にかかる可能性は十分に考えられる．めまいのみならず，類似した感覚障害に共通してみられる可能性がある．そのため，心身医学に関心をもつことが耳鼻咽喉科医に問われている[2,3]．
- 本項では，心因性めまいが疑われる際に筆者らが心がけていることについて記す．正しい診断，過去の薬物の整理に加え，薬物と心理精神療法がポイントである．

「めまい」は重症化するうつ病の予告の一つ

初診時の心がけ

- 多くのめまい患者は心因性素因について触れて欲しくないため精神科医に受診せず，耳鼻咽喉科に受診している．初診時はよほど明白な精神障害でなければ一連のルーチン検査を行い，器質的障害があれば適切な治療を行う．
- 逆に明白に精神疾患と感じるような場合，刺激の強い検査（たとえば，カロリックテストなど）は，患者の病態を悪化させる可能性があるので，その際は刺激のより少ない検査（眼振検査，立ち直り反射など）のみとする★1．
- 患者によっては自分から心因性素因の関与があることを述べてくれることがある．それは無関係であると否定しないことが重要である．傾聴するだけで症状が改善することがある．
- また，医療者の目から心理的素因が関与していることが明白であるにもかかわらず，逆に心理的素因の関与を強く否定する患者の診療には要注意であり，より深刻な精神障害の可能性が潜んでいる場合がある．

★1
間隔を経て信頼性を得る，または精神障害が明白になってから必要に応じて積極的な検査を行う．

明白な心理的素因の関与を強く否定する患者の診療には要注意

心因性素因が関与する患者の傾向と対処

- 心因性素因が強く関連する患者は下記の傾向にあることを経験する．

症状が漠然としている

- メニエール病の患者は，発作について発生時期，時間，長さ，めまいの性質などを詳細に述べることができる．
- これに対して心因性めまい患者の訴えは漠然としている．「いつから？」「はっきりといつかわからないが，去年あたり」，「どんなめまい？」「頭がぼっとして，首から上は自分のものではないような，周りは回ってないが，頭の中で回っているような」，など．多くの心因性めまい患者は具体的な症状を述べるより，頭に何か怖いものがあるという不安を強く訴える場合がある．
- 心因性めまいは必ずしも平衡機能に異常がみられないとは限らない．器質的疾患，たとえばメニエール病が慢性化した場合，間欠期に心因性めまいを伴うことをしばしば経験する．その場合はメニエール病と分離して，心因性素因に対処することを勧める．

> 器質的疾患が慢性化した場合，間欠期に心因性めまいを伴うことがある

複数の医療機関の受診歴がある

- 前医に相談せずに次々と医療機関を変える場合は心因性素因が関与することがある．これらの患者は過去の医療者に対して不信感を抱いている．
- 医療者に対する不信を拭う努力をし，信頼の再構築から始めることが重要である．無論，医療者として前医を中傷する言語は避けるべきである[★2]．しかし，なぜ前医に不信を抱いたのか，患者の伝えたいことを確認することは重要である．

> ★2
> 担当医も一緒になって前医を中傷すると逆に患者の真意を聞き出すことが困難となり，担当医自身も後に不信を抱かれることとなる可能性がある．

ヒステリックな行動

- 前庭眼反射や脊髄反射の異常がみられないのに，診察室に入ると大声を上げて崩れてよろめき，倒れそうになる患者，歩行して入室したにもかかわらず，立ち直り反射検査で徐々に揺れ出して倒れそうになる患者がみられる場合がある．このような症例について，高次機能を抑制することで心因性素因の関与を判断することが可能である．
- たとえば立ち直り反射時に揺れ出す患者に対して暗算負荷や強制的に会話を続けることで揺れが小さくなり，改善することがある[★3]．
- また，診察室を出入りする前後の行動をパラメディカルが観察し，報告してもらうことも重要な情報となる．

> ★3
> 小脳障害などの中枢性疾患では，暗算負荷で逆に立ち直り反射が悪化する．

初診後の患者への対処

- 上記のことを確認した場合，症状と所見には矛盾があることを指摘し，今後心理的診療を開始したいことを伝え，同意を得てから次の心理テストに進めたい．その際はあくまでも心因性素因が関与する可能性があることを示唆し，精神面の確定診断を急がず，同意しない患者には無理に押しつけない．

心理テストとは

- 一般的に自記式，つまりアンケート法が頻繁に使用され，❶のようなものがある．自記式心理テストはあくまでも心理精神状態を把握するものでスクリーニングであり，精神疾患を同定できるものではない．心理精神状態が不安定である患者が必ずしも素直に答えるとは限らない．自記式心理テストの結果を説明することは患者に心理精神療法に移行するための理解を求める良き手段である．さらに精神科医の介入が必要な場合，その必要性について患者から理解を得ることができ，精神科医に対してもまた精神科受診の必要性を訴えることができる．

- 患者に対する初診医の印象と心理テストの結果が相違する場合は要注意である．つまり初診医は何らかの心因性素因が関与すると感じるにもかかわらず，心理テストの結果はすべてが正常と出るときは要注意である．過去の経験で，境界型人格障害患者の心理テストが陰性と出たことを経験した[4]．この際は臨床心理士の関与がたいへん有用であった．

- 複雑な精神疾患をもつ患者は自記式心理テストが意図とすることを察知し，結果を操作する場合がある．そのような症例は，投影法や面接による心理分析では作為的に検査結果を操作することがより困難となる★4．

❶自記式心理テスト

自記式心理テスト	目的
STAI (State Trait Anxiety Inventory)	状態・特性不安検査
MAS (Manifest Anxiety Scale)	不安傾向
CES-D (Center for Epidemiologic Studies Depression Scale)	抑うつ状態の評価尺度
SDS (Self-rating Depression Scale)	抑うつ状態の評価尺度
POMS (Profile of Mood States)	不安，抑うつ，怒り，活気，疲労，混乱についての評価

> 初診医の印象と心理テストの結果が相違する場合は要注意

> ★4
> 一般耳鼻科外来で治療に抵抗し，医療者が対応に苦慮する患者を臨床心理士に面接してもらい投影法で心理分析を施行した結果，その約半数に精神科治療が必要な精神障害であったことが判明したことを経験した[5]．

> 向精神薬などの副作用によるめまいにも留意

心因性めまいの対処

薬物投与する前に薬物の整理を

- 患者によってはすでに他院で向精神薬を投与されている場合がある．このような症例では薬物による副作用から出現するめまい症状の可能性がある．この因果関係を疑った場合，投与した医師と討論検討し，薬物を減量することで改善することがある．精神科では基礎に重い精神疾患が存在する場合は薬物減量が困難となり，めまい感は精神症状に伴うものと説明して，精神状態の改善を待つこともある．

- 時に整形外科に肩こりで受診し，エチゾラム（0.5 mg）を3食後続けていることがある．エチゾラムは精神状態が健全な患者に投与した場合，それほど副作用は出現しないが，不安やうつ傾向を抱える患者に投与した場合は逆にめまいや眠気を訴えることがある．

- 副作用にめまいをもつ薬物を中止するだけでめまい症状がとれることをしばしば経験する．また，患者がめまいを頑固に訴えるため，根拠に基づかない複数の抗めまい薬投与を見受けることがある．断薬を勧めても不安で拒

❷投薬のポイント

- ベンゾジアゼピン系抗不安薬短時間型を初期に投与．
- 効果が出現したら中間型，長時間型と移行し，計画的に中止方向にもっていく．
- 初期の投薬と同時か少し遅れて抗うつ薬を併用する．
- 抗うつ薬はスルピリドと併用してSSRIを使用し，スルピリドは途中で中止する．
- 最終的にはSSRIを残し，症状の軽減で中断する．

否する患者もいるが，複数の薬を服用して効果が薄いのだからやめても悪化しないと説得する．
- 投薬する以前に，現状の薬剤を把握し，それらの薬剤がめまいを引き起こす可能性があるかどうか，検討する必要がある．

■ 投薬のコツ(❷)

- 心因性素因が関連するめまい患者に共通して「不安」が頻繁にみられる．不安を除去するために最も効果的な薬物はベンゾジアゼピン系薬である．しかしながらベンゾジアゼピン系薬は日常生活に支障をきたす副作用も多く，平衡機能障害を起こすこともある[6,7]．
- めまい発作初期の不安を取り除くことは重要であり，ベンゾジアゼピン系薬は効果を示す．しかし前庭障害が改善した後，ベンゾジアゼピン系薬の投与を続けると副作用で出現するふらつきを初期のめまい発作と勘違いし，患者が動くことをおそれ，安静をし続けることで逆にめまいを悪化させる可能性がある．よってベンゾジアゼピン系薬は計画性をもって投与し，症状改善に伴って中断する方向に向かうことが必要である．
- ベンゾジアゼピン系薬の投薬方法として，初診時は即効性のある短時間型から開始する．1〜2週間ほどして，症状が少しでも軽快したら中間型に移行し，より症状が改善したら長時間型に移行するとより中止しやすい★5．
- 中止する自信がない患者には隔日に薬物を服用することを勧める．長時間型は半減期が30時間を超えるものも多く，隔日服用しても効果が残っている．
- ベンゾジアゼピン系薬は不安を取ることに優れる反面，薬効が低下すると症状が再発し，これらの患者に併発しやすいうつ傾向，うつ病を改善する効果は薄い．ベンゾジアゼピン系薬の初期投与で信頼性を得ることができた場合，抗うつ薬を併用すると長期にみた場合治療効果が良い．
- 一般医が使用しやすい抗うつ薬にスルピリド，SSRI（選択的セロトニン再取り込み阻害薬）がある．スルピリドは胃薬としても使用されているため，早期のうちは副作用が少なく服用しやすい．これに対してSSRIは効果が出現するまでに数日を要し，さらに早期に胃腸障害を訴える頻度が高い．そのため，スルピリドとSSRIを併用し，スルピリドは2〜4週間で中止する．
- スルピリドは女性に対してホルモン異常，高齢者に対して錐体外路症状などの副作用を伴うことがある．最終的にSSRIを残し，症状の軽減に合わせて断薬する[8]．

■ 心理療法の重要性

- 心因性素因はめまいを遷延化させ，症状を悪循環に導く．薬物は精神症状，

ベンゾジアゼピン系薬は症状改善とともに中断する

★5
短時間型は即効性がある反面，薬物の血中濃度が低下したら，患者の症状が悪化する場合がある．ゆえに，その現象がより少ない中間型，長時間型へ移行したほうが薬物の効果に対する自覚が薄く，中止しやすい．

スルピリドは一般医が使用しやすい．しかし2〜4週間で中止する

- 身体症状を改善するが，それに随伴して患者の心理状態が改善するとは限らない．患者は周囲に理解してもらえない孤独感と，再発する疾患に対する予期不安に悩まされていることがしばしばあり，これらに対して薬物のみでは限界がある[★6]．
- ならば，どのような心理療法がベストか．めまい医療に十分な心理療法が導入されていない現状では，明白な回答はない．基本的には臨床心理士によるカウンセリングが可能であれば，ある程度の効果が得られる[★7]．認知行動療法などによる治療も報告されているが，これらはトレーニングを受けた医療者が必要となる．
- 筆者は過去に集団精神療法[9]を行い，その効果を報告してきたが，この治療は主治医にかかる負担も大きく，患者数が増加した場合，耳鼻咽喉科医としての業務に支障をきたす問題点を抱えている．
- 心療内科，精神科に大きな受け皿があり，患者が抵抗なく受診する状態であれば耳鼻科医もこのような辛労を抱える必要はない．また，患者の多くは精神疾患として指摘されることに抵抗を感じるため，耳鼻咽喉科を受診する．ゆえに，多くの感覚器疾患を扱う耳鼻咽喉科医は心理に精通する必要がある．勤務する施設で心理療法を行うことが不可能であるならば，患者を心理療法に導く工夫，さらにそれを受け入れる施設を把握し，連携を取る努力は最低限要求される．

★6 これと類似した現象はめまいに限らず耳鼻咽喉科疾患全般にしばしばみられ，それにもかかわらずその対策は十分になされていない現実がある．

★7 日本の医療制度では精神科以外の施設に臨床心理士を受け入れる態勢が整えられておらず，臨床心理士に相談したくもできない現状がある．

ポイント

① 他覚的所見が少ないにもかかわらず，多種の身体症状を訴えることから心因性めまいを疑う．
② 患者はめまいを診てほしくて耳鼻科に来ている．初診時に心因性と疑うことがあっても，平衡ルーチン検査が終わるまでそれを患者に伝えない．
③ 一般的に平衡機能に異常がみられない症例が多いが，慢性めまいに心因性めまいが加わる場合があるので要注意．
④ 心理テストは重要な補助診断となる．しかし，患者が深く読み取り正直に答えない場合があるので要注意．
⑤ 対処法として，これまでの薬物を整理すること，計画的な向精神薬の投与，心理療法の導入などが必要である．耳鼻科医のみで治療が無理な場合は精神科医への誘導が必要である．

（中山明峰）

引用文献

1) Nakao M, Yano E. Prediction of major depression in Japanese adults；Somatic manifestation of depression in annual health examinations. J Affect Disord 2006；90：29-35.
2) 清水謙祐ほか．各種疾患における向精神薬の使い方—耳鼻咽喉科疾患における向精神薬の使い方．臨床と研究 2009；86：1006-12.
3) 五島史行．皮膚科・眼科・耳鼻咽喉科における最新の心身医療トピックス　耳鼻咽喉

科における心身症の割合と心理相談の現状．心身医学 2010；50：45-51．
4) 中野　淳ほか．めまいを主訴とした境界型人格障害の一症例．Equilibrium Res 2004；63：210-4．
5) 松崎圭治ほか．当院耳鼻咽喉科にて心理分析を施行した症例について―特にめまい患者―．Equilibrium Res 2004；63：564-8．
6) 田ヶ谷浩邦．睡眠障害をめぐって―不眠症の薬物療法―．Pharma Medica 2009；27：49-52．
7) 金原信久，伊豫雅臣．薬物動態臨床編―精神神経用薬の動態と薬効・副作用―．治療学 2009；43：1319-23．
8) 中山明峰．抗うつ傾向のめまい患者に対するパロキセチンの効果．Pharma Medica 2002；20：99-101．
9) 中山明峰ほか．めまい患者に対する集団精神療法．Equilibrium Res 1998；57：588-95．

第3章　さまざまなめまいの鑑別と治療方針

原因が特定しにくいめまい・特殊なめまい
自律神経失調によるめまいの診断と治療

　日常診療において，末梢・中枢前庭系に明らかな異常が認められず，原因が不明であるめまい症例に遭遇することがあるが，そのなかには自律神経機能が関連するめまい症例が含まれることも多い．本項では，自律神経失調によるめまいの診断と治療のポイントについて解説する．

自律神経失調症の概念[1)]

- 自律神経失調症は，自律神経症状をもたらす器質的な病変★1 が除外されて，自律神経の機能的な異常（失調）が存在する病態とされる．
- 臨床的には，全身にわたる多彩な身体症状を呈するが，病態生理学的には，何らかの心因やストレッサーが関与して，ホメオスタシスが乱れた状態でみられる自律神経系の不調状態を表す．
- 本症は，病因に心理的因子が関与しない本態性自律神経失調症と，心理的因子が関与する心因性自律神経失調症があり，さらに心因性のものは心身症型，神経症型，うつ病型に分類される．

★1
多系統萎縮症，汎自律神経障害，糖尿病，アミロイドーシスなど．

自律神経失調によるめまい

■ 発症機序・病態

- 自律神経機能障害により，頸部交感神経の活動性の異常が生じるが，それによって調節されている椎骨動脈（vertebral artery：VA）血流にも低下や左右差が引き起こされる．それにより，前庭系の興奮に左右差が生じ，めまいが発症すると考えられている[2,3)]．
- また，自律神経機能障害が存在すると，起立時の血圧維持機構が異常をきたし，起立性低血圧（orthostatic hypotension：OH）を生じるが，血圧低下が脳のautoregulationの作動範囲から逸脱した場合に，脳の灌流圧も低下し脳内の血流減少が引き起こされ，立ちくらみが生じると考えられる[4)]．さらに，起立性血圧低下がVA血流の低下を惹起すると，起立性めまいが発症する[5)]．
- 一方，心因性自律神経失調症の患者では，素因として神経症的性格をもっていることが多く，常にストレスにさらされた状態にあることから，自律神経機能が障害され，めまいが発症する．発症しためまいによってさらに不安感が増大するとともに，自律神経機能異常も増強されるという悪循環

前庭系の興奮に左右差が生じてめまいが発症する

に陥り，めまいが慢性化すると考えられている[2,3]．

■ 疫学

- 奈良県立医科大学耳鼻咽喉科めまい・平衡外来における最近の統計では，自律神経失調症をはじめとする自律神経機能異常によるめまい症例は約15％であり，全体として女性がやや多く，年齢別では20歳代と50歳以上に多く認められている．

> 自律神経機能異常によるめまいは全めまい疾患の15％程度

■ 診断

- めまいの特徴・誘因などを詳細に問診し，自律神経機能検査を行って，身体面と心理面の両面から総合的に診断する必要がある．
- また，基本的には平衡機能検査により末梢・中枢前庭系疾患を除外する．

問診

- めまいの性状：回転感，動揺感，浮動感，立ちくらみ，眼前暗黒感など一定しない．
- 誘因：起立などの体位変換，入浴後，食事後，排便後など．
- 特徴：午前中，疲労時に生じやすい．
- 自律神経症状：全身倦怠感，後頸部痛，頭痛，動悸，肩こり，不眠，食欲不振，悪心・嘔吐，発汗異常，下痢，便秘など．
- 精神症状：不安や焦燥，抑うつ感，集中力・持久力低下など．
- 心理・社会的要因：急性ストレッサーやライフイベント，対人関係の悪化の有無，体質，性格，生活習慣，症状へのとらわれなど．

身体所見

- 発汗：消失/過多（手掌や腋下に多い）．

> **Advice** 起立性めまいと起立性低血圧（OH）および椎骨動脈（VA）血流動態の関係[4,5]
>
> 起立時のめまいを訴える症例について，われわれが行った研究では，シェロング試験（Schellong test）の陽性率は約20％のみで，必ずしもOHが認められなくてもめまいが発症することが示されている．また，起立性めまい症例では，起立によるVA血流の血流速度の低下が認められており，めまいの発症に起立時のVA血流動態が大きく関与している．
>
> OHを有する症例では，起立による血圧低下に伴いVA血流の低下が引き起こされ，めまいが生じると考えられるが，OHを有さない症例でも起立によるVA血流の低下が認められている．この理由の一つとして，脳血管障害や自律神経障害により，血圧変動に対する脳血流を調節するautoregulationが障害されていると，VA血流動態が影響を受けて中枢前庭系が容易に虚血に陥りめまいが生じると考えられる．
>
> また，慢性高血圧患者や高齢者では，autoregulationの作動する血圧範囲が上方にシフトして下限値が上昇している状態にあるので，低下した血圧が容易にautoregulationの作動範囲から逸脱することになり，微小な血圧低下でもVA血流の低下を引き起こすものと考えられる．このことから，頭蓋外超音波ドップラー検査を用いた，起立によるVA血流動態の変化の測定も重要な自律神経機能検査の一つであると考えられる．

❶自律神経機能検査

1. 循環器系検査	心拍変動：心電図 R-R 間隔変動係数（CV_{R-R}），パワースペクトル解析 血流検査，脈波検査 起立試験（Schellong test/head-up tilt test） 立位心電図，ストレス負荷試験（暗算，鏡映描写試験など） 寒冷昇圧試験，Czermak 試験，Aschner 試験など
2. 薬理学的検査	メコリール試験，ノルアドレナリン静注試験 ピロカルピン・アトロピン負荷反応など
3. その他の検査	発汗検査 皮膚温検査 胃電図 食道内圧検査 消化管輸送能検査 microvibration test 尿中 17-KS・17-OHCS，血中コルチゾール測定

- 呼吸：浅い，頻回，ため息．
- 心拍：頻脈/徐脈．
- 血圧：変動性，低血圧．
- デルモグラフィー（ペンの柄尻で皮膚を擦過すると赤く腫れ上がる）．

自律神経機能検査[1,3,6,7]

- 自律神経機能の評価法（❶）は多種多様であるが，ここではとくに日常診療において比較的簡便に行える検査を紹介する．

循環器系検査

- 起立試験（Schellong test/head-up tilt test）（→ Advice 参照）
- 脈波検査：加速度脈波計を用いて，指・趾尖部で，非侵襲的に末梢循環動態を評価する．指尖容積脈波，速度脈波，加速度脈波を測定する．
- 心電図 R-R 間隔変動：心電図を記録し，心電図 R-R 間隔変動係数（CV_{R-R}）を求める．高値であれば副交感神経緊張度の指標となる．
- Czermak 試験：一側の頸動脈洞を 20 秒間圧迫して，脈拍が 1 分間に 10 以

> **Advice** 起立試験（Schellong test）の方法と判定基準
>
> 立位負荷による血圧と脈拍の変動から，圧受容器反射機能を評価する検査で，20 分間の安静臥位で血圧を 3 回測定し，その後急速に起立させて 1 分ごとに 10 分間測定する．
>
> 起立性低血圧(OH)の診断に用いられることが多いが，提唱されている診断基準を❷に示す．従来，耳鼻咽喉科では，OH の診断に起立性調節障害（orthostatic dysregulation：OD）の診断基準（❸）が多く用いられているが，最近，小児起立性調節障害診断・治療ガイドライン 2005 が作成され[8]，新起立試験および判定基準（❹）が示されている．しかし，この判定基準はあくまでも小児に対するものであるため，成人に用いる場合には注意が必要である．

❷ 起立性低血圧（OH）の診断基準

日本自律神経学会の推奨基準
立位負荷中の最低値：収縮期血圧が 30 mmHg 以上，または拡張期血圧が 15 mmHg 以上低下
立位負荷中の持続値：収縮期血圧が 20 mmHg 以上，または拡張期血圧が 10 mmHg 以上低下
アメリカ自律神経学会の診断基準
起立 3 分以内に少なくとも収縮期血圧が 20 mmHg 以上，または拡張期血圧が 10 mmHg 以上低下
シェロングの判定基準
起立時収縮期血圧低下 20 mmHg 以上を病的，15〜20 mmHg のものを境界域と判定

❸ 起立性調節障害（OD）旧診断基準

大症状	A. 立ちくらみ，あるいはめまいを起こしやすい B. 立っていると気持ちが悪くなる，ひどくなると倒れる C. 入浴時あるいは嫌なことを見聞きすると気持ちが悪くなる D. 少し動くと動悸あるいは息切れがする E. 朝なかなか起きられず午前中調子が悪い
小症状	a. 顔色が青白い b. 食欲不振 c. 臍疝痛をときどき訴える d. 倦怠あるいは疲れやすい e. 頭痛 f. 乗り物に酔いやすい g. 起立試験で脈圧狭小化 16 mmHg 以上 h. 起立試験で収縮期血圧 21 mmHg 以上低下 i. 起立試験で脈拍増加 1 分間 21 以上 j. 起立試験で立位心電図の T_{II} の 0.2 mV 以上の減高，その他の変化
大症状 3 つ以上，または大症状 2 つ＋小症状 1 つ以上，または大症状 1 つ＋小症状 3 つ以上で器質的疾患を除外できた場合を OD と診断する．	

上減少するのを陽性とする．副交感神経の興奮状態を調べる．
- Aschner 試験：単眼球または両眼球を 20 秒間圧迫して脈拍が 1 分間に 10 以上減少すれば陽性とする．副交感神経過敏状態を調べる．

薬理学的検査

- メコリール試験：一側の瞳孔が大きい症例でメコリール（mecholyl）®を点眼し，副交感神経緊張低下あるいは交感神経興奮状態を鑑別する．
- ノルアドレナリン静注試験：安静時，起立負荷時にノルアドレナリンを静注し，起立負荷時の血圧上昇反応および血中ノルアドレナリン量を測定．交感神経の興奮状態を調べる．

心理検査

- 心理的要因は自律神経機能に大きく影響を及ぼすため，心理的因子の評価[★2]を行う．
- CMI（健康調査表）：心身両面にわたる自覚症状の調査．情緒障害も評価で

★2
CMI：Cornell medical index.
Y-G：矢田部 -Guilford.
SDS：self depression scale.
MAS：manifest anxiety scale.
STAI：state-trait anxiety Inventory.

❹ OD 診断における新起立試験と判定基準

旧 OD 診断基準（❸）の大症状 A〜E および小症状 a〜f のうち，大症状 3 つ以上，または大症状 2 つ＋小症状 1 つ以上，または大症状 1 つ＋小症状 3 つ以上を OD 疑い例とし，新起立試験を行う．

新起立試験は従来のシェロング試験に「起立後血圧回復時間の測定」をあわせたものであり，これにより OD の 4 つのサブタイプを決定する．

(1) 起立直後性低血圧（instantaneous orthostatic hypotension：INOH）
　　　　起立直後に強い血圧低下および血圧回復の遅延が認められる．
　　　　　判定基準：起立後血圧回復時間≧25 秒，または
　　　　　　　　　　血圧回復時間≧20 秒かつ非侵襲的連続血圧測定装置で求めた起立直後平均血圧低下≧60 ％

(2) 体位性頻脈症候群（postural tachycardia syndrome：POTS）
　　　　起立中に血圧低下を伴わず，著しい心拍増加を認める．
　　　　　判定基準：起立 3 分以後心拍数≧115/分，または
　　　　　　　　　　心拍数増加≧35/分

(3) 神経調節性失神（neurally mediated syncope：NMS）
　　　　起立中に突然に収縮期と拡張期の血圧低下ならびに起立失調症状が出現し，意識低下や意識消失発作を生ずる

(4) 遷延性起立性低血圧（delayed orthostatic hypotension）
　　　　起立直後の血圧・心拍は正常であるが，起立 3〜10 分を経過して収縮期血圧が低下する．
　　　　　判定基準：起立 3〜10 分の収縮期血圧低下が臥位時の 15 ％以上，または 20 mmHg 以上

（田中英高ほか．日本小児心身医学会小児起立性調節障害診断・治療ガイドライン 2005．2007[8] より抜粋）

きる．
- Y-G 性格検査：抑うつ性，攻撃性，神経質，協調性など 12 因子の性格特徴について診断する．
- SDS：抑うつ傾向を測定する．
- MAS：不安傾向を測定する．
- STAI：特性不安と状態不安を測定する，など．

除外診断
- 末梢・中枢前庭系疾患．
- 神経疾患，悪性腫瘍，内分泌疾患（とくに甲状腺，副腎疾患）．
- 精神障害（うつ病，神経症など）．

■ 治療

- 一般に末梢・中枢前庭系疾患によるめまいに対する治療は薬物療法が主体であるが，自律神経失調によるめまいは，その発症に心理・社会的要因が深く関与しているため，生活指導や心理療法を中心に，薬物療法を組み合わせて治療を行う．

生活指導
- 生活習慣の見直し，睡眠や休息と仕事とのバランスの改善，心身のストレス状態の改善を指導する．

起立性低血圧がある場合
- 回避事項：早朝起床時の急速立位，高い環境温度（熱い風呂，暑い日の外出など），大量の食事（とくに炭水化物含有率の高い食事），アルコール摂取，

❺自律神経失調によるめまいに対する薬物療法

1. 自律神経作動薬	a) 自律神経調節薬：トフィソパム（グランダキシン®） b) 起立性低血圧治療薬：ミドドリン塩酸塩（メトリジン®） 　　　　　　　　　　　ジヒドロエルゴタミン（ジヒデルゴット®） 　　　　　　　　　　　エフェドリン塩酸塩（エフェドリン®） 　　　　　　　　　　　アメジニウムメチル硫酸塩（リズミック®）
2. 抗不安薬	a) ベンゾジアゼピン系 　短時間型：エチゾラム（デパス®） 　　　　　　クロチアゼパム（リーゼ®）　など 　中間型：アルプラゾラム（コンスタン®，ソラナックス®） 　　　　　ロラゼパム（ワイパックス®） 　　　　　ブロマゼパム（レキソタン®）　など 　長時間型：クロルジアゼポキシド（コントール®） 　　　　　　オキサゾラム（セレナール®） 　　　　　　ジアゼパム（セルシン®，ホリゾン®） 　　　　　　フルジアゼパム（エリスパン®）　など 　超長時間型：ロフラゼプ酸エチル（メイラックス®）　など b) 非ベンゾジアゼピン系：タンドスピロンクエン酸塩（セディール®）
3. 抗うつ薬	a) 三環系抗うつ薬：イミプラミン塩酸塩（トフラニール®） 　　　　　　　　　アミトリプチリン塩酸塩（トリプタノール®） 　　　　　　　　　アモキサピン（アモキサン®）　など b) 四環系抗うつ薬：マプロチリン塩酸塩（ルジオミール®）　など c) 選択的セロトニン再取り込み阻害薬（SSRI）： 　　　　フルボキサミンマレイン酸塩（ルボックス®，デプロメール®） 　　　　パロキセチン塩酸塩（パキシル®） d) その他の抗うつ薬：炭酸リチウム（リーマス®） 　　　　　　　　　　スルピリド（ドグマチール®）
4. 漢方薬	加味逍遙散（不眠，苛立ち），釣藤散（頭痛，肩こり）

- 排尿・排便時の力み．
- 推奨事項：睡眠中の head-up tilt（10～20°），弾性ストッキングの着用，少量頻回の食事，下肢を交差させながら起立する．

心理療法
- カウンセリング，自律訓練法，精神分析など．

薬物療法（❺）
- 自律神経作動薬，抗不安薬，抗うつ薬や漢方薬などがある．抗不安薬や抗うつ薬は副作用や薬剤依存性の点で，使用に専門的知識や経験が必要となる場合もあるため，ここでは耳鼻咽喉科医が比較的安全に処方できる薬物について紹介する．

自律神経作動薬
- トフィソパム（グランダキシン®）は自律神経調節作用を有するベンゾジアゼピン系薬剤であるが，筋弛緩作用や鎮静催眠作用は少ない．
- 起立性低血圧が著明な場合は，ミドドリン塩酸塩（メトリジン®）やアメジ

ニウムメチル硫酸塩（リズミック®）などの血管収縮作用を有する薬剤を投与するが，血管抵抗が亢進している高齢者では，臥位高血圧を生じる可能性があり注意が必要である．

抗不安薬[9]

- 不安とめまいが強い場合に使用するが，漫然と使用しない．抗不安薬には，ベンゾジアゼピン系薬と非ベンゾジアゼピン系薬がある．非ベンゾジアゼピン系のタンドスピロンクエン酸塩（セディール®）は，セロトニン製剤であるため，効果発現に時間を要するが，抗うつ作用を有し，依存性が少なく，比較的安全に使用できる．また，自律神経失調症に適応がある．
- ベンゾジアゼピン系薬は，即効性があるため，めまい発作時の不安に対して頓服として使用する．継続投与が必要な場合には，短時間型から投与を開始し，1～2週間で症状が軽減したら中間型，長時間型に変更し，徐々に投与間隔を延長して中止する．

> 抗不安薬は漫然と使用しない
>
> タンドスピロンクエン酸塩は自律神経失調症に適応あり

抗うつ薬[9]

- 耳鼻咽喉科医が使用しやすい抗うつ薬はスルピリド（ドグマチール®）と選択的セロトニン再取り込み阻害薬（SSRI）である．スルピリドは比較的速効性があり，胃薬としても使用されているため，早期のうちは副作用が少なく使用しやすい．SSRIは効果発現に約4週間を要し，服用早期に胃腸障害を訴える頻度が高いため，スルピリドとSSRIの併用で服用を開始し，スルピリドを2～4週で中止する．最終的にSSRIのみとし，症状の軽減に応じて断薬する．

> 耳鼻咽喉科医が使用しやすい抗うつ薬はスルピリドとSSRI

漢方薬

- 心因性素因が強い場合，不眠や苛立ちなどに効果がある加味逍遙散を投与する．効果が低く，頭痛や肩こりなどを伴う場合は釣藤散（チョウトウサン）に変更する．

（澤井八千代）

引用文献

1) 稲光哲明．自律神経失調症．日本自律神経学会編．自律神経機能検査．第4版．東京：文光堂；2007．p.100-3．
2) 武田憲昭．体平衡の生理—前庭自律神経系．小松崎篤編．CLIENT 21．8めまい・平衡障害．東京：中山書店；1999．p.122-8．
3) 川嵜良明ほか．自律神経失調とめまい．水越鉄理編．耳鼻咽喉科・頭頸部外科MOOK 21，めまいのみかた．東京：金原出版；1992．p.180-5．
4) 澤井八千代ほか．起立性めまいと血圧低下の関係—起立試験による検討．Equilibrium Res 2009；68：41-4．
5) 澤井八千代ほか．起立性めまいと血圧低下および椎骨動脈血流動態の関係．Equilibrium Res 2010；69：52-7．
6) 松永 喬．自律神経の検査．日本平衡神経科学会編．「イラスト」めまいの検査．東京：診断と治療社；1995．p.36-8．
7) 松永 亨，松永 喬．前庭自律神経反射機能検査．日本自律神経学会編．自律神経機能検査．第2版．東京：文光堂；1992．p.33-9．
8) 田中英高ほか．日本小児心身医学会小児起立性調節障害診断・治療ガイドライン2005．子どもの心とからだ 2007；15：89-143．
9) 中山明峰，横田 誠．不安，うつとめまい．MB ENT 2012；136：57-61．

第3章　さまざまなめまいの鑑別と治療方針

原因が特定しにくいめまい・特殊なめまい

乗り物酔いへの対策は？

乗り物酔いとは

- 乗り物酔いは，それまで自分の足で地上を移動するだけだった子どもが初めて車やバスに乗り始めたときや，大人の場合では普段乗り慣れない乗り物（船など）に乗ったときに起こりやすい．主な症状は，悪心，嘔吐などの消化器症状や，血圧や脈拍の変動，顔面蒼白，冷汗などの自律神経症状である[*1]．

[*1] これらの症状はめまいの急性期にみられるものと同じで，乗り物酔いとめまいの自律神経症状は同じ機序で発症すると考えられている．

- 乗り物酔いは動揺病の一種で，一生のうちにほとんどの人が一度はかかる疾患である．乗り物酔いは，子どもがしょっちゅう車に乗るようになると起こさなくなったり，漁師が船に乗っても酔わなかったり，慣れの現象がみられるのも特徴である．逆に普段は車に乗っても酔わない大人が，通りなれない峠道をバスなど揺れの大きい乗り物で移動すれば酔いを起こす場合もある．

- このように，乗り物酔いはそれまで経験のない外部環境にさらされたときに起こり，その刺激が続くと慣れの現象がみられ症状が出なくなるという特徴をもっている．この場合の外部環境とは主に末梢前庭器に入力する新しい加速度刺激，すなわち乗り物で誘発される新しい動揺刺激を意味するが，シミュレーター酔いのように，身体には加速度刺激が加わっていない場合でも慣れない視覚刺激を与えるだけで酔いが引き起こされることもある．

- この意味で，乗り物酔いの症状は，身体がこれまでに経験のない，新しい刺激（外部環境）に曝露されていることを知らせ，そこから回避するよう発せられている警告信号であると考えられている．

乗り物酔いはなぜ起こる

■ 神経ミスマッチ仮説[1)]

- 生体は視覚，前庭覚，体性感覚情報を通して空間における自己の位置を認知している（空間認知）．動いたり，乗り物に乗ったり，移動したときにはそれぞれの感覚入力が刻々と変化するが，その変化のパターンは脳内にそのつど蓄積されていく．

- 外部環境がこれまでに蓄積されたパターンから外れたときにミスマッチが起こり，空間認知が障害を受ける．この空間認知の障害に対する警告システムが働き，酔いが生じると考えられている．これが神経ミスマッチ仮説と

乗り物酔いは空間認知の障害に対する警告システム

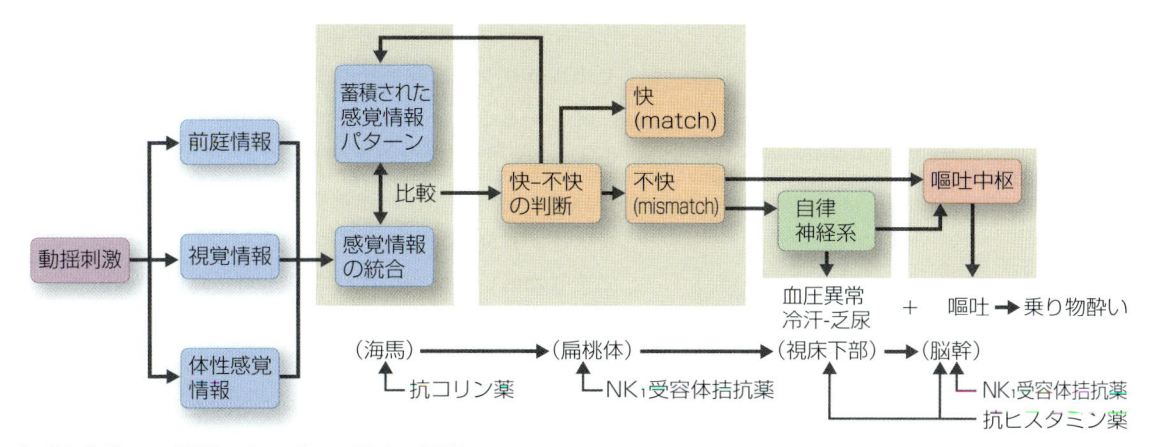

❶乗り物酔いの神経メカニズムに関する仮説
乗り物に乗ることで新たに入力する前庭，視覚，体性感覚情報が海馬で統合され，それまでに蓄積された感覚情報パターンと比較される．扁桃体でその情報が快（match）か不快（mismatch）か判断され，不快（mismatch）であった場合にその情報が視床下部および脳幹の嘔吐中枢へ入力され，それぞれ自律神経症状と嘔吐を発症する．抗コリン薬は海馬に働き慣れを促進させ，抗ヒスタミン薬は脳幹の嘔吐中枢や視床下部に働き乗り物酔いの症状自体を抑制する．NK_1受容体拮抗薬は扁桃体および脳幹の嘔吐中枢に作用すると考えられる．

よばれるもので，前述のように乗り物酔いのみならず，めまいで空間認知が障害されたときも同じシステムが働く．
- このミスマッチを生じるような異常な感覚情報も，繰り返し入力すると，次第にそれをミスマッチとして感じなくなるように変化していき，酔いを生じなくなる．これが乗り物酔いの慣れの現象である．

乗り物酔いの慣れの現象

■ 乗り物酔いの発症にかかわる部位は
- 両側前庭機能が廃絶した患者では乗り物酔いは起こらないとされており，末梢前庭器や前庭神経核は乗り物酔いの発症に重要な部位である[2]．また，乗り物酔いの最終症状である，悪心や嘔吐反射にかかわる脳幹の嘔吐中枢★2も乗り物酔い発症に必須であると考えられている．
- それらをつなぐあいだの神経機構，すなわち上記の神経ミスマッチ仮説において，前庭，視覚，体性感覚情報がどこで統合され，脳内に蓄積された感覚パターンとの比較がどこで起こり，どういう経路で嘔吐中枢へ出力されているのかははっきりしていない．筆者らは，多くの感覚情報が入力する海馬で感覚統合が行われ，快-不快の判断に重要な扁桃体でmatch-mismatchの判定がなされ，結合腕傍核からその出力が脳幹の嘔吐中枢へ入力するという仮説を提唱している（❶）[3,4]．
- これに対し前庭系と密接な関連のある小脳や前庭皮質とよばれるparieto-insular vestibular cortex（PIVC）★3の乗り物酔いにおける役割ははっきりしていない．

★2
嘔吐中枢は孤束核，迷走神経背側核，延髄網様体核．

★3 PIVC
頭頂-島前庭性皮質．

■ 乗り物酔いの発症にかかわる神経系は
- 血液脳関門を通過するタイプの抗ヒスタミン薬，抗コリン薬，アドレナリン

❷乗り物酔いの対策

1. 神経ミスマッチを減らす：乗り物の中では動かない，ヘッドレストに頭を固定する，読書をしない，目を閉じる．
2. 慣れの促進：普段からマットや鉄棒で訓練する（子どもの場合）．
3. 薬物療法
    抗ヒスタミン薬
    - ジフェンヒドラミン（トラベルミン®）経口，注射　40 mg
    - ジメンヒドリナート（ドラマミン®）経口　50 mg
    - プロメタジン（ピレチア®）経口，注射　25 mg

    抗コリン薬
    - スコポラミン（Scopoderm TTS）貼付　1.5 mg　国内未発売

作動薬が乗り物酔いに有用であり，中枢ヒスタミン，アセチルコリン，アドレナリン神経系が乗り物酔いの発症に関与することが動物実験でも証明されている[3-5]．アセチルコリン神経系は乗り物酔いの慣れの現象に関与し，ヒスタミン神経系は自律神経症状の発症に関与し，アドレナリン神経系は脳全体の活動性や覚醒度の調節を通して乗り物酔いの発症に関与すると考えられている．

- また，最近の研究では，化学療法の悪心・嘔吐に有効であるNK₁受容体拮抗薬[6]やバソプレシン受容体拮抗薬[7]が動物の乗り物酔いに有効であることから，サブスタンスP神経系やバソプレシン神経系の関与も示唆されている．

乗り物酔いへの対策（❷）

■乗り物酔いを起こしにくくするためには

- 乗り物酔いの発症は神経ミスマッチ仮説で説明される．すなわちミスマッチ信号の発生をできるだけ少なくすることで酔いを予防できる★4．体調不良や前日の暴飲暴食，二日酔いなどは脳内での感覚情報の処理に障害を生じ乗り物酔いを起こしやすくなると考えられるので，これらを避けることも必要である．
- また，たとえばジェットコースターなどの遊具に乗る場合，普段体験しないような加速度刺激にさらされる，と感じる場合には乗り物酔い症状を引き起こすが，加速度刺激を楽しむ，と感じられる人にとってはお金を払ってでも遊具に乗るわけである．このように心理要因は乗り物酔いの発症にある程度の影響をもつと考えられ，以前起こした乗り物酔いの悪い印象を想起することや，乗り物酔いへの極度の不安などの心理因子も排除することが必要である．逆に，ある種のおまじないのような「これでもう乗り物酔いにならない！」というような強い思い込みが有効な場合もある．

★4
具体的には，船など大きな乗り物の中ではできるだけ移動しない，頭をヘッドレストに固定する，読書をしない，目を閉じる，などにより視覚情報と前庭情報のミスマッチを防ぐことができる．

■薬物療法[3-5]

- 乗り物酔いの際には，空間認知が障害され，ミスマッチ信号が生じる．このミスマッチ信号が嘔吐中枢にあるヒスタミンH₁受容体を刺激して嘔吐が生じる．すなわち，抗ヒスタミン薬は動揺病の症状発現の抑制に有効である．ヒスタミンH₁受容体拮抗薬はアレルギー疾患の治療薬として臨床応用されているが，中枢移行のない眠気の少ないタイプの第二世代H₁受容体拮抗薬は乗り物酔いには無効である．
- アセチルコリンのムスカリン受容体拮抗薬であるスコポラミンは経皮吸収剤として欧米では乗り物酔いに使用されているが，日本では発売されていない．抗ヒスタミン薬は症状が発現した後でも有効であるのに対し，スコ

ポラミンは症状発現後に使用しても無効である★5.
- アンフェタミンなどのカテコールアミン遊離薬も NASA では宇宙酔い防止のために使用されることもあったが,いわゆる覚醒剤を乗り物酔いに使用することは,現実的には不可能である.
- 抗癌剤の嘔吐にセロトニン受容体拮抗薬や NK_1 受容体拮抗薬が使用されている.動物実験では,前者は動揺病の嘔吐には無効であると報告されているが, NK_1 受容体拮抗薬は有効との報告があり,臨床応用できるかもしれない[6].サルではバソプレシン受容体拮抗薬が動揺病に有効との報告もあり,将来,臨床応用される可能性も考えられる[7].

慣れの促進

- 前述のように乗り物酔いには慣れの現象がみられる.これは,乗り物酔いを引き起こすミスマッチ信号も,繰り返し入力すると中枢神経系がミスマッチと判断しなくなり症状が出なくなる現象である.
- パイロットや宇宙飛行士では慣れを獲得させるための訓練を行っているが,慣れを保持するためには繰り返し刺激を受けることが必要であり,一般の乗り物酔いを訓練＝慣れの獲得で予防することはあまり現実的ではない.それでも酔いやすい子どもでは,普段から鉄棒やマット運動などを通してさまざまな感覚入力を経験することで乗り物酔いにかかりにくくすることは可能である.

(堀井　新)

★5
スコポラミンは動物の動揺病では慣れの促進を介して動揺病を防ぐことが報告されており,ヒトでも慣れを促進して乗り物酔いの発症を抑えると考えられる.そのため,前もっての予防投与が必要である.

引用文献

1) Reason JT. Motion sickness adaptation：A neural mismatch model. J R Soc Med 1978；71：819-29.
2) Money KE. Motion sickness. Physiol Rev 1970；50：1-39.
3) 堀井　新.特集　めまい薬の上手な使い方　動揺病.ENTONI 2005；53：153-9.
4) Horii A. Anti-motion sickness drugs. In：Windhorst U, et al, editors. Encyclopedia of Neuroscience. Vol. 1. Berlin-Heidelberg：Springer；2009. p.147-50.
5) Takeda N, et al. Neuropharmacology of motion sickness and emesis：A review. Acta Otolaryngol（Suppl）1993；501：10-5.
6) Horii A, et al. Implication of substance P neuronal system in the amygdala as a possible mechanism for hypergravity-induced motion sickness. Brain Res 2012；1435：91-8.
7) Cheung BSK, et al. Etiologic significance of arginine-vasopressin in motion sickness. J Clin Pharmacol 1994；34：664-70.

Column

下船病とは？

乗り物酔いとの違いは？

下船直後に地面の揺れを覚えても，多くは短時間で消失する．しかし，揺らぐ感覚や身体の揺らぎが，下船後，数週から数か月，時に数年間も続くことがあり[1]，下船病とよばれる．乗り物酔いは，移動中に身体が揺らぎ，酔いが誘発される．一方，下船病では，静止空間で身体が揺らぎ，揺らぎが抑制される条件で酔いが誘発される[2]．

本現象は素因をもつごく少数（全めまい患者の0.3％）に発症し[3]，男性より女性に多く，揺らぎ以外にも多様な症状を訴える．船に限らず種々の移動環境が発症誘因となるので，移動空間曝露症というべきであろう[4]．発症のメカニズムや責任病巣は不明で，いったん発症すると，誘発環境を避ける以外に有効な対策のない難病である[2]．

どんな環境で発症するか

筆者の経験15例では，発症時の乗り物は ①海洋実習船，②遊園地の乗り物，③飛行機，④電車，⑤マンションの揺れ，⑥高速エレベータ，⑦大震災，⑧シャチの水中ショー実演，⑨高層マンション駐車場からのらせん道路運転，⑩特定の乗り物ではなく，次第に症状が増悪，⑪飛行機搭乗で発症，妊娠後に増悪し，その後自然軽快した例，などがある．症状発現までの乗り物利用の期間や頻度はまちまちである．

下船病の特徴

代表的な7症例の要点をまとめると（❶），誘発環境が異なっても共通の特徴がある．
①発症誘因の乗り物に乗るたびに揺らぎが増強する．長い乗船では下船のたびに揺らぐ時間が長くなる．
②乗り物に乗っているほうが，静止しているよりも楽に感じる．
③エレベータやエスカレータ，電車やバスを利用後に揺らぎが一時増強する．
④人混みで他人とぶつかるようになり，人混みを避けるようになる．
⑤読書やパソコン，携帯電話が苦痛となり，やらなくなる．進行するとデスクワーク，調理，手作業

❶代表的な7症例の要点

	症例1	症例2	症例3	症例4	症例5	症例6	症例7
年齢・性	28歳女性	27歳女性	52歳女性	58歳男性	43歳女性	24歳女性	23歳女性
職業	無職	事務職	事務職	無職	事務職	販売業	水族館
誘発環境	乗船	飛行機	乗り物	ラセン道路	大震災	遊園地	水中ショー
曝露期間	45日	6年間		4年間	2〜3か月	1日	1年
罹病	4年3か月	1年3か月	増悪17年	6か月	3か月	6か月	3か月
揺らぎ	左右動揺	前後動揺	前後動揺	前後	円状	前後動揺	びまん性
閉眼歩行	困難	困難	困難	困難	困難	困難	酩酊状
苦手動作	読書 パソコン	読書 パソコン	読書 パソコン	起立動作 手作業	読書 パソコン	読書 パソコン	読書
酔い症状	頭痛, 嘔気 疲労, 昼寝	嘔気 疲労, 昼寝	嘔気, 疲労 眠気	嘔気 昼寝	頭痛 眠気	頭痛, 眠気 脳疲労感	疲労感
重心動揺	著明増大	著明増大	著明増大	著明増大	著明増大	中等増大	中等増大
動揺面積（閉眼）	72 cm²	61 cm²	47 cm²	58 cm²	139 cm²	16.6 cm²	14 cm²
現状	退学不変	不変	退職不変	不変	不明	軽快中	退職治癒

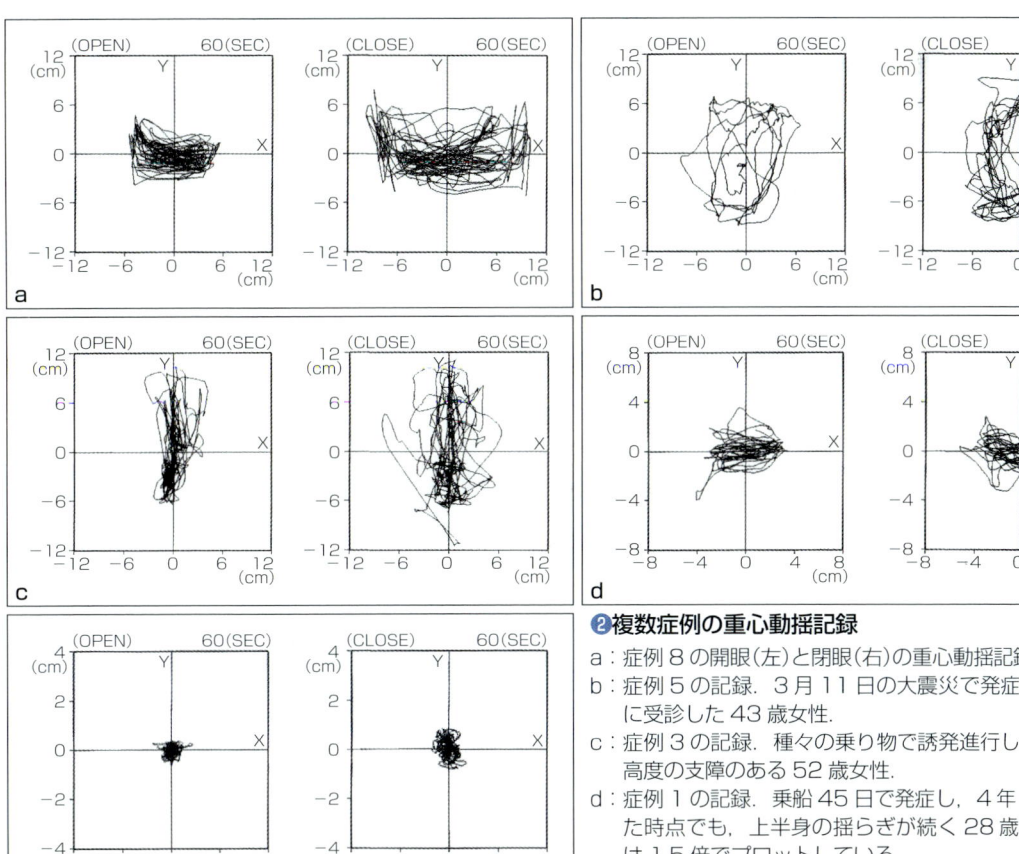

❷ 複数症例の重心動揺記録
a：症例 8 の開眼（左）と閉眼（右）の重心動揺記録（以下同様）．
b：症例 5 の記録．3 月 11 日の大震災で発症し，3 か月後に受診した 43 歳女性．
c：症例 3 の記録．種々の乗り物で誘発進行し，日常生活に高度の支障のある 52 歳女性．
d：症例 1 の記録．乗船 45 日で発症し，4 年 3 か月経過した時点でも，上半身の揺らぎが続く 28 歳女性．グラフは 1.5 倍でプロットしている．
e：正常者記録．下船病患者の揺らぎがいかに大きいかがわかる．グラフは 3 倍でプロットしている．

が不可能になる．
⑥しばしば不眠症を訴え，脳の疲労感を覚え，昼寝をとるようになる．
⑦発症早期に誘発環境を避ければ，症状は進行せず，軽快，治癒する．いったん症状が進行すると，誘発環境を避けても軽快せず，長期にわたり持続する．
⑧軽症例は揺らぐ感覚（頭の中が揺れる）のみで，肉眼的な揺らぎはない．進行すると，常時，上半身を左右や前後に大きく規則的に揺するようになる．
⑨狭い座席の着席や身体の揺らぎを抑えると，頭痛や吐き気，嘔吐など酔い症状が発現する．
⑩閉眼で歩くと酩酊歩行となり，重心動揺検査で異常に大きな揺らぎが記録される（❷）．眼振検査，温度刺激検査，脳画像検査で異常はみられない．

症例 8

患者：34 歳，男性，製造業．
現病歴：地方都市に住み，移動手段はすべて自家用車であった．2009 年 9 月会社の研修で，3 日間続けて片道 1 時間余を電車で通った．2 日目に船酔い様のめまいが現れ，3 日目には大きく揺らぎ，その後 3 か月続いた．この間，パソコン不可となり，不眠症となってうつと診断され，同年 11 月以来，現在まで 2 年間休職している．
経過：揺らぎはいったん軽快したが，2010 年 7 月に前回と同じ電車に乗って再発し，現在まで 1 年以上続いている．2011 年 12 月，地方都市から 4 時間をかけて車を運転し，受診した．車の運転中が楽なのに対し，歩行は揺らぐために長くできず，閉眼で酩酊歩行となった．常に上半身を左右に揺らしている．人混み歩行，パソコンや読書はできず，疲れやすく，昼寝の習慣がある．
検査結果：重心動揺検査で著しく大きな揺らぎが

記録されたが（❷-a），頭位眼振検査，視標追跡検査，温度刺激検査，脳画像検査に異常を認めない．

下船病を疑うポイントと対策

有効な治療がないので，素因をもつ人を早期に発見し，進行を予防する対策が何よりも大切である．

①静止中に揺れる感じや上半身が揺れる場合，エレベータやエスカレータ利用後に揺らぎが続く場合，重心動揺で著しく大きな揺らぎのある場合，本症を疑う．

②問診から，症状を誘発あるいは増悪させた乗り物や状況を特定する．

③他のめまいや揺らぎをきたす原因（BPPV，前庭機能低下，中枢疾患）を除外する．

④誘因となった乗り物や移動環境を極力避けるよう指導する．

⑤勤労者では乗車時間の短縮が必要なこと，できれば徒歩か，自転車通勤可能なところに変更するよう勧める．

⑥定期的に観察し，自覚症状，日常活動の制限の程度，重心動揺検査の動揺面積の推移を監視する．

⑦自験例の経験から，薬物やリハビリテーション，運動はまったく無効である．

（高橋正紘）

引用文献

1) 高橋正紘．Mal de debarquement（下船病）―症例と発症機構の考察．第7回姿勢と歩行研究会，抄録．2008．p.12-3.
2) 高橋正紘．空間不適応現象を考察する．第9回姿勢と歩行研究会，抄録．2009．p.10-1.
3) めまいメニエール病センターHP．http：//www.meniere.jp/
4) 高橋正紘．移動空間曝露症―新しい疾患概念．第8回姿勢と歩行研究会，抄録．2009．p.28.

Column

血液透析とめまい

血液透析患者に感音難聴を伴うことはよく知られているが，血液透析患者がめまいを訴えて耳鼻咽喉科を受診することがある．透析患者にめまいは多いのだろうか，また透析患者のめまいには特徴があるのだろうか．

透析患者にみられる感音難聴

慢性腎不全患者や血液透析患者の40〜75％に感音難聴が認められる[1]．

進行性難聴が多いが，急性難聴，一過性の難聴がある．両側性が一般的だが，急性難聴は一側性が多い．

蝸牛障害や後迷路性難聴がみられる．

原因として，耳毒性薬物，尿毒症性毒素，貧血，電解質や浸透圧の変化，代謝障害，腎臓と内耳の解剖学的あるいは機能的類似性の障害などがあるが，いくつかの原因の重複が推測されている[2]（❶）．また，尿毒症性毒素による神経障害も推測されている．

近年，慢性腎不全や透析の長期例における難聴と種々のリスクファクターとの関係，小児例の検討，透析前後の聴力の変化，純音聴力検査に加え，耳音響放射検査や聴性脳幹反応検査などが行われた報告がみられる．

❶ 透析患者にみられる内耳障害の原因（推測）

・耳毒性薬物	アミノグリコシド系薬，ループ利尿薬など
・尿毒症性毒素	腎移植で難聴改善例がある
・貧血	エリスロポエチンによる貧血治療で難聴改善例がある
・電解質や浸透圧の変化	浸透圧変化が推測される側頭骨病理所見
・代謝障害	Ca代謝障害が推測される側頭骨病理所見
・腎臓と内耳の解剖学的あるいは機能的類似性の障害	共通の抗原性，共通するイオンチャネルやトランスポーター

透析患者にみられるめまい

透析患者の32〜73％にめまいが認められる[3]．

透析患者にみられるめまいには，眼前暗黒感が多いが回転性めまいもみられる．

透析患者にみられる眼前暗黒感

眼前暗黒感は，血液透析中に主として除水に伴って突然血圧低下が起こる発作性低血圧や血液透析終了直後に起こる起立性低血圧が原因と考えられている[4]．

糖尿病性透析患者や高齢透析患者は動脈硬化や自律神経障害があり，除水による循環血液量の減少への代償ができずに，低血圧が起こりやすいとされる[4]．

透析後の低血圧は生命予後に関係するため，透析間の体重増加抑制や透析中の時間あたりの除水量を調節するなど種々の対策が取られている[4]．

透析患者にみられる回転性めまい

透析患者に，透析とは直接関係がなく回転性めまいが出現する（約30％）[3]．

内耳障害や中枢性前庭障害が推測される．

内耳障害の原因として，耳毒性薬物，尿毒症性毒素，貧血，電解質や浸透圧の変化，代謝障害，腎臓と内耳の解剖学的あるいは機能的類似性の障害などが推測されるが明らかではない．中枢性前庭障害の原因として，脳血管障害がある．

■透析患者の内耳障害によるめまい

透析患者に，良性発作性頭位めまい症（BPPV），メニエール病，めまいを伴う突発性難聴などの内耳障害がみられる．

BPPVは頻度が高いと推測され（全透析患者の9％），難治例（再発多発例）[3]や両側例がみられる．

透析患者に起こるBPPVの原因として，Ca代謝障害が疑われるが，明らかではない．

■透析患者の脳血管障害によるめまい

透析患者に生命予後と関係する脳血管障害によるめまいが起こる．

透析患者の死亡原因は心不全（27.5％），感染症（20.5％），悪性腫瘍（9.8％），不明（9.1％），脳

全症例（390人）

9% 6% 16% 69% 1%

■ BPPV（疑い）　■ 回転性めまい（頭位性，1分以上持続）
■ 回転性めまい　■ めまいなし　■ 不明

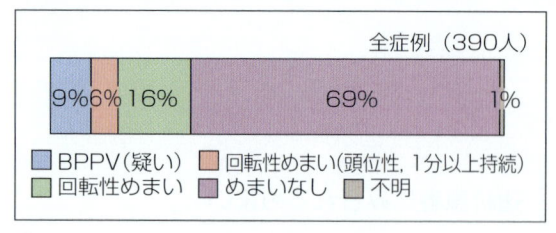

❷アンケートによる透析患者の回転性めまいの頻度

血管障害（8.0％）の順である[5]．

透析患者の脳出血と脳梗塞の頻度は，一般住民と比較するとそれぞれ約8倍，約2倍多く，とくに脳出血が多い[6]．

透析患者に起こる回転性めまいの頻度（❷）

3透析施設の透析患者（392人）に，回転性めまい，頭位性めまい，頭位性めまいの持続時間や再発回数などに関するアンケートを行った[3]．390人（99％）から回答が得られた．男性223例，女性167例，平均年齢61.0歳（標準偏差12.4年），透析年数（中央値6年，最短1年～最長33年）．

回転性めまいは透析患者の31％に認められた．回転性めまいの既往があり，寝起きや寝返りでめまいが誘発され，1分以内のめまいをBPPV（疑い）としたが，9％に認められた．回転性めまい（頭位性，1分以上）は椎骨脳底動脈循環不全やBPPV（クプラ結石症）などが疑われ，6％に認められた．その他の回転性めまいは，BPPV以外の中枢性および末梢性前庭疾患が疑われ，16％に認められた．

> **ポイント**
> ①慢性腎不全や透析中の患者に回転性めまいがみられる（約30％）．
> ②良性発作性頭位めまい症の頻度は高い（透析患者の約1割）と推測される．
> ③頭位性めまいを訴えた透析患者に小脳出血がみられた症例の報告[7]があり，脳血管障害に十分な注意が必要である．

（重野浩一郎）

引用文献

1) 草刈潤，原晃．透析患者における運動機能障害―聴力障害．腎と透析 1998；44：615-9.
2) 阿部悦子ほか．腎不全患者に発症する急性感音難聴―聴力改善とステロイド治療の安全性．Otol Jpn 2006；16：588-92.
3) 重野浩一郎．透析患者のBPPV―アンケートによる有病率と難治例の検討．Equilibrium Res 2008；67：89-94.
4) 椿原美治．合併症とその対策　循環器合併症　血圧異常　低血圧．日本臨床 2004；62：225-36.
5) 日本透析医学会統計調査委員会．わが国の慢性透析療法の現況（2010年12月31日現在）．2010．p.19.
6) 平方秀樹ほか．透析患者の脳血管障害に関する研究．厚生省長期慢性疾患総合研究事業（慢性腎不全）研究報告書．1997．p.49.
7) 平方秀樹ほか．深夜，突然の頭痛，嘔気・嘔吐，めまいを発症した長期血液透析患者の1例．臨床透析 1996；12：1213-21.

Column

筋痛性脳脊髄炎/慢性疲労症候群とめまい

慢性疲労症候群（chronic fatigue syndrome：CFS）は，強度の疲労感とともに微熱，頭痛，脱力感や，思考力の障害，抑うつなどの精神神経症状などが長期にわたって続く原因不明の疾患で，1988年にアメリカ疾病予防管理センター（CDC）により疾患概念が提唱された[1]．CFSという病名から疲労が蓄積する慢性疲労と誤解されやすい．

ヨーロッパでは筋痛性脳脊髄炎（myalgic encephalomyelitis：ME）ともいわれる．2011年の「MEの国際的合意に基づく診断基準」では，広範囲の炎症と多系統にわたる神経障害を示す研究や臨床像を考慮するとMEという用語のほうが適切であるとしており，今後，CFSという用語はMEに置き換わっていくかもしれない[2]．本項ではME/CFSと表記する．

ME/CFSの病因

ME/CFSは後天的に神経系，免疫系，内分泌系の広範な機能障害をきたす原因不明の疾患である．ME/CFS患者にみられる種々の異常は独立して存在しているのではなく，互いに密接に関連しており，ME/CFSは環境要因（身体的・精神的ストレス）と遺伝的要因によって引き起こされた神経・免疫・内分泌系の変調に基づく病態である．

ME/CFSは，NK活性低下などの免疫力低下に伴って潜伏感染していたウイルスの再活性化が惹起され，これに反応して産生されたインターフェロンなどのサイトカインによって脳・神経系の機能障害を生ずることによって発症するとの仮説がある[3]．

ME/CFSとめまい

ME/CFS患者は起立時や起立中に気分が悪くなり，しばしばめまいを訴える．背中を起こした状態を保てないこと（起立不耐症）もよくみられる．Roweらは，受動的起立法によりME/CFS患者22人のうち21人で起立性調節障害が生じたと報告している[4]．

慢性の起立性調節障害をきたす疾患として体位性頻脈症候群（postural orthostatic tachycardia syndrome：POTS）があり，仰臥位から立位になったときに心拍数が30/分以上増加するが，血圧はほとんど，あるいはまったく低下しない．

ME/CFS患者のめまいはPOTSと同様の立位時の頻脈で発症するとの説が支持されている．POTS患者においても疲労，浮遊感，運動不耐性，認知障害などのME/CFSの症状が立位で発症することから，両者の関連性が指摘されている[5]．

ME/CFSの診断基準

2011年に13か国からの国際的合意形成のための専門委員会によって，「MEの国際的合意に基づく診断基準」が作成された（❶）[2]．本診断基準では，「A）労作後の神経免疫系の極度の消耗」を特徴的な症状とし，さらに病態生理の領域別に3つのサブグループ（B，C，D）に分類されている．サブグループに分類することで，ME/CFS患者の最も重症な症状パターンが理解しやすくなっている．

診断するにあたって，ME/CFSの主要症状を説明できる活動性疾患を除外することが重要である．「2008年日本疲労学会のCFS診断指針」に示された鑑別すべき疾患を❷に示す[6]．ME/CFS患者では生活の質の低下により反応性うつ病が合併することがあるが，一次性のうつ病とは，疼痛や繰り返すインフルエンザ様症状，起立不耐症のような症状がみられることにより鑑別する[7]．起立性調節障害や起立不耐症の患者において，❶に示す他の症状がみられる場合は，ME/CFSを考慮するべきである．

ME/CFSの治療

ME/CFSの治療には非薬物治療と薬物治療がある．

非薬物治療では，ME/CFSに対する認知行動療法がevidenceをもって効果的であると結論づけられている[8]．段階的運動療法も複数の無作為化比較試験（Randomized Control Study：RCT）にて，疲労度や症状の程度が有意に改善すると報告されて

❶筋痛性脳脊髄炎（ME）の国際的合意に基づく診断基準

A）必須症状：労作後の神経免疫系の極度の消耗

1. 日常生活のような労作によって起こる著しく急激な身体的・精神的疲労
2. 労作後の症状（疼痛など）の悪化
3. 労作後の極度の消耗
4. 回復までの期間延長（通常24時間またはそれ以上）
5. 身体的および精神的疲労の閾値低下で病前活動レベルが相当に低下
   - 軽　度：発症前の活動レベルのおおよそ50％以下
   - 中等度：ほとんど家から出られない
   - 重　度：ほぼ寝たきり
   - 最重度：全く寝たきりで，ごく身の回りのことにも助けが必要

B）神経系機能障害

以下の4症状カテゴリー中，3カテゴリーで，少なくとも1つの症状がある

1. 神経認知機能障害
   a. 情報処理障害：思考の鈍化，集中力低下
   b. 短期記憶の喪失：何を言いたかったのか，何を言っていたのかを思い出せない
2. 疼痛
   a. 頭痛：片頭痛，緊張性頭痛
   b. 激しい痛み：筋肉，筋腱接合部，関節，腹部，胸部などに起こり，しばしば移動
3. 睡眠障害
   a. 睡眠リズム障害：不眠症，昼寝も含む過眠，頻繁な中途覚醒
   b. 疲労回復のなされない睡眠
4. 神経感覚，知覚および運動障害
   a. 神経感覚および知覚障害：視覚の焦点が合わない，光・騒音・振動・臭気・味覚・触覚に対する過敏
   b. 運動障害：筋力低下，痙攣，協調運動の低下，立位での不安定感，運動失調

C）免疫系・消化器系・泌尿器系の機能障害

以下の5症状カテゴリーの中，3カテゴリーで，少なくとも1つの症状がある

1. 繰り返すまたは慢性的なインフルエンザ様症状：咽頭痛，頸部または腋窩リンパ節腫大などで，労作によって増悪
2. ウイルスに罹患しやすく，回復が長びく
3. 消化器症状：嘔気，腹痛，腹部膨満，過敏性腸症候群など
4. 泌尿器症状：尿意切迫感，頻尿など
5. 食物，薬物，臭気，化学物質に対する過敏性

D）エネルギー産生・輸送の機能障害

少なくとも1つの症状がある

1. 心血管系：起立不耐症，神経調節性低血圧，体位性頻脈症候群，動悸，ふらつき感，めまい
2. 呼吸器系：努力呼吸，胸壁筋の疲労
3. 恒温調節不全：低体温，著明な日内変動，発汗現象，微熱を伴うもしくは伴わない熱感の反復，四肢冷感
4. 極度の温度に対する不耐性

除外すべきもの：患者の主要症状，所見を説明できる活動性疾患は除外する．
　　　　　　　　一次性精神疾患，身体表現性障害および薬物乱用は除外する．
併存可能疾患：線維筋痛症，筋筋膜痛症候群，顎関節症，過敏性腸症候群，間質性膀胱炎，レイノー現象，僧帽弁逸脱症，片頭痛，アレルギー，化学物質過敏症，橋本病，Sjögren症候群，反応性うつ病

- A）の必須症状の基準を満たし，B），C），D）の機能障害の症状を満たす
  →筋痛性脳脊髄炎と診断
- A）の必須症状の基準を満たすが，B），C），D）の機能障害の症状が1つもしくは2つ欠ける
  →非定型筋痛性脳脊髄炎と診断

(Carruthers BM, et al. J Intern Med 2011[2] より)

❷筋痛性脳脊髄炎/慢性疲労症候群（ME/CFS）から鑑別される主な器質的疾患・病態

（1）臓器不全（例：肺気腫，肝硬変，心不全，慢性腎不全など）
（2）慢性感染症（例：AIDS，B型肝炎，C型肝炎など）
（3）リウマチ性，および慢性炎症性疾患（例：SLE，RA，Sjögren症候群，炎症性腸疾患，慢性膵炎など）
（4）主な神経系疾患（例：多発性硬化症，神経筋疾患，てんかん，あるいは疲労感を引き起こすような薬剤を持続的に服用する疾患，後遺症をもつ頭部外傷など）
（5）系統的治療を必要とする疾患（例：臓器・骨髄移植，癌化学療法，脳・胸部・腹部・骨盤への放射線治療など）
（6）主な内分泌・代謝疾患（例：下垂体機能低下症，副腎不全，甲状腺疾患，糖尿病など．ただしコントロール良好な場合は除外しない）
（7）原発性睡眠障害（例：睡眠時無呼吸，ナルコレプシーなど．ただしコントロール良好な場合は除外しない）
（8）双極性障害および精神病性うつ病

（日本疲労学会．日本疲労学会誌2008[6]より）

いる[9]．

　薬物療法では，ME/CFSの症状に対して治療を行う．三環系抗うつ薬の内服により抑うつ気分だけでなく，睡眠障害や疼痛の改善がみられることもあり，倦怠感や疲労感の改善がみられることも少なくないとのRCTの報告がある[10]．めまい症状に対しては一般的な起立性調節障害と同様に，塩分摂取，β遮断薬や$α_1$作動薬の投与を行う[7]．

（関根和教）

引用文献

1) Holmes GP, et al. Chronic fatigue syndrome：A working case definition. Ann Intern Med 1988；108：387-9.
2) Carruthers BM, et al. Myalgic encephalomyelitis：International Consensus Criteria. J Intern Med 2011；270：327-38.
3) 倉恒弘彦．慢性疲労症候群の病因・病態．炎症と免疫 2001；9：68-74.
4) Rowe PC, et al. Is neurally mediated hypotension an unrecognised cause of chronic fatigue? Lancet 1995；345：623-4.
5) De Lorenzo F, et al. Possible relationship between chronic fatigue and postural tachycardia syndromes. Clin Auton Res 1996；6：263-4.
6) 日本疲労学会．慢性疲労症候群診断基準の改定に向けて．日本疲労学会誌 2008；3：1-40.
7) Carruthers BM, et al. Myalgic encephalomyelitis/chronic fatigue syndrome：Clinical working case definition, diagnostic and treatment protocols. J Chronic Fatigue Syndr 2003；11：7-116.
8) Price JR, et al. Cognitive behaviour therapy for chronic fatigue syndrome in adults. Cochrane Database of Systematic Reviews, Issue 3. 2009.
9) Moss-Morris R, et al. A randomized controlled graded exercise trial for chronic fatigue syndrome：Outcomes and mechanisms of change. J Health Psychol 2005；10：245-59.
10) Vercoulen JH, et al. Randomised, double-blind, placebo-controlled study of fluoxetine in chronic fatigue syndrome. Lancet 1996；347：858-61.

第3章 さまざまなめまいの鑑別と治療方針

こどものめまい
先天性の前庭機能障害は小児の運動発達にどのように影響するか

どのような症状のときに前庭機能障害が疑われるか

- 一般の耳鼻咽喉科外来では，小児の運動発達が主訴で受診することはない．先天性難聴の乳幼児が，頸定やつかまり立ちや独歩が遅れるとか，歩き始めてもフラフラしているなどを呈するときに前庭機能障害を疑う．小児科の神経外来では，このような症状は脳性麻痺やダウン症のような染色体異常や神経疾患ではごく共通した症状の一つで，脳の器質的障害や脳の発達の遅延に伴うものであるが，先天性前庭機能障害でも一時期，類似の症状を呈することは理解されていない．
- もし，先天性の前庭機能障害があると，バランスと運動のどの milestone が遅れるか，どの milestone は正常であるかを知らなければならない．以下に，
  ①正常児の milestone の獲得年齢を知る，
  ②歴史的に誰が初めて前庭・三半規管の姿勢と運動への役割に気がついたか，
  ③どのように検査するのか，
  ④なぜ遅れるのか，その病態生理をどのように考えるのか，
  ⑤どのように遅れを取り戻すのか，
  ⑥水泳での溺水事故の予防を工夫する，
  ⑦視覚と触覚の重要性を知る，
  ⑧成長して運動はどこまで獲得するのか，
  などについて解説する[1-4]．

正常児の運動発達の milestone の 2011 年版

- 厚生労働省は 10 年ごとに，乳幼児の発達について各 milestone ごとに全国調査を行い，公表している．最近のデータは 2011 年（平成 23 年）に公表された（❶）．
- 2011 年の公表では，頸定（首のすわり）と独立歩行（ひとり歩き）という主要項目が最近ではわずかであるが遅れている．この成長曲線を診断の参考にする．

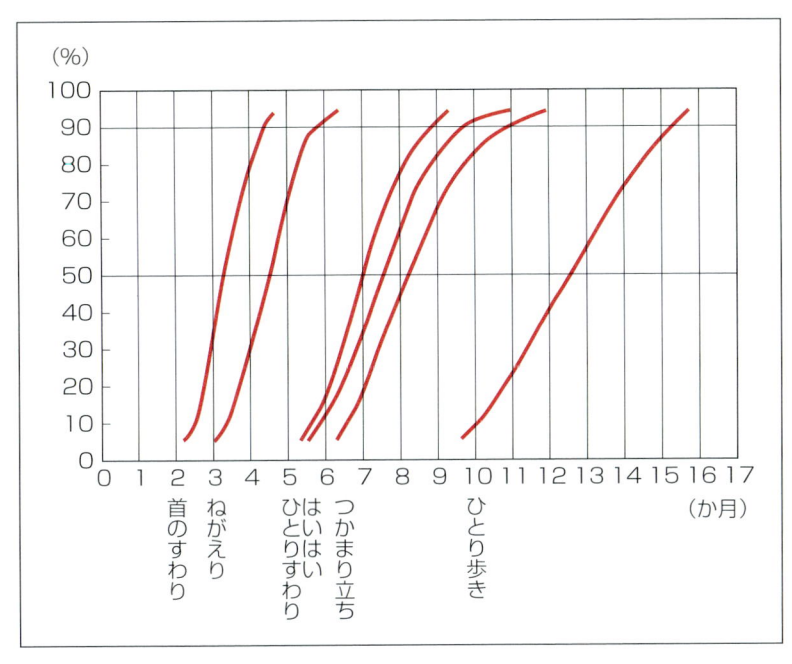

❶ 一般調査による乳幼児の運動機能通過率
(厚生労働省乳幼児発達調査 2010 のデータを基に作成)

歴史的に前庭・三半規管の姿勢と運動への役割について初めて気がついた人は誰か

- 三半規管が身体のバランスに関与していることを初めて発表したのは，フランスのパリ大学生理学の教授 Jean P. M. Flourens (1828年) である．ハトの迷路破壊で麻痺は生じないのに首が曲がり，眼振が生じ，バランス異常が生じることを報告した．
- アメリカのアルバート・アインシュタイン大学小児神経学の I. Rapin は聾学校の生徒の運動発達に遅れがあることをレトロスペクティブに聞いて知り，1974年に報告した．
- 筆者の加我は1980年のニューヨークのバラニー学会で，一方向減衰回転検査で反応のない先天性難聴児では，頸定と独立歩行の著しい遅れが存在するが，成長とともに獲得されることを16 mm映画で症例発表し，1981年に論文として発表した．これが，他覚的な証拠をもって示した最初の報告である[★1]．

★1 筆者らはその後，先天性平衡障害に発達障害や視覚障害が合併するとさらに遅れることを示した．

どのように半規管・耳石機能を検査するのか

- 半規管機能検査は，成人では片耳での温度眼振反応を調べるが，乳幼児では泣き騒ぐために正しく観察ができない．そのため，代わる方法として回転椅子検査を行う．等速度で回し急停止するバラニー (Bárány) 回転と，徐々に減加速度回転する一方向減衰回転法 (❷)[5] がある．筆者らは後者を用いているが，回転中眼振の数と持続時間を指標に用いている．

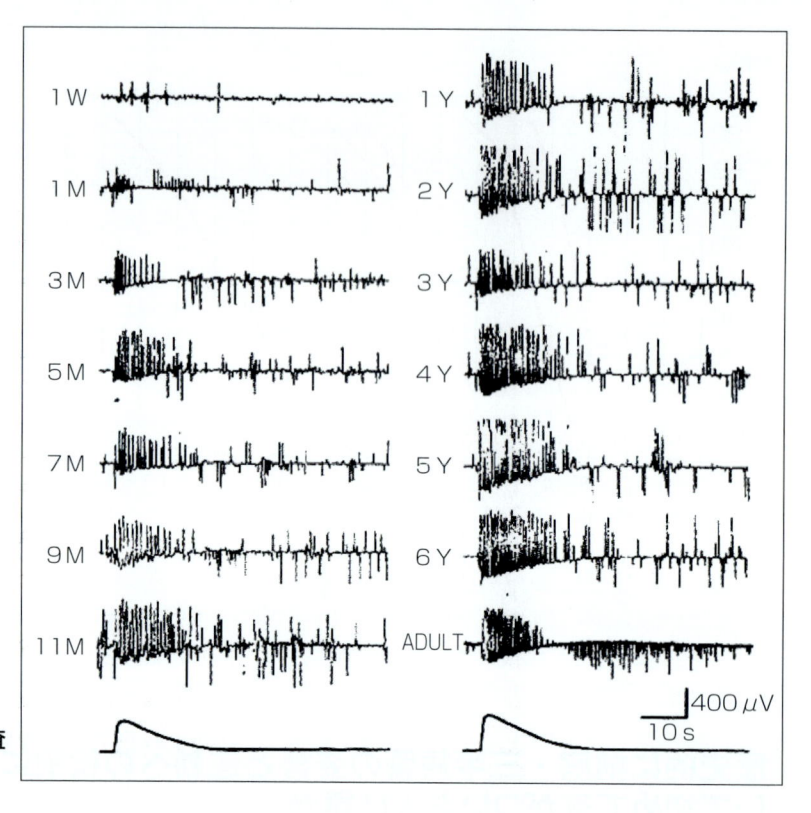

❷ 発達年齢と一方向減衰回転検査の反応の変化

- 耳石機能検査は成人では眼球反対回旋を調べるが，幼小児ではVEMP（前庭誘発筋電位）を用いる．

なぜ遅れるのか，その病態生理

- 随意運動では骨格筋の収縮と弛緩を繰り返すが，無意識下の筋の緊張は，迷路性，小脳性，錐体外路，錐体路から脊髄への信号によって維持される．
- 乳幼児の場合，まだ中枢神経系は発達途上にあり脳から十分な信号はきていない．発達初期は前庭・三半規管の役割が大きい．すなわち前庭・三半規管は頭の位置の変化によって興奮性と抑制性の信号が生じるが，頭部が静止下であっても自発放電による信号が頸筋や上下肢の筋に届き，筋の緊張に関与している．左右の迷路障害のため前庭器官からの信号を欠くと頸定および独立歩行が遅れる（❸）．

どのように遅れを取り戻すのか

- 迷路性の信号を欠いても，成長とともに小脳および大脳基底核，大脳皮質の髄鞘化が進み，骨格筋への信号が増大すると同時に，随意運動による運動の制御の発達によりほとんどの運動発達が可能となる[★2]．

★2 成長して高度のスポーツも可能となる．

水泳での溺水事故の予防

- 先天性難聴児の約 20 ％に三半規管の障害がある．平均台歩行をさせると障害が顕在化する．
- 水泳で潜水すると，水面下での位置の space orientation も失い，溺水事故になりかねない．溺水事故の予防には，目立つ水泳帽を被せ，潜らないようにあらかじめ指導しておくことが必要である★3．
- プールではスピーチプロセッサーをはずすため指示が届かない．これに加えて先天性の半規管機能が失われているため，水の中では自分の位置がわからなくなって生じたと考えられる．スペースシャトルの宇宙飛行士が無重力のため目を閉じると空中で自分の位置がわからない space disorientation になるのと似ている．

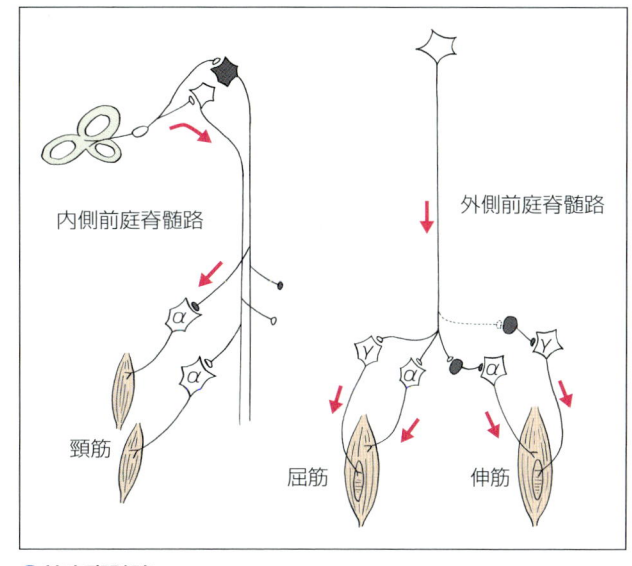

❸ 前庭脊髄路

（伊藤正男．脳の設計図．中央公論社；1980[5]より）

平均台歩行をさせると障害が顕在化

★3
現実として，筆者がかかわった人工内耳装用する普通小学校1年生の女児に溺水事故が起き，幸い結果的に救命された．

視覚と触覚の重要性

- 難聴児では，運動のコントロールには目から入ってくる視覚情報が重要である．片脚起立が開眼では長くできるが閉眼では困難になること，フィギュアスケーターがスピンの最中も終わりも一点を固視し，バレリーナではスピンをしたあと会場の一点を見つめる，などの例をあげれば理解可能である．
- 盲聾児の場合，唯一の感覚である触覚（体性感覚）が運動のコントロールに重要となる[4]．触覚は目立たない感覚であるが大きな感覚のインプットである．盲聾の子どもは運動発達は聴覚障害児や視覚障害児より遅れるが，発達とともに獲得する．その理解のために，❹に Twitchell のサルの頭部の立ち直り反射の実験を示した[6]．遮眼すると迷路により，迷路を両側破壊すると視覚性に，両側迷路破壊に加え遮眼にすると体性感覚（触覚）により，立ち直り反射が可能になることを示している．

成長してどこまで獲得するのか

- 筆者はこのテーマを追究してきたがトレーニングを積めばあらゆるスポーツが可能となる．たとえばスキージャンプ，スキーの回転やダウンヒル，潜水，自転車などである．ただし，閉眼下の平均台は難しい．
- インプットは視覚および体性感覚情報を利用することでスポーツにほとんど限界はないと考えられる．

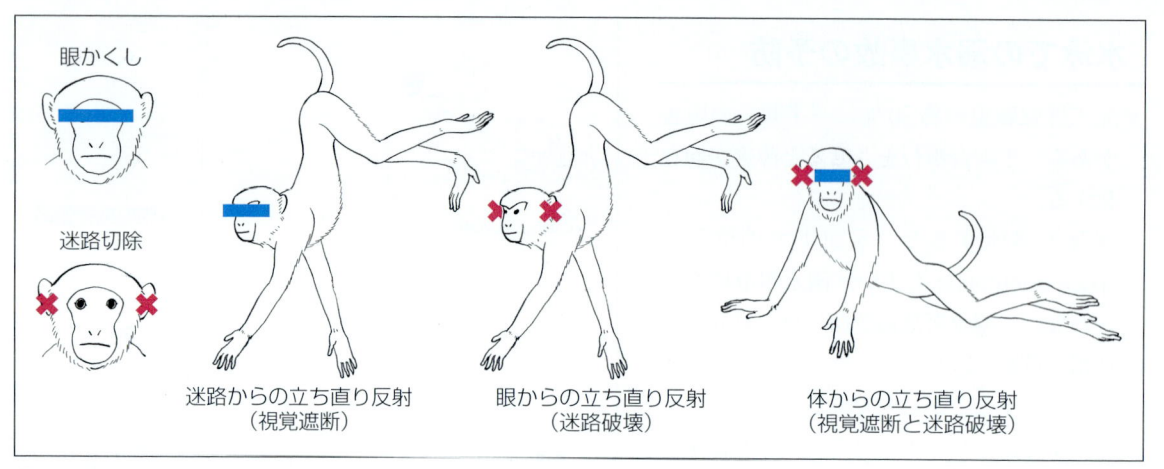

❹ サルの立ち直り反射

(Twitchell TE. J Am Phys Ther Ass 1965[6] より)

- すでに述べたように，この問題は1980年のニューヨークで開催されたバラニー学会で16mm映画を見せると同時に英文で論文も発表した．そのとき大きな反響があり，驚きと多くのコメントがあった．その後，わが国の小児神経学会や研修会で特別講演をした．耳鼻科領域でも発表した．英文の論文も邦文の総説も多数この30年間書いてきたが，しかし，その知識は国内外とも相変わらず現在でも普及せず，前庭器官の障害を背景にもつ幼児は脳性麻痺の初期と相変わらず誤診されている．
- 新生児聴覚スクリーニングと幼児の人工内耳手術の普及により，乳幼児の診察の機会が多くなっている現在，基本的な知識の一つとして身につけていただきたい．

（加我君孝，新正由紀子，増田　毅）

引用文献

1) 加我君孝. 幼小児の前庭神経系の代償によるバランスと運動の発達的変化. 神経研究の進歩 2005；49：216-28.
2) 加我君孝. めまいの構造. 改訂第2版. 東京：金原出版；2007.
3) Kaga K, Shinjo Y. Vestibular failure in children with congenital deafness. Int J Audiol 2008；47：590-9.
4) Shinjo Y, Kaga K. Vestibular functions and motor developments of congenitally deafblind children. 7th APSCI Proceedings 2010；179-81.
5) 伊藤正男. 脳の設計図. 東京：中央公論社；1980.
6) Twitchell TE. Attitudinal Reflexes. J Am Phys Ther Ass 1965；45：411.

Column

前庭水管拡大に伴う難聴とめまい

前庭水管の拡大を呈する内耳奇形の多くには共通する類型がある．蝸牛は1.5回転以上形成され，基底回転と上方回転間の隔壁も明瞭であるが，基底回転より上の部分は嚢状である．蝸牛軸は基底回転で確認できる．一方，前庭系では半規管の奇形は軽微で，前庭のわずかな拡大がある程度である．この所見は，Carlo Mondini が1791年に報告した内耳奇形症例の所見[1]に合致する．Mondini 奇形は内耳奇形のなかで最も有名なものであるが，この用語が現在まで必ずしも厳格な定義に沿って用いられてこなかったため，本来は異なるさまざまな奇形を一括してさすと理解されがちである．

しかし，最近の Sennaroglu の分類[2]では，蝸牛軸と隔壁の形成不全を呈する incomplete partition という一群の内耳奇形のうち，奇形が最も軽微で前庭水管拡大を伴うものを incomplete partition type II (IP-II) とよび，これが Mondini の報告例に正確に当てはまることが示され，内耳奇形の分類が非常に明快になった．

前庭水管拡大症（enlarged vestibular aqueduct：EVA）は，上記のように IP-II とほぼ同義で頻度の高い内耳奇形であり，先天性難聴に加えて生後も難聴が進行する例が多い．聴力悪化は徐々に進むものが多いが，約1/3では突然の悪化がみられ，頭部打撲や運動，感冒罹患などを契機とするものが8割近くを占める[3]．本症では前庭症状として難聴の増悪時にめまいを伴うことが多く，重症例では頭を傾けただけで回転性めまいを生じる例もある．

本項では前庭水管拡大症の原因，病態，診断，治療について，症例も示しながら概説する．

EVA の原因

SLC26A4/PDS 遺伝子の変異は Pendred 症候群（難聴と甲状腺腫を伴う症候群）の原因となるが，前庭水管拡大症も引き起こしうることが明らかになっている[4,5]．しかし，前庭水管拡大症例のなかで SLC26A4 遺伝子変異が認められる頻度については約30〜90％と，報告によりばらつきがある[6,7]．

SLC26A4 遺伝子が内耳において内リンパ嚢や内リンパ管，平衡斑周囲や蝸牛中央階外側の血管条などに発現していることと，前庭水管の解剖学的拡大程度と難聴程度の相関が必ずしも明らかでないことを考えると，SLC26A4 遺伝子は前庭水管の形態だけでなく内リンパの恒常性や電位の維持を通じて内耳機能そのものにおいても直接的な役割を果たしていると推測される[8]．

なお，明らかな前庭水管拡大症例でも SLC26A4 遺伝子変異が陰性の場合もあり，また SLC26A4 遺伝子変異と GJB2 遺伝子変異を合併している前庭水管拡大症例も報告されている[6]．これらの知見は複数の異なる原因が前庭水管の拡大という共通の形態的異常を引き起こしうることを示している．

前庭水管拡大症の多くは SLC26A4 遺伝子変異によって生じるが，例外もある．

症例 1

患者：7歳，女児[9]．

病歴：新生児聴覚スクリーニング検査で両側とも要精査となり，聴覚の諸検査と画像検査を受けて両側内耳奇形に伴う中等度難聴と診断された．3歳10か月時の平均聴力は右78 dB，左93 dB（❶-a）で，両耳に補聴器を装用して順調に音声言語を習得していた．しかし，その後両側とも聴力悪化と改善（❶-b）を繰り返しながら徐々に聴力レベルが低下し，7歳時にとくに誘因なく両側聴力が悪化して両側聾となった（❶-c）．

CT 所見：内耳のうち，蝸牛では基底回転がやや太く，上方回転では蝸牛軸や回転間の隔壁が見られず一塊となっている（❷-a：→）．前庭では，水平半規管がやや低形成で，前庭（❷-b：→）は通常より拡大しているが，最も顕著な所見は前庭水管の異常な拡大である．内リンパ嚢に該当する部分が錐体後面の凹部として明らかに観察でき（❷-b, c：→），前庭水管そのものと，その後頭蓋窩への開口部幅が極端に広い（❷-b, c：⇨）．また，前庭の総脚基部から内側，後方に水管が直接導出しているのが明瞭に観察できる（❷-c：→）．

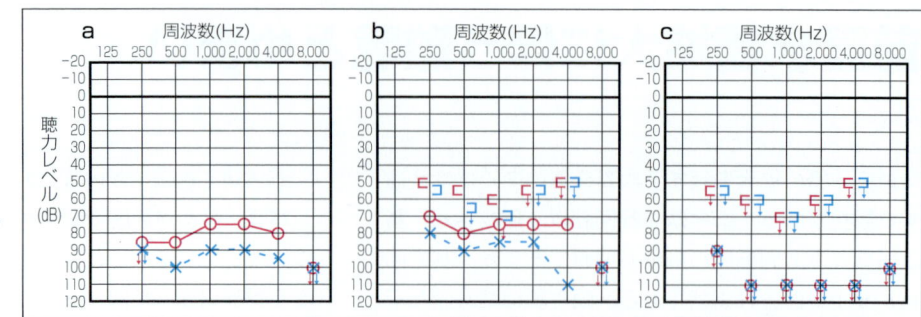

❶ 症例 1 の聴力レベル
a：3 歳 10 か月．
b：5 歳 10 か月．
c：7 歳 4 か月．

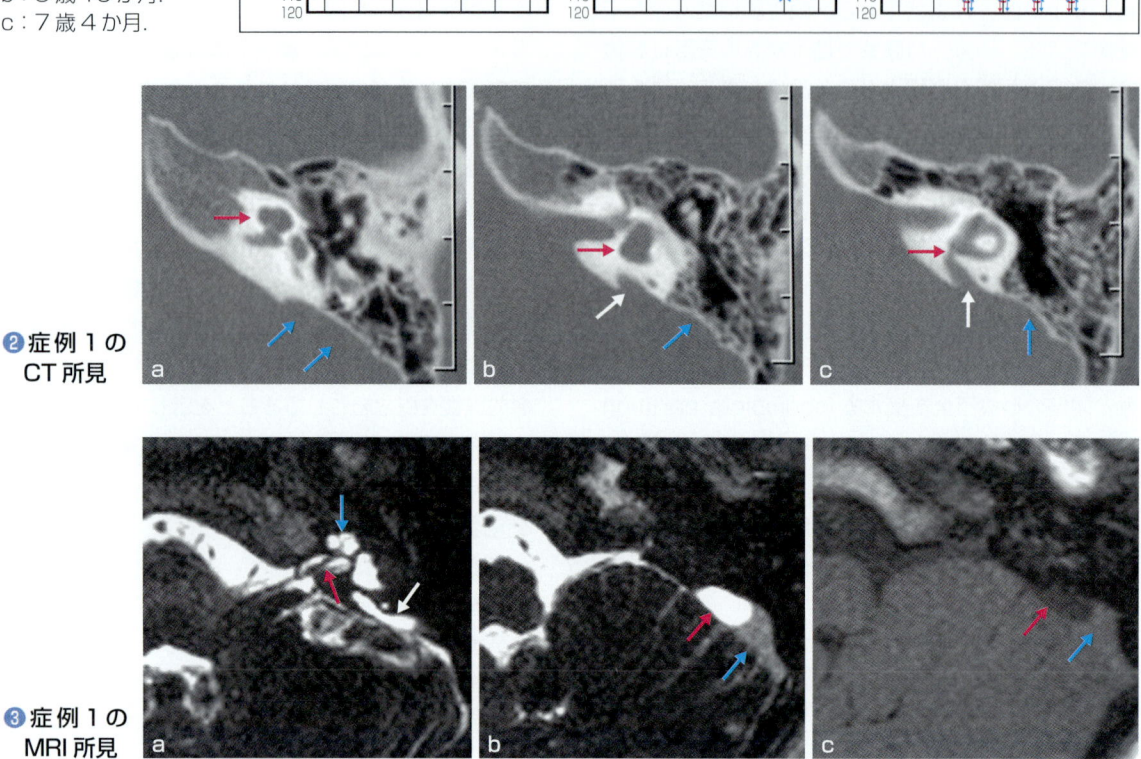

❷ 症例 1 の CT 所見

❸ 症例 1 の MRI 所見

MRI 所見：蝸牛神経は正常の太さで明瞭に描出されており（❸-a：➡），蝸牛軸も明確に観察できる（❸-a：➡）．内リンパ嚢は，近位部では T2 高信号，T1 低信号であり脳脊髄液に類似した性状であるが（❸-a：⇨，❸-b：➡，❸-c：➡），遠位部では T2 中〜低信号（❸-b：➡），T1 中等度信号であり（❸-c：➡），蛋白などに富む粘稠な液の貯留が推測される．このように，異常に拡大した内リンパ嚢の中では部位によって内容液の性状が異なることがわかる[10]．

手術所見：左人工内耳埋め込み術を行った．蝸牛基底回転を開窓するとリンパが拍動しながら流出してきたが，しばらく待つと流出は停止した．人工内耳電極は通常どおり問題なく挿入され，術中の蝸牛神経反応も良好であった．術後経過は順調で，最終的な語音弁別能は 100 %（67S 語表）に達した．

考察：前庭水管拡大症では両側の進行性感音難聴をきたし，多くの場合，人工内耳手術を要するようになるが，人工内耳の成績はきわめて良好である．

画像上の前庭水管拡大の診断基準

前庭水管は，前庭から内側後方に起始した直後の部分が最も狭く，峡部（isthmus）とよばれる．前庭水管の計測値については Ogura らの報告[11]があり，全長が平均 8.7 mm，後頭蓋窩への開口部の上下幅が平均 6.2 mm，峡部の径が平均 0.3 mm とな

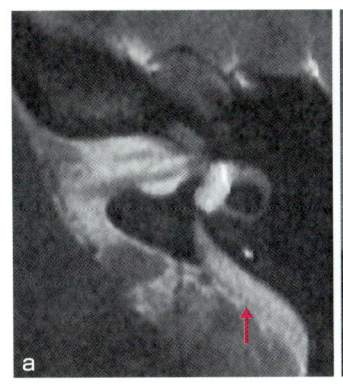

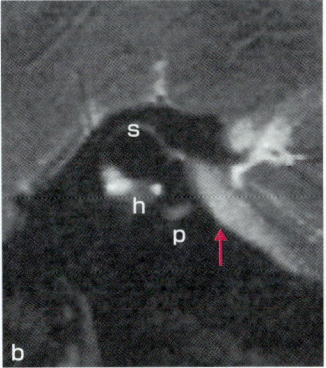

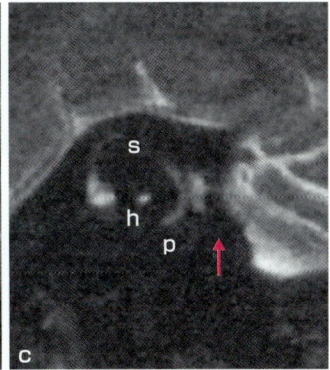

❹ 症例 2 の側頭骨 MRI
s：前半規管.
h：水平半規管.
p：後半規管.

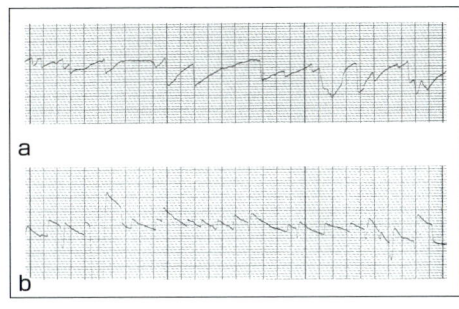

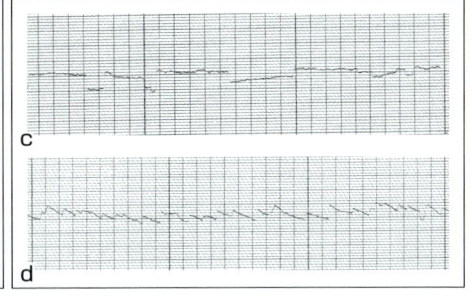

❺ 症例 2 の頭位眼振
a：術前右下頭位.
b：術前左下頭位.
c：左術後右下頭位.
d：左術後左下頭位.

っている．Valvassori と Clemis は側頭骨の断層 X 線像で前庭水管を観察し，総脚と錐体後面への開口部との中間点で前後径が 1.5 mm 以上ある場合を異常拡大とし，そのような症例のほとんどに難聴を伴うことを示して，"large vestibular aqueduct syndrome" という疾患概念を最初に提唱した[4]．

一方，近年の Madden らの報告では側頭骨 CT 軸位断像で前庭水管中間部径が 0.9 mm，弁蓋部径が 1.8 mm 以上を異常拡大としている[6]．ほかにも，前庭水管中間部径単独なら 2.0 mm 以上，同側の内リンパ嚢拡大があるか，対側の中間部径が 2.0 mm 以上なら中間部径 1.4 mm 以上で前庭水管異常拡大とするという報告もある[3]．

なお，本症は当初，"large vestibular aqueduct" あるいは略して LVA とよばれ，最近では "enlarged vestibular aqueduct"，略して EVA と呼称される場合のほうが多いが，指し示す病態は同じである．

画像上，前庭水管径がおおむね 2 mm 以上であれば前庭水管拡大症と診断できる．

症例 2

患者：14 歳，男児．

病歴：幼少時から難聴とふらつきがあり，とくに臥位でのめまいが強く日常生活に支障をきたしていた．平均聴力は，右 84 dB，左 99 dB で両耳に補聴器を装用している．

検査所見：側頭骨 CT，MRI（❹）で両側の前庭水管と内リンパ嚢の著明な拡大が認められる（❹-a：→）．本例では明確な頭位眼振があり，右下頭位で左向き，左下頭位で右向きの水平性で持続性の眼振が見られた（❺-a, b）．頭位めまいの軽減を期待して，不良聴耳の左耳の前庭水管，内リンパ嚢閉鎖術を行った[12]．術前と術後の矢状断 MR 像を❹-b, c に示す．内リンパ嚢と前庭水管が閉塞されているのが画像でわかる（❹-c：→）．術後は術側の左を上（右下）にした頭位でめまいが消失し（❺-c），日常生活での支障が大幅に軽減した．また，術側平均聴力は術後 12 dB 低下したが，約 1 年で術前レベルまで回復した．

考察：前庭水管拡大症では聴力悪化時にめまいを伴うことが多く，重症例では頭位性めまいも伴う．めまいが強い症例では前庭水管・内リンパ嚢閉鎖術が有効．

内耳病態

本症のめまいには，難聴悪化に際して起こるものと，特定の頭位で生じるものの2種類がある．前者は圧外傷などによる膜迷路の破綻に起因する内耳電解質環境の変化などが原因と推測され，後者は拡大した前庭水管から半規管への頭蓋内圧伝播による内リンパ流動によるものと考えられる．とくに後者は前庭水管・内リンパ嚢閉鎖で手術側の耳を上にしたときの頭位眼振が起こらなくなることから，主に側臥位で上になった内耳が刺激されて生じるものと推測される．

一方，聴覚についてみると，本症の難聴は基本的に感音難聴だが，詳しく診るととくに低音域で20～30 dBの気骨導差がある混合難聴であり，これは過大な内リンパ量により内耳液の慣性質量が増加してアブミ骨底板の可動性が制限されることも一因と考えられている[13]．筆者が前庭水管・内リンパ嚢閉鎖手術を行った症例で内リンパ嚢内から採取した液体は淡黄色透明で，電解質組成は本来なら内リンパで高カリウムとなるべきところが，Na，K，Cl濃度はそれぞれ140，5.1，109（mEq/L）で，ほぼ通常の外リンパ液に等しい低カリウム組成であった[14]．症例1で示したように，前庭水管拡大症例の人工内耳手術で鼓室階開窓を行うとしばらく拍動性に内耳液が流出した後に自然に停止する．前庭水管拡大のない例で蝸牛を開窓しても流出する内耳液（外リンパ）量はわずかであり，拍動もないかわずかである．この所見は，前庭水管拡大症では後頭蓋窩から内リンパ嚢に加わった頭蓋内圧が直接蝸牛に伝播していることを示しており，さらにその流出量の多さは鼓室階の外リンパだけでは説明困難で，内リンパ嚢と前庭水管内の大量の内リンパが蝸牛内で外リンパ腔に逸脱して鼓室階から流出していることを示唆する．また，内リンパ嚢内の液は症例1のようにT2低信号，T1中等度信号となるような濃厚な液体になることもあり，これが内耳障害性に働く可能性も考えられる．

しかし，拡大している前庭水管の幅（中間部径）と聴力の長期的な悪化の程度に相関がない，つまり前庭水管が太いほど難聴が悪化しやすいということはないという報告がみられ[3]，これは前庭水管から内耳への圧伝播や高濃度液の逆流といった物理的要因だけでは難聴の進行が説明しきれないことを示唆する．前庭水管拡大症における内耳機能障害の機序はまだ完全には解明されていない．

（内藤　泰）

引用文献

1) Mondini C. Anatomical surdi nedi sectio. De Bononiensi Scientiarum et Artium Instituto Arque Acadamia Commentarii, Borogna 1791；7：419.
2) Sennaroglu L, Saatci I. A new classification for cochleovestibular malformations. Laryngoscope 2002；112：2230-41.
3) Colvin IB, et al. Long-term follow-up of hearing loss in children and young adults with enlarged vestibular aqueducts：Relationship to radiologic findings and Pendred syndrome diagnosis. Laryngoscope 2006；116：2027-36.
4) Valvassori GE, Clemis JD. The large vestibular aqueduct syndrome. Laryngoscope 1978；88：723-8.
5) Usami S, et al. Non-syndromic hearing loss associated with enlarged vestibular aqueduct is caused by PDS mutations. Hum Genet 1999；104：188-92.
6) Madden C, et al. The influence of mutation in the SLC26A4 gene on the temporal bone in a population with enlarged vestibular aqueduct. Arch Otolaryngol Head Neck Surg 2007；133：162-8.
7) Okamoto Y, et al. Mutation of SLC26A4 are associated with the clinical features in patients with bilateral enlargement of the vestibular aqueduct. Audiology Japan 2010；53：164-70.
8) Royaux IE, et al. Localization and functional studies of pendrin in the mouse inner ear provide insight about the etiology of deafness in pendred syndrome. J Assoc Res Otolaryngol 2003；4：394-404.
9) 内藤　泰．画像でみる耳の診断と治療―小児編．東京：国際医学出版；2011.
10) Sugiura M, et al. Visualization of a high protein concentration in the cochlea of a patient with a large endolymphatic duct and sac, using three-dimensional fluid-attenuated inversion recovery magnetic resonance imaging. J Laryngol Otol 2006；120：1084-6.
11) Ogura Y, Clemis JD. A study of the gross anatomy of the human vestibular aqueduct. Ann Otol Rhinol Laryngol 1971；80：813-25.
12) 内藤　泰，高橋晴雄．前庭水管拡大症の手術について．耳鼻臨床 2000；93：802-3.
13) Sato E, et al. Tympanometric findings in patients with enlarged vestibular aqueducts. Laryngoscope 2002；112：1642-6.
14) 内藤　泰．前庭水管拡大症と難聴．JOHNS 1999；15：335-8.

第3章 さまざまなめまいの鑑別と治療方針

こどものめまい
小児良性発作性めまいとはどのような疾患か

　日常診療のなかで，小児のめまい症例を診察することは比較的まれであり，その取り扱いに苦慮することも少なくない．その理由として，患児または家族からのめまい症状の訴えが不明瞭であることに加え，小児期には成人と異なる疾患群が存在するにもかかわらず，そうした疾患に注意が向けられていない可能性もある．本項では，小児期に特異的な疾患である「小児良性発作性めまい」を取り上げ，診療上の留意点を述べる．

小児のめまいにはどんな疾患が多いのか

- めまいを訴える小児の患者が母親に付き添われて診察室に入ってきた場合，まずどんな疾患を想定するであろうか？　成人と同様，良性発作性頭位めまい症（BPPV）が多くみられるのであろうか．ふらつきや立ちくらみを訴えて，心因性めまいや起立性調節障害の診断となるのであろうか．
- 実際に，20歳未満の若年層131症例でのめまい疾患の内訳[1]を見てみると（❶），成人においては20～40％の割合を占めるとされるBPPVは8％と，その頻度が減少している．心因性めまいや起立性調節障害が比較的多く認められるのは日常診療での小児めまいに対する印象と一致する．
- このなかに「小児良性発作性めまい」という比較的なじみの薄い疾患が含まれており，心因性めまいやメニエール病と並んで最も多い割合を示す．とくに10歳以下の症例32例においては，この「小児良性発作性めまい」が1/4を占めており（❷），この疾患が幼少期に特異的な疾患であることがわかる．

小児良性発作性めまいとは

- 小児良性発作性めまい（benign paroxysmal vertigo of childhood）[*1]は片頭痛に関連した小児期特有のめまい症候群である．1964年にオーストラリアのBasser[2]によって提唱されたものであり，欧米では小児期のめまいの原因として以前からその概念が認識されていた．
- 小児良性発作性めまいは小児期にみられる繰り返すめまいのうち，難聴を伴わず，濃厚な片頭痛の家族歴を認めるものをさす．光や音への過敏性や乗り物酔いの既往が多いなど，片頭痛と類似する臨床的特徴をもつ．そのため，本疾患は将来的に片頭痛へ移行する前段階であると考えられている（❸）．

★1
良性発作性頭位めまい症（benign paroxysmal positional vertigo：いわゆるBPPV）とは，名称が似ているが，疾患概念はまったく異なる．

▶成人の片頭痛性めまいについては「片頭痛に伴うめまいとはどのようなものか？」の項（p.204）を参照．

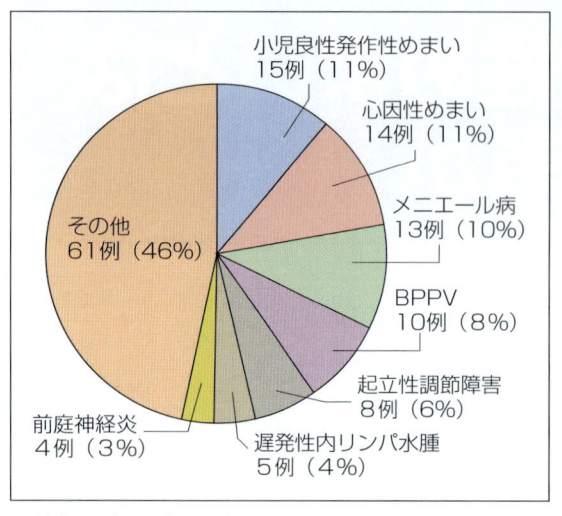

❶若年層（20歳以下）におけるめまい疾患131例の疾患内訳

1988年から2004年までに東京大学耳鼻咽喉科および東京逓信病院のめまい外来を受診しためまい症例6,732例のうち，若年層（20歳未満）131例（めまい症例全体の1.9%）の内訳を示す．心因性めまいやメニエール病と並び，小児良性発作性めまいが上位を占めた．

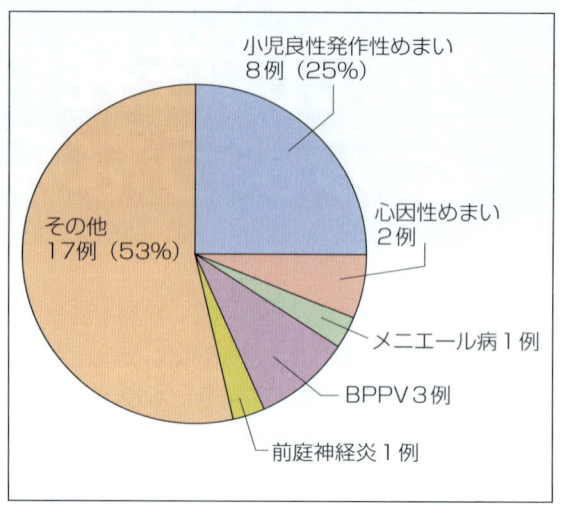

❷幼少期（10歳以下）におけるめまい疾患32例の疾患内訳

❶に示した症例のうち，幼少期（10歳以下）の症例32例の内訳を示す．小児良性発作性めまいは8例（25%）とさらに高頻度を示し，この疾患が幼少期特異的な疾患であることがわかる．

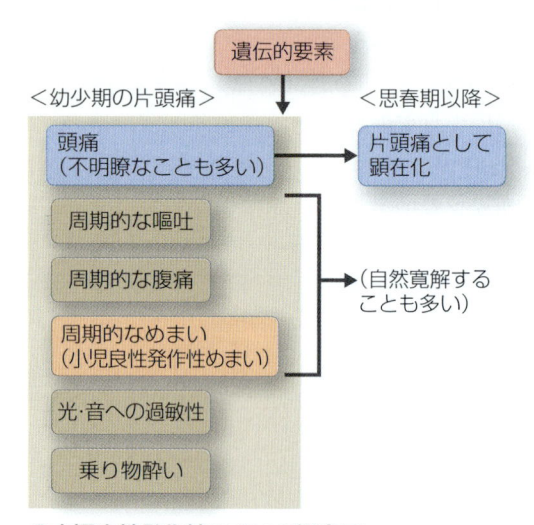

❸小児良性発作性めまいの概念図

小児における片頭痛の表現型は嘔吐や腹痛，めまいなどがある．幼少期には頭痛は明らかではないことも多いが，のちに片頭痛が顕在化する．このような小児期の片頭痛関連疾患群のうち，周期的にめまいを生じるものを小児良性発作性めまいとよぶ．めまいは成長するに従って消失することも多い．

★2
国際頭痛分類第2版[3]（The International Classification of Headache Disorders, 2nd ed：ICHD-II）

小児良性発作性めまいの診断基準

- 片頭痛は緊張型頭痛とともに一次性頭痛の代表的疾患であり，発作性・拍動性の頭痛に悪心・嘔吐や光・音に対する過敏性などを合併する[★2]．片頭痛患者にめまい（片頭痛性めまい）を生じうることはこれまでにしばしば指摘されている．

- 一方，片頭痛は遺伝的要素を有し若年期から発症することも多く，小児における片頭痛の診断基準はICHD-IIに規定されている（❹）．幼少期における片頭痛関連疾患のなかに，周期的に嘔吐，腹痛やめまいを生じ，将来的に片頭痛に移行する疾患群が存在する（❸）．これらは「小児周期性症候群（片頭痛に移行することが多いもの）」と分類されており，このうち反復性めまいを生じるものを「小児良性発作性めまい」としてICHD-IIにその診断基準が定められている（❺）．

小児良性発作性めまいの診断の進め方

- 好発年齢：2～4歳ころの幼小児に多い．
- 病歴：回転性めまいを繰り返す（頭痛ははっきりしないことも多い）．

- 診察：患児からの病歴聴取は困難．母親の片頭痛既往歴にも注目．
- 聴力検査：正常．
- 神経耳科学的検査：特徴的所見なし．
- 画像検査：正常．
- 脳波所見：正常．

■ 診察のポイント
注意すべき点
- 片頭痛関連疾患であるにもかかわらず，片頭痛発作は明瞭ではない，あるいは年齢的に症状を正確に表現することが難しい場合がある．
- このため，心因性めまいや非定型的めまい症として扱われている場合も多いことに留意する．
- 心理的脆弱性を有することもあり，この場合は成長障害に詳しい小児科医との連携が必要である．

めまいの性状
- 持続時間：数秒から数分持続して消失することが多い．
- 発作頻度：月に1～2回程度が多い．
- 意識消失：てんかん発作と異なり意識消失は伴わない．

診察
- めまい発作時，幼小児では不安と恐怖のために母親や周囲にしがみつき，症状を言葉で表現できないこともある★3．
- 年長児ではめまいや頭痛の性状を自分で説明できるようになる．

■ 純音聴力検査
- 蝸牛症状として耳閉感や耳鳴を伴うことがあるが，純音聴力検査などでは難聴が確認されないことが特徴の一つでもある．

■ 神経耳科学的検査
- めまい間欠期には，一側性半規管麻痺（canal paresis：CP）や自発眼振，頭振後眼振（head-shaking nystagmus）などは認めないことが多い．明らかな末梢前庭障害の所見を認めない小児良性発作性めまいに関しては，末梢性障害よりもむしろ中枢性障害の関与がより強いとも考えられる★4．

❹片頭痛の診断基準
A. B～Dを満たす頭痛発作が5回以上ある
B. 頭痛の持続時間は<u>1～72時間</u>（未治療もしくは治療が無効の場合）
C. 頭痛は以下の特徴の少なくとも2項目を満たす
　1. <u>両側性（前頭／側頭）</u>あるいは片側性
　2. 拍動性
　3. 中等度～重度の頭痛
　4. 日常的な動作（歩行や階段昇降などの）により頭痛が増悪する，あるいは頭痛のために日常的な動作を避ける
D. 頭痛発作中に少なくとも以下の1項目を満たす
　1. 悪心または嘔吐（あるいはその両方）
　2. 光過敏および音過敏
E. その他の疾患によらない

ICHD-IIに記載されている「1.1 前兆のない片頭痛（小児に適応）」を示す．下線の部分が成人と異なる部分で他の部分は成人の診断基準と同様である．1時間以上続く頭痛で，こめかみや額がズキズキと拍動性に痛む．頭痛のために日常生活（登校など）に支障が生じることもある．頭部を動かすと頭痛が増悪することが多い．頭痛が起きているときは明るい所より暗い所が良いと感じる．
（国際頭痛学会・頭痛分類委員会．日本頭痛学会雑誌2004³⁾より）

❺小児良性発作性めまいの診断基準
A. Bを満たす発作が5回以上ある
B. 前触れなく生じ数分～数時間で自然軽快する，頻回・重度の回転性めまい発作（注：眼振または嘔吐を伴う場合が多い．片側性拍動性頭痛がめまい発作の際に生じることがある）
C. 発作間欠期には神経所見および聴力・平衡機能は正常
D. 脳波所見は正常

ICHD-IIに記載されている「1.3.3 小児良性発作性めまい」を示す．
（国際頭痛学会・頭痛分類委員会．日本頭痛学会雑誌2004³⁾より）

★3
症状が重度であるのに比べ異常所見に乏しいため，心因性めまいと診断されることもありうる．

★4
小児良性発作性めまい発症機序については，成人における片頭痛性めまいと同様，今後の検討課題の一つである．

- また実際の診療においては起立性調節障害を合併していることも経験するが，立ちくらみでは説明できない場合は小児良性発作性めまいの存在も含めて考慮すべきである．

■ 参考とすべき病歴・家族歴

- 片頭痛の臨床症状である，音や光への過敏性や頭部運動による症状の増悪（頭部運動不耐性）を認める．乗り物酔いの既往や，チーズ・チョコレートなどの摂食による症状誘発，めまい後の傾眠傾向が認められることもある．
- さらに家族歴として片頭痛の既往がしばしばみられる．これらの症候は片頭痛患者におけるものと類似しており，患児が成長とともにしばしば片頭痛を起こすようになることも併せて，本疾患は片頭痛関連疾患として位置づけられている．

予後

- めまいの予後は比較的良好で，発症から1年以内で約60％，3〜4年以内で約90％のめまいは消失する．めまいが消失した後，片頭痛発作が顕在化することも多い．
- 将来片頭痛が出現する可能性について，家族に説明しておくことも必要と考えられる．

治療方針

- 本疾患の治療に関しては，発症年齢が低く，まためまいの予後は良好であることから，軽症例，とくに幼小児に対しては保存的経過観察が基本方針となる★5．
- めまいが重度で頻回の場合には，成人の片頭痛予防薬として適応をもつロメリジン塩酸塩（ミグシス®，テラナス®）などの投与が検討されているが，小児に対するエビデンスはまだ少ない．年長児で頭痛が明瞭になってきた場合には，片頭痛に対する治療を考慮する．現在，小児に対する片頭痛治療は急性期治療としてイブプロフェン（ブルフェン®顆粒5mg/kg）やアセトアミノフェン（カロナール®10mg/kg）が推奨されている★6．
- 心因性要素を合併するような場合には小児科医（成長障害に詳しい医師が望ましい）と相談のうえ，片頭痛治療あるいは急性期めまいに対する投薬や心理学的療法を試みる．基本的な治療方針を❻に示す．

症例

患者：めまい発症時2歳7か月，当科受診時5歳2か月．
主訴：めまいと嘔吐．
現病歴：幼児期から乗り物酔いが多かった．3歳になるころから，座位から立

★5
生活指導として片頭痛を誘発する食物の制限も考えられるが，幼小児には困難であったり，家族が過敏になるなどの場合もあるため柔軟に対応する．

★6
成人の片頭痛に対してはトリプタン系薬（マクサルト®，ゾーミッグ®，イミグラン®など）が第一選択となっているが，小児への安全性は確認されていない．

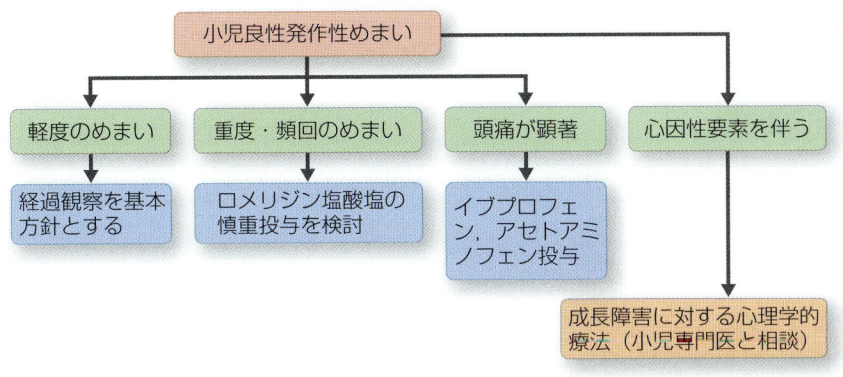

```
                    ┌─────────────────────┐
                    │ 小児良性発作性めまい │
                    └─────────────────────┘
        ┌──────────┬──────────┴──────┬──────────────┐
   ┌────────┐ ┌──────────┐   ┌──────────┐  ┌──────────────┐
   │軽度のめまい│ │重度・頻回のめまい│ │頭痛が顕著│ │心因性要素を伴う│
   └────┬───┘ └────┬─────┘   └────┬─────┘  └──────┬───────┘
   ┌────────┐ ┌──────────┐   ┌──────────┐        │
   │経過観察を基本│ │ロメリジン塩酸塩の│ │イブプロフェン，│       │
   │方針とする  │ │慎重投与を検討  │ │アセトアミ  │       │
   │      │ │        │ │ノフェン投与 │       │
   └────────┘ └──────────┘   └──────────┘  ┌──────────────┐
                                 │成長障害に対する心理学的│
                                 │療法（小児専門医と相談）│
                                 └──────────────┘
```

❻ 小児良性発作性めまいの治療方針

10歳未満の幼小児，あるいは軽度のめまいの場合は経過観察を基本方針とする．頭痛が顕著な場合には片頭痛急性期の治療を行うこともある．めまいが重度・頻回の場合はミドドリン塩酸塩（メトリジン®）の投与を考慮する場合もある．また心理的脆弱性をもつ患児の場合には，小児専門医と相談のうえで投薬や心理学的療法を試みる．

ち上がるときに目が回ると訴え，嘔吐することがあった．意識消失や痙攣，頭痛などの症状はなかった．大学病院の小児科を受診し，頭部画像検査や脳波検査を施行されたが，脳神経学的には問題なく，てんかんの所見もないと言われた．めまいや嘔吐の頻度は年に2～3回であった．5歳になり，めまい頻度が年に4～6回になったため耳鼻咽喉科を受診した．頭痛は両側こめかみの拍動性であり数十分続くこともある．めまいに伴う難聴は自覚しないが，両側の耳鳴をしばしば自覚する．

既往歴：生後7か月で心室中隔欠損症の手術を受けている．

家族歴：母親に片頭痛の既往がある．高校生のころから続いており，生理に伴って月1回の頭痛があり嘔気を伴う．左こめかみの拍動性頭痛で，体を動かすと頭痛がひどくなる．頭痛が始まる前に左下の視界が見えにくくなることがある．頭痛は2日間続くこともある．普段は市販の頭痛薬で対処している．

初診時所見：耳鼻咽喉科学的所見は正常であった．神経耳科学的検査では，注視眼振，頭位および頭位変換眼振，頭振後眼振は認めなかった．また体平衡障害や起立性調節障害も認めなかった．

解説：就学前の幼小児に突然回転性めまいが発症し，嘔気・嘔吐を伴い反復する．めまい発作は数秒から数分持続して消失する．幼小児では症状を言葉で表現できないこともあるが，学童期以降はめまいや頭痛の性状を自分で表現できる場合もあるため母親からの問診聴取と併せて参考とする．また家族の片頭痛の既往についても詳細に問診を聴取する．この症例の母親の場合は閃輝暗点などの視覚症状があり，前兆を伴う片頭痛である可能性が高い．小児良性発作性めまいの発症機序や責任病巣は明らかにはなっていないが，患児が将来的に片頭痛に移行する素因を内包していることを考慮すると，片頭痛を生じさせる何らかのメカニズムが本疾患の成立に寄与していると想定される．患児本人の症状と母親の片頭痛既往から小児良性発作性めまいが最も疑われ，本疾患の概念について母親に説明し理解を得た．治療に関しては，めまいと頭痛の頻度は増加してきているが，現時点では就学前であるため積極的な投薬は行わず，月1回程度の経過観察とし，経過中のめまいや頭痛の程度や回数について定期的に問診を行っている．今後，小学校高学年になり頭痛やめまいがさらに増悪するようであれば，成人の片頭痛性めまいに準じてロメリジン塩酸塩やトリプタン製剤

などの投与も考慮されるべきかもしれない．

> **ポイント**
>
> 　幼少期に発症するめまいに関しては，忙しい診療中にその症状を把握するのは困難であるが，とくに母親の片頭痛の既往に注目して問診を行ってみると，意外にこの疾患が多いことに気づかされる．わが子の原因不明のめまいに不安を感じている両親は本疾患の診断がなされることにより安心感を得るようである．家族，とくに母親自身にも片頭痛の既往があることが多いため疾患に対する理解は得られやすい．めまいや頭痛の診察ではどの年齢においても問診が重要であるが，とくに表現力の未熟な幼小児では正確な情報を得られるかが診療のポイントとなる．

（尾関英徳）

引用文献

1) 尾関英徳ほか．若年性めまい症例の検討．良性反復性めまい（Benign Recurrent Vertigo）を中心として．Equilibrium Res 2008；67：194-9.
2) Basser LS. Benign paroxysmal vertigo of childhood. A variety of vestibular neuronitis. Brain 1964；87：141-52.
3) 国際頭痛学会・頭痛分類委員会．国際頭痛分類第2版（ICHD-II）．日本頭痛学会雑誌 2004；31：13-188.

第4章 めまいの治療法

第4章 めまいの治療法

めまいの理学療法
良性発作性頭位めまい症の理学療法①

歴史的背景

- 良性発作性頭位めまい症（BPPV）は，1921年にBárány[1]により初めての症例が報告され，1952年にDixとHallpike[2]によって診断基準（❶）[*1]となる報告がなされた．この病態は近年までクプラに耳石が付着したクプラ結石症（cupulolithiasis）[3]として解釈された．つまり卵形嚢などで脱落した耳石がすぐ横にある半規管クプラに付着するものだと考えられた（❷-b）．
- しかしこの説では，DixとHallpike[2]が観察した症状と矛盾した点が生じる．こうした問題点を指摘しながら1979年に耳石の塊が半規管を通ってクプラの耳石膜と反対側に浮遊する半規管結石症（canalolithiasis）説[4]が出現し（❷-a），この説はDixとHallpikeが報告した症状とより矛盾しない．
- このころから半規管結石症説に基づいて考えられたEpley法[5,6]が報告され，この治療法は世界的に支持された．Epley法の出現により，これまで認識されたBPPVは後半規管結石症であると確認された．
- しかしながら，BPPVの治療に対する研究がなされるにつれ，クプラ結石症，また，いろいろな半規管に病巣がある複雑型が報告されるようになった[7]．本項では，BPPVの複雑な病態を鑑別する方法および治療について述べる．

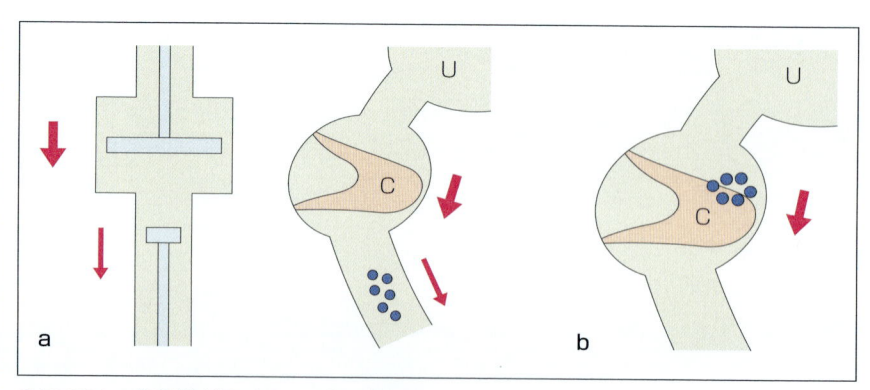

[*1] 眼振の性質が潜伏期をもち，向地性で回旋性，一過性，反復性をもちながら疲労性を示す．

❶ BPPVにみられる眼振の性質
- 潜伏期
- 向地性で回旋性
- 一過性
- 座位で逆転
- 疲労性

❷ BPPVの半規管結石症とクプラ結石症
a：半規管結石症を示す．結石が落下すると潜伏期をおいてクプラが動く．これは小さいピストンが大きいピストンを動かすようなものである．
b：クプラ結石症を示す．クプラに耳石などが付着しているため，重力の影響を受けるとクプラが直ちに動き，傾いている限り眼振が続く．
Cはクプラ，Uは卵形嚢を示す．

BPPV 病態の診断方法

- 現在，BPPV は多種の病態があることが判明しているが，Dix と Hallpike[2]によって初めて報告された BPPV を仮に古典的 BPPV とよぶと，古典的 BPPV で観察される眼振は一側の後半規管に存在する半規管結石症によって説明がつく．この半規管結石症に対して効果を示すのが Epley 耳石置換法である．BPPV の治療を行う前に，病態を把握し，診断する必要がある．

■ 半規管結石症かクプラ結石症かを診断
半規管結石症（❷-a）
- 半規管結石症は，いったんリンパ内に細かく散った結石などが半規管内に集積され，塊となって発作を起こすと考えられている．
- 頭位を変換する際，半規管内の塊が重力に反応して，相対的に頭位と反対方向に移動する．ある程度塊が移動し，圧が上昇したところでやがてクプラが動かされることとなる．
- クプラがいったん動くとそれは激しく，大きなエネルギーをもった動きとなる．クプラから移動して遠ざかった塊は細かく分かれ，やがてクプラに影響するほどの圧を与えることはできなくなり，クプラは元の位置に戻る．

クプラ結石症（❷-b）
- 耳石器から脱落した耳石などがクプラに付着する病態である．頭位変換をすると同時にクプラが重力に反応して傾くため，半規管結石症に比べると潜伏期がかなり短く，緩徐相速度の立ち上がりがゆっくりである．
- しかしクプラは傾いている限り，その緩徐相速度は持続し，眼振は長時間出現する．実際の臨床において，眼振が数分出現する症例を散見する．このような症例をみたとき，クプラ結石症を疑うとよい．

> 眼振が数分出現する症例をみたときクプラ結石症を疑う

■ どの半規管かを診断
- 半規管はその平面と一致した回旋性眼振がみられるため，眼振を介して半規管を推測する．疑う半規管を地面に対して垂直にすることで最も強い重力負荷をかけ，検査を行う．

最初の診断は Dix-Hallpike 法（❸，❹）
- BPPV を診断する際，後半規管型が最も頻繁[7]にみられるため，最初にどちらか一側の後半規管型を疑って検査を行う．多くの教科書において，その診断は座位と正中懸垂頭位を移動する頭位変換眼振を提唱している．しかしながら，正中頭位では両側の後半規管を同時に刺激するため，部位診断が困難となり，避けたほうがよい．
- BPPV を疑った場合の眼振観察は必ず座位より開始し，顔を左右どちらか一方 45°に向けてから懸垂頭位をとる Dix-Hallpike 法（❸）で観察することを勧

> 正中頭位での観察は避けたほうがよい

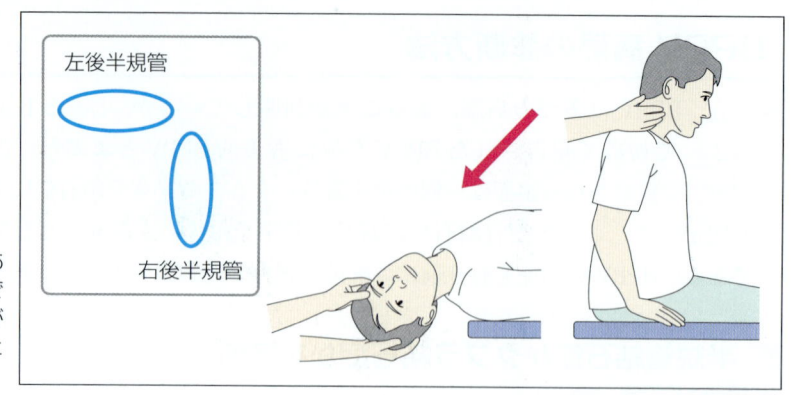

❸**Dix-Hallpike 法**
一側の半規管が地面に対して垂直であり，反対側は水平である．この方法で検査すると，垂直になった一側だけが刺激されるため，病巣を同定することに有用である．

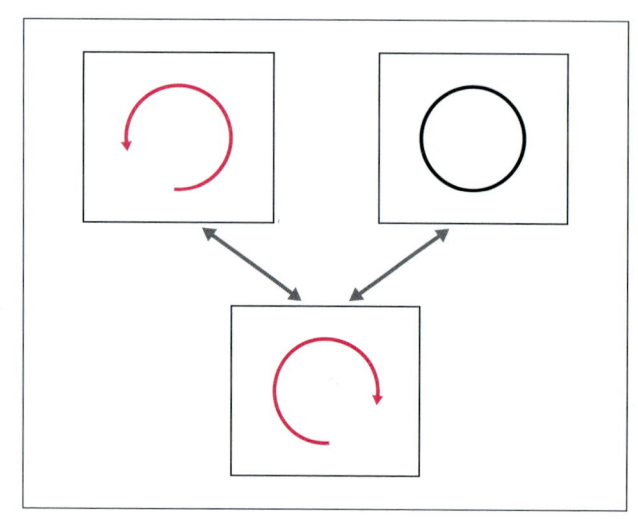

❹**右患耳の BPPV 典型例の眼振**

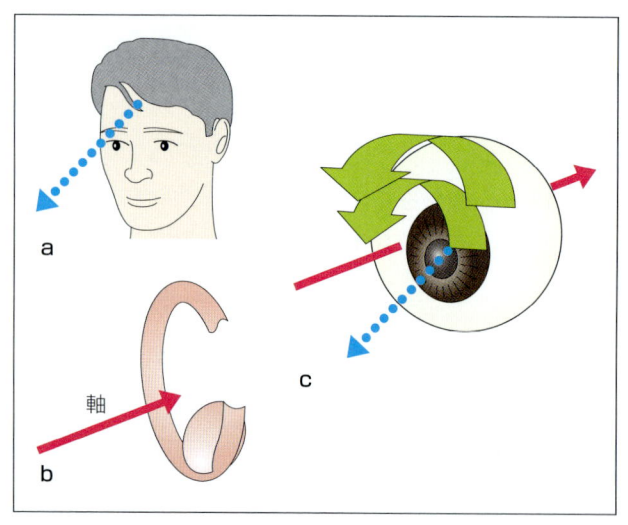

❺**頭位と回転軸**
頭位（a）と右後半規管の中心軸（b）を示す．回旋する眼振の中心軸は頭位よりも外側にある（c）．

める．この方法なら一側の後半規管面のみが地面に対して垂直であるため，たとえば患側を先に下にした場合，重力の影響を受けて眼振がより出現しやすくなる．

● もし眼振が出現しなかった場合，病変は反対側である可能性がある．その場合，頭を反対側へと 90°回転させれば病変側が判明する．すると❹のような眼振が出現し，この場合の患耳は右と診断がつく．

眼振の性質，中心軸（❺）

● 眼振の性質，中心軸は必ずそれぞれの半規管に反応したものである．たとえば，右側の後半規管より出現する眼振は，右半規管の中心軸と平行し，同じ平面に回旋する．この眼振を正面から観察すると，中心軸は被検者の直視した視線より右外側に偏倚する．このように眼振の回旋する平面，中心軸を観察することによって，それがどちら側の後半規管かを判断することは，困難ではない．

● しかしながら，外側半規管に反応して出現する眼振は，地面に対して垂直に中心軸をもち，地面に平行した平面で回旋する．そのため，この眼振を被検者の正面から観察すると，水平性眼振となるのである．この際，両側の外側半規管の中心軸は平行し，同じ平面に回旋するため，水平性眼振を観察しても，どちら側に病巣があるかを判断することは困難である．よって，外側半規

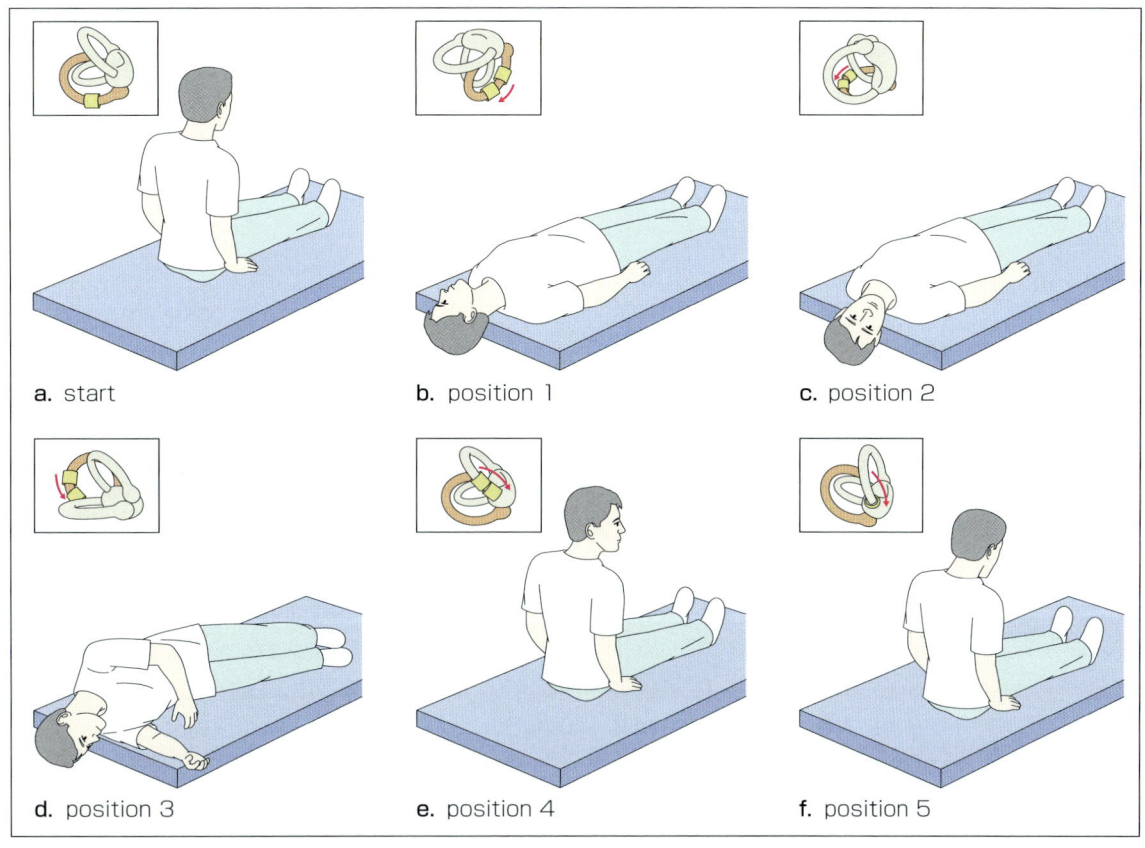

a. start　　b. position 1　　c. position 2
d. position 3　　e. position 4　　f. position 5

❻**Epley 耳石置換法（左患耳の場合）**
a, b：座位で顔面を左 45°に傾け，懸垂頭位にする．この位置で左後半規管は垂直になり，半規管内の異物は急激に落下し，強い眼振をきたす（position 1）．
c：position 1 での眼振がほぼ治まったころ，頭部を右に 90°回転させる（position 2）．
d：さらに左肩を引き起こし，顔面をなるべく右向きに向かせる（position 3）．
e：眼振がほぼ治まってから座位に戻る（position 4）．
f：頭部を地面に向くように下げる（position 5）．

管の病巣診断については ampullofugal か ampullopetal かの判断が必要となり，診断や治療が複雑であり他誌[8]を参照されたい．

治療

- 実際，一側の古典的 BPPV であれば❻のように理学療法（Epley 耳石置換法）を行うことで，半規管内にある異物を前庭側に追い出すことができる．実際は❻の手順で行う．
- これまで述べたように，実際 BPPV はいろいろな病態が発生しうる．古典的 BPPV と比較するとかなり頻度は低いが，たとえばクプラ型が観察された場合，治療法として Brandt 法[9]などがある．しかし実際の臨床において，クプラに付着した耳石がなかなか剥離できないのが現状であり，治療は容易ではない場合がある．

古典的 BPPV は Epley 耳石置換法を行う

- Epley 耳石置換法もレシピどおりに行うのでなく，治療中に眼振が逆転したら異物が元の場所に戻っている可能性があるため，その場合は再度前の体位に戻してやり直すなどの工夫が必要である．たとえば後半規管のクプラ型ならば内耳の後半規管膨大部を上にして，前庭を下にする頭位，つまり右患耳ならば左懸垂頭位の位置にして，右耳後部をタッピングする，などの工夫をするとよい．

> **ポイント**
> ①良性発作性頭位めまい症（BPPV）は，半規管に出現した異物（耳石など）が重力に反応した疾患である．
> ②BPPV の病態は多彩であり，半規管内を異物が移動する病態があれば，異物がクプラに付着した病態もある．
> ③Dix と Hallpike が定義した古典的 BPPV は一側の後半規管に発生した半規管型耳石症であり，最も頻繁にみられる病態である．
> ④一側の後半規管に発生した半規管型耳石症に Epley 耳石置換法が有効である．
> ⑤しかし，固有の理学療法を行うより，頭部変換により生じた眼振の性質を介して病態を理解し，病態に応じた理学療法を行うことを勧める．

（中山明峰）

引用文献

1) Bárány R. Diagnose von Krankheitserscheinungen im Bereiche des Otolithenapparates. Acta Otolaryngol 1921；2：434-7.
2) Dix R, Hallpike CS. The pathology, symptomatology and diagnosis of certain common disorders of the vestibular system. Ann Otol Rhinol Laryngol 1952；61：987-1016.
3) Schuknecht HF. Cupulolithiasis. Arch Otolaryngol 1969；90：765-78.
4) Hall SF. The mechanics of benign paroxysmal vertigo. J Otolaryngol 1979；8：151-8.
5) Epley JM. New dimensions of benign paroxysmal positional vertigo. Otolaryngol Head Neck Surg 1980；88：599-605.
6) Epley JM. The canalith repositioning procedure：For treatment of benign paroxysmal positional vertigo. Otolaryngol Head Neck Surg 1992；107：399-404.
7) Nakayama M, Epley JM. BPPV and variants：Improved treatment results with automated, nystagmus-based repositioning. Otolaryngol Head Neck Surg 2005；133：107-12.
8) 中山明峰．良性発作性頭位めまい（BPPV）up date．半規管結石症とクプラ結石症，後半規管型と外側半規管型．ENTONI 2006；60：14-20.
9) Brandt T. Physical therapy for benign paroxysmal positional vertigo. Arch Otolaryngol 1980；106：484-5.

第4章 めまいの治療法

めまいの理学療法
良性発作性頭位めまい症の理学療法②

- 良性発作性頭位めまい症（BPPV）に対して，近年，半規管に存在する耳石粒・塊（ここでは結石とよぶ）を頭位の変換により卵形嚢へ返還する理論に基づく治療法が広く普及してきている．起因部位に特異的な方法も開発され，後半規管型 BPPV に対しては Epley 法[1]や Semont 法[2]，水平（外側）半規管型 BPPV に対しては Lempert 法[3]などが行われており，著明な効果を発現することが確かめられている．
- 最近になって，これらの治療手技は，日本めまい平衡医学会により「頭位治療」と総称されている[4]．これは，頭位変換させているようにもみえる手技であるが，結石の重力を利用できる"頭位"を誘導することを意味するもので，治療理論の本質をついた名称となっている．
- 本項では BPPV に対して行われる理学療法の理論と実践方法について，そのコツとピットフォールを含めて概説する．また当科（奈良県立医科大学）で新規開発され筆者が行っている手法も紹介する．

BPPV 理学療法の概念と分類 ①

- BPPV の病態は，半規管に存在する結石が，管腔に浮遊している管結石症と膨大部クプラに付着しているクプラ結石症に大きく分類される[5-7]．両者とも，治療目的は半規管に存在する結石を完全に卵形嚢へ返還することであるが，そのためには，3つの理論に基づいて結石を処理・操作するという概念が重要となる．
- まず，①半規管内で付着・停滞している結石を遊離させて移動しやすくする．次に②遊離された結石を半規管から卵形嚢へ移送する．最後に③卵形嚢へ返還された結石を平衡斑上に定着させる．これら3段階でのインターベンションを集学的に行うことが最大の効果をもたらすと考えられる[8]．
- 実際の臨床では，管結石症の場合，②を主体に十分な効果が得られるため，通常，①③を考慮することはないが，難治症例（後述）の場合に①②③を複合して行う必要性が生じる．一方，クプラ結石症では①が最も主要な治療で，必要に応じて②が追加される．頭位治療（前述）は，狭義的にはここでの②を示すことになる．

> 結石を①遊離②移送③定着させる3つの理論に基づいて行う

❶ BPPV 理学療法の治療概念とインターベンションの構成

治療理論(結石の処理・操作)	インターベンション
①クプラ／管壁からの遊離 (Release : R)	Head tilt-Hopping 法(当科方式) Tapping 法
②半規管内での移送 (Transport : T)	頭位治療 　後半規管型　：Epley 法 　水平半規管型：Half-Roll 法 　　　　　　　　　(当科方式) 　前半規管型　：AC 頭位療法 　　　　　　　　　(当科方式)
③卵形嚢平衡斑への定着 (Stabilization : S)	頭位保持法（当科方式）

❷ BPPV 理学療法における病態別，病型別の手法選択

	管結石症	クプラ結石症
後半規管型	Epley 法* Semont 法	Head tilt-Hopping 法*（当科方式） Brandt-Daroff 法 Tapping 法
水平(外側)半規管型	Lempert 法 Half-Roll 法*（当科方式）	
前半規管型	AC 頭位療法*（当科方式）	

*当科で採用している手法．

病態別，病型別の治療方略

- 病態別，病型別に選択されるインターベンションを❷にサマリーする．

■ クプラ結石症

クプラ結石症では結石をクプラから遊離させることが必要

- 結石はクプラに付着していると考えられるので，結石を遊離させることが第一義的に必要となる．Brandt-Daroff 法[9]や Semont 法[2]が有効とされるが，付着が強い場合には両法の刺激強度では結石の遊離は困難で，継続的な強い振動が必要となる．

- そのような観点から，強く付着した結石を遊離・拡散できるように Head tilt-Hopping 法（HtH 法）（頭位傾斜−跳躍法）（❸）が開発され，効果が示されている[10]．非特異的な結石遊離法で，病型や患側にかかわらず適用できる．頭を左右外側方向に傾斜させながら両足（片足）で跳躍を行う．10 回の跳躍を 1 セッションとして毎日 3～5 セッションを自宅で行う．直接，卵形嚢へ返還されるとめまいと眼振は消失する．一方，管脚側に遊離されると管結石症の性状を示す眼振が出現するので，頭位治療を行う．

■ 管結石症

管結石症では結石を卵形嚢へ確実に移送することが重要

- 頭位を変化させることにより半規管内に存在する結石を卵形嚢へ移送する，頭位治療（前述の②）が主体となる．各病型に応じて特異的な治療法を適用する（❷）．

> **Advice　頭位治療共通のアドバイス**
>
> - 各頭位では，めまい・眼振が消失(すべての結石の移動が終了)するまで待つ．
> - 乳様突起をタッピング（結石を遊離）してから，次の頭位に変換する．
> - 眼振の方向が同一であることを確かめる（逆方向なら結石が逆戻りする可能性がある）．

| a | b | c |

　　　　　　　　　　　　　膨大部
　　　　　　　　管脚　　　　　　　卵形嚢

　　　　　　　　　　　　　　　　　：クプラ　　◆：結石

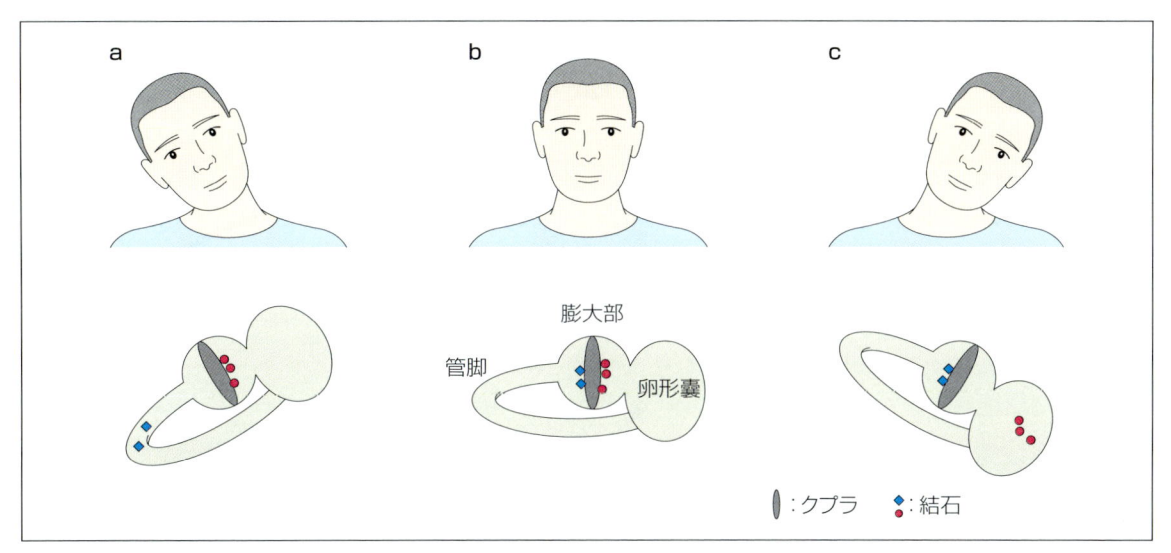

❸Head tilt-Hopping（HtH）法

右水平（外側）半規管型 BPPV クプラ結石症における，右側方（a），正面（b），左側方（c）の頭位を表し，上段に頭位シェーマ，下段に右外側半規管の半規管脚，膨大部クプラ，卵形嚢の位置関係を示す．

跳躍することにより，クプラに付着している結石を剥脱し遊離する方法である．頭部を交互に傾斜させることにより膨大部クプラの卵形嚢側と半規管脚側の双方が下方に位置するように工夫し，どちら側の結石も遊離して移動できるようにしている．管脚側にある結石は，頭を左へ傾けた場合（c）移動できないが，右へ頭位を傾けると（a）管脚へ移動し半規管結石症となり眼振は下向性に変化する．一方，卵形嚢側の結石は，頭位を右へ傾けると（a）移動できないが，左へ傾けると（c）卵形嚢へ移動して眼振は直接消失する．

(山中敏彰ほか．Equilibrium Res 2010[10] より改変)

後半規管型

- BPPV のなかで最も頻度が高く認められるので，治療に携わる機会が多い．後半規管型に特異的な方法として，Epley 法[1] や Semont 法[2] などが用いられているが（❷），ここではスタンダードな治療として認識されている Epley 法について解説する．
- 手技自体は比較的簡便かつ安全で，頭位の順序さえ間違わなければ，その解剖学的理論から結石は卵形嚢へ返還されることになるが，確実な効果を得るには眼振所見を観察して結石の位置や移動を推し測りながら施行することが大切である．Epley 法の手技の実際を❹に示し，本治療を成功させるための筆者なりのコツと注意点を❺に併記する．

水平（外側）半規管型

- 水平（外側）半規管型の管結石症に対する頭位治療として Lempert 法[3] がよく知られているが，結石が膨大部に入り込んでクプラ結石症に移行するケースが時に経験される．その点を改良した方法（Half-Roll 法〈私称〉）が筆者らにより開発，試行され，本療法の治療効果が高められている[8]．
- 実際の Lempert 原法は頸回旋と体位変換が別々に行われて煩雑であるが，本方式は側臥位のまま頭位変換が終始行えるので，簡便で安全に行うことができる．❻に Half-Roll 法の実際の手技をシェーマで示す．

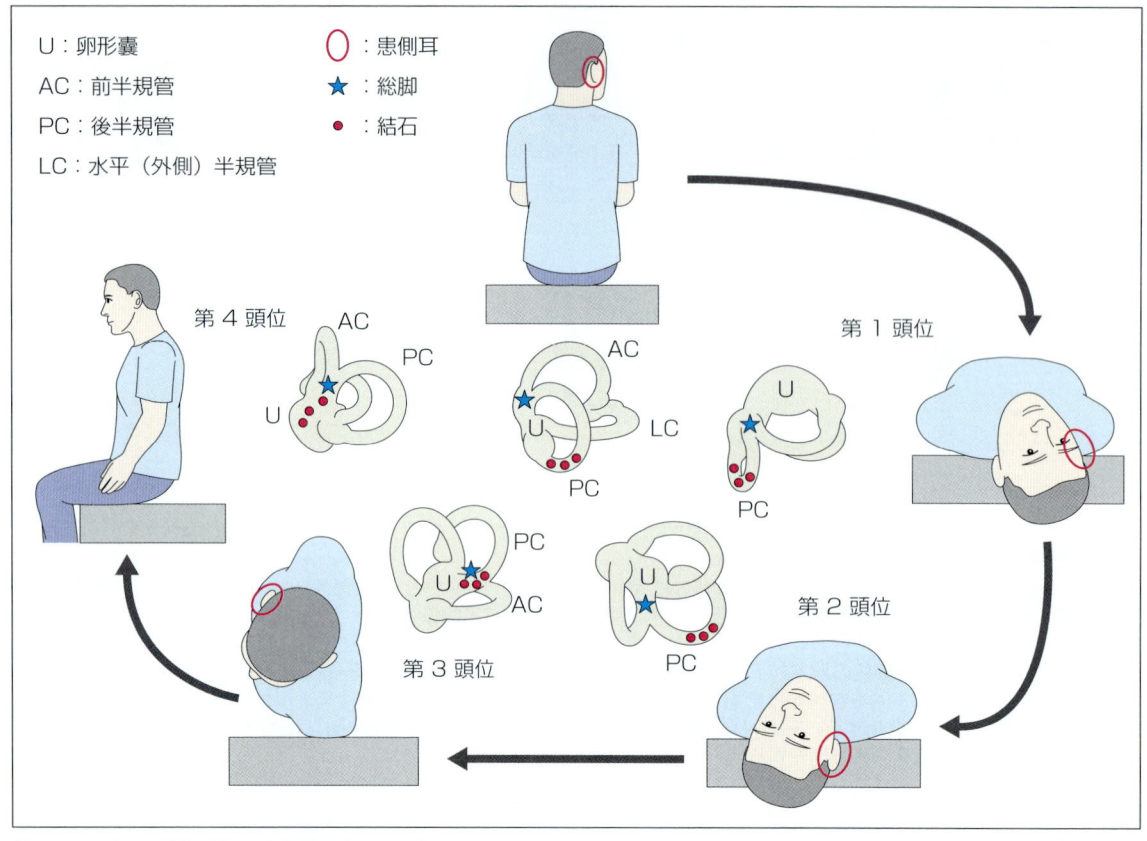

U：卵形嚢　　　○：患側耳
AC：前半規管　　★：総脚
PC：後半規管　　●：結石
LC：水平（外側）半規管

第4頭位　第1頭位　第2頭位　第3頭位

❹**Epley法の手技（右後半規管型BPPV）**
図のように浮遊耳石を総脚部を介して卵形嚢に移動させる.
＜プロトコール＞
①座位で患側に45°向いて，頭位を保ったまま横臥させ頭位を30°懸垂させる（第1頭位）.
②健側へ頭を90°回転させて，健側向き45°で懸垂頭位にする（第2頭位）.
③体幹とともに健側へ頭を90°回転させて，仰臥位から135°（健側臥位から45°）の鼻下頭位にする（第3頭位）.
④頭位を保ったまま座位に変換して，頭位を20°正面下にする（第4頭位）.

（山中敏彰．Equilibrium Res 2006[8]）より改変）

❺**Epley法施行のピットフォールとコツ**

	頭位と眼振の特徴	ピットフォール	対処法と手技のコツ
第1頭位	いわゆるHallpike頭位．結石の移動が大きいため，強いめまいと眼振が生じる．	強いめまいのため，患者が抵抗を示し，十分な懸垂が保てない場合がある．	横向き45°頭位が保たれていれば，OK．第2頭位で十分な懸垂をとればよい．
第2頭位	Epley法成功の鍵となる頭位．結石の移動が少ないので，めまい・眼振は弱い．	結石の移動が不良であると，第3頭位への変換で結石が残存・逆戻りする．	結石を最下部まで移動させる．そのために，・懸垂を十分に行う．・tapping回数を増やす．・頭位維持に時間をかける．
第3頭位	効果を推測できる頭位．眼振は比較的出現しやすい．眼振が同方向なら成功の可能性が高い．	前半規管へ移動する可能性がある．逆向きの眼振が出現することがある．	うつむきすぎないようにする．第1頭位からやり直す．
第4頭位	卵形嚢へ返還される頭位．めまい・眼振とも出現しにくい．	結石は卵形嚢斑で不安定状態にある．水平（外側）半規管へ移動する可能性がある．	頭位の保持に時間をかける．前下方へ20〜30°，健側外下方へ10°，頭位を傾ける．

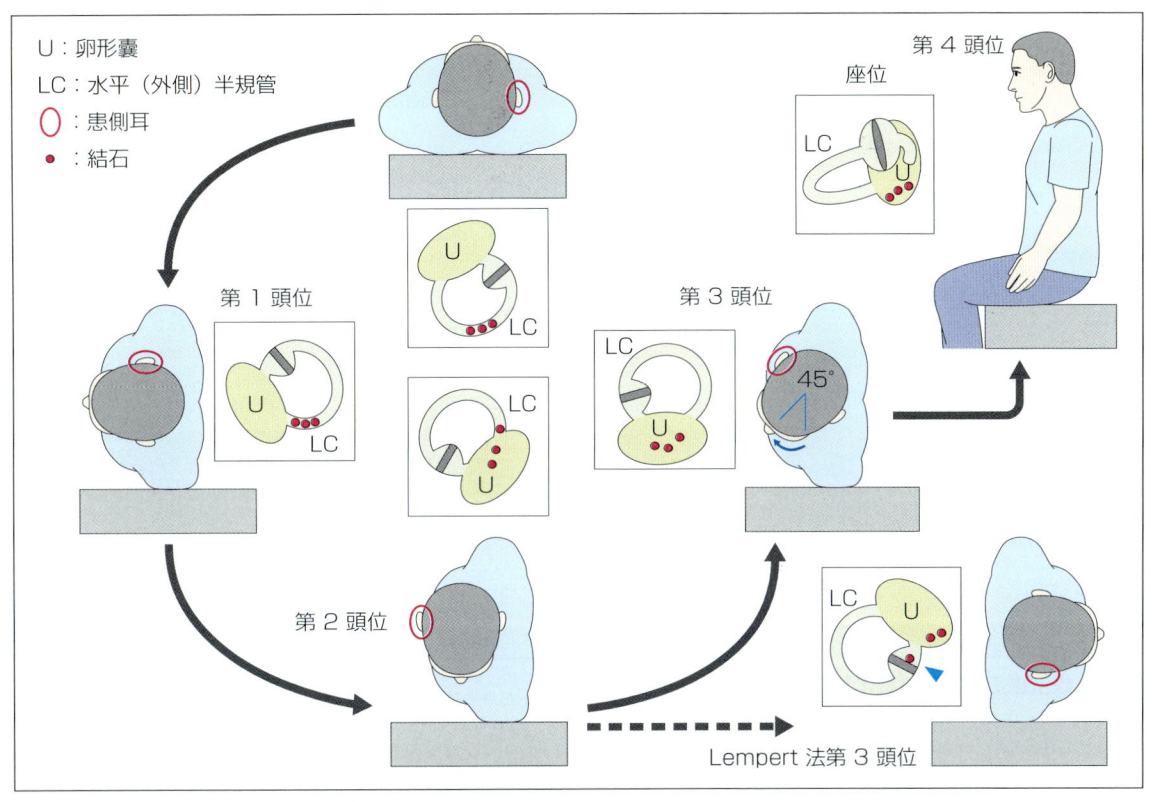

❻**Half-Roll法の手技（水平〈外側〉半規管型BPPV）**

<プロトコール>
①仰臥位から健側（左）方向に頭と体幹を90°回転させ，健（左）側臥位にする．（第1頭位）．
②体幹はそのままにして（側臥位のままで），頭のみを健側（左）方向にさらに90°回転させ，頭位を向地性にする（第2頭位）．
③患（右）側へ45°頭位を回転させ，同頭位をしばらく維持する（第3頭位）．
④座位にして，頭位を20°正面下にする（第4頭位）．
Lempert法の第3頭位（仰臥位から健側へ270°回転）では，卵形嚢へ返還された結石が水平半規管膨大部へ移動する（▶）可能性があるので，本方式では第2頭位から患側へ45°回転させた位置を第3頭位としている．この頭位では外側半規管（膨大部側と管脚側）の入口部が上方に，卵形嚢が最下方に位置することから，返還結石の半規管への排出を予防できる．

（山中敏彰．Equilibrium Res 2006[8]より改変）

> **Advice　Half-Roll法のアドバイス**
>
> 各頭位共通：水平（外側）半規管内の結石は動きにくいので，Epley法よりもtappingを頻用し，各頭位維持に時間をかける．
> 第1頭位：結石が最も長く移動するので，めまいと健側向きの水平性眼振が顕著に出現する．
> 第2頭位：結石が卵形嚢に移動するので，めまいと眼振は微弱である．tappingを十分に行って，結石を卵形嚢へ完全に移動させる．
> 第3頭位：眼振が出現しなければOK．逆向きの患側向き眼振が出現すれば，結石は逆戻りした可能性がある．

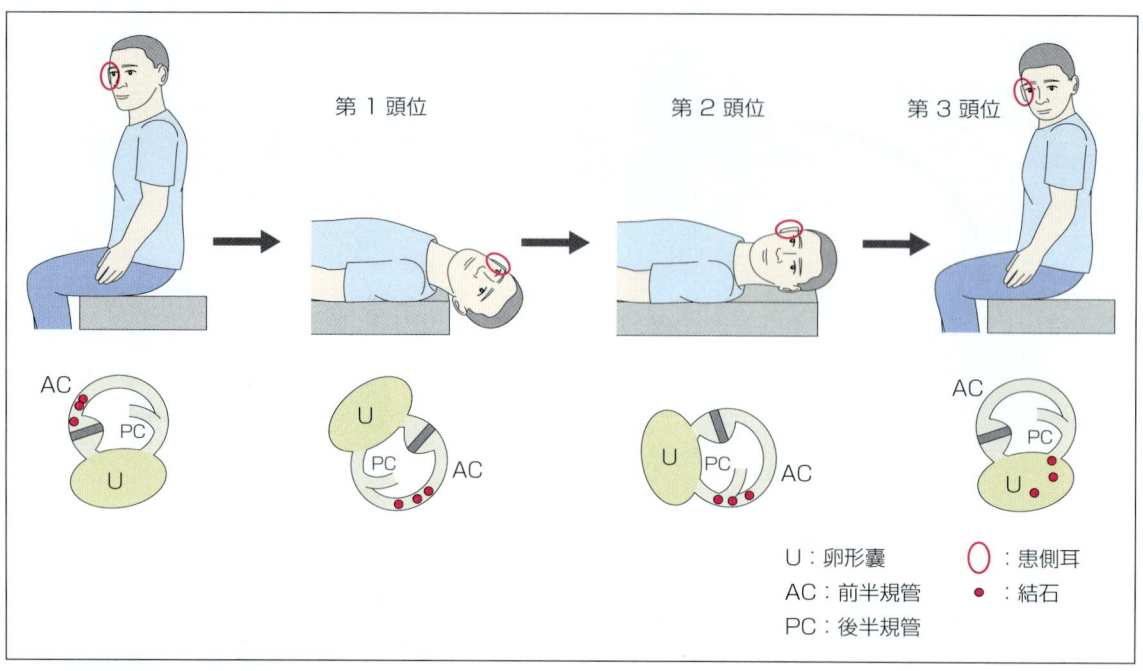

U：卵形嚢　　○：患側耳
AC：前半規管　●：結石
PC：後半規管

❼ AC 頭位療法の手技（前半規管型 BPPV）

＜プロトコール＞
①座位で45°健（左）側を向いて，頭位を保ちながら臥して，できるだけ（45°以上）大きく懸垂させる（第1頭位）．
②頭位を健側にさらに少し回転（15°程度）させ，45°以上健側を向いての臥位（60°程度の健側臥位）にする（第2頭位）．
③座位にして20°頭位を下げる（第3頭位）．

> **Advice** AC（前半規管型）頭位療法のアドバイス
>
> 第1頭位：懸垂頭位をできるだけ大きくとって，さらに Tapping を駆使し膨大部近傍の結石が管脚側へ移動するよう促す．
> 第2頭位：PC に陥入する可能性があるので，健側方向に頭位を回転させるとよい．結石が第3頭位（座位）への変換で逆移動しないように，結石を最下点まで進めるようにする．

前半規管型

- 非常にまれな病型であるので治療法は確立されていない．前半規管の解剖学的位置関係から結石が迷入することはまれであるが，いったん入り込むと，膨大部付近に存在するので，排出されにくい．
- ❼に筆者が行っている前半規管型（AC）頭位療法の手法を示す．

難治症例

- 通常，Epley 法や Half-Roll 法などの頭位治療により，BPPV 管結石症のほとんどが治癒するが，なかには治療に抵抗を示す難治症例が経験される[8,11]．このような難治例では結石が半規管壁に付着していることや返還された結石が再び半規管に移入することがその病態として推察されるので，頭位治療の直前に HtH 法（❸）を用いて結石を半規管内で遊離させることや，頭位治療直後に頭位保持法（❽）で結石を卵形嚢斑に定着させることが効果的である．
- BPPV 理学療法の概念に基づいた①遊離（Release：R），②移送（Transport：T），③定着（Stabilization：S）の3段階から構成される複合療法（RTS 療法〈仮称〉）を行うことが難治症例には有用な方法として提唱されている[7]．

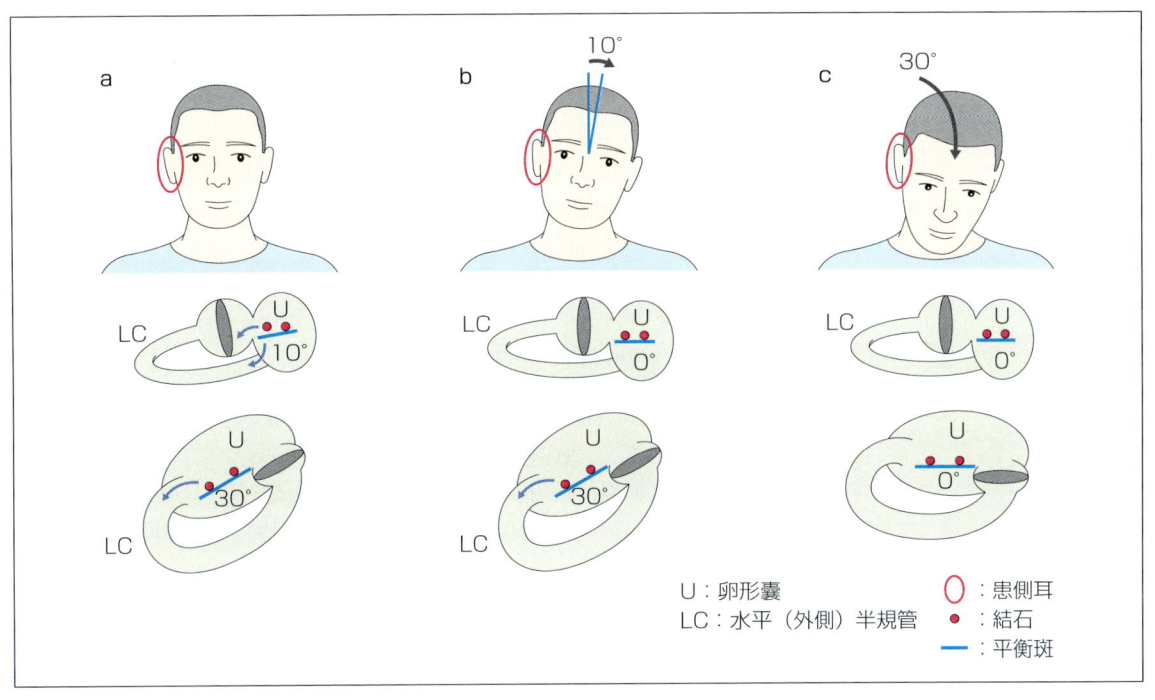

U：卵形嚢　　　　　　　　○：患側耳
LC：水平（外側）半規管　　・：結石
　　　　　　　　　　　　　―：平衡斑

❽頭位保持法

頭位を正面視（a）から健側外下方へ約10°（b），前下方へ約30°（c），傾斜させて30分間一定に保持する．
卵形嚢平衡斑はaの正面視頭位では前上方に30°，外側下方に10°の傾斜を有する．bの頭位に変換すると左右傾斜が水平化し，さらにcの頭位で前後傾斜が水平化し，卵形嚢平衡斑と水平（外側）半規管は同一水平面に位置することになる．図は患側が右耳の場合の方法を示す．上段に頭位のシェーマ，中段と下段にそれぞれ前方向と右外側方向からみた右卵形嚢平衡斑（――）の傾斜と右外側半規管の位置関係を示す．
aとbの状態では卵形嚢平衡斑は傾斜しているので，卵形嚢平衡斑上の結石はすべりやすく（→），水平（外側）半規管の膨大部や管脚に移動する可能性がある．

（山中敏彰．Equilibrium Res 2006[8]より改変）

> **Column　頭位保持法**
>
> 　返還された結石を平衡斑上に静止させるよう，卵形嚢平衡斑が水平位となる頭位を一定時間保持する手法である．
> 　頭位治療により卵形嚢に返還された結石は平衡斑上で不安定に存在しており，日常動作に移ると容易に平衡斑より再度剝脱されることが推測される．このような観点から，頭位治療直後に卵形嚢に返還された結石を平衡斑上に定着・安定化させて，結石の再剝脱・再排出の予防を目的とした頭位保持法が当科により開発されている．

BPPV理学療法のinstruction（動機づけと生活指導）

- BPPV理学療法に関して，患者がその概念や目的，理論，さらには具体的な方法を理解（動機づけ）していれば，スムーズな進行が可能である．たとえば患者にも能動的に体位変換をしてもらうと[*1]頭位の変換が容易になされ，結石のより正確な移動が導かれる．当科では❾に示したようなinstructionを試み，施行に際して協力が得られるように努めている．

★1　Epley法の第2から第3頭位への変換など．

❾ BPPV 理学療法のインストラクション（動機づけと生活指導）

施行前の instruction	
・BPPV 理学療法の概念や目的，理論を説明（動機づけ） ・VTR または実演で頭位治療の手法を説明． ・施行中の患者の協力が重要であることを伝える． 　体位変換のみ行う．（頭位の変換は施行者が施す） 　頸の力を抜いて施行者の誘導のとおり頭位を移動させる． 　めまいが生じても，体動させず，頭位を保ち，眼を閉じない．	
施行後の instruction	
当日： （就寝前まで）	・upright position を保つ． ・頭位変換をしない． 　（上のものや下のものは頭位を変えずに取る）
1 週間： （次回診察まで）	・運動（頭部を振動させるような激しい）は禁止． ・患側耳が下となる頭位・体位はなるべく避ける．

（山中敏彰．Equilibrium Res 2006[8]）より改変）

● 治療後には，卵形嚢に返還された結石が維持されるよう，施行当日は就寝前まで upright 姿勢を保ち，1 週間は内耳に振動を与えるような激しい運動を避けるように指導している．

（山中敏彰）

引用文献

1) Epley JM. The canalith repositioning procedure：For treatment of benign paroxysmal positional vertigo. Otolaryngol Head Neck Surg 1992；107：399-404.
2) Semont A, et al. Curing the BPPV with a liberatory maneuver. Adv Otorhinolaryngol 1988；42：290-3.
3) Lempert T, Tiel-Wilck T. A positional maneuver for treatment of horizontal-canal benign positional vertigo. Laryngoscope 1966；106：476-8.
4) 日本めまい平衡医学会診断基準化委員会編．良性発作性頭位めまい症診療ガイドライン（医師用）．Equilibrium Res 2009；68：218-25.
5) 鈴木　衞．良性発作性頭位めまい症のメカニズムに関する一考察．耳鼻咽喉科・頭頸部外科 1998；70：232-9.
6) 武田憲昭．良性発作性頭位めまい症—臨床疫学と病態生理．耳鼻臨床 2001；94：763-76.
7) 山中敏彰．後半規管型 BPPV の病態と臨床像．JOHNS 2006；22：11-8.
8) 山中敏彰．難治性 BPPV の治療—対応と処置．Equilibrium Res 2006；65：144-55.
9) Brandt T, Daroff RB. Physical therapy for benign paroxysmal positional vertigo. Arch Otolaryngol 1980；106：484-5.
10) 山中敏彰ほか．水平（外側）半規管型 BPPV クプラ結石症に対する新規治療法—側方頭部傾斜・跳躍運動によるクプラ結石遊離の試み．Equilibrium Res 2010；69：127-33.
11) 肥塚　泉．難治性良性発作性頭位めまい症．JOHNS 2005；21：1251-4.

第4章 めまいの治療法

めまいの理学療法

めまいの運動療法, リハビリテーションはどのように行うか①

　めまいの治療には大きく分けて薬物治療と非薬物治療がある. 薬物治療は必要である. しかし, 前庭神経炎後遺症やハント（Hunt）症候群後遺症, 治りにくい BPPV などの薬物治療には医師だけでなく, 患者も限界を感じている. そこで, めまい治療に運動療法, リハビリテーション（以下, めまいリハ）があることを知り, 取り入れて頂きたい.

　医師は患者のめまい発作が激しいときは, 安静臥床を勧める. その後, 座位が可能になる時期には, 患者に体を動かすことを推奨する. 実はこれがめまいリハの始まりである. 安静を取り続けると, めまいが慢性化し, めまい, ふらつきがずっと続く状態に陥る. 今回, すべての医師が簡単に外来で指導できるめまいリハを解説する.

安静を取り続けるとめまいは慢性化する

めまいリハのコツと実践

- めまいリハは平衡機能回復を目的とした訓練で, 運動するときの体のズレを修正する機構（立ち直り障害）を回復させる. 医師は患者の病的眼振を診察するが, めまいリハはこの眼振を軽減する. 努力した練習の効果や, 習得された機能は, 小脳に学習記憶される[1,2].
- めまいリハは, 目（視刺激）, 耳（頭部運動による前庭刺激）, 首（頸部の運動）, 足の裏（直立, 歩行など深部感覚刺激）の反復刺激で構成されている.

★1
その他, 速く横に視線を変えるリハビリ1番「速い横」と, 縦に目線を変えたときにふらつく患者に対してリハビリ2番「速い縦」・リハビリ4番「ゆっくり縦」を指導する（p.209 参照）.

■ 座位でのレッスン

- 座位でのレッスンから紹介する. これには, レッスン1と2がある[2].

レッスン1

- 目線を変えたときにふらつく患者に対して施行する. そのなかで左右方向に視線を緩徐に動かすときのめまいにはリハビリ3番「ゆっくり横」（❶）を指導する[★1].
- ❶の活用方法は"車窓の景色, 自転車が目の前を通過するときにめまいがある"と患者からの訴えがあるとき, 医師は図のようなポーズを患者にとらせて施行させる.

●頭は動かさない. 左手であごを押さえ, 右手を左右に動かし, 目で追う.

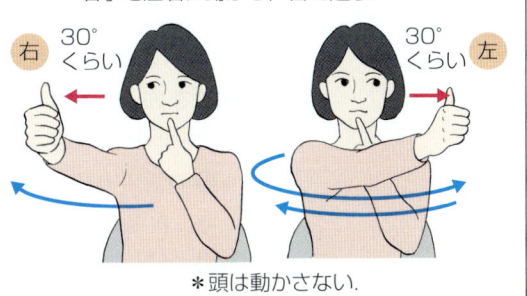

右 30°くらい　　左 30°くらい

＊頭は動かさない.

❶ リハビリ3番：ゆっくり横に目線を動かしたときに推奨するリハビリテーション
（新井基洋. めまいは寝てては治らない. 中外医学社; 2012[2] より）

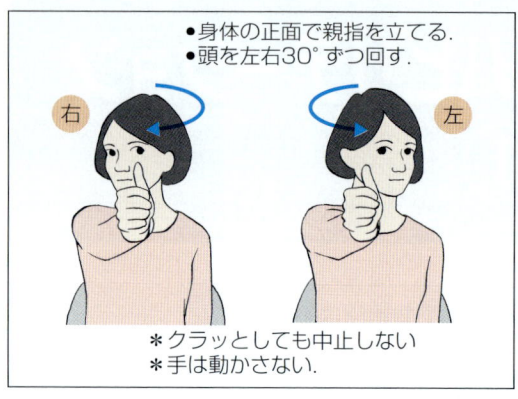

- 身体の正面で親指を立てる．
- 頭を左右30°ずつ回す．

右　　左

＊クラッとしても中止しない
＊手は動かさない．

❷ リハビリ5番：振り返るときにめまいがあるときの推奨リハビリテーション
（新井基洋．めまいは寝てては治らない．中外医学社；2012[2)]より）

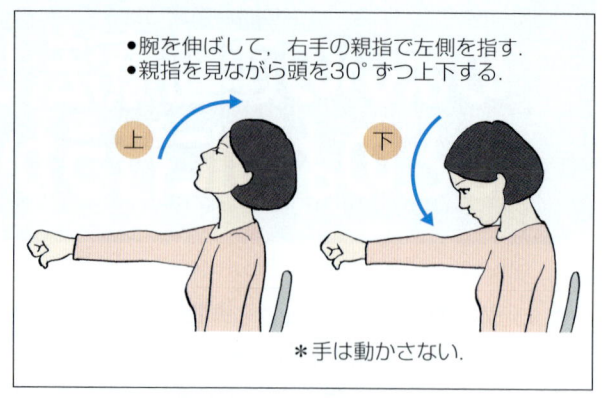

- 腕を伸ばして，右手の親指で左側を指す．
- 親指を見ながら頭を30°ずつ上下する．

上　　下

＊手は動かさない．

❸ リハビリ6番：頭を上下に動かしたときにめまいがあるときの推奨リハビリテーション
（新井基洋．めまいは寝てては治らない．中外医学社；2012[2)]より）

❹ リハビリ11番：立位，歩行時のふらつきに推奨リハビリテーション

50歩足踏みに際して，患者によくこの曲がり方，こんな角度は心配ではないのか？と質問を受ける．そこで筆者は患者への大まかな説明として，偏倚角度の目安として，以下のようなアドバイスをしている．

　45＞角度≧0　　正常
　90＞角度≧45　めまい予備群
　角度≧90　　　めまい群

（新井基洋．めまいは寝てては治らない．中外医学社；2012[2)]より）

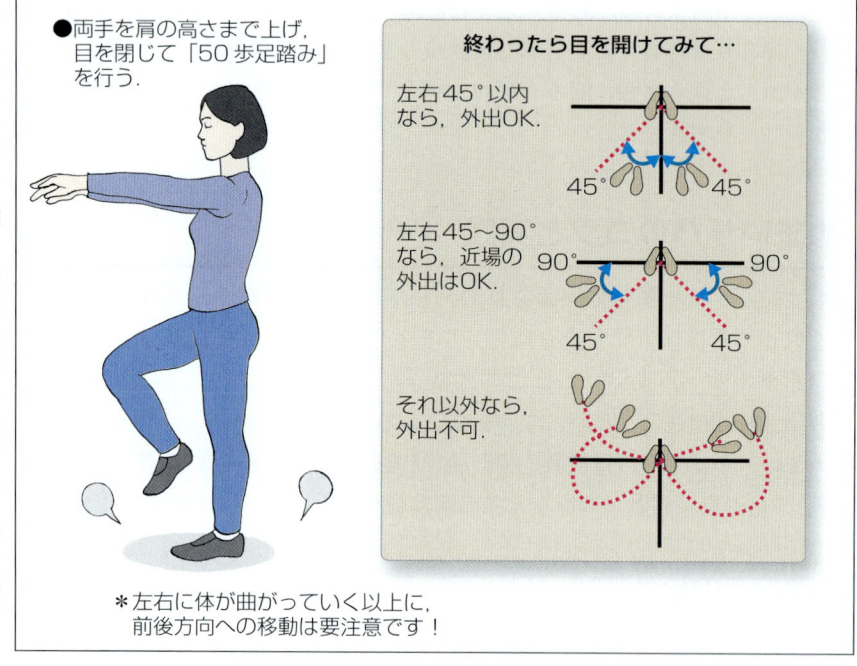

- 両手を肩の高さまで上げ，目を閉じて「50歩足踏み」を行う．

終わったら目を開けてみて…

左右45°以内なら，外出OK．

左右45～90°なら，近場の外出はOK．

それ以外なら，外出不可．

＊左右に体が曲がっていく以上に，前後方向への移動は要注意です！

レッスン2

- 頭を動かしたときにふらつく患者に対してリハビリ5番「振り返る」（❷）とリハビリ6番「上下」（❸）の2つを指導する．
- ❷の活用方法は"振り返るときにクラッとする"と患者からの訴えがあるとき，医師は図のようなポーズを患者にとらせて施行させる．
- ❸の活用方法は"頭を上下に動かすときにクラッとする"と患者からの訴えがあるとき，医師は図のようなポーズを患者にとらせて施行させる．

■ 立位でのレッスン

- 続いて，立位でのレッスンを紹介する．これには，レッスン3と4がある[2)]．

リハビリテーション施行の注意点は，①安定した固くて平らなところで行う，②すべての練習は，毎日練習することが望ましい，③立位の運動は，ペアで行って転倒を防止することが必要である．

レッスン3
- 立ったときのふらつく患者に対してはリハビリ11番「50歩足踏み」（❹）を指導する[★2]．
- ❹の活用方法は"歩いていると身体が左にとられる，まっすぐ歩けない"と患者からの訴えがあるとき，医師は図のようなポーズを患者にとらせて施行させる．耳鼻咽喉科医は偏倚検査としての足踏みを多用するが，検査でもあり，めまいリハとして活用できるのである．

レッスン4
- 歩行時にふらつく患者に対しては以下のリハビリテーションを指導する．
- リハビリ14番・15番「5m直線歩行・5m継ぎ足歩行」とリハビリ16番「ターン」，リハビリ17番「ハーフターン」をさらに指導する．とくに，"角を曲がるときにめまいがしそうになる"と患者からの訴えがあるときに勧めるリハビリテーションである．

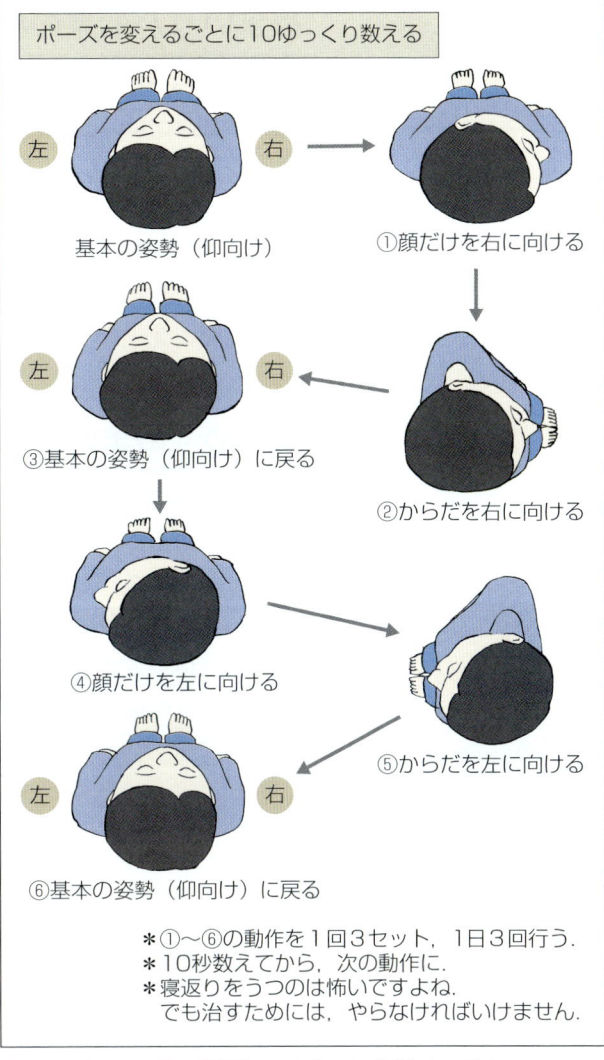

ポーズを変えるごとに10ゆっくり数える

基本の姿勢（仰向け）
①顔だけを右に向ける
②からだを右に向ける
③基本の姿勢（仰向け）に戻る
④顔だけを左に向ける
⑤からだを左に向ける
⑥基本の姿勢（仰向け）に戻る

＊①～⑥の動作を1回3セット，1日3回行う．
＊10秒数えてから，次の動作に．
＊寝返りをうつのは怖いですよね．でも治すためには，やらなければいけません．

❺リハビリ18番：寝返りのめまいに推奨リハビリテーション
（新井基洋．めまいは寝てては治らない．中外医学社；2012[2]）より）

■ 仰臥位でのレッスン
- このリハビリテーション施行の注意点は，①安定した固くて平らなベッドなどで行う，②不得意な左右方向でも施行することが必要である．

レッスン5
- 寝る，起きる，寝返りがうてない患者に対してはリハビリ18番「寝返り」（❺）を指導する[★3]．
- ❺の活用方法は"めまいで寝返りがうてず，一方でしか寝れない"と患者からの訴えがあるとき，医師は図のようなポーズを患者にとらせて，頭位，体位の変換は指示時間を守らせて施行させる．
- 難治性のBPPVや患側不明または両側BPPV症例，水平半規管クプラ型BPPVに対してのリハビリテーションとして活用を勧めたい．

[★2]
ふらつきが大きい患者に対してリハビリ8番「立つ，座る」，リハビリ9番・10番「立位開脚・立位閉脚」，リハビリ12番「継ぎ足」，リハビリ13番「片足立ち」を指導する．

[★3]
リハビリ19番「寝起き」は今回未提示である．

めまいリハ効果の根拠

- めまいリハが効くことは，フィギュアスケート選手が見せる回転で選手たちは目を回さないことに相通じる．
- これを，医学的に説明したのが「バラニーの回転椅子」である[2]．この椅子を用いた回転後眼振検査は，何度も行うとこの眼振が出にくくなる現象を認める．これを"RD（response decline）現象"といい，小脳片葉を介する前庭神経核抑制で起きる[1,2]．このことが，平衡障害におけるリハビリテーションの基礎となっている．

まとめ：めまいリハの勧め

- 当院では1996年から，入院でのめまいリハを実施してきた[2,3]．これは，めまいリハの祖であるCawthorne-Cookseyの提唱するリハビリテーションを改変したもので，集団で行っている．
- めまいの原因は多様であるが主な原因である前庭機能障害の回復には小脳の中枢代償が重要な役割を果たしている．ぜひ，明日からのめまい治療にめまいリハを導入して頂きたい★4．

（新井基洋）

★4
残念なことに，現在このめまいリハ手技は保険適用外である．今後保険適用に向けて日本中のめまいを診る耳鼻科医がその必要性を検証して頂きたい．

引用文献

1) 徳増厚二．めまいのリハビリテーション．JOHNS 2001；17：825-9．
2) 新井基洋．めまいは寝てては治らない．実践！めまいを治す23のリハビリ．第3版．東京：中外医学社；2012．p.2-68．
3) 新井基洋ほか．めまい集団リハビリテーションの治療成績（第1報）―身体機能検査と心理学的検査を用いて．Equilibrium Res 2010；69：225-35．

第4章 めまいの治療法

めまいの理学療法

めまいの運動療法,リハビリテーションはどのように行うか②

めまいや平衡障害例に対しては,薬物治療が主に行われており,多くは治癒する.しかし,その経過には個人差があり,一部の例ではめまいやふらつきが長く続くことがある.このように症状が持続する例や,発症早期でも症状が重い例や改善が遅れると思われる例に対して,平衡訓練を中心としたリハビリテーションが有効である.たとえば両側内耳障害をきたした例や前庭神経炎のように高度内耳障害をきたした例では,めまいや平衡障害により日常生活への支障は強く,改善に要する期間は長い.

平衡訓練は,前庭系,視覚系,自己受容器系などへの反復刺激を加えることにより,めまいや平衡障害を改善することを目的としている.

本項ではわれわれが実施している平衡訓練方法について述べる.われわれは亜急性期や慢性期のめまい・平衡障害例に対して主に平衡訓練を行っているので,その詳細を述べる.

> 両側内耳障害をきたした例や高度内耳障害をきたした例では,改善が遅れ,リハビリテーションが有効である

平衡訓練の対象となる疾患

- 日本平衡神経科学会が,平衡訓練の基準を示している[1].
- 平衡訓練の対象は,以下のように,
  ①障害が治癒する可能性のあるもの(一時的障害)として,前庭神経炎(迷路反応回復例),良性発作性頭位めまい症
  ②障害が横ばい状態のものとして,内耳炎,中毒性内耳障害,内耳挫傷,前庭神経炎(迷路反応低下固定例),脳血管障害,頭頸部外傷後遺症,聴神経腫瘍術後,先天性内耳発育障害
  ③障害が進行していくものとして,めまい・平衡障害の持続するメニエール病,両側高度迷路障害

が示されている.

平衡訓練計画の進め方 ❶

■ めまい・平衡障害の診断

- めまい・平衡障害例に対しては,詳細な問診と検査により病巣診断と障害の程度診断を行うことが基本である.
- そのうえで,めまい・平衡障害が一時的であるか,障害が永続的で回復が横ばい状態であるか,進行状態にあるかを判断する.とくに機能障害,能力

```
めまい・平衡障害の病巣
・程度診断
      ↓
能力低下の評価
日常生活におけるめまい
・平衡障害調査票による
評価
平衡機能検査による評価
      ↓
訓練項目の選択
      ↓
訓練方法の指示
      ↓
訓練効果の評価と
訓練項目の再選択
```

❶平衡訓練計画の流れ

低下，社会的不利の面から評価し，平衡訓練の対象となるか否かを検討する．

能力低下の把握

- 能力低下の把握は，日常生活動作（activities of daily living：ADL）の支障度を患者の訴えと平衡機能検査の両面から把握し評価する[2]．

ADL の支障度

評価項目

- 当科では，頭位・体位変換，固視，直立，歩行，回転，応用動作の各動作について問診あるいは実際に行ってもらい，岐阜大学方式による日常生活におけるめまい・平衡障害調査表を用いて能力低下を調査する（❷）．

評価基準

- 各項目で「支障を認めない」を4点，「独力で可能（実用性あり）」を3点，「独力で可能（実用性なし）」を2点，「人・物などの介助が必要」を1点，「まったく不能」を0点として5段階評価する．

平衡機能検査

評価項目

- ADLの各動作に類似した能力低下把握のための岐阜大学方式の平衡機能検査を用いる（❸）．
- 眼球運動に関しては注視固視運動，追従眼球運動，左右交互注視運動を検査する．
- 頭部運動は前後屈，左右傾，左右捻転運動を5往復検査する．
- 側方注視は眼と頭の共同運動で行う．
- 前後屈，左右傾，左右捻転の体幹運動．
- 開眼・閉眼で両脚，マン，単脚の直立検査．
- 足踏み（開眼，閉眼）．
- 座位から起立して歩行し，方向転換する歩行運動．
- 自動回転運動（開眼，閉眼で右回転，左回転，5回転）．
- 開眼で半径50 cm，5周，右回転，左回転の円周歩行．
- 踏み台の昇降運動を行う．
- 重心動揺検査（60秒間，開眼，閉眼）．
- 歩行検査（10 m開眼，閉眼）を行う．
- 平衡訓練開始前には，これら全項目は評価しておくのがよい．

Advice　頭部運動訓練のポイント

①頭部運動の訓練方法の具体的方法を述べる．正面に固視できる視標（文字や数字）をおき，視標を固視しながら頭部を左右，前後に振る．
②約20〜30°の振幅で行う．
③訓練開始時は3秒程度で1往復のゆっくりとした運動とする．
できるようになったら，可能な限り早い頻度まで行うこととする．
④1分間左右運動を行い，その後，数分休憩し，その後1分間前後運動を行う．
⑤可能な限りいろいろな頻度で頭部運動を行うことが重要である．

❷日常生活動作の支障度

項目		動作内容	評価点	補足
頭位・体位変換	1	頭位を変える	4	
	2	体位を変える	4	
	3	ベッド上に体を起こす	1	つかまってゆっくり起きる
	4	ベッドから床の上に立つ	1	つかまってゆっくり起きる
固視	1	正面の目標をみつめる	4	
	2	側方の目標に眼をむけてみる	3	少しゆれる
	3	側方の目標を眼と頭を動かしてみる	3	少しゆれる
	4	動作中目標物をみる	4	
	5	歩行中目標物をみる	3	
直立	1	いすから立ち上がる	1	杖をついて立ち上がる
	2	いすに腰を下ろす	1	杖をついてすわる
	3	立位を保持する	2	開足すれば立てる
	4	顔を洗う	1	洗面台にもたれて洗う
	5	ズボンをはく	1	ものにつかまってはく
	6	前かがみになって床上のものを拾う	1	支えあればできる
	7	上向いて棚から物をとる	1	支えあればできる
	8	頭, 体を横に傾ける	1	支えあればできる
歩行	1	明るいところで歩く	1	杖をついて歩く
	2	暗いところで歩く	0	歩けず
	3	傾斜面を歩く	1	てすりにつかまれば可能
	4	階段をのぼる	1	てすりにつかまれば可能
	5	階段をおりる	1	てすりにつかまれば可能
	6	細い道を歩く	1	杖があれば可能
	7	凸凹道を歩く	1	杖があれば可能
	8	溝をまたぐ	1	杖をついてもふらつく
回転	1	横の物をとる	1	杖, ものにつかまれば可能
	2	立った姿勢で方向を変える	1	杖, ものにつかまれば可能
	3	歩行中方向を転換する	1	杖, ものにつかまれば可能
応用動作	1	屋外を歩く	1	杖をついて歩く
	2	横断歩道を歩く	1	杖をついて歩く
	3	自動車に乗る(運転する)	1	つかまる
	4	バスに乗る	1	てすりにつかまれば可能
	5	自転車に乗る	／	
	6	トイレを使う　洋式	1	てすりにつかまる
	7	和式	／	
	8	入浴	1	てすりにつかまる
	9	掃除をする	1	てすりにつかまる
	10	炊事をする	1	ものにつかまる
	11	立仕事をする	1	ものにつかまる

岐阜大学方式による日常生活におけるめまい・平衡障害調査表による症例の訓練前の支障度を示した. ▇は評価点で3以下の支障を認めた項目. 支障の具体的内容も記載している.

❸ ADLの各動作に類似した能力低下把握のための平衡機能検査

項目		評価結果	項目		評価結果
眼球運動	注視固視	良好	足踏み	開眼	ふらつき大
	追従	良好		閉眼	転倒
	左右交互注視	良好	歩行 起立，歩行		ゆっくり可能，ふらつく
頭部運動	前後屈	13秒　浮動感	方向転換		ゆっくり可能，ふらつく
	左右傾	15秒　浮動感	自動回転	開眼　右回転	不能
	左右捻転	15秒　浮動感	（5回転）	左回転	不能
側方注視		良好		閉眼　右回転	不能
（眼と頭の共同運動による）		ゆっくりしている		左回転	不能
体幹運動	前後屈	後屈で後方転倒	円周歩行	右回転	不能
	左右傾	転倒傾向	半径50cm，5周	左回転	不能
	左右捻転	ふらつく	昇降		支えあれば可能
直立	両脚　開眼	中等度動揺	重心動揺	開眼	4.9×4.8　びまん型
	閉眼	高度動揺	X×Y cm	閉眼	6.7×6.7　びまん型
	マン　開眼	不能	歩行検査	開眼	32歩23秒ややよろめく
	閉眼	不能	（10m歩行）	閉眼	25歩23秒4.8mよろめく
	単脚　開眼	不能			
	閉眼	不能			

症例の岐阜大学方式の平衡機能検査の訓練前の結果である．検査結果のみでなく，特徴的所見も記載しておく．▇は異常を認めた項目．

能力低下がみられる項目から，必要とする訓練項目を選択する

患者に共通して有用な方法は，頭部運動，両脚直立，足踏み，歩行である

■ 訓練項目の選択

- 能力低下がみられる項目から，必要とする訓練項目を選択する．
- 患者に共通して有用な方法は，頭部運動（前後屈，左右傾，左右捻転を開眼でそれぞれ5往復．とくに動揺視を訴える例では一点を固視させて行わせる），両脚直立（開眼，閉眼でそれぞれ30秒間），足踏み（開眼，閉眼でそれぞれ100歩），歩行（開眼で10m，方向転換を1回させる）である．

■ 訓練の指示

- 両脚直立，足踏み，歩行などの訓練では，はじめにふらつきが強いときにはものにつかまって開始する．
- 症状を悪化させない程度に行う．訓練時間は1回15〜30分，1日2〜3回，毎日自宅で訓練するように指導する．

■ 訓練効果の評価

- 筆者らは2週間ごとに来院した際に能力低下と平衡機能障害の程度を評価

> **Advice　側方注視訓練のポイント**
>
> ①前方の水平にある2つの視標をおき，頭部を2つの目標と同一線上におき，1つの目標を注視する．もう1つの目標に視線を移動させ，それから頭部を目標に向ける．
> ②頭部運動中は目標を注視する．これを反対側へも繰り返す．
> ③頭部運動の速度はいろいろと変化させて行う．

する．
- 簡単なものから難しいものへと訓練項目を選択していく．経過中，障害を認めなくなった訓練項目があれば，障害を認める項目を選択し，訓練するように変更する．訓練は目標とするレベルに達するまで続けて行う．
- 訓練効果が一定になった後も維持を図るように最低限の訓練を続けるようにする．

> **Advice　訓練指導のコツ**
>
> ①訓練項目はある程度絞って行わせる．
> ②頭部運動ではゆっくりから速く，弱くから強い順に程度を上げていく．
> ③がんばりすぎるとめまい感の悪化をきたし，訓練が長続きできないことを説明しておく．訓練の強度条件は最大努力の40〜50％で行うようにさせる．
> ④体調が悪いときは休ませる．
> ⑤自主的に続けることが重要で，少なくとも数か月続けることにより効果が表れることを説明しておく．
> ⑥効果を期待し希望をもたせるように励ます．

症例

患者：67歳，男性．両側メニエール病．
主訴：動作時の浮動感や歩行時のふらつきが続くため来科した．
平衡機能検査：岐阜大学方式による日常生活におけるめまい・平衡障害調査表に評価を記載した．支障の具体的内容も記載しておく（❷）．ADLの各動作に類似した能力低下把握のための岐阜大学方式の平衡機能検査を行い評価した（❸）．
評価結果：この例では頭位・体位変換，固視，直立，歩行，回転，応用動作の各動作で支障を認めた．平衡機能検査では頭部運動，側方注視，体幹運動，直立，足踏み，歩行，自動回転，円周歩行，昇降，重心動揺，歩行検査で障害を認めている．
平衡訓練：平衡訓練の内容を開眼頭部運動（前後屈，左右捻転），直立（両脚直立を開眼で30秒），足踏み（開眼でものにつかまって100歩），歩行（座位から起立，歩行して左右方向転換を各5回）と決めて訓練を開始した．
経過：訓練後28週で自覚的にも客観的にも訓練項目については改善を示したので，体幹運動（前後屈，左右捻転）と円周歩行を加えて訓練を6か月間継続した．

- めまい・平衡障害に対する平衡訓練によるリハビリテーションは長い期間と根気を要する．また患者自身の意欲がまず大切である．訓練を一定期間続けるためには，患者やその家族と医師の協力と努力が必要である．

（水田啓介）

引用文献

1) 時田　喬，原田康夫．平衡訓練の基準．Equilibrium Res 1990；49：159-67.
2) 澤井薫夫ほか．めまい・平衡障害例の平衡訓練成績．Equilibrium Res 1997；56：60-85.

めまいの理学療法
メニエール病に対する有酸素運動の効果

偶然から生まれた新治療

- メニエール病はこれまで，浸透圧利尿薬，増悪時にはステロイドの全身投与，難治例には内リンパ嚢開放術やゲンタマイシンの鼓室内投与が実施されてきた．しかし，これらは対症療法か破壊的治療で，難聴の進行予防に無力であった．
- 2006年8月に，罹病24年，8年間60dB前後に固定した難聴のメニエール病患者が受診し，たまたま有酸素運動を熱心に実践し，1年後に正常聴力に回復した[1]．この例にならって，過去4年間，発症誘因を軽減する生活改善と，非日常的な有酸素運動の実践，無投薬の治療を実施してきた．
- この結果，新治療は従来のいかなる治療よりも有効なことが判明している[2]．回転性めまいは有酸素運動の開始1か月でほぼ消失し，固定した難聴も新治療を継続することで，改善あるいは治癒する可能性がある．投薬の副作用や手術，鼓室内注入による後遺症もなく，現行治療に取って代わるべき治療といえる．

有酸素運動は現行治療に代わる有効な治療

新治療の具体的内容

- メニエール病患者と対照群の比較調査，発症誘因の調査から，患者は①自分を抑えて，②仕事に熱心に励む傾向が著しく強く[3]，努力に対して③報われない状態が続くと発症することが判明している．これらの結果と有酸素運動の効果から，以下の治療原則が生まれた．

熟睡の工夫
- 夜遅い夕食を避ける．
- 不眠があれば睡眠導入薬を処方する．

手抜き
- 我慢を減らす．
- 完璧主義や徹底的に行う習慣を改める．
- 少なくとも週日2回は早目に帰宅し，有酸素運動の実践に充てる．

気晴らし
- 発散手段を実践する．女性では友人とのおしゃべり，会食，歌を歌う，旅行など．男性では同僚との飲食，趣味の実践や運動など．

有酸素運動
- 少し息の上がる運動（心拍数100〜120/分）を，週3回以上規則的に，1回1時間以上，数か月間継続的に実施する．
- 患者の身体条件や好みに応じて，速歩，ランニング，エアロビックダンス，水中歩行，水泳，エアロバイク，ランニングマシンなどを行う．

治療成功のポイント

- メニエール病患者の多くは多忙な主婦や勤労者である．治療の成功には強い動機づけが不可欠で，以下の事実を丁寧に説明することが重要である．
  ①浸透圧利尿薬は対症療法にすぎず，難聴の進行予防には無効である．
  ②日常の多忙や心労，我慢しても報われない状況が，メニエール病の発症や増悪の要因である．
  ③投薬治療では一側の難聴が進行し，進行し切ると他側の耳にも発症する．
  ④有酸素運動を始めると体調が改善し，めまいはすぐに消失する．
  ⑤有酸素運動の継続で難聴の改善，治癒した例が多数に上っている．
  ⑥常識的あるいはお付き合い程度の運動では力不足で，生活時間の一部を運動に充てる必要がある．

> 治療の成功には強い動機づけが不可欠

> 十分な時間を運動に充てる

症例1　有酸素運動のきっかけとなった患者

患者：受診時66歳，男性，無職．

病歴：若いころ，鮮魚を搬送する長距離トラック運転手で，短い睡眠時間で仕事に励み，42歳で左メニエール病を発症した．48歳から18年間某大学病院で投薬治療を受けたが，めまいのため50歳で運転手を辞め，その後，左難聴が進行固定した（❶-a〜c）．

経過：発症24年目に受診し，左聴力は60 dB前後，右聴力は山型を示した（❶-d）．連日有酸素運動を実践し，右聴力は早期に正常に回復し，左聴力も4か月後から改善し始め，運動開始1年後に正常に回復した（❶-e, f）．

症例2　教訓的な患者

患者：受診時47歳，女性，既婚で会社役員秘書．

現病歴：2009年4月に上司が代わり，残業時間が月70時間に上り，同年7月右メニエール病を発症した．入院点滴や浸透圧利尿薬で改善せず，発症1か月後に受診し，右聴力は低音が40〜60 dBであった（❷-a）．

経過：5か月間休職してジムで有酸素運動を実施し，正常近くまで改善したが（❷-c），復職1か月で右難聴が再発した（❷-d）．残業を中止し，有酸素運動を継続して3か月後の退職直前には，ほぼ正常に改善した（❷-e）．退職後1年2か月の2011年8月現在，聴力は20 dB以内と完治している（❷-f）．

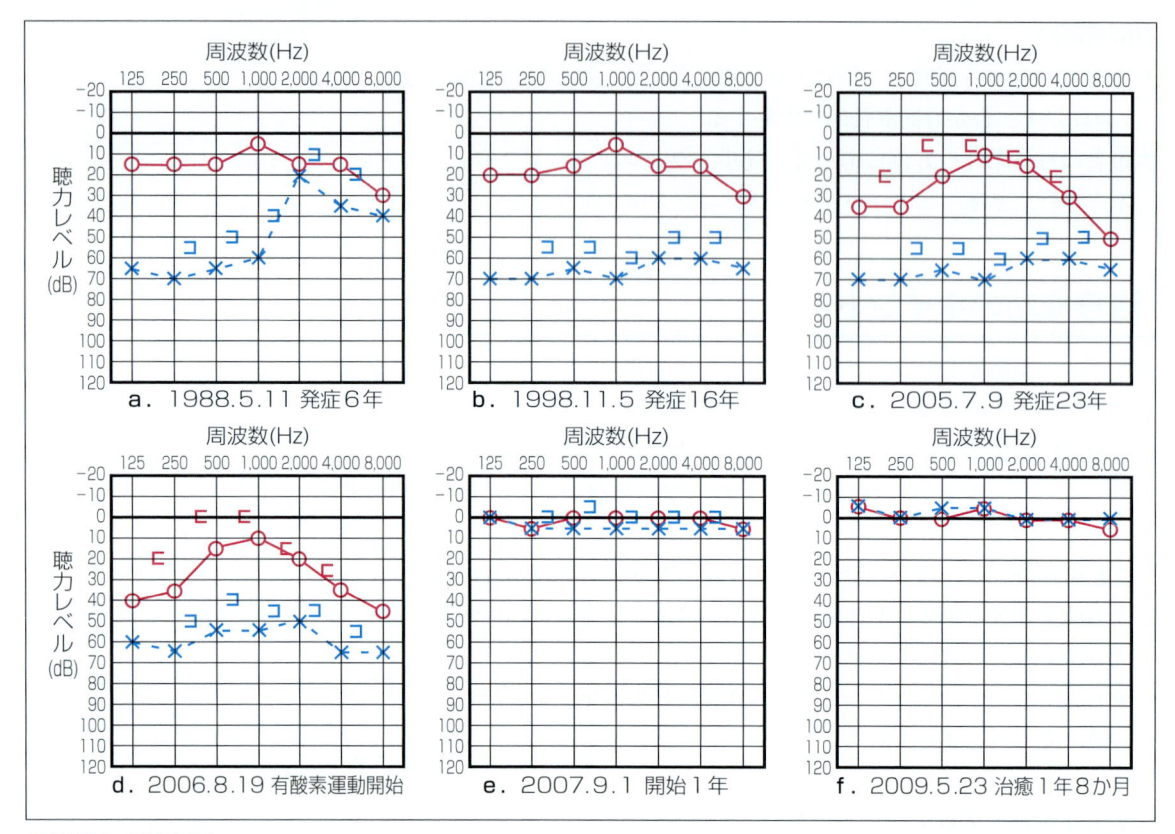

❶症例1の聴力図
上段は某大学病院の記録で，発症16年で左難聴が固定している．有酸素運動の実践1年後には，両耳ともに10 dB以内となった．

浸透圧利尿薬や内リンパ嚢開放術はなぜ無効か？

- メニエール病の病態は内リンパ水腫であるが，水腫がなぜ起こるかは不明である．
- 浸透圧利尿薬は血漿浸透圧を高め，内リンパ嚢開放術はドレナージにより減圧を目指すが，両者ともに中長期の成績は不良で，難聴の進行を予防できない．その理由は，メニエール病の病因が①内耳局所ではなく，②心労や我慢，多忙などが情動中枢を刺激し，③現状を忌避させる警報として，めまいや難聴を起こすためであろう．
- 内リンパ水腫は病気の結果にすぎず，原因である上流に対する対策が不可欠である．

メニエール病治療になぜ生活改善が必要か？

- これまでの調査とメニエール病患者485人の集計から，次の事実が判明している．
  ①メニエール病患者は我慢行動と熱中行動が著しく強く，周囲からの高い評

メニエール病患者は我慢や熱中行動が著しく多い

❷ 症例2の聴力図

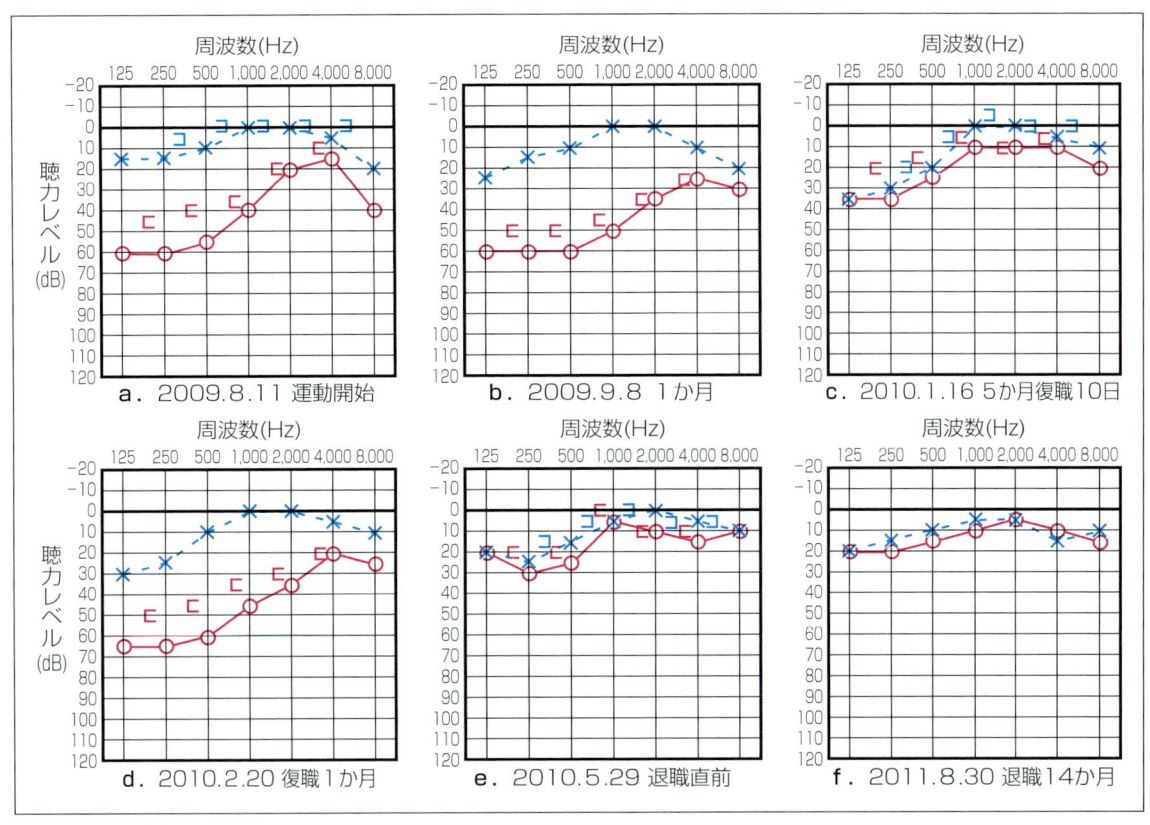

本例は発症早期に有酸素運動を実践し改善したが，職場復帰で再発した．有害な生活環境を改めない限り，症状が再発，進行することを実証している．

価を期待する傾向が強い．
②女性は兼業や育児，介護で，男性は職場で多忙な30歳代から50歳代に発症する．
③発症誘因の上位は多忙，職場ストレス，家庭内不和・トラブル，睡眠不足・不良，家族の病気・死，介護，育児である（❸）．
④不眠症の合併が35.3％と突出して高く，他に目立った合併症はない．
⑤初診時の全音域障害（全周波数≧40 dB）の割合が，罹病3か月以内では10％未満，罹病期間とともに増大し，20年を超えると80％超となる（❹）．

● これらの事実は，発症や増悪の有害要因が日常生活中にあり，これら歪が放置されているために症状が進行することを示している．

不眠症の合併が多い

有酸素運動の実践がなぜ有効か？

● めまいと難聴の治療成績を❺に示す．これまでの治療経験から，次の規則性が判明している[2]．
①罹病が長期よりも短期で，高音や全音域の障害よりも低音障害で治りや

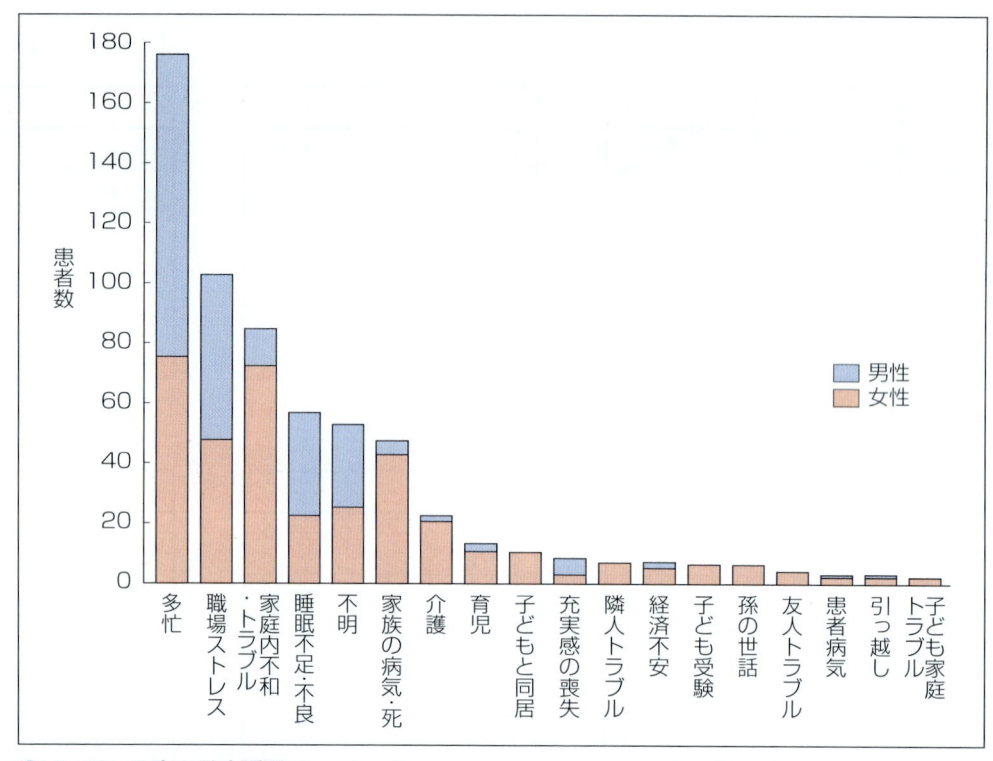

❸ メニエール病の発症誘因

メニエール病患者 485 人(男性 192 人，女性 293 人)の発症誘因(同一例で複数該当あり)．男性の上位は多忙，職場ストレス，睡眠不足・不良が大多数で，すべて職場にかかわる．女性の上位は多忙，家庭内不和・トラブル，職場ストレス，家族の病気・死，睡眠不足・不良，介護，育児と続き，多くが家庭や家族に関連する．男女で多忙，心労は共通するが，内容が異なる．

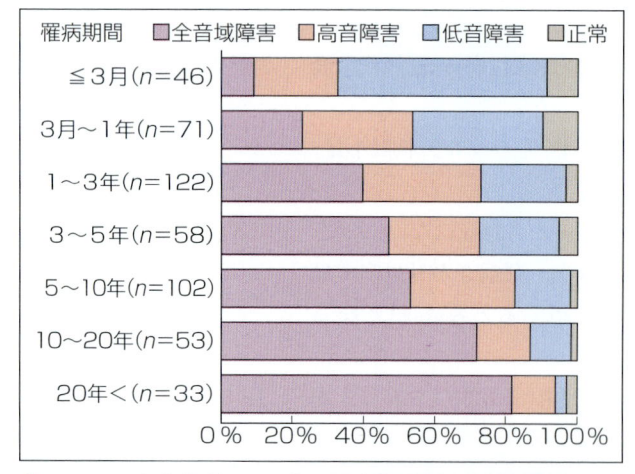

❹ メニエール病患者 485 人の罹病期間別の初診時聴力レベル分布の内訳

両側障害は難聴高度側を採用している．罹病 3 か月以下から 20 年超までの結果を示す．罹病に比例して，全音域障害の割合が増大している．

すい．

② 有酸素運動の実践で回転性めまいは 1 か月ほどで消失し，治療成績がきわめて良い．

③ 難聴の改善は程度や罹病期間で異なるが，2〜3 か月から 6 か月，時に 1 年を要する．

④ 有酸素運動の実践で体調や眠りが改善し，そのあとに症状の改善が始まる．

⑤ まず運動中に耳症状が一時的に改善し，運動の継続で改善状態が次第に延長する．

⑥ 難聴の改善直後は不安定で，再悪化しやすく，体調や睡眠の質に影響されやすい．運動継続で聴力が安定化してゆく．

● これらの性質から，有酸素運動の実践で局所の代謝が活発化し，水腫が軽減してめまいが消失する（内リンパ K^+ イオン漏出の停止）．運動継続で局

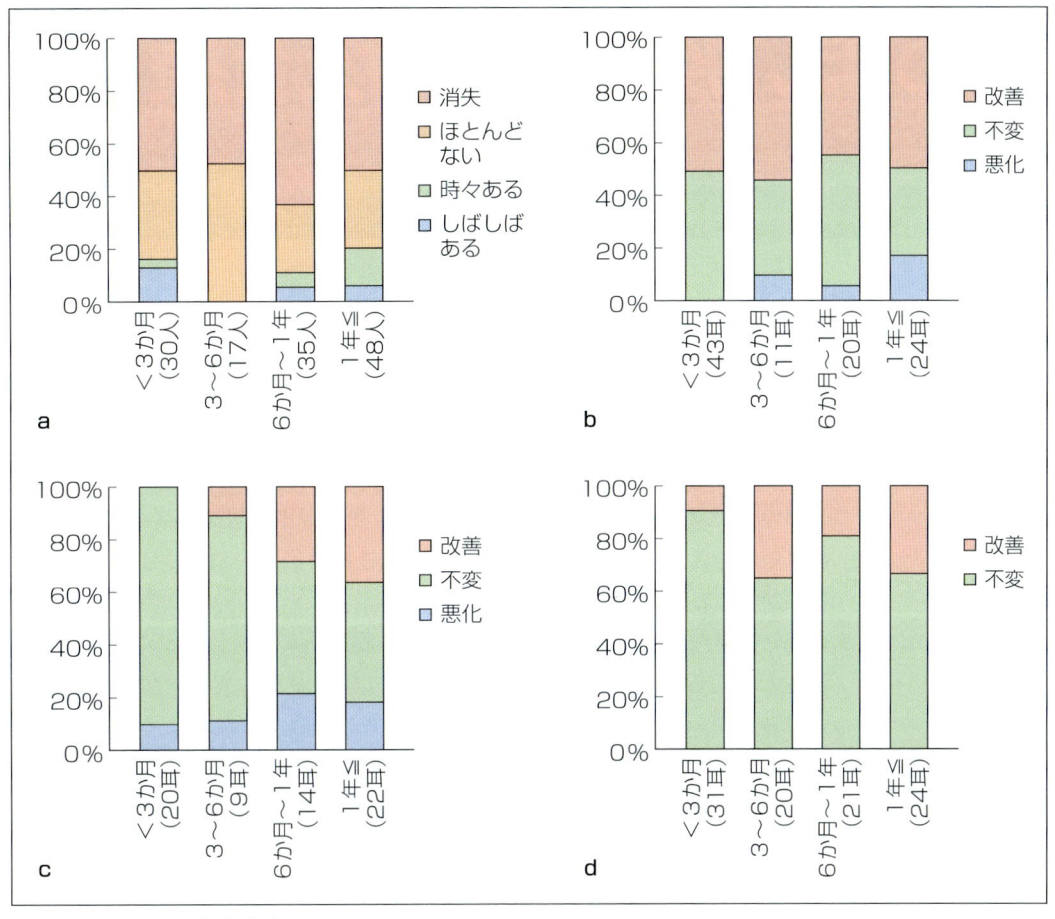

❺ めまいと難聴の治療成績
a：初診時めまい反復のあった130人の観察期間別のめまいの成績．b：初診時，低音障害を示した98耳の観察期間別の聴力の成績．c：初診時，高音障害を示した65耳の成績．d：初診時，全音域障害を示した96耳の成績．

(高橋正紘．Otol Jpn 2010[2] より)

所の血流が定常的に増大し，内リンパ水腫が消失し，耳閉塞感，難聴，耳鳴が軽快，消失すると推測される．

(高橋正紘)

引用文献

1) 高橋正紘．有酸素運動で著明に改善したメニエール病進行例の一例．Otol Jpn 2008；18：126-30．
2) 高橋正紘．生活指導と有酸素運動によるメニエール病の治療．Otol Jpn 2010；20：727-34．
3) Onuki J, et al. Comparative study of the daily lifestyle of patients with Meniere's disease and controls. Ann Otol Rhinol Laryngol 2005；114：927-33．

第4章 めまいの治療法

めまいの薬物治療
各めまい疾患の薬物治療

急性期のめまいに対する薬物治療

- 急性期のめまいの自覚症状の抑制には，疾患によらずメイロン®（7％炭酸水素ナトリウム）の静注がよく用いられているが，比較試験は行われていない．しかし，全国アンケートの結果では，急性期のめまいに使用される薬物のなかで最も効果がある薬物として，半数以上の医師がメイロン®をあげている．このことから，メイロン®は急性期のめまいの自覚症状の抑制に効果があると考えられる．

> 急性期のめまいの自覚症状抑制にメイロン®が効果的

- めまいに伴う悪心・嘔吐は，動揺病（乗り物酔い）と同じメカニズムで発症すると考えられていることから，動揺病に効果がある薬物が急性期のめまい患者に用いられている．エビデンスがあり，欧米で最もよく用いられているのが抗コリン薬であるスコポラミンの経皮吸収薬（Scopoderm TTS）であるが，日本では発売されていない．抗ヒスタミン薬であるドラマミン®（ジメンヒドリナート）も，動揺病による悪心・嘔吐に対してスコポラミンと同等の効果がある．ドラマミン®は血液脳関門を通過する眠気のある第一世代の抗ヒスタミン薬であり，同じ第一世代の抗ヒスタミン薬であるトラベルミン®（ジフェンヒドラミン・ジプロフィリン配合）やピレチア®（プロメタジン塩酸塩）も，めまいに伴う悪心・嘔吐を抑制すると考えられる．

> めまいに伴う悪心・嘔吐の抑制には第一世代の抗ヒスタミン薬が効果あり

- 一方，血液脳関門を通過しない眠気のない第二世代の抗ヒスタミン薬は動揺病に対する効果がないため，めまいの治療には用いられない．

抗めまい薬

- 疾患にかかわらず，めまいの治療には抗めまい薬が用いられる．抗めまい薬であるメリスロン®（ベタヒスチン）のメニエール病や関連めまい疾患に対する効果に関するメタ解析では，メリスロン®がめまい発作の程度や頻度を低下させる効果が示唆されているものの，質の高いエビデンスとはいえないと結論されている．日本の比較試験では，メリスロン®やセファドール®（ジフェニドール）が，メニエール病を含むめまい疾患に対して，偽薬と比較して自覚症状の有意な改善を認めている．しかし，平衡機能検査の改善は認めていない．このことから，抗めまい薬はめまいの自覚症状を軽減させる目的で急性期や亜急性期を中心に用いるべきであり，平衡機能の改善を目的とした抗めまい薬の長期投与には根拠がない．

> 平衡機能の改善を目的とした抗めまい薬の長期投与には根拠がない

- 抗めまい薬であるアデホス®（アデノシン三リン酸二ナトリウム水和物）は，用量比較試験により300 mg/日が150 mg/日および30 mg/日と比較して有意なめまいの改善を認めている．めまいの治療には，アデホス®300 mg（腸溶顆粒3包）/日を用いるべきであり，60 mg（3錠）/日では効果が乏しい．
- 抗めまい薬は，2～4週間の投与で効果を認めることがほとんどである．4週間の投与で効果がない場合は，それ以上投与しても効果の発現は期待できないため，作用機序の異なる薬物に変更する．
- 抗めまい薬の併用効果は証明されていない．

> 4週間の投与で効果がない場合は，薬剤を変更する

メニエール病に対する薬物治療

- メニエール病には，内リンパ水腫の軽減を目的として利尿薬が用いられる．メニエール病に対する利尿薬の効果に関するメタ解析では，質の高い比較試験が行われていないと結論されている．しかし，日本ではメニエール病を対象としたイソバイド®（イソソルビド）の比較試験が行われ，イソバイド®はメリスロン®と比較してめまいの自覚症状を有意に改善した．このことから，イソバイド®はメニエール病のめまいに対して短期的な効果があると考えられる[★1]．しかし，イソバイド®はメニエール病の難聴には効果がなく，めまいに対する長期的な効果や予防効果についても明らかではない．また，イソバイド®は，内リンパ水腫を病態としないめまい疾患には効果がない．
- イソバイド®の用量比較試験では，30 mLでは効果はなく，60 mLでは効果があるが90 mLより劣り，120 mLと90 mLは同等の効果だが，120 mLでは副作用の頻度が高い．このことから，イソバイド®は90 mL/日が標準的用量であり，減量する場合には30 mL/日まで減量すれば中止できると考えられる．
- イソバイド®は浸透圧利尿薬のため，効果発現には時間がかかる．厚生労働省研究班では，4週間以上の長期連続投与を推奨している．
- メニエール病に対する抗ウイルス薬の効果についての比較試験が行われ，偽薬と比較して差を認めていない．抗ウイルス薬はメニエール病に効果がない．

> ★1 イソバイド®は味が悪いため，飲みにくい場合は冷やしたり，レモンを絞り入れることも推奨されている．

> イソバイド®の標準的用量は90 mL/日，4週間以上の長期連続投与が推奨される

BPPVに対する薬物治療

- 後半規管型BPPVの治療には耳石置換法であるEpley法が有効で，頭位眼振の消失を促進する．外側半規管型BPPVに対しては耳石置換法の効果があるとのエビデンスはないので，自然軽快を待つ経過観察でもよいと思われる．
- 抗めまい薬は，BPPVの頭位めまいの消失を促進する効果はない．一方，

BPPV患者の耳石器機能の左右差に基づくと思われるふらつきに対しては，抗めまい薬の効果があると考えられる．

前庭神経炎に対する薬物治療

- 前庭神経炎に対するステロイドの効果についてのメタ解析では，効果を認めないと結論されている．しかし，このうちの質の高い3つの比較試験のメタ解析では，ステロイドは前庭神経炎の半規管麻痺（CP）を発症1か月後，12か月後に有意に改善させるとのエビデンスがある．また筆者らの行った比較試験では，ステロイドは前庭神経炎患者のCPの改善には有意の効果がなかったが，2年後のめまいによるQOLの低下を抑制していた．このことから，前庭神経炎に対しては，急性期からステロイドを投与することが望ましい．前庭機能の回復だけでなく前庭代償を促進することにより，長期的なめまいやQOLの改善が期待できると考えられる．

> 急性期からステロイドを投与するのが望ましい

- 前庭神経炎に対するバラシクロビルの効果を検討した比較試験では，CPの回復に対して効果がなかったと報告されている．抗ウイルス薬は前庭神経炎に効果がない．

起立性調節障害によるめまいに対する薬物治療

- 起立性調節障害によるめまいに対しては，交感神経作動薬であるリズミック®（アメジニウムメチル硫酸塩）やメトリジン®（ミドドリン塩酸塩）が有効とされているが，比較試験は行われていない．

脳循環障害によるめまいに対する薬物治療

- 脳梗塞後遺症としてのめまいに対しては，脳循環改善薬であるケタス®（イブジラスト）とセロクラール®（イフェンプロジル酒石酸塩）が有効であるとのエビデンスがある．椎骨脳底動脈循環不全などの脳循環不全によるめまいには，ケタス®やセロクラール®が有効と考えられる．

> 脳循環不全によるめまいにはケタス®やセロクラール®が有効

（武田憲昭）

参考文献

1. 武田憲昭．抗めまい薬の作用メカニズム．Equilibrium Res 2000；59：93-102．
2. 武田憲昭．EBMに基づくめまい治療．耳鼻咽喉科・頭頸部外科 2000；72：873-8．
3. 武田憲昭．めまい薬の上手な使い方．日本医事新報 2005；4243：10-4．

第4章　めまいの治療法

めまいの薬物治療
めまい疾患における抗不安薬の使い方

　めまいを主訴とする患者には，排除できないストレスや疲労を抱えている場合が多い．実際の臨床場面でも，ストレスや疲労や睡眠障害を認める症例がきわめて多い．不安神経症や自律神経失調症の症状を呈しているケースもあり，そのために，めまい患者治療の一環として抗不安薬や自律神経の調整作用のある薬剤を投与することはめずらしくない．

　最近，抗不安薬の使用法について，いろいろな問題点が指摘されるようになってきた．その代表例が，依存症による離脱時の副作用である．

　本項では，そのような状況を回避する工夫を含めて，めまいと抗不安薬の使い方について論じる．

めまい疾患に対する抗不安薬の適応 ❶

- めまい発作が何度か繰り返されると，患者によっては外出すらもできないほどの恐怖感と不安感に襲われる．このような心理的なストレスは，さらに不安を招き，肩こりや首のこり，悪心や体の冷えなどの身体症状や不眠などを招き，その身体症状や不眠がさらに不安感を増悪させるという悪循環を招くことになる．抗不安薬はこの不安と身体症状とのあいだに築かれた悪循環を断つ効果がある．

  抗不安薬は不安感と身体症状の悪循環を断つ

- 不安からくる身体症状は，大半が自律神経症状である．不安には，めまい発作自体による「症候性不安」と，疾患そのものに罹患したために起こる「反応性不安」の2種類がある．抗不安薬はこれらを軽減し，身体症状（自律神経症状）それ自体の経過にも良い効果を示すといわれている．

- このように抗不安薬によって不安や身体症状が取れてくると，医師と患者との信頼関係（rapport）が生じ，とても良い患者-医師関係を形成しやすくなる．

抗不安薬の種類

- 抗不安薬は大きく分けてベンゾジアゼピン誘導体の薬剤と非ベンゾジアゼピン誘導体の2種類に分けられる．ほとんどの抗不安薬はベンゾジアゼピン系の薬剤である．
- 現在，日本で主に用いられている抗不安薬は❷の

❶ めまい疾患に対する抗不安薬の適応

1. ストレスによるめまい発作とストレスによる身体症状との悪循環を断ち切る．
2. 不安から生じる自律神経症状を改善させ，めまい疾患の経過にも良い影響を与える．
3. 不安や身体症状の改善により，患者と医師とのあいだの信頼関係（rapport）を築ける．

❷抗不安薬の種類

分類		一般名	商品名
ベンゾジアゼピン系	1. ベンゾジアゼピン系誘導体	アルプラゾラム ジアゼパム	ソラナックス® ホリゾン®
	2. チアノベンゾジアゼピン系誘導体	エチゾラム クロチアゼパム	デパス® リーゼ®
非ベンゾジアゼピン系	3. ジフェニルメタン誘導体	ヒドロキシジン ヒドロキシジン	アタラックス® アタラックスP®
	4. セロトニン受容体作動薬	タンドスピロンクエン酸塩	セディール®
	5. β遮断薬	カルテオロール塩酸塩	ミケラン®
	6. 選択的セロトニン再取り込み阻害薬（SSRI）	パロキセチン塩酸塩水和物 塩酸セルトラリン	パキシル® ジェイゾロフト®

- 6種類である.
- チアノベンゾジアゼピン系誘導体は，作用や副作用などの薬効がベンゾジアゼピン系誘導体と同じであるため，ベンゾジアゼピン系の薬剤として取り扱われることがほとんどである.

抗不安薬の依存性

- 2000年の前半から，ベンゾジアゼピン系薬剤の長期使用に関して，欧米より相次いで使用制限がかかってきており，使用上の注意が喚起されている．その理由は，ベンゾジアゼピン系抗不安薬の依存性の問題である．
- 通常の内服量（常用量）の反復投与を長期間にわたって行うと，精神的依存が次第に起こってくる．とくに常用量の2倍の量を3か月以上にわたって反復投与すると，身体的依存も生じてくる．
- このようにベンゾジアゼピン系抗不安薬を長期に反復投与し，急激に内服を中断すると，退薬症状（離脱症状）が出現する．いわゆる薬物の長期連用による反跳現象の一つである．
- 退薬症状は，身体症状は投与期間が長いほど生じやすく，さらに血中半減期の短いものほど比較的早期に依存が生じる．すなわち，短時間作用性のベンゾジアゼピン系の使用に注意が必要ということになる．
- 退薬症状は，中止直後に反跳的に起こる不安感の増悪とそれに伴う身体症状である．多くの場合，中断して2～3日をピークに，発汗の過多（自律神経症状）や振戦が出現し，7～10日以内に消失していく．それ以外の症状としては，不眠や不快感の増加や，絞扼感，咽頭異物感，冷汗，下肢の脱力感，易刺激性の増加などである．易刺激性反応とは，聴覚過敏や光刺激への過敏（まぶしさの増加），触覚過敏，異臭症，金属性味覚などがある．時には精神症状も出現し，せん妄，意識混濁，離人症などもみられる．
- この不安感の増悪が投与量の不足と誤認されることがあり，さらにベンゾジアゼピン系の薬剤の増量・長期化につながることになる．

❸ ベンゾジアゼピン系薬剤の作用時間

一般名	商品名	1日投与量	半減期(時間)	作用時間
エチゾラム	デパス®	1.5〜3 mg	6	短時間型
クロチアゼパム	リーゼ®	15〜30 mg	4〜5	短時間型
アルプラゾラム	ソラナックス®	1.2〜2.4 mg	14	中時間型
ロラゼパム	ワイパックス®	1〜3 mg	12	中時間型
ブロマゼパム	レキソタン®	3〜12 mg	8〜19	長時間型
ジアゼパム	ホリゾン®，セルシン®	5〜20 mg	20〜70	長時間型
ロフラゼプ酸エチル	メイラックス®	2 mg	122	超長時間型

抗不安薬の作用時間の違い

- ❸にあげるように，作用時間によって，短時間型から超長時間型までの種類がある．短時間型の代表薬は，デパス®やリーゼ®である．これらは長期連用（3か月〜8か月以上）で容易に依存性が生じる．

具体的な用い方

- ベンゾジアゼピン系の抗不安薬を用いるときは，頓服的な服用を勧める．たとえば，めまい患者の多くは，肩こりや首のこりを訴えることが多いため，そのような増強時のみ，1日1〜2回までを限度に指導する．その際，必ず長期連用による依存性の可能性を一言述べることである．この説明があるなしで，その後の依存性の出現率も大きく左右される傾向にある．
- もし長期連用になった場合は，いきなりは減量せずに，緩徐に減らしている．具体的には，1日3回の内服を1〜2週ごとに2回に減らし，離脱症状が出ないかを確認し，もし出なければ，そのあとは，1日1〜2回の内服に減らす．このとき，長時間作用（レキソタン®：1日1〜2回）や超長時間作用（メイラックス®：1日1回）の薬剤に置き換え，さらに1日おきに（たとえば奇数日ごとに）して離脱する．

> 長期連用の場合は緩徐に減量していく

■ 急性期のめまい発作

- メニエール病や前庭神経炎など，激しい嘔気や嘔吐を伴うめまい発作のときは，ベンゾジアゼピン系の点滴療法はきわめて有用である．
- 一般的にはホリゾン®5 mgとメイロン®40〜60 mLを50 mLの生理食塩水に混注して用いる（❹）★1．留意点は，ホリゾン®の量は5 mgと少量であるが，呼吸抑制がまれにみられるため，呼吸器疾患の患者や高齢者には要注意である．
- そこで，呼吸器抑制のない薬剤として，急性期には，抗ヒスタミン薬の点滴静注も用いられることがある．アタラックスP®である．これをホリゾン®

> ホリゾン®とメイロン®を生理食塩水に混注して点滴静注
>
> ★1
> ホリゾン®もセルシン®も一般名は同じであるが，アンプル内の溶液のpHが異なるため，セルシン®とメイロン®を混注すると白濁する．そのため，メイロン®との混注はホリゾン®にすべきである．さらにセルシン®の筋注はかなりの疼痛を長期にわたって訴えるため，原則的には筋注すべきではない．

❹急性期のめまい疾患の点滴療法

薬剤	使用量
ホリゾン®	5 mg
メイロン®	40〜60 mL
生理食塩水	50 mL

＊20〜30分の時間をかけて点滴静注する．
　これを1回量として，1時間ごとに2〜3回繰り返す．
　まれに起こる呼吸抑制に気をつける．

❺内服療法

薬剤	使用量
ソラナックス®0.4 mg錠	0.4〜0.6 mg
セディール®10 mg錠	20〜60 mg

と差し替えて同様に点滴静注として用いる．ただし，症状（めまい，嘔気，嘔吐）の改善の早さと回復具合は，ホリゾン®のほうが優れる．

■ 内服療法

- いかに早くベンゾジアゼピン系の薬剤を減らすかは，多くの医師がトライアルしていることであり，非ベンゾジアゼピン系の薬剤を併用することや，漢方薬を使用することになる．
- たとえば，ベンゾジアゼピン系薬剤の薬理作用を考えると，短時間作用型のデパス®やリーゼ®を用いた場合は頓服的に使用すべきであり，ストレスの環境下による自律神経系の不安定な症状を緩和するには，中時間作用型のソラナックス®などの処方となる．
- 具体的には，非ベンゾジアゼピン系のセディール®（タンドスピロン）を30 mg，ソラナックス®を1.5錠として処方する（❺）．
- セディール®は抗不安薬としては即効性がなく，薬効感も少ないが，依存性がないため，これを長期連用として，2週間以降で40〜60 mgまで増量していく．そして，症状の軽減をみて，その間にベンゾジアゼピン系の薬剤を減量していく[1)]．

漢方薬

- めまいを伴う患者で，自律神経系の不安に基づく症状に対して比較的よく用いられるのは，柴胡加竜骨牡蠣湯（サイコカリュウコツボレイトウ）[★2]，柴胡桂枝乾姜湯（サイコケイシカンキョウトウ）[★3]，あるいは，半夏厚朴湯（ハンゲコウボクトウ）[★4]や加味帰脾湯（カミキヒトウ）[★5]などがあげられる．
- ただし，漢方薬は，現代医学の薬剤の用い方とは異なり，体全体をみて漢方薬の種類を変えるという特徴がある．体全体の調子を整えながら，病気を治していく必要がある．したがって，病気の症状だけでなく一人ひとりの体質も診断しなければならない．いわゆる「証（しょう）」という概念であり，この考え方に沿って，生活指導する必要がある．
- しかも，漢方薬の効き目は明らかにベンゾジアゼピン系の薬剤より薬効の出現に時間がかかり，薬効感が弱く，症状の改善が得られないことがよく

★2
神経症，神経性心悸亢進，抑うつ傾向，更年期神経症．

★3
更年期神経症，月経前症候群，不安障害．

★4
不安神経症に用いる場合には動悸や抑うつ傾向のある人．

★5
自律神経失調症，更年期症候群，心臓神経症，不安神経症，不眠症．

ある．投与後，経過観察をしても症状が良くならないときには，すみやかに他の薬剤に切り替えるか，他の薬剤を付加する必要がある．

抗不安薬としての抗うつ薬

- SSRIなどの抗うつ薬に抗不安作用があることが知られている．そのため，ベンゾジアゼピン系の薬剤の依存性を防止する意味で，パキシル®やジェイゾロフト®などのSSRIを用いることがある．ところが，めまいを主訴とする患者には，なかなか理解が得にくいのが現状である．
- しかし，メニエール病の発作が頻回に起こる患者には精神的に抑うつ傾向がみられることがあり，その場合にはこれらの薬剤の投与の対象になり，発作を抑制する効果もある．
- さらに最近では，リフレックス®のように，1剤で抗うつ効果や抗不安効果，睡眠を深める作用などが同時に得られる薬剤が開発されている[2,3]．

> リフレックス®は1剤で複数の効果がある

最新の非ベンゾジアゼピン系の薬剤

- 2012年4月より使用が可能になった非ベンゾジアゼピン系の睡眠導入薬がある．一般名「エスゾピクロン」，商品名は「ルネスタ®」である．$GABA_A$受容体作動薬であり，中途覚醒が少ない短時間型の薬剤であり，長期連用においても薬物耐性や薬物依存のリスクが少ないことが確認されている[4]．
- 一過性不眠，短期不眠や高齢者の不眠に効果があり，睡眠障害を伴うめまい症に対して，今後注目すべき薬剤と考えられる．

> 睡眠導入薬「エスゾピクロン」は今後注目すべきである

（石井正則）

引用文献

1) 石井正則ほか．メニエール病に対する抗不安薬による治療．耳鼻咽喉科展望 2002；45：367-72．
2) 野村健介，渡邉衡一郎．ミルタザピン．最新精神医学 2008；13：451-5．
3) Hanson SM, Czajkowski C. Structural mechanisms underlying benzodiazepine modulation of the GABA(A) receptor. J Neurosci 2008；28：3490-9．
4) Hanson SM, et al. Structural requirements for eszopiclone and zolpidem binding to the gamma-aminobutyric acid type-A (GABAA) receptor are different. J Med Chem 2008；51：7243-52．

第4章 めまいの治療法

めまいの薬物治療
代替療法を含むその他の薬物治療とその医学的根拠

▶「各めまい疾患の薬物治療」(p.300)参照.

抗めまい薬として代表的なものは,前々項に示されているので,本項では代替的に投与して効果のある薬物について,体験例に基づいて(EBM)5つの事例を記し投薬の一助に役立ててもらいたい.

メニエール病のステロイド療法と補助・代替薬[1)]

■ ステロイド(プレドニゾロン)療法

- メニエール病に対してステロイドを最初に使ったのはHauser(1959年)の2例であるが,その後ステロイドは一つの補助療法にすぎないとされてしまった歴史があり(Stahle〈1976年〉),一般化しなかった.
- 再びステロイド療法が登場するのは,1979年,McCabeにより提唱された"autoimmune SNHL"に端を発し,Wilsonら(1980年)の二重盲検法でメニエール病への有効性が確立され,今日,日本では50%の耳鼻科医が使用し,矢沢,神崎(1982年)によれば,"ステロイド依存症"に陥る傾向までいわれるようになった.
- いうまでもなく,メニエール病は28%に両側罹患のリスクがあり,難聴の進行をくい止めるにはステロイド漸減療法は不可避の選択であるが,問題は「漸減後に何をつなげて投与していくか?」である★1.

★1 漫然とステロイドを続けないための作戦.

■ 代替薬としてのアゼラスチンの治験

- イソバイド®やラシックス®といった利尿薬と,"一般的抗めまい薬+ビタミンB_{12}+ATP"というメニューとのあいだには大きな段差がある.この段差を小さく,すなわちsoft landingさせる代替薬はないかと考え,この治験を企画した.
- 代替薬としては抗アレルギー薬としてアゼラスチン(アゼプチン®,以下Az)を選んだ.
- 対象は27人の患者(男性10人,女性17人,16~64歳)を2群に分け,Ⅰ群(9人)はアゼラスチンのみ,Ⅱ群(18人)はプレドニゾロン(プレドニン®,以下Pr)漸減療法,続いてアゼラスチンを投与し,それぞれ平均7週,5週の前後で純音聴力(PTA:250,500,1,000平均),眼振(nystagmus:N),回転性めまい(rotatory vertigo:V),ふらつき(dizziness:D),耳鳴(tinnitus:T)をチェックした.結果,Ⅰ群は❶,Ⅱ群は❷(Pr),それに続くAz切り替え後のⅡ群は❸(Az)に示すごとくである.すなわち,

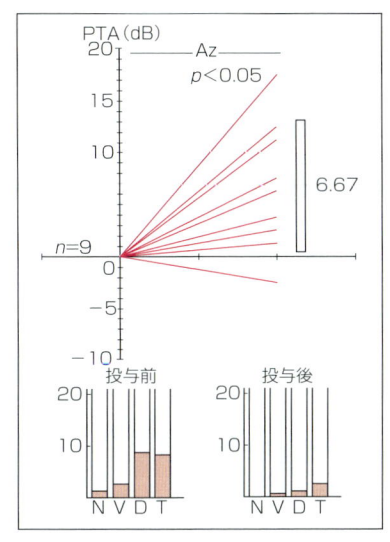

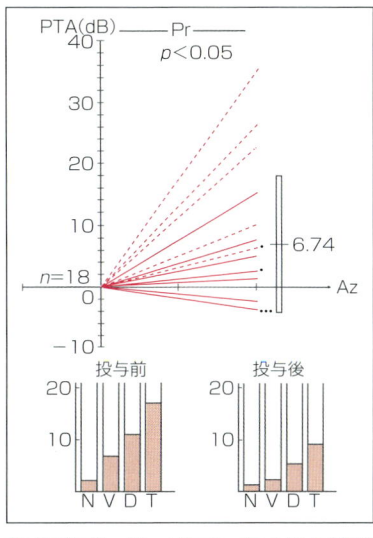

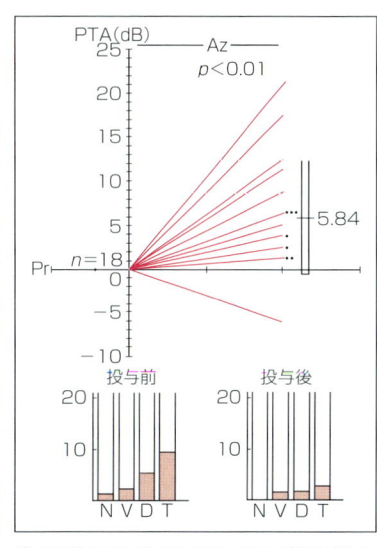

❶ Ⅰ群アゼラスチン(Az)投与前後の聴力(PTA),眼振(N),回転性めまい(V),ふらつき(D)および耳鳴(T)の変化

❷ Ⅱ群プレドニゾロン(Pr)投与前後の各症例の変化
PTAで右端の点は重複を表す.

❸ Ⅱ群のアゼラスチン切り替え後の各症例の推移

①Az単独でも聴力やめまいの改善をみる,
②Pr先行でも同様の改善をみるが,
③それに続くAzでは,さらに有意に改善,
が示された[★2].

- 関節リウマチや自己免疫性疾患では大量にステロイドを使い「大症状」としての副作用（病的骨折,精神障害,糖尿病悪化,重症感染症悪化など）があるが,メニエール病への投与は少量投与法に属する.
- しかし漸減してゆかねばならず,細心の注意が必要である.漫然と長期投与して副作用をもたらさないために,抗アレルギー薬をステロイド後のsoft landingの代替薬として使いうることを示した.

★2
保険請求上は適応外（アレルギー性疾患名を入れる）.

頭重・頭痛を伴うめまいに対する選択肢の一つ

抗血小板療法（シロスタゾール）[2]

- 頭重・頭痛を伴う高齢者のめまいのいちばんの原因は,やはり椎骨脳底動脈不全症が考えられるが,最近はMRAなどが危険なくできるようになり,かなりはっきりしてきた.しかし画像に示されるのは太い血管であり,白質を通過する細動脈の時々刻々の変化は読み取れない.
- 「血管は大丈夫でした」という,これらの高齢患者への対応を思いあぐねていたところ,神戸の脳外科医藤田稠清の論文が眼にとまった.要は血小板機能亢進症の高齢者の「頭重・頭痛・めまい」が抗血小板薬を使うと90％改善するというものであった.

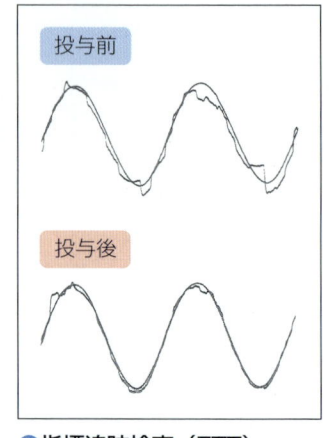

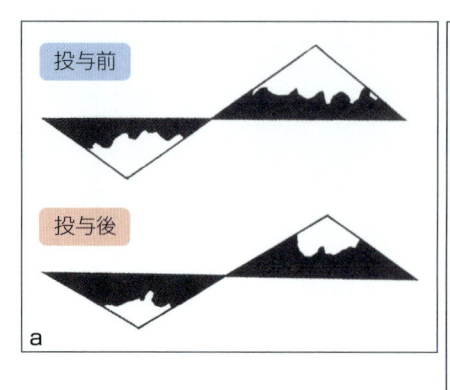

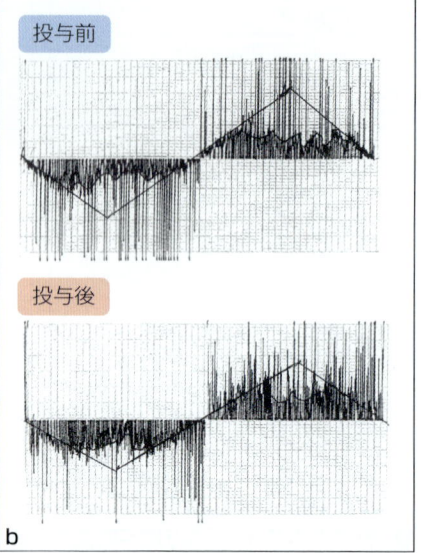

❹指標追跡検査（ETT）

❺視運動性眼振パターン（OKP）

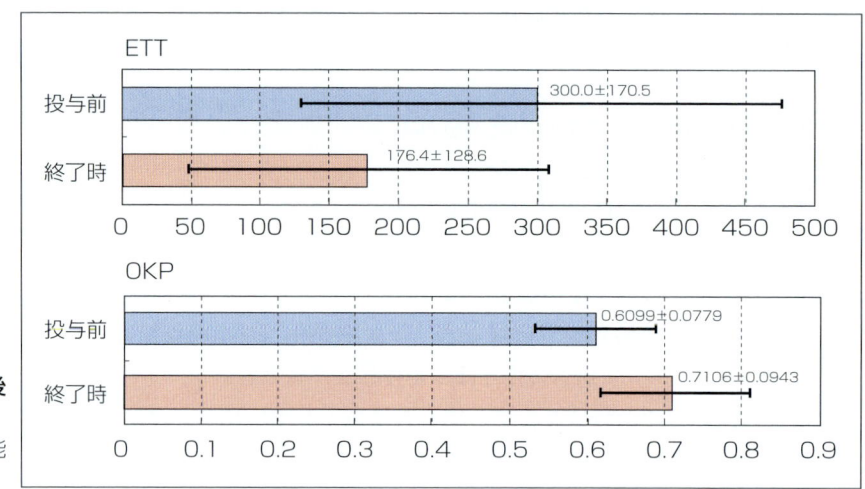

❻シロスタゾール投与前後のETTとOKP
いずれも改善し後部脳の機能改善が有意に示された．

シロスタゾールの治験

- さっそく20例の高齢者の患者にシロスタゾール（エクバール®）を投与して治験を試みた．自覚症状はもちろんのこと，ENGを用いた他覚所見，なかんずくETT（指標追跡検査），OKP（視運動性眼振パターン）において有意に効果ありとの結果を示しえた．
- すなわち本剤によって脳の細動脈血流が改善され，ETT，OKPという後部脳の機能を示す所見において有意な改善が明瞭に示された（❹〜❻）[★3]．
- 以上より，シロスタゾールは頭重・頭痛を伴う高齢めまい患者に対して投与すべき薬剤として選択肢の一つとして考えてよい．

★3
脳出血後，胃潰瘍など出血性疾患および出血素因のある患者やワルファリンカリウム服用中の患者は禁忌である．

❼ グランダキシン®症状別改善度

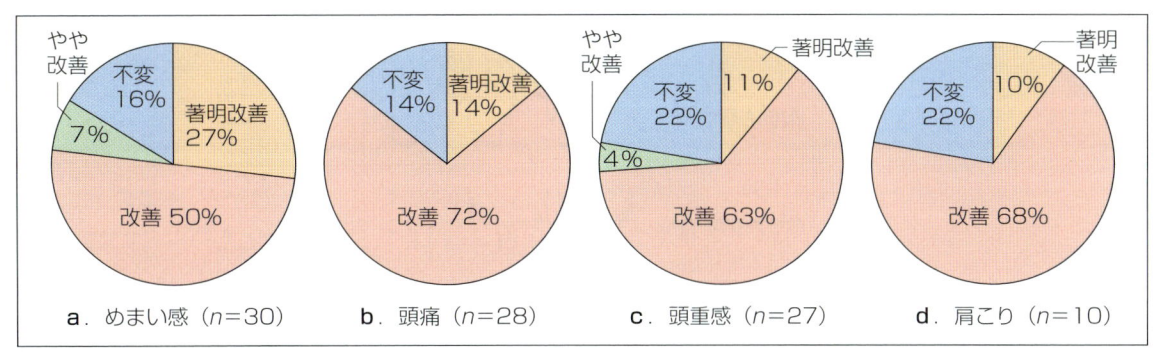

a. めまい感 (n=30) — 著明改善 27%、改善 50%、やや改善 7%、不変 16%
b. 頭痛 (n=28) — 著明改善 14%、改善 72%、不変 14%
c. 頭重感 (n=27) — 著明改善 11%、改善 63%、やや改善 4%、不変 22%
d. 肩こり (n=10) — 著明改善 10%、改善 68%、不変 22%

自律神経失調症を背景にもつ患者への対応と投薬

■ スルピリドとトフィソパム

- 自律神経機能検査法のうちで最も popular にできるのは,「交感神経過緊張状態」として把握できる Schellong's test（シェロン・テスト,以下 ST）である.当院では ENG 検査施行時には必ず行っており,この ST で陽性を示すのは,女性 7 割,男性 3 割であり,多発の女性の場合,psychosomatic な愁訴をもつ 20～30 歳代[3]と 60 歳代前半に山があり（更年期障害の持ち越し）,男性にはテクノストレスの集中する 30 歳代にピークがある★4.
- 自律神経失調症はあくまでメニエール病や内耳性めまいの背景因子であり,体性神経との関連は ST と眼振と心電図を用いた検討を発表してある[4].
- このように自律神経失調症は背景因子としては実に頻度の多い症状であり,スルピリド（ドグマチール®）とトフィソパム（グランダキシン®）は代替薬というより,「素因治療薬」としてきわめて有用であるのでお勧めしたい.

スルピリド（ドグマチール®など）

- 本剤は抗うつ作用もあり,心因的な背景のある人やめまい発作を起こす人の恐怖感を解除してくれて重宝するが,次の 2 点は注意を要する.
  ① とくに閉経期前の女性患者には間脳に作用してホルモン系に影響するので,生理不順,催乳などをきたす.
  ② 高齢者に漫然と長期投与すると「薬剤性パーキンソニズム」を起こすことがある★5.

トフィソパム（グランダキシン®）

- 非回転性めまいの「めまい感」(dizziness) を主訴とする 31 人（男性 13 人,女性 18 人）の「末梢性めまい患者」に行った自験論文[5]より症状別改善度を❼に示す.
- 本剤はスルピリドに比して抗うつ作用は弱いが副作用はない.

★4
中枢・末梢を問わずめまいを惹起する背景因子または素因として,自律神経失調症は実に多い.シェロン・テストは必ず行うように心がけるとよい.

★5
抗めまい作用を期待するトランキライザーとしてはエリスパン®を用いるが,これにも抗うつ作用があり併用すると良好な結果が得られる.

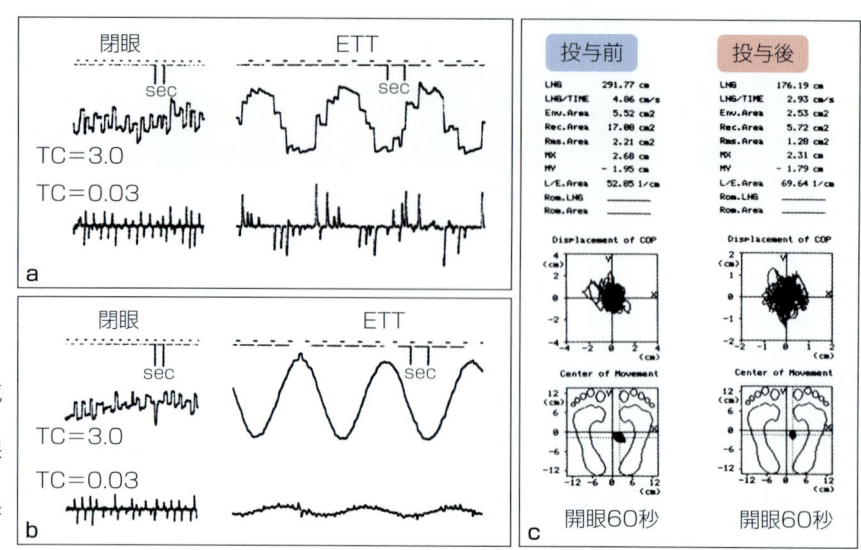

❽ GBE-24®の治験
a：投与前のENG test（電気眼振図検査）結果（84歳）．
b：投与後のENG test 結果（aと同一症例）．
c：重心動揺計を用いた結果（77歳）．

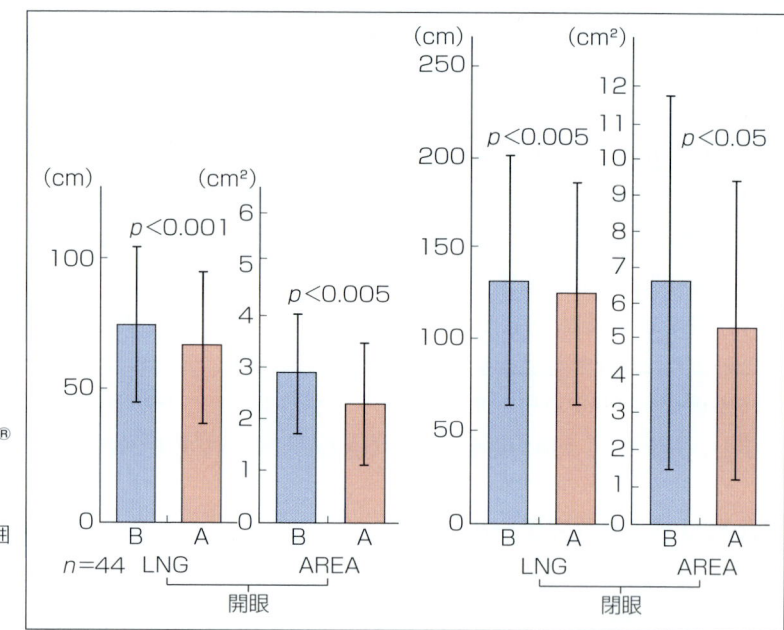

❾ 重心動揺計を用いたGBE-24®のめまい改善
LNG：1分間トレースの長さ（cm）．
AREA：1分間トレースの包囲範囲（cm²）．
B（before）：投与前．
A（after）：投与後．

高齢者のめまい感・不安定感（平衡不全）に対する改善[6]

■ イチョウ葉エキス製剤（GBE-24®）

- 本剤はシーボルトがドイツに持ち帰ったイチョウの葉を生薬（フラボノイド製剤）として製品化し，ヴュルツブルグ大学のクラウッセン教授により二重盲検法でめまいへの有効性が立証され，EUでは保健薬として「売れ筋」の抗めまい薬である[★6]．
- 15例（平均年齢74歳）のパイロットスタディでは，本剤による症状の「改善または消失」（やや改善または減少は除く）は，ふらつき53％，頭重感53％，眼振消失60％と良好であった（❽）．

★6
日本では保険薬ではない．サプリメントとして扱われている．

- これに意を得て，44人の高齢めまい患者に対し重心動揺計を用いた治験を行い，total body balance の有意な改善結果を得て，バラニー学会で発表した（⑨）[★7, ★8].
- 本剤の薬理学的な作用機序は，①脳血流の改善，②脳の代謝機能の改善，③損傷されたリン脂質膜のすみやかな修復である．
- 筆者がことに注目したいのは，老人の運動機能の改善に役立ったのは，③の「ボロボロになった電線の被膜の修復」ではないかと考えている[★9].

向神経ビタミン[7)]

■ ビタミン B_{12} 製剤（メチコバール®）

- これは代替薬というより「基礎的薬剤」である．EBM として述べるならば，40人のめまい患者に投与した結果を示したい[★10]．自覚症状はもちろんのこと，他覚所見の改善に注目頂きたい（⑩，⑪）．

（二木　隆）

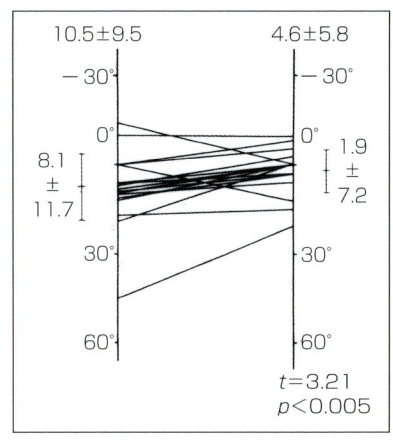

⑩ writing test（書字検査）

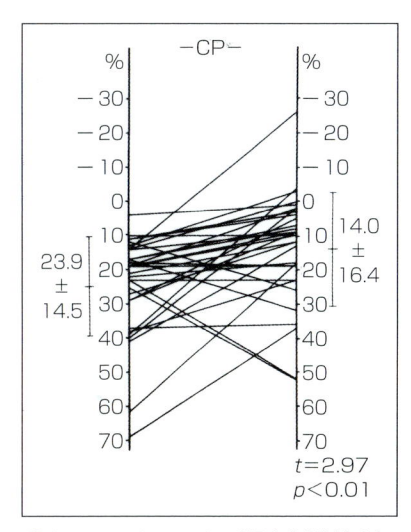

⑪ カロリックテスト（温度刺激検査）

引用文献

1) 二木　隆．メニエール病のステロイド療法と補助・代替薬—Prednisolone と Azelastine．耳鼻臨床 1989；82(3)：357-73．
2) 二木　隆．高齢者眩暈症に対する抗血小板薬エクバール錠®の治療効果．耳鼻臨床 2003；補 112：1-16．
3) 二木　隆．psycho-somatic な愁訴を有するめまい患者の特徴．江戸川医学会誌 2004；21：35-8．
4) 二木　隆，檜　学．めまい OD 患者における起立負荷前後の眼振並びに心電図の変化について．江戸川医学会誌 2006；23：35-44．
5) 二木　隆．末梢性めまい患者に対する Grandaxin®（Tofisopam）の使用経験．新薬と臨床 1988；37(3)：143-51．
6) Futaki T. An open trial using Ginkgo Biloba Extract (GBE) to treat dizziness in elderly patients. In : Claussen CF, editor. ExcerptaMedica, International Congress Series 1201. 1999. p.527-30.
7) 二木　隆ほか．末梢性眩暈症の平衡機能障害に対するメチコバール®（Methyl-B_{12}）の内服投与治験—特に他覚所見の選択に関する考察．耳鼻臨床 1980；73(7)：1215-27．

★7
不純物の入った製剤もあるので Schwabe 社（ドイツ）のものがよい．

★8
GBE-24®はアサヒフードアンドヘルスケア株式会社（東京都墨田区）で販売されている．

★9
3年前より本剤はアルツハイマー病予防薬として EU で認可されているという．

★10
内服は90％が肝臓で破壊されるので，注射で入れたほうが，効率が良い．

第4章 めまいの治療法

めまいの外科治療や特殊な治療
メニエール病の外科治療

メニエール病のめまい

- メニエール病は内リンパ水腫をその病態とし，めまい，難聴，耳鳴，耳閉感などの症状を反復する疾患である．メニエール病の発症後，病期の進行に従いめまい発作の頻度がどのように変化するかについては，徐々に減少する[1-3]，あまり変わらない[4]とする両方の報告がある．
- アメリカ AAO-HNS の診断基準[5]に基づいてメニエール病確実例と診断された 510 症例を対象に，20 分間以上続くめまい発作の頻度を長期間追跡した研究[3]によれば，発症後わずか 1 年でめまいの頻度は急速に減少，さらに年数の経過とともにますます減少し，発症後 10 年以内にめまいの頻度はほぼ一定となり，その後も 20〜30 年にかけて徐々に減少していくことが明らかになった（❶）．
- 薬物治療によりめまい発作が良好に制御される症例が大部分である一方で，薬物治療に抵抗性を示しめまいを反復する症例が存在し，それらの症例の一部には外科治療が選択される．上記論文では，510 例中 103 例（20％）が最終的に手術的治療の適応となったとしている．

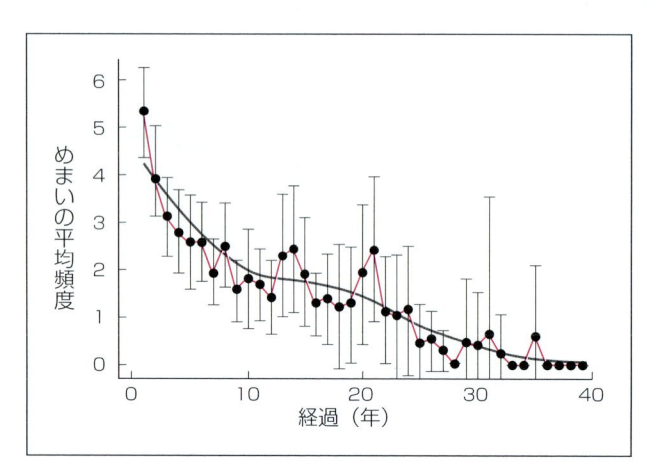

❶ メニエール病確実例における長期経過観察中のめまいの頻度
(Perez-Garrigues H, et al. Arch Otolaryngol Head Neck Surg 2008[3] より改変)

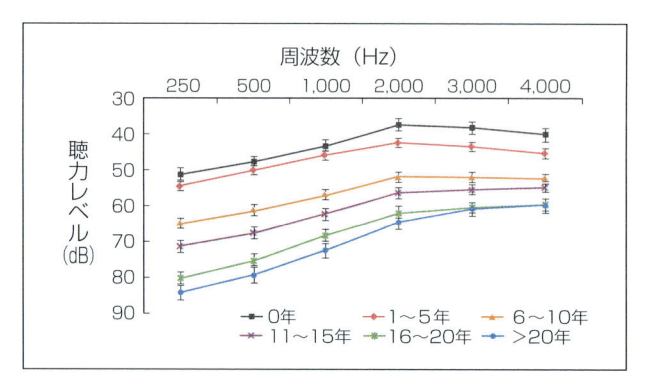

❷ 一側性メニエール病確実例における長期経過観察中の聴力低下
(Belinchon A, et al. Laryngoscope 2011[7] より改変)

メニエール病の聴覚障害

- 病期の進行に伴い，難聴は徐々に増悪することが知られている．メニエール病では，発症初期には低音部の感音難聴が特徴的であり，めまい発作期に聴力変動を繰り返すが，病期の進行に従い中音〜高音部にも聴力低下をきたし，徐々に固定した水平型の感音難聴を呈するようになる[6]．
- 加齢変化による高音部の感音難聴を補正し

た解析でも，一側性メニエール病では，低音部でより著明ではあるが，中音域から高音部も含めすべての周波数で進行性の聴力低下が確認されている（❷）[7]．内科治療の継続あるいは定期的な経過観察（自然経過）の過程でめまいは良好に制御され，一方で大部分の症例では固定化した感音難聴を呈するようになる[★1]．

自然寛解とプラセボ効果

- メニエール病は，回転性のめまい，難聴，耳鳴，耳閉感を主たる症状とし，周期的にメニエール病の発作と自然寛解を繰り返す疾患である．「自然寛解」と「治療によるメニエール病の治癒」との見極めには中長期的な経過観察が必要となる．前述のとおり，メニエール病のstageが進むにつれて回転性めまいは軽快する[1-3]．すなわち，発作期に生じた難聴が寛解期には改善する「early fluctuant stage」ではめまいが頻発するのに対して，聴力レベルが水平型で約60 dBに固定する「late neural stage」ではめまい症状は軽快・消失していく．治療担当者が扱う症例がいずれのstageに多く属するかによって，自然寛解の割合や治療後の再発率に大きな差が生じる可能性がある[8]．
- アメリカAAO-HNSの聴力レベルによるstagingでは，stage 1と2が「early fluctuant stage」，stage 3と4が「late neural stage」に相当すると考えてもよい．一般的には，「early fluctuant stage」では主として薬物治療が選択され，「late neural stage」では手術的治療を選択する症例も含まれてくる．手術的治療を「early fluctuant stage」に適応とすることの是非については，今後の科学的な検討が求められよう．
- メニエール病の治療成績を検討する際，もう一つ問題となるのはいわゆる「プラセボ効果」である．単なる乳突削開術を対照群として内リンパ嚢手術のプラセボ効果について報告したThomsen論文[9]を除き，現在では無作用プラセボを対照群に使用することは倫理的に許されないことから，陽性プラセボを用いたrandomized, double-blind法の解析が基本になる．薬物治療の治療成績の優劣判定についてはこのような解析は可能であるが，手術的治療については陽性プラセボの設定自体がきわめて困難であり，中耳加圧治療に関する検討があるものの，プラセボ効果を純粋に排除することは事実上不可能に近い．

外科治療によるめまい制御

- 薬物治療に反応しない難治性メニエール病の症例に対して，手術的治療が考慮されることになる．十分なインフォームドコンセントの後，最終的に手術的治療を決断する症例は，メニエール病症例の約20％とされている．手術的治療には以下に示すとおりいくつかの選択肢があり，年齢，重症度，聴力レベル，対側耳の状態，社会的・経済的要素を検討したうえで，どの治

★1
Belinchonらは，加齢変化による高音部の感音難聴を補正したうえで，235症例のメニエール病確実例の聴力変化を長期にわたって観察し，①一側性および両側性メニエール病ともに，罹病期間が長くなるにつれて感音難聴が進行，②一側性メニエール病では，両側性と比較して，より急速に感音難聴が進行，③一側性では250～1,000 Hzの低音部でより著明な聴力低下が進行，④両側メニエール病では，一側性と比較して，聴力はより良好で水平型が優位，などの特徴を報告した（❷）[7]．

メニエール病で最終的に手術を決断するのは約20％

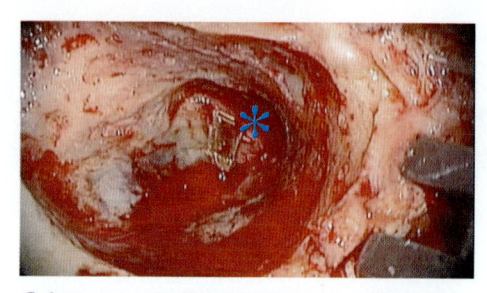

❸右メニエール病に対する内リンパ嚢開放術
乳突洞削開，S状静脈洞〜後頭蓋窩硬膜の減圧に続いて，内リンパ嚢開放（＊）を行い，ジェルフィルムの留置を行う．

療を施行するかが決定される[8, 10]．

内リンパ嚢手術

- 1926年にPortmannにより開始された内リンパ嚢手術は，現在も手術的治療の選択肢の一つとして支持されている（❸）．実際には，内リンパ腔の減圧と内リンパ液の排出を目的に内リンパ嚢を開放してdrainageを行う手術，内リンパ嚢と後頭蓋窩硬膜を減圧するのみの手術，内リンパ嚢を摘出する手術など，さまざまな改良が試みられている[8, 10]．drainageに用いられるprosthesisもいろいろである．

- しかしながら，どの手術内容によっても治療成績に大きな差はみられず，短期成績では80〜90％の症例でめまい発作は良好に制御され，より長期でのめまい制御率は60〜70％前後に落ち着いていく[8, 10, 13]．

- 「メニエール病の再発」という意味では，短期成績で10〜15％，長期成績では30〜40％ということになる．初回治療として内リンパ嚢手術を施行された症例中で，追加の手術的治療（再手術を含む）を必要としたものは7〜37％とされている[13]．

- 内リンパ嚢（開放）再手術に関しては，いくつかの報告があり，おおむね治療成績は初回手術とほぼ同等であるとされる[10]．再手術後のめまい再発率としては5〜17％の数字が報告されていて，それらの症例では前庭神経切断術，迷路破壊術などの別の手術的治療が追加されることになる[14, 15]．★2

- 内リンパ嚢再手術時に観察された内リンパ嚢周辺の局所所見としては，①S状静脈洞〜後頭蓋窩硬膜〜内リンパ嚢での骨新生，②内リンパ嚢の線維化，③乳突洞の閉鎖，④内リンパ嚢周囲での肉芽増生，⑤留置したシリコン膜の変性などが観察されていて，メニエール病の発症機序および病態を考慮するうえで興味深い．

★2
筆者が担当した内リンパ嚢手術症例（51例）中でめまい発作の頻発により再手術を必要とした症例は1例のみである．後頭蓋窩硬膜上〜内リンパ嚢に骨新生（再生）が観察されたが，内リンパ嚢の線維化や肉芽増生はなく，骨削開による再度のdecompressionと内リンパ嚢のdrainageを行った．再手術後の経過は良好であったが，最終的にこの症例は前庭神経切断術の適応となった．

Column

アメリカANS（American Neurotology Society）の会員300人へのアンケート調査[11]によれば，203人のANS会員より返答があり，保存的治療の後に最初に施行する手術的治療として50％が内リンパ嚢手術，38％が鼓室内GM治療，9％がMeniett®による中耳加圧治療で，前庭神経切断術は2％であった．Thomsen論文の後も，内リンパ嚢手術の有効性を確認するいくつかの報告があり，現時点でも同手術が手術的治療の第一選択肢として最も多く支持されていることがわかる．

イギリス耳鼻科医を対象とする同様の調査でも，52％の手術的治療担当医が内リンパ嚢手術，50％が中耳換気チューブの留置術を選択しており，また，2/3の医師が鼓室内GM治療についても考慮するとされている[12]．

わが国においても，破壊手術（前庭神経切断術および迷路破壊術）よりも，機能保存を目指す内リンパ嚢手術，GM治療，中耳加圧治療のなかから，より低侵襲かつ有効な治療法を選択するという傾向にある．

ゲンタマイシン・ストレプトマイシン（GM・SM）治療

- 最近の 10〜20 年間，難治性メニエール病の手術的治療として最も注目されてきた鼓室内 GM 治療は，いわゆる外来診療（office procedure）の一つとして施行可能であり，低侵襲かつ低コスト（医療費）が特徴である．
- GM 鼓室内注入術では，鼓膜切開を行ってチュービングを施行して数回に分ける．鼓膜経由で 25 G 針ツベルクリンシリンジを用いて注入する．微小カテーテルを正円窓に留置して持続灌流する．microwick を正円窓窩に接着させて持続投与するなどの方法が行われている．使用する GM 濃度（〜40 mg/mL），投与回数・期間，治療中止の決定などの点で術者により異なっており，さらなるデータ蓄積を要する．
- 外側半規管 SM 灌流術では，耳後部皮膚切開の後，単純性乳突削開術を行い，外側半規管膨大部を明視下に置く．ドリルを用いて膨大部よりできるだけ遠位部にて骨性半規管に小孔を開け，膜迷路半規管を露出させる．半規管外リンパ腔部に，極細の注射針（30 G）を用い，リンゲル液にて薄めた硫酸 SM（25 µg/mL）を注入する．注入後 10 分間放置，その後 SM を洗浄するため，リンゲル液にて同様の操作を行う．
- 70〜100 ％の高いめまい制御率が報告され，内リンパ嚢手術と同等かそれ以上の良好な治療効果が確認されてきた[8,10,16]．化学的な迷路破壊術でありながら，前庭機能の保存を目指し，内リンパ液の産生機構にのみ影響を与えうる手法として期待されている★3．
- GM 治療の特性を理解して，前庭神経切断術に代わり，内リンパ嚢手術後の再発例に対する追加の手術的治療としての報告もなされるようになった．症例数はまだそれほど多くはないが，75〜100 ％と良好なめまい制御率が確認されている[17,18]．

中耳加圧治療

- 鼓膜への換気チューブ留置後に，Meniett® を用いて +120 daPa の陽圧パルスを中耳に与える治療が，1999 年にアメリカ FDA の承認を受けた[8,10]．同様の処置を行うものの加圧を行わない対照群（placebo）を用いて，double-blind, randomized, placebo-controlled clinical trial がいくつか施行され，75〜90 ％と良好なめまい制御率が確認されている[19,20]．
- 一方で，鼓膜チューブ留置のみでも同等の治療効果が得られたとして，同治療にプラセボ効果以上の治療効果はないとする報告もある★4．
- 現時点では，中耳への加圧の強さ，パルス頻度，治療期間などの設定に関して十分な検討がなされておらず，本治療法の有効性の評価にはもう少し時間を要するものと考えられる．本治療の安全性

★3
一方で，聴力への影響（悪化）に関しては，今後も長期的な検討が不可欠で，鼓室内投与の方法と回数，GM の使用濃度と pH 調整，治療終了時点（end-point）の設定などにさまざまな改良がなされた現在でも，20〜30 ％の症例で難聴の進行が指摘されている．

★4
動物実験では，中耳から内耳へ伝達された陽圧パルスが内リンパ水腫を軽減すること，内耳液の恒常性にさまざまな変化をもたらすことが確認されてきている．

Column　GM・SM 治療の変遷

1948 年に Fowler が全身的な SM 投与を行い，1957 年には Schuknecht が 8 例のメニエール病症例に対して中耳腔への SM 灌流を行い，めまいは全例で制御できたが，5 例は高度難聴を発症した[8,10]．

外側半規管 SM 灌流術は 1988 年に Shea によって開発された手術法で，低濃度の硫酸 SM（ストレプトマイシン硫酸塩）を内耳前庭部の外リンパ腔に灌流し，聴力を保存し前庭部のみの機能を低下させようとするものである．1981 年に Lange がより前庭系細胞に親和性の高い GM を用いた GM 鼓室内注入術を報告した[8,10]．

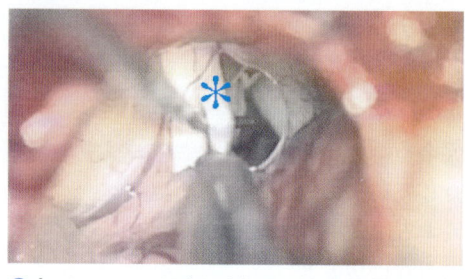

❹ 左メニエール病に対する前庭神経切断術（後S状静脈洞法）
小脳橋角部で第8脳神経を同定，前庭神経と蝸牛神経を分離した後，前庭神経（＊）のみを選択的に切断する．

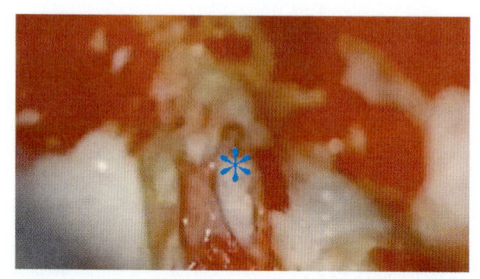

❺ 右メニエール病に対する前庭神経切断術（経中頭蓋窩法）
中頭蓋窩で開頭，側頭葉を剥離・挙上，膝神経節より迷路部，そして内耳道まで顔面神経を追いかけることで内耳道を同定し，硬膜を開放した後，前庭神経（＊）のみを選択的に切断する．

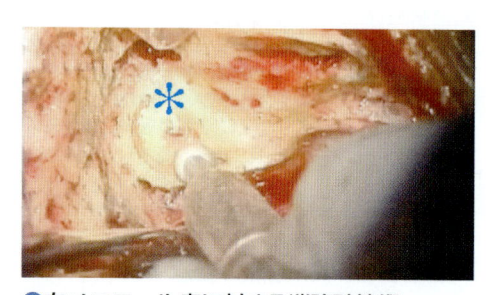

❻ 右メニエール病に対する迷路破壊術
乳突削開の後，外側半規管，後半規管に続いて，前半規管（＊）の削開を行う．

と低侵襲性を考えると，将来的により広く普及する可能性を有する治療の一つである．

■ 前庭神経切断術・迷路破壊術

- 末梢前庭から中枢への神経入力を遮断することを目的として，前庭神経切断術および迷路破壊術は施行される．メニエール病の手術的治療のなかで，最も治療効果が高く，最も侵襲の大きな治療法である．

- 前庭神経に到達するアプローチ法により，経中頭蓋窩法，後迷路法，後S状静脈洞法に分類される．

- 後S状静脈洞法では，後頭下開頭の後，S状静脈洞の後縁に沿って硬膜を切開，直下に小脳片葉が露出するので，これを軽く内方へ圧排すると小脳橋角部が明視下に入る．前方に第5脳神経，続いて第6，7脳神経，後方に第10～11脳神経を見る．ここで，第8脳神経を吻側の前庭神経と尾側の蝸牛神経とに分けるが，2つの神経に間隙がはっきりとみられる例は少なく，形態学的特徴（前庭神経は蝸牛神経に比べやや青く見える）や手術中に行う機能検査から2つの神経の区別をする．蝸牛神経と前庭神経の区別ができれば，微小手術用の尖刀にて前庭神経のみの切断を行う（❹）．

- 経中頭蓋窩法では，側頭部に4×5cm開頭の後，側頭葉を剥離・挙上して錐体骨上面を露出させ，顔面神経を膝神経節・迷路部より内耳道方向へ追いかけるか，弓状隆起（前半規管）との位置関係から同定する．

- 内耳道硬膜を切開すると，前方に顔面神経，Bill's barをはさんで，後方に前庭神経が存在する．まず，内耳道底側で上前庭神経を切断した後，直下に存在する下前庭神経も続いて切断する．内耳孔側に十分距離を取り，中枢側でも前庭神経の切断を行う（❺）．

- 迷路破壊術（labyrinthectomy）は，最も古くからなされていた手術法で，1895年のJansenの記述までさかのぼることができる（❻）．経乳突法で迷路破壊術を行った後，内耳道を開放し経迷路法による前庭神経切断をするが，耳鳴，聴覚過敏などの蝸牛症状が強いときには蝸牛神経も同時に切断することで内耳機能のすべてが廃絶する．

- これまでに紹介してきたさまざまな治療に抵抗性を示す難治性メニエール病の症例に適応となる究極の治療といえる．前庭神経切断術では90％以上のめまい制御率が報告され，再発はきわめてまれとされる．しかしながら，蝸牛神経と前庭神経の分離や前庭神経の切断が不十分な場合，再発する可

能性がある．一方，迷路破壊術の成功率は97〜100％ときわめて高い．聴力が良好なメニエール病若年症例では前庭神経切断術が，すでに聴覚の廃絶した高齢者ではより低侵襲の迷路破壊術が選択される傾向にある．
- これらの治療では，それぞれ2〜3％の危険率で，髄液漏，顔面神経麻痺，聴力低下，頭痛などの発症が報告されている．また，とくに高齢者では，術後のリハビリテーションによっても前庭代償が十分に開発されなければ，社会生活上で障害となる平衡失調が治療後も持続することになる．

外科治療による聴力改善

- 難治性メニエール病症例の一部は外科治療を選択することになるが，発症初期に外科治療が選択されることはまれであるため，必然的に病期がある程度進行した段階での手術適応となる．したがって，その時点で感音難聴も中等度以上に増悪，固定化している症例が多く，めまい制御に対する効果は認められても，聴力改善について大きな効果は期待できない．
- 外科治療の第一選択とされる内リンパ嚢手術では，治療後の短期成績で，聴力改善は30〜50％にとどまり，聴力改善と不変を合わせても70〜80％，残りの20〜30％が悪化の評価である[21]．内リンパ嚢手術の長期成績では，自然経過（手術なしの群）と比較して，聴力改善の割合は手術後12年目まで，聴力改善と不変を合わせた割合は手術後13年目まで手術群で優位に良好であるものの，その成績は短期成績よりも低下する（北原糺，論文投稿中）．
- ステロイド剤／ゲンタマイシン鼓室内注入術では，使用される薬剤の種類，投与法，投与量，そして投与期間と治療終了点など，そのプロトコールには施設によりかなりの違いがあるが，おおむね聴力改善は10〜40％，聴力改善と不変を合わせて70％前後，30％前後が悪化の評価であり，前庭神経切断術でも聴力改善と不変を合わせて50〜80％の聴力評価となっている[21-23]．
- これらの外科治療を，メニエール病の発症初期，感音難聴がより軽微で変動性である時期に行った場合，どのような聴力成績が得られるかは現時点では不明である．将来的には，遺伝子解析などにより内科治療に抵抗性を示すいわゆる難治性メニエール病の診断マーカーが同定されれば，それらの難治症例に対して早期の介入を行うことで，感音難聴に関してより優れた聴力評価が得られる可能性は高いと推察される．

Column

Krauseが耳鳴に対して第8神経切断術を最初（1898年）に行った．耳性めまいに対しては，Frazierが1908年に行ったのが最初で，続いてDandyが1924年より始め，生涯で587例に手術を行っている．1936年にMackenzieが前庭神経のみの切断を行う部分切断術を報告．1960年代にHouse，Fischらが選択的前庭神経切断術を報告して，再びこの手術がメニエール病に対する最終的な手術法として発展してきた[8,10]．

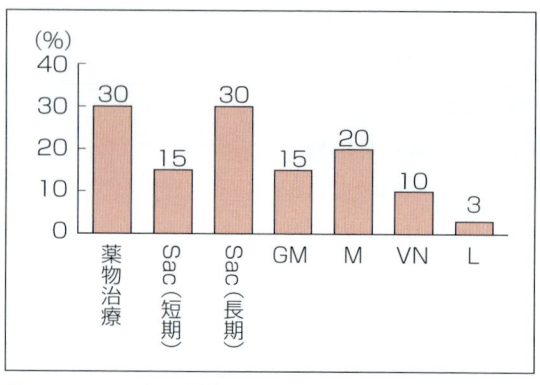

❼ **メニエール病の薬物治療・手術的治療の再発率**
各治療のめまい制御率の平均値を100％から引き算したもの.
Sac：内リンパ嚢手術（短期と長期成績），
GM：鼓室内GM治療，M：Meniett®中耳加圧治療，
VN：前庭神経切断術，L：迷路破壊術.

まとめ

- メニエール病に対するさまざまな治療の平均的な再発率を❼にまとめてみた．めまいを反復する難治性メニエール病，メニエール病の再発例についてみてみると，薬物治療の再発率は約30％で，これらの症例の一部は手術的治療を選択することになる．手術的治療のなかで，内リンパ嚢手術の再発率は短期で10〜15％と良好であるが，長期では30〜40％に達し，同再手術や別の手術的治療が追加される．鼓室内GM治療や中耳加圧治療は，比較的侵襲が小さくEBMの蓄積が始まっているが，やはり20〜30％の再発率が示唆されている．前庭神経切断術と迷路破壊術の再発率は10％以下ときわめて低率であるが，一方で，大きな侵襲を伴い，重篤な合併症の発現や前庭代償不全の可能性も心配される．

- めまいを反復するメニエール病への対応に関してEBMに基づいて論ずるためには，良質のdouble-blind, randomized, placebo-controlled studyから得られた情報の蓄積が不可欠である．手術的治療の一部には，適切な対照群の設定が困難なものもあるが，今後，メニエール病の薬物治療・手術的治療に関して，周期的な自然寛解やプラセボ効果にも十分に配慮がなされた良質のtrialが推進されることが必要である．

（土井勝美）

引用文献

1) Stahle J, et al. Long-term progression of Meniere's disease. Am J Otol 1989；10：170-3.
2) Green JD Jr, et al. Longitudinal follow-up of patients with Meniere's disease. Otolaryngol Head Neck Surg 1991；104：783-8.
3) Perez-Garrigues H, et al. Time course of episodes of definitive vertigo in Meniere's disease. Arch Otolaryngol Head Neck Surg 2008；134：1149-54.
4) Havia M, Kentala E. Progression of symptoms of dizziness in Meniere's disease. Arch Otolaryngol Head Neck Surg 2004；130：431-5.
5) Committee on Hearing and Equilibrium. Committee on hearing and equilibrium guidelines for the diagnosis and evaluation on therapy in Meniere's disease. Otolaryngol Head Neck Surg 1995；113：181-5.
6) 前庭機能異常に関する調査研究班（2008-2010年度，渡辺行雄班長）．メニエール病診療ガイドライン．東京：金原出版；2011.
7) Belinchon A, et al. Hearing Assessment in Meniere's disease. Laryngoscope 2011；121：622-6.
8) Gates GA. Meniere's disease review 2005. J Am Acad Audiol 2006；17：16-26.
9) Thomsen J, et al. Placebo effect in surgery for Meniere's disease. A double-blind, placebo-controlled study on endolymphatic sac shunt surgery. Arch Otolaryngol 1981；107：271-7.
10) Ghossaini SN, Wazen JJ. An update on the surgical treatment of Meniere's disease. J

Am Acad Audiol 2006 ; 17 : 38-44.
11) Kim HH, et al. Trends in the diagnosis and the management of Meniere's disease : Results of a survey. Otolaryngol Head Neck Surg 2005 ; 132 : 722-6.
12) Smith WK, et al. A national survey amongst UK otolaryngologists regarding the treatment of Meniere's disease. J Laryngol Otol 2005 ; 119 : 102-5.
13) Ostriwski VB, Kartush JM. Endolymphatic sac-vein decompression for intractable Meniere's disease : Long term treatment results. Otolaryngol Head Neck Surg 2003 ; 128 : 550-9.
14) Paparella MM. Revision of endolymphatic sac surgery for recurrent Meniere's disease. Otolaryngol Clin North Am 2002 ; 35 : 607-19.
15) Schwager K, et al. Revision surgery after saccotomy for Meniere's disease : Does it make sense? Eur Arch Otorhinolaryngol 2002 ; 259 : 239-42.
16) Perez N, et al. Intratympanic gentamicin for intractable Meniere's disease. Laryngoscope 2003 ; 113 : 456-64.
17) Narzo SJ, Leonetti JP. Intratympanic gentamicin therapy for persistent vertigo after endolymphatic sac surgery. Otolaryngol Head Neck Surg 2002 ; 126 : 31-3.
18) Gouveris H, et al. Intratympanic gentamicin treatment after endolymphatic sac surgery. Acta Otolaryngol 2005 ; 125 : 1180-3.
19) Densert B, Sass K. Control of symptoms in patients with Meniere's disease using middle ear pressure applications : Two years follow-up. Acta Otolaryngol 2001 ; 121 : 616-21.
20) Thomsen J, et al. Local overpressure treatment reduces vestibular symptoms in patients with Meniere's disease : A clinical, randomized, multicenter, double-blind, placebo-controlled study. Otol Neurotol 2005 ; 26 : 68-73.
21) Moody-Antonio S, House JW. Hearing outcome after concurrent endolymphatic shunt and vestibular nerve section. Otol Neurotol 2003 ; 24 : 453-9.
22) Shea PF, et al. Hearing results and quality of life after streptomycin/dexamethasone perfusion for Meniere's disease. Laryngoscope 2012 ; 122 : 204-11.
23) Casani AP, et al. Intratympanic treatment of intractable unilateral Meniere's disease : Gentamicin or dexamethasone? A randomized controlled trial. Otolaryngol Head Neck Surg 2012 ; 146 : 430-7.

めまいの外科治療や特殊な治療

難治性の良性発作性頭位めまい症の外科的治療

良性発作性頭位めまい症（benign paroxysmal positional vertigo：BPPV）は，末梢性めまい疾患のうち最も頻度の高い疾患で，蝸牛症状や中枢神経症状は伴わず，頭位変化により誘発されるめまい発作を特徴とする．

近年，病態の解明が進み，多くは卵形嚢平衡斑から脱落した耳石塊（結石）が半規管に迷入し，半規管内を結石が移動する半規管結石症（canalolithiasis）と半規管内のクプラに耳石が付着するクプラ結石症（cupulolithiasis）に分類されるようになった．

予後は良好で自然治癒例も多いが，半規管内の耳石を頭位変換により卵形嚢内に移動させる理学療法が開発され，後半規管型BPPVに対してはEpley法[1]，Semont法[2]が，外側半規管型BPPVに対してはLempert法[3]が広く行われるようになり，有用性が報告されている．しかし，なかには難治性で日常生活に支障をきたすものもある．そのような症例に対して外科的治療が選択される．

後半規管膨大部神経切断術と半規管充填術

- 難治性の後半規管型BPPVに対する外科的治療には，後半規管膨大部神経切断術（singular neurectomy）と半規管充填術が報告されている．
- Gacek[4]は難治性BPPV 252耳に対して後半規管膨大部神経切断術を行い，97％と優れためまい完全制御率を上げたとしているが，後半規管膨大部神経の走行は解剖学的個人差が大きく，術者の経験により完全寛解率は75％から96％とばらつきがある[5]．また術後，感音難聴をきたす可能性は術者の経験により異なり，Gacek[4]は3.7％としているが，Epley[6]は41％と報告している．
- 半規管充填術は，ParnesとMcClure[7]が1990年に報告している．半規管内腔を閉塞させることにより，内リンパ流動を抑制してクプラを固定し，canalolithiasisやcupulolithiasisでの刺激効果を低下させることを目的としている[8]．半規管充填術は術者にかかわらず手術成績はほぼ一定しており，半規管開窓時の操作を慎重に行えば副損傷，聴力障害をきたす危険性も低く，難治性BPPVに対する外科的治療の第一選択と考えられるようになった．

半規管充填術は難治性BPPVの外科的治療の第一選択

半規管充填術の適応

- 充填術は難治性BPPVに対して有効であるが，適応決定に考慮すべき点が

いくつかあり，以下を手術適応としている[9,10]．
①頭位性めまいを頻繁に起こし，めまいの程度が強く，日常生活に支障をきたす．
②頭位治療を含む他の治療に抵抗する．
③病巣となる半規管が同定できる．
④中耳に炎症所見がない．
⑤唯一聴耳でない．

半規管充填術のインフォームドコンセント

● 手術前に，以下に関してインフォームドコンセントを得る必要がある[9]．
①術後の一時的なめまい増強の可能性．
②不安定感残存の可能性．
③まれであるが，聴力低下の可能性．
④BPPV の反対側発症の可能性．
⑤充填した半規管の再開通，クプラ形態異常など特殊な病態による充填術無効の可能性．

病巣半規管の同定

● 通常，BPPV には難聴がないので症状，眼振所見から病巣となっている半規管を判定する必要がある．他の内耳疾患に続発した場合，また外傷による場合などはこれらの既往が病巣判定の参考になる．
● 後半規管型では眼振の方向から患側判定は比較的容易であるが，外側半規管型の場合，患側の決定は眼振の頻度，振幅の大きさ，持続時間で決定されるため，眼振の左右差が明らかでない症例では，慎重に判定する必要がある．

外側半規管型では患側の決定は慎重に

半規管充填術の手術の実際[10,11]

● 手術は全身麻酔下に行う．耳後切開で乳突部骨面を露出し乳突削開を行う．乳突洞口まで開放し，キヌタ骨短脚を確認する．キヌタ骨短脚の内方に外側半規管と顔面神経が位置する（❶）．乳突削開はS状静脈洞近くまで行い，後方の蜂巣は十分に開放しておく．
● 外側半規管隆起を薄く削っていくと，骨迷路の陰影である blue line が暗い線状として現れてくる．この blue line を延長した線（Donaldson's line）上に後半規管のほぼ中央が位置する（❷）．このこと

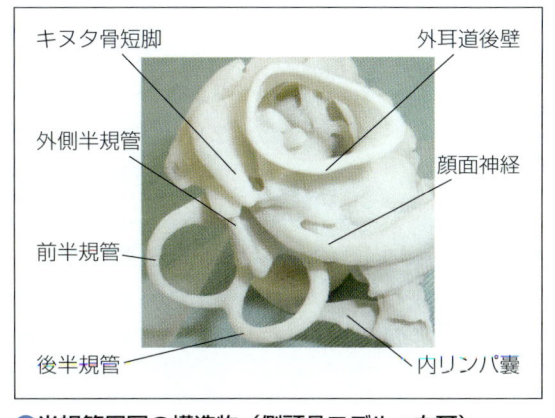

❶ 半規管周囲の構造物（側頭骨モデル：右耳）

キヌタ骨短脚／外耳道後壁／外側半規管／顔面神経／前半規管／後半規管／内リンパ嚢

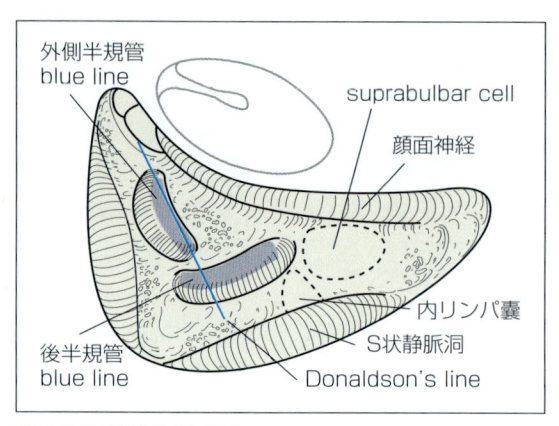

❷乳突洞解放後模式図

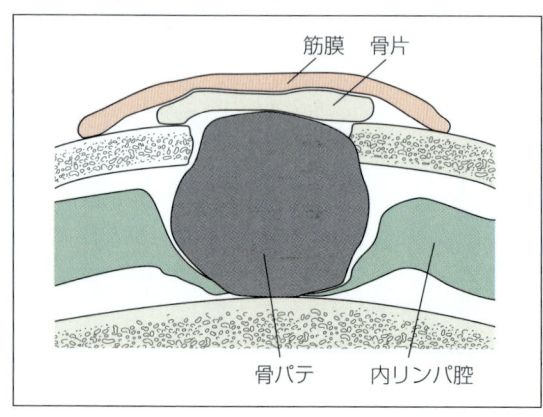

❸半規管充填模式図

をイメージして後半規管を露出していくが，同時に後頭蓋窩硬膜と内リンパ嚢の位置も確認しておく．

- 外側半規管と同様に，骨迷路を尾側から少しずつ削り，後半規管 blue line を露出する．開窓の部位は，膨大部から離れているほうが内耳損傷をきたしにくいと考えるが，実際の手技として，後半規管の場合，Donaldson's line 上で十分である．半規管全長のほぼ中央の blue line 上に円形の細い溝を作製し，一部を開窓する．ピックにて跳ね上げ 2 mm ほどの開窓とする．ヒトの膜迷路は平均 0.027 mm ときわめて薄く[12]，吸引管で直接吸引しないよう注意が必要である．
- 半規管内の充塡には骨パテを使用している．内耳障害を予防するためにも骨パテの挿入は一度で終わらせるべきである．骨パテを開窓部から挿入し，内腔を閉鎖する．開窓部は骨片で閉鎖してフィブリン糊で固定し，さらに筋膜で補強しておく（❸）．
- 半規管充塡術後，一過性の感音難聴が生じることが報告されており[13,14]，術後の予防的ステロイド投与は必要である．

半規管遮断術の効果と術後聴力

- Leveque ら[5] の 11 著者，97 例の後半規管遮断術を対象とした review では，94 例でめまいは完全消失したが，3 例では部分軽快であった．97 例中 4 例で難聴が出現した．1 症例はすでに singular neurectomy を施行されていた症例で 85 dB の高度難聴，他の 1 例は 20 dB の感音難聴，他の 2 例は伝音難聴を術後に生じた．また術後めまいが完治しても，術後 48 時間から数週間続く一過性のふらつきやめまい感を全例が経験したと述べている．
- Walsh ら[15] も，難治性後半規管型 BPPV 13 例に半規管充塡術を施行し，めまいは全例で完全治癒しているが，多くの症例で術後一過性（最長 4 週間）の不安定感の訴えがあったとしている．また全例で一過性の軽度伝音難聴が出現し，4 週以内に回復したとしている．5 症例では，一過性の高周波領域の感音難聴を生じたが 6 か月以内に改善したという．
- 術後の一過性のふらつきや伝音・感音難聴の可能性については，インフォームドコンセントを得ておく必要がある．

術後の一過性ふらつきや難聴の可能性についてインフォームドコンセントを得ておく

まとめ

- 半規管充填術は，半規管の開窓，骨パテの充填操作を慎重に行えば副損傷の可能性が低く，安全に実施することができる手術であり，難治性BPPV治療の第一選択と考えられる．
- 手術を要する難治性BPPVは決して多くはないが，前半規管裂隙症候群や難治性メニエール病に対する半規管充填術の有用性も報告されており，今後半規管充填術を行う機会が増加することが予想される．

(小川恭生，鈴木 衞)

引用文献

1) Epley JM. The canalith repositioning procedure：For treatment of benign paroxysmal vertigo. Otolaryngol Head Neck Surg 1992；107：399-404.
2) Semont A, et al. Curing the BPPV with a liberatory maneuver. Adv Otorhinolaryngol 1988；42：290-3.
3) Lempert T, Tiel-Wilck K. A positional maneuver for treatment of horizontal-canal benign positional vertigo. Laryngoscope 1996；106：478.
4) Gacek RR. Transection of the posterior ampullary nerve for the relief of benign paroxysmal positional vertigo. Ann Otol Rhinol Laryngol 1974；83：596-605.
5) Leveque M, et al. Chays A. Surgical therapy in intractable benign paroxysmal positional vertigo. Otolaryngol Head Neck Surg 2007；136：693-8.
6) Epley JM. Singular neurectomy：Hypotympanotomy approach. Otolaryngol Head Neck Surg 1980；88：304-9.
7) Parnes LS, McClure JA. Posterior semicircular canal occlusion for intractable benign paroxysmal positional vertigo. Ann Otol Rhinol Laryngol 1990；99：330-4
8) Parnes LS, et al. Diagnosis and management of benign paroxysmal positional vertigo（BPPV）. CMAJ 2003；12：388-93.
9) 鈴木 衞ほか．眼振の推移からみた半規管遮断術の効果．耳鼻臨床 2002；95：1017-20
10) 清水重敬，鈴木 衞．半規管充填術のための臨床解剖．JOHNS 2008；24：324-6.
11) 鈴木 衞．半規管充填術の解剖と半規管の見つけ方．村上 泰編．イラスト手術手技のコツ 耳鼻咽喉科・頭頸部外科，耳・鼻編．東京：東京医学社；2003. p.209-10.
12) 石井哲夫．物理的特性から見た鼓膜・膜迷路の病態．東京：東京医学社；1993. p.114.
13) Hawthorne M, El-Naggar M. Fenestration and occlusion of posterior semicircular canal for patients with intractable benign paroxysmal positional vertigo. J Laryngol Otol 1994；108：935-9.
14) Suzuki M, et al. Clinical effect of canal plugging on paroxysmal positional vertigo with lateral canal lesion. J Laryngol Otol 2000；114：959-62.
15) Walsh RM, et al. Long-term results of posterior semicircular canal occlusion for intractable benign paroxysmal positional vertigo. Clin Otolaryngol Allied Sci 1999；24：316-23.

めまいの外科治療
聴神経腫瘍とめまい

聴神経腫瘍と前庭症状

- 聴神経腫瘍の9割以上がバランス維持に欠くことのできない前庭神経から発生する神経鞘腫（シュワン細胞腫）でありながら，臨床症状としてめまいを訴えて受診するのは，全症例の1/4程度で，蝸牛症状が圧倒的に多い[1]．
- 前庭神経は，主に末梢前庭器官（半規管と耳石器）からの回転角加速度，直線加速度や頭の空間的な位置にかかわる入力を中枢に伝える役割を担っている．この神経の腫瘍形成は，末梢から中枢への入力伝達障害を引き起こすこととなるが，この腫瘍形成による機能低下は，一般に非常に緩徐に進み，かつ同時に機能低下に伴う代償も進むので，少なくとも早期にめまいとして自覚されることは少ない．しかし，前庭器官に一過性に強い負荷がかかったりしたとき（頭位の急激な変化など）には，前庭動眼反射の利得の違いから左右前庭系の機能差に基づくめまい感が一過性に出現することもある．とはいえ，このようなことの自覚はむしろ臨床的にはそれほど多くはない．
- 腫瘍による機能低下がある（半規管麻痺〈canal paresis：CP〉）場合には，頭振り後眼振検査で一過性に健側向きの水平性眼振が誘発される．めまいの自覚がなくても，このような前庭器官への負荷検査で異常の出現することが多い．また，負荷検査でなくとも，空間的な垂直軸（subjective visual vertical：SVV）の自覚にズレが生じたり，単に歩かせる検査（自由歩行検査）においても，歩行運動そのものに自覚的な異常がない場合でも，とくに視覚入力を除いた条件（暗所下の歩行）で詳細に解析すると歩行運動のリズムに多少なりとも影響を与えていることが知られている[2]．
- まれに，腫瘍が小さくても，メニエール病類似の再発性めまい発作をきたす患者もいる．腫瘍が大きくなって脳幹や小脳を圧迫するようになれば，ふらふら感，歩行時のめまい感などの自・他覚的症状が出現するようになる★1．
- 全般的には聴神経腫瘍患者では，めまいに特化した訴えはそれほど多くはない（❶）のであるが，個々の症例においては，めまいは腫瘍径によらずいろいろな形で訴えられうることを念頭におく必要がある★2．
- では，聴神経腫瘍例での前庭系の検査異常はどの程度にみられるであろうか．

★1
最近は，MRIによって小腫瘍の発見率が上がってきているので，このような大腫瘍に伴うめまい・平衡障害例はむしろ少なくなってきている．

★2
換言すると，めまいを伴う突発難聴，頭位性めまい（良性発作性頭位めまい症を含む），前庭神経炎，メニエール病，遅発性内リンパ水腫などの顔をもつ聴神経腫瘍がある．

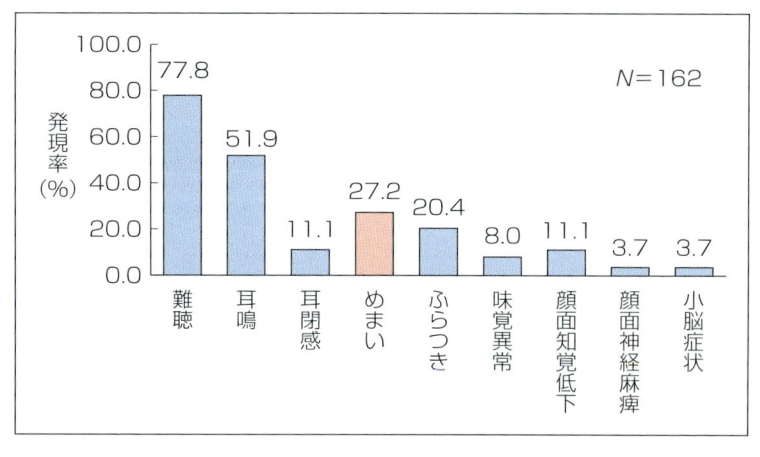

❶聴神経腫瘍の臨床症状

■ 聴神経腫瘍と半規管麻痺

● 腫瘍による前庭障害は，腫瘍が小さいほど軽い．もっとも，腫瘍起源が上前庭神経であれば，比較的早期から半規管麻痺（CP）は出現しうる．一般には，腫瘍の成長とともに半規管機能は徐々に低下することが多く（❷），同時に前庭代償も進むので，ある程度の大きさになってもめまいが自覚されないことも少なくない．

● しかし，さらに大きくなって，脳幹や小脳を圧迫するようになれば，顔面の知覚異常，歩行異常（歩行時の不安定感），小脳症状などが出現してきて自・他覚的にも異常を検出できるようになる．

● ちなみに，温度刺激検査（caloric test）が上前庭神経系に対する機能検査であるのに対して，下前庭神経系の検査としての前庭誘発筋電位検査 cVEMP[★3]の異常発現率は 7 割強であった[3)]．

❷温度刺激検査の成績と腫瘍径の比較検討

腫瘍径 （例数）	内耳道内 （15）	小 （27）	中 （45）	大 （19）	合計 （106）
正常	7	11	8	3	29
CP	8	16	37	16	77
異常 発現率	53.3％	59.3％	82.2％	84.2％	72.6％

★3
VEMP は cVEMP と oVEMP に分けられ，前者は下前庭神経，後者は上前庭神経の機能を反映する．

■ 聴神経腫瘍と異常眼球運動

● 眼球運動の検査は，前庭系の異常を敏感に検出できるものの一つである．したがって，自覚症状の出現前にこの検査での異常を見いだすこともできる．

自発眼振・注視眼振検査

● 自験例での異常発現率は，全体で 52.2 ％と比較的高い結果である．自発眼振は健側向きに出ることが多く，注視眼振や Bruns 眼振は中ないし大腫瘍径に際して出現する．全体としては，腫瘍径が大きくなるにつれて眼振の出現率は高くなる．しかし，腫瘍径が大きくても自発眼振や注視眼振の認められないものもあることに注意しなければならない（❸）．

頭位眼振検査

● この検査では，何らかの眼振が中ないし大腫瘍においてみられ，自発眼振・

❸聴神経腫瘍例の自発眼振・注視眼振検査（フレンツェル眼鏡下）検査成績

腫瘍径	内耳道内	小	中	大	計
異常なし	2	10	15	5	32
患側向きのみ　Ⅰ		1	2	1	
Ⅱ		3	3	1	14
Ⅲ		1	2		
健側向きのみ　Ⅰ				3	
Ⅱ	1	1			5
Ⅲ					
注視方向性眼振		1	5	4	10
Bruns 眼振			3	3	6
異常発現率	33.3%	41.1%	50.0%	70.6%	(52.2%)/67

❹聴神経腫瘍例の頭位眼振検査成績

腫瘍径	内耳道内	小	中	大	計
異常なし	4	12	25	11	52
健側向眼振（2頭位以下）			4	2	6
（3頭位以上）			1	1	2
患側向眼振（2頭位以下）					
（3頭位以上）				1	1
方向交代性下向性眼振		1			1
方向交代性上向性眼振				1	1
異常発現率	0%	7.7%	16.7%	31.3%	(17%)/63

注視眼振検査成績に比べて異常発現率は低下し全体で17%となっている（❹）．

頭位変換眼振検査（Stenger法）

- この検査でも，異常発現率それ自体は，さほど高いものではないが，異常発現はやはり腫瘍径に相関する傾向を有している（❺）．

聴神経腫瘍患者の手術と前庭症状

- 聴神経腫瘍は，腫瘍摘出に伴って一側の前庭機能を喪失することになる．術後のめまいの程度は，一般に術前の半規管麻痺（CP）の程度によること

> **Column　異常眼球運動の観察**
>
> 異常眼球運動の観察は，従来フレンツェル眼鏡下でなされてきたが，最近は赤外線CCDカメラ下で観察されることが一般的になってきている．眼振の観察と発見を診るには，後者の暗所開眼下の観察が適している．前者では，眼振の誘発が光（豆電球）によって抑制されてしまうからである．フレンツェル眼鏡下のⅠ度の眼振は，赤外線CCDカメラ下ではⅢ度になって観察される．

❺ 聴神経腫瘍例の頭位変換眼振検査（Stenger 法）の成績

腫瘍径	内耳道内	小	中	大	計
眼振なし	3	11	20	8	42
懸垂頭位 （患側向水平性）				0	
（健側向水平性）			5	3	8
（下眼瞼向垂直性）			1	1	2
（健側下眼瞼向斜向性）			1		1
座位　　 （患側向水平性）					
（下眼瞼向垂直性）		1			1
両頭位　 （患側向水平性）					
（健側向水平性）			2	1	3
異常発現率	0％	8.3％	31.0％	38.5％	(26.3％)/57

が多く，高度 CP であれば，それだけ術後のめまいや眼振も出現しないか，または症状としては軽い．基本的には，迷路破壊術や前庭神経切除術の後のめまいに病態としては酷似している．

● 一側の前庭機能喪失後は，健側の前庭からの入力と視覚系，深部知覚系入力も利用しながら中枢神経系による前庭代償によって，左右の不均衡を克服していくことになる．❻には，前庭機能のほぼ正常な成人（27 歳，男性）の一側迷路摘出術後の平衡訓練なしでの重心動揺（開眼と閉眼）の回復過程を示している．明所開眼状態での動揺面積の代償は比較的早いが，軌跡距離の回復は遅れ，視覚入力のない閉眼下では，動揺面積も軌跡距離も術後 7 週間経てもまだ正常化していない．

● 他方，歩行運動（自由歩行）の安定化について，歩行周期（立脚期と遊脚期）の時間的定常性を変動係数で評価してみると，約 2 週間で回復傾向をみるが，正常値にみる立脚期と遊脚期の変動係数の差の極小化の観点からは，少なくとも 3 週間以上の時間を要している（❼）．

● この前庭代償には，術前の CP の程度（前述），年齢，個人の性格，腫瘍径，術後の平衡訓練の有無などに影響を受けると考えるのが一般的であるが，これらのなかでは腫瘍径が関連因子として最も重要であったことを指摘する報告がある[4]★4．

● 聴神経腫瘍手術を受けた患者が，QOL に影響を与える因子としてめまいを

❻ 一側迷路摘出術後の重心動揺検査成績の経過（27 歳，男性）

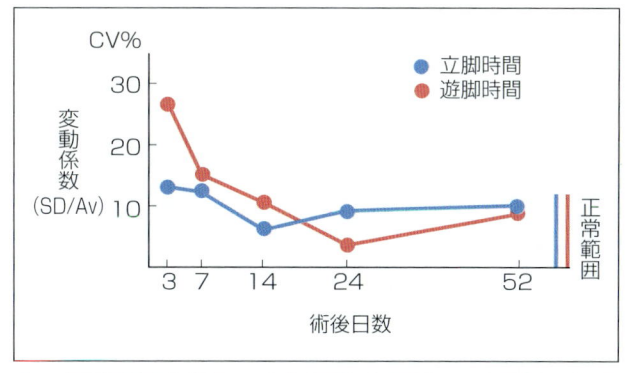

❼ 一側迷路摘出術後の歩行運動（開眼）の定常性の経過（27 歳，男性）

★4
また，術前にめまいを訴えている患者のほうが，訴えていない患者よりも sensory organization が悪いとの報告もある[5]．

★5
これは、患者への聞き取りの仕方の違いによるものかもしれない．

どれだけ不便に感じているのかについてはいろいろな報告があり，10％弱～65％[6,7]と開きがある★5．術後に自・他覚的に明瞭に確認できる顔面神経麻痺や聴力障害ばかり注目され，術後に継続するめまいについては意外に注目されない傾向があって，過小評価の問題点を指摘する報告もある[8]．

- 術後のめまいを軽減させる対応策としては，①術直後から行う平衡訓練[9]，②平衡訓練を術前から施行することで術後のめまいを軽減させようとする試み[10]，③最終結果には大きな影響を与えないが，術後の代償が早まることを期待して，前庭神経の一部を残す意義を報告しているものもある[11]．

前庭代償の促進には前庭リハビリテーションを

- 前庭代償を促進させる目的でいろいろな薬物投与も同時に考えなければならないことであるが，最も重要かつ確かなことは，前庭リハビリテーションを行うことである[9,12]．

症例提示

症例1

患者：42歳，女性銀行員．

主訴と診断：回転性めまい発作を主訴に受診し，精査の結果，左聴神経腫瘍と診断された（❽）．

経過と手術：保存的治療に抵抗し，めまい発作を繰り返した．次第に聴力も悪化して初診時の38 dBから62 dBに達した．温度刺激検査はほぼ正常．めまい発作間隔が狭まり，2週間以内に3～6時間続くめまいが4回も出現するようになり，めまい制御の希望が強まって中頭蓋窩法（MCF）にて腫瘍摘出術を行った．

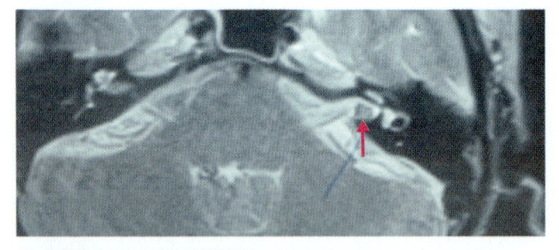

術後経過：この間，経過観察は3年8か月であった．術後軽度の顔面神経麻痺が出現したが，ほぼ1か月で完治した．術前耳音響放射（OAE）での反応はなかったが聴力の維持も考えてのMCFであったが，術後，聴力は悪化した．術後，自発眼振，めまいが出現したが，ほぼ3か月で自発眼振は完全に消失し，めまい感も消失して，完全に仕事に復帰した．

小腫瘍例でも，めまい発作を繰り返すときには，外科的な処置（機能保存術）で対応すべきである．

❽ 症例1のMRI T2WI
左内耳道内に限局した腫瘍陰影を認める（→）．

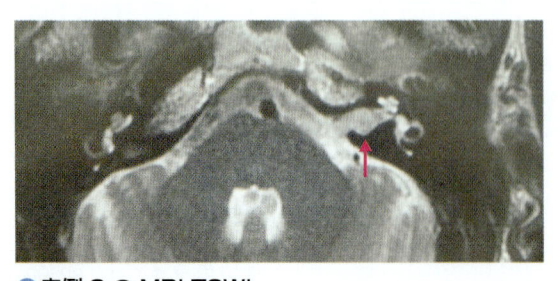

❾ 症例2のMRI T2WI
左内耳道内にほぼ限局した腫瘍陰影を認める（→）．

症例2

患者：73歳，女性．

主訴：頭位性めまいを訴えて受診．

検査と診断：聴力は左聾，右30 dBの感音性難聴．方向交代性下向性頭位眼振（右下＜左下）を認め，左の温度刺激反応の低下を認めた．聴・前庭所見か

ら聴神経腫瘍を否定できないのでMRI検査を施行したところ，左内耳道内に限局する聴神経腫瘍を認めた（❾）．

経過：眼振は一時消失するが，再発して，右向きⅡ度の水平性眼振頭位眼振の消長を認め，めまいもほぼこれに同期して出現している．約半年間この状態が続いている．ジュータミン®（メイロン®）静注（40 mL）により数日間（3～4日）自覚的にめまい感の改善があり，ここ4か月ほど，本人の希望で1週間から10日前後に一度注射を継続している．

治療方法の選択：このような症例に対しては，いかに対応すべきであろうか？ ①もうしばらく保存的治療を行ってめまいをコントロールする．②今の時点で照射療法を行う．③外科的に切除する．アプローチはこの症例では患側が聾であるため経迷路法が最適と思われる．筆者としては，②の方法でめまいを完治させる保証はないので，患者の同意が得られる限り，③を選択したいと考えている．あくまで本人が決めるオプションである．

（石川和夫）

引用文献

1) 石川和夫ほか．聴神経腫瘍の多様性について．Otol Jpn 1997；7：57-60.
2) Yin M, et al. Small vestibular schwannomas can cause gait instability. Gait Posture 2011；34：25-8.
3) Angunsri N, et al. Vestibular Evoked Myogenic Potential in Acoustic Neuroma. Otol Jpn 2010；20：735-42.
4) Cohen HS, et al. Factors affecting recovery after acoustic neuroma resection. Acta Otolaryngol 2002；122：841-50.
5) Gouveris H, et al. Dynamic posturography findings predict balance status in vestibular schwannoma patients. Otol Neurotol 2007；28：372-5.
6) Ryzenman JM, et al. Patient perception of comorbid conditions after acoustic neuroma management：Survey results from the acoustic neuroma association. Laryngoscope 2004；114：814-2.
7) Lynn SG, et al. Assessment of dysequilibrium after acoustic neuroma removal. Am J Otol 1999；20：484-94.
8) Saman Y, et al. A contemporary review of balance dysfunction following vestibular schwannoma surgery. Laryngoscope 2009；119：2085-93.
9) Herdman SJ, et al. Vestibular adaptation exercises and recovery：Acute stage after acoustic neuroma resection. Otolaryngol Head Neck Surg 1995；113(1)：77-87.
10) Magnusson M, et al. Preoperative vestibular ablation with gentamicin and vestibular 'prehab' enhance postoperative recovery after surgery for pontine angle tumours－first report. Acta Otolaryngol 2007；127：1236-40.
11) Maurer J, et al. Vestibular function after acoustic neuroma removal with preservation of one branch of the vestibular nerve. Otol Neurotol 2002；23：749-54.
12) Enticott JC, et al. Effects of vestibulo-ocular reflex exercises on vestibular compensation after vestibular schwannoma surgery. Otol Neurotol 2005；26：265-9.

メニエール病の中耳加圧療法とはどのようなものか

Meniett®による中耳加圧療法

中耳加圧療法は，生活指導，利尿薬を中心とした保存的治療が奏効しない難治性メニエール病に対して北欧で開発された治療法である．当初は大がかりな減圧室での治療が行われたが，携帯型治療器具のMeniett®（総重量690 g，奥行き×幅×高さ：154 mm×115 mm×51 mm）が開発され，家庭での治療が可能となった．Meniett®は，陽圧波（最大12 cmH$_2$O，周波数6 Hz）を送出するパルス発生器具（❶）で，器具から発生された圧波は，ポリエチレン製チューブを介して外耳道に送られる．治療は1回5分，1日3回である．内蔵された圧センサーにより圧力条件が確保され，さらに安全弁により圧力が35 cmH$_2$Oを超えないよう設計されている．

Meniett®による中耳加圧療法では，事前に鼓膜換気チューブの挿入が必要である．換気チューブ経由で中耳腔へ伝播された圧波は，正円窓を介して内耳圧変化を起こし，内リンパ水腫に伴うめまい，耳閉感を改善する．

欧米では，メニエール病の新しい治療方法として外科的・破壊的治療の前に広く行われており，二重盲検試験や長期治療成績法による有用性が報告されている．日本では2000年ごろから導入が開始され，難治性メニエール病や遅発性内リンパ水腫のめまいに対する長期成績では，多施設臨床試験により高い有効性（めまい消失64％，著明改善27％）が得られている．Meniett®では，治療開始から4か月以降にめまい消失例が多くみられるため，3か月間治療を継続することが望ましい．

鼓膜マッサージ器による中耳加圧療法

近年，鼓膜換気チューブ挿入が不要な中耳加圧療法が新たに紹介された．携帯可能な治療器具として滲出性中耳炎に使用されていた鼓膜マッサージ器（総重量2 kg，奥行き×幅×高さ：168 mm×226 mm×103 mm）が用いられる（❷）．鼓膜マッサージ器が陽陰圧の圧波を発生する．陰圧刺激が負荷されるため，鼓膜穿孔耳（換気チューブ挿入状態を含む）は禁忌である．器体表面のパワーコントロールを調節してMeniett®の圧条件を超えないように調節して使用する．

治療は1回3分間，1日2〜3回である．鼓膜マッサージ器はMeniett®と12か月の治療成績が同程度である．鼓膜換気チューブ挿入術が不要であり，より低侵襲な中耳加圧療法である．

中耳加圧療法の適応

中耳加圧療法は，高齢者，両側化例，全身麻酔に対する合併症をもつ症例は良い適応と考えられる．既存の治療法に中耳加圧療法が加わることで，難治例に対する治療の選択肢が増える．

現時点で，Meniett®も鼓膜マッサージ器も厚生労働省に未承認である．導入に際しては，施設ごとの倫理審査委員会の承認を得る必要がある．

（將積日出夫）

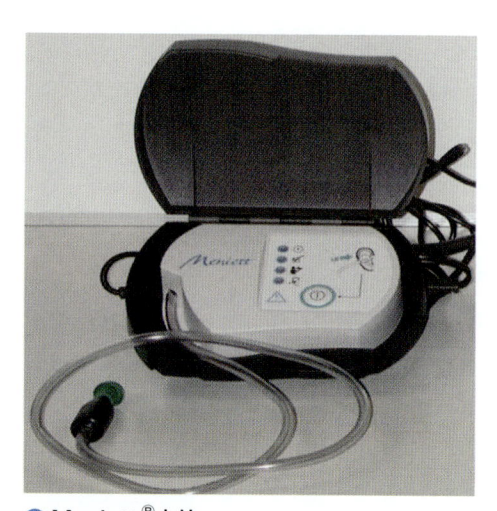

❶ Meniett®本体

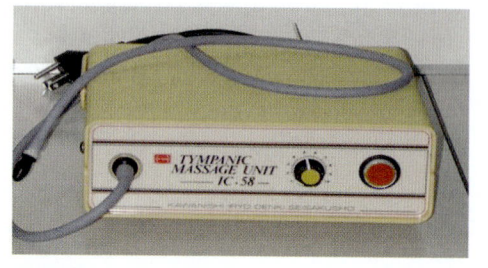

❷ 鼓膜マッサージ器

付録

診察に役立つ資料集

めまい問診票 …………………………………………………………… 334
患者への説明用イラスト
聴覚・平衡機能 ……………………………………………………… 335
耳石顆粒の迷路内での浮遊移動 …………………………………… 336
半規管およびクプラ結石症の病態 ………………………………… 337
急性期めまいへの対応／メニエール病診断の過程 …… 338
メニエール病診断基準（簡易版） ………………………………… 339

患者への説明用イラストについては，下記ウェブサイトにてご登録いただきますと，画像データをダウンロードしてご利用いただけます．
http://www.nakayamashoten.co.jp/bookss/define/series/ent.html

めまい問診票

　「めまい」を正しく見分けて治すために、あなたの「めまい」がどのようなものかを、できるだけくわしく教えてください。

1. あなたの「めまい」はどのような感じですか？
    - ☐ 自分が回る、まわりが回る感じ
    - ☐ 自分または周囲がどんどん流れて動いてゆくような感じ
    - ☐ 立っていたり、歩いたりするときにフラフラしてよろけそうな感じ
    - ☐ じっとしているのに体がゆらゆら揺れているような感じ
    - ☐ 気が遠くなりそうな、頭から血の気が引くような感じ
    - ☐ 目の前が暗くなって意識がなくなりそうな感じ
    - ☐ その他（　　　　　　　　　　　　　　　　　　　　　）

2. あなたの「めまい」はどれくらいの時間続きましたか？
    （何回もおこっているときは、1回のめまいが止まるまでの時間を教えてください）
    - ☐ 一瞬か数秒くらい
    - ☐ 十秒から1分くらい
    - ☐ 数分から10分くらい
    - ☐ 数十分から数時間、半日くらい
    - ☐ 一日以上あるいはずっと
    - ☐ その他（　　　　　　　　　　　　　　　　　　　　　）

3. 「めまい」が起こる時に何かほかの症状はありますか？
    - ☐ 耳鳴りや耳が詰まるような感じがする
    - ☐ ろれつが回りにくい、うまく話せない
    - ☐ 頭痛がある（☐　頭全体がしめつけられる　☐　頭の片側が痛い）
    - ☐ 体の半分がしびれて感覚がにぶい、手足が動かない
    - ☐ その他（　　　　　　　　　　　　　　　　　　　　　）

4. いま治療中あるいは以前にかかった病気はありますか、お薬を飲んでいますか？
    - ☐ 高血圧（☐くすり）　　☐ 糖尿病（☐くすり）
    - ☐ 不整脈（☐くすり）　　☐ 狭心症・心筋梗塞（☐くすり）
    - ☐ 脳梗塞・脳出血（☐くすり）
    - ☐ 高脂血症（コレステロール、中性脂肪）（☐くすり）
    - ☐ 貧血（☐くすり）
    - ☐ その他（　　　　　　　　　　　　　　　　　　　　　）
    内服中の薬の名前 _____

聴覚・平衡機能

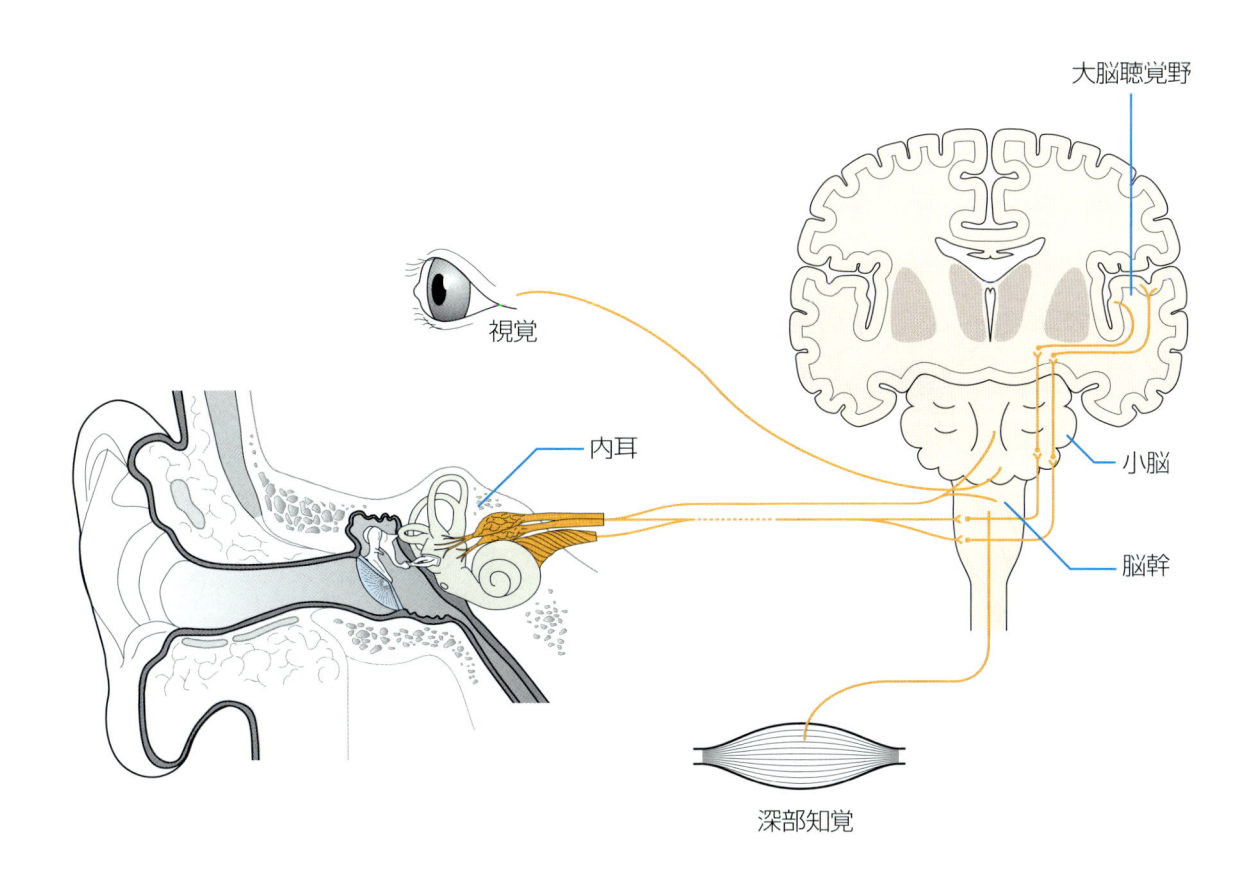

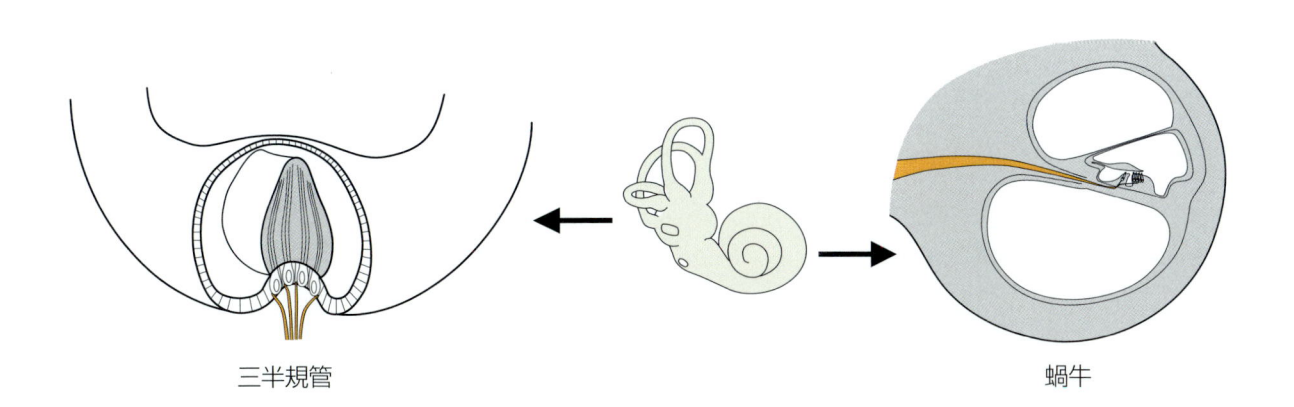

大脳聴覚野

視覚

内耳

小脳

脳幹

深部知覚

三半規管

蝸牛

耳石顆粒の迷路内での浮遊移動

（右が患側の場合を示す）

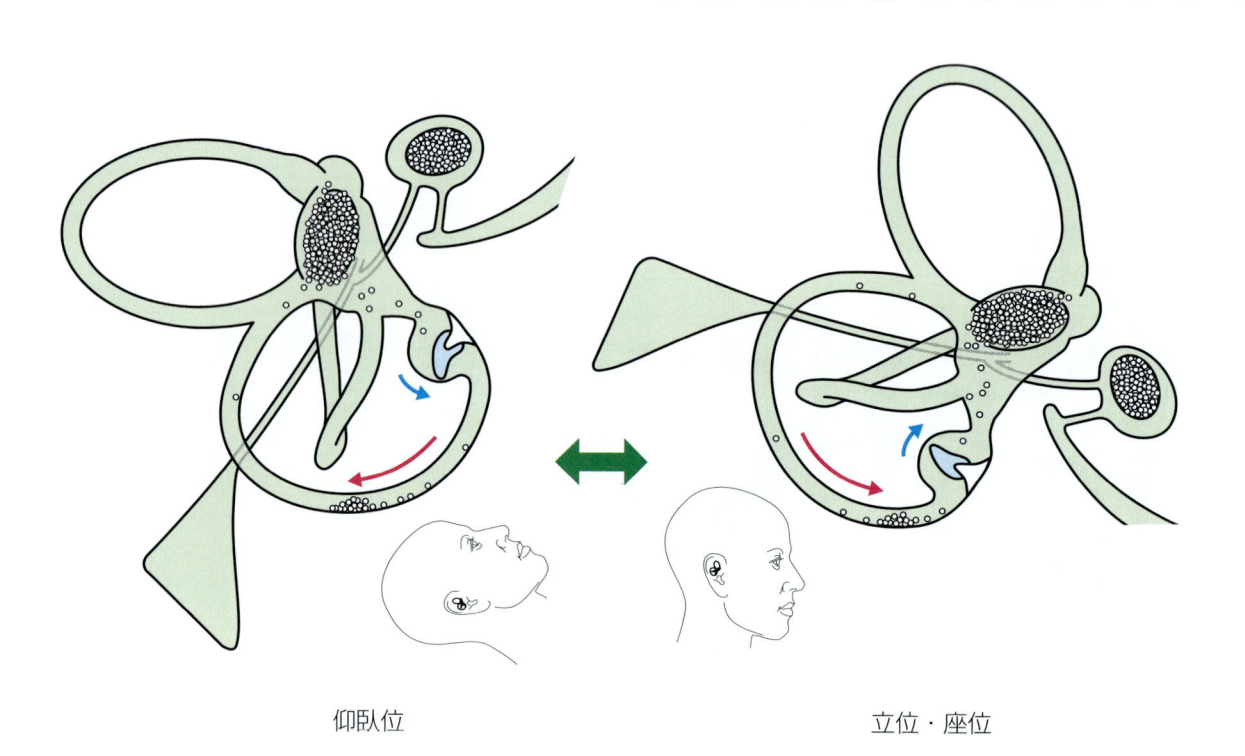

仰臥位　　　　　　　　　　　　　立位・座位

半規管およびクプラ結石症の病態

（右が患側の場合を示す）

右水平半規管結石症

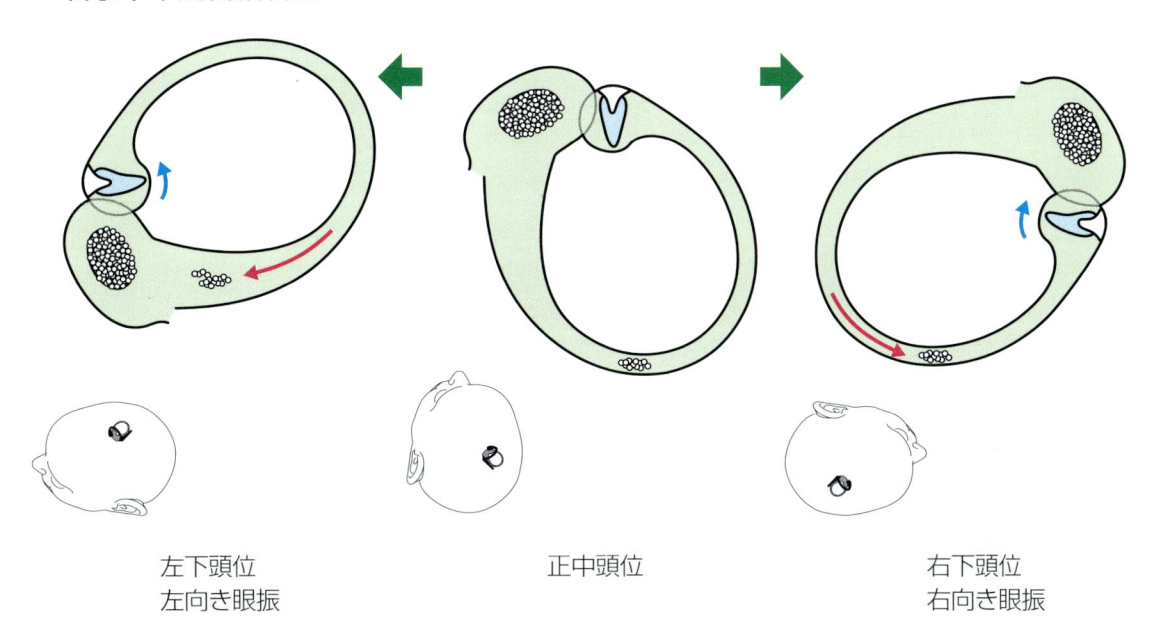

左下頭位
左向き眼振

正中頭位

右下頭位
右向き眼振

右水平半規管クプラ結石症

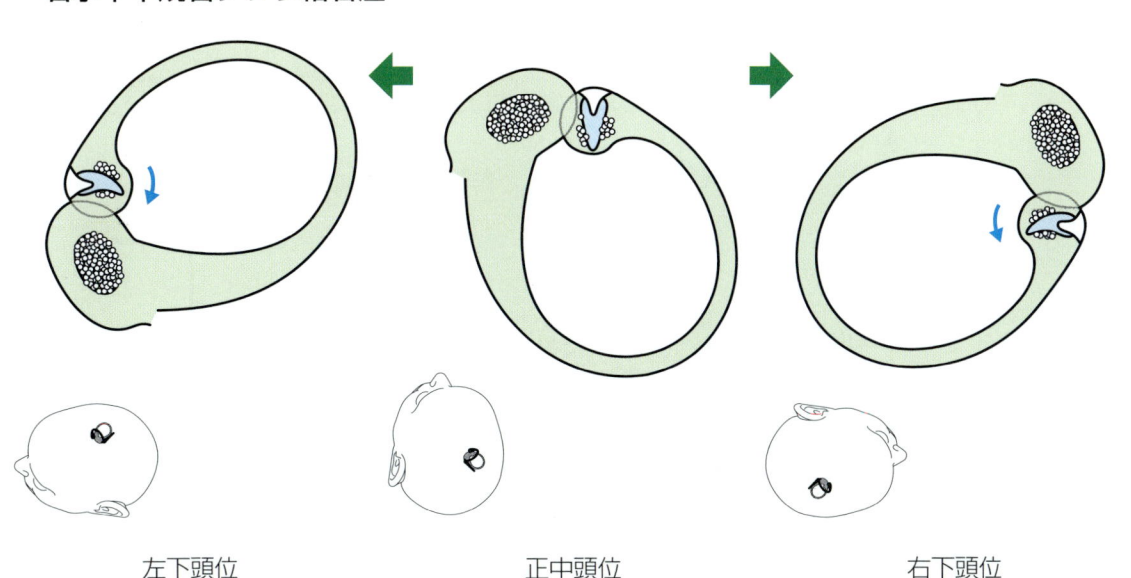

左下頭位
右向き眼振

正中頭位
（正中付近に眼振の出ない頭位あり）

右下頭位
左向き眼振

●急性期めまいへの対応

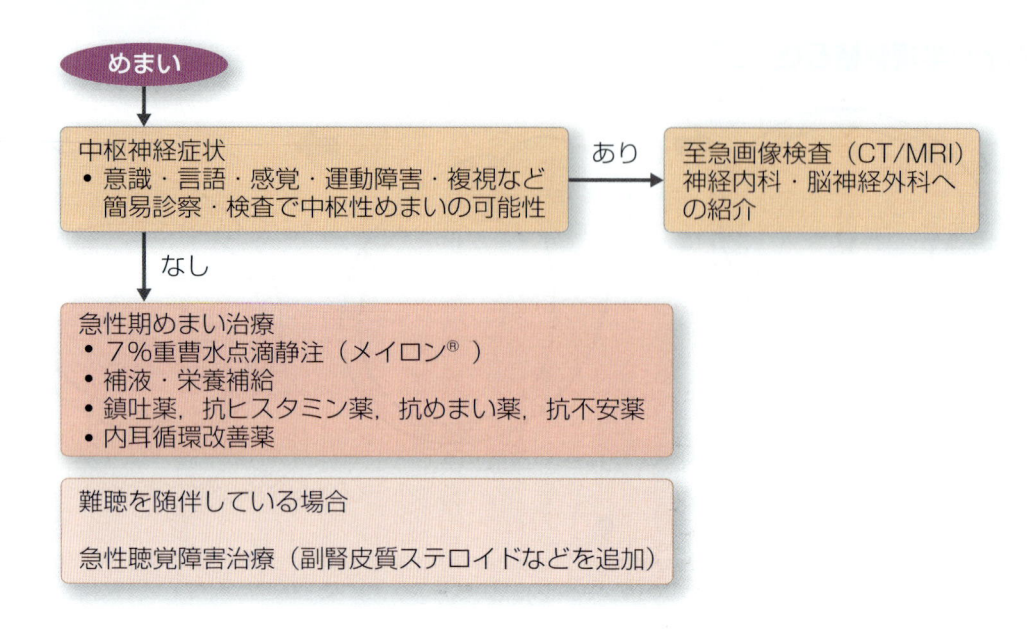

```
         めまい
           │
           ▼
  ┌─────────────────────┐
  │ 中枢神経症状          │      あり     ┌─────────────────┐
  │ ・意識・言語・感覚・   │─────────────▶│ 至急画像検査（CT/MRI）│
  │   運動障害・複視など  │              │ 神経内科・脳神経外科 │
  │   簡易診察・検査で    │              │ への紹介            │
  │   中枢性めまいの可能性│              └─────────────────┘
  └─────────────────────┘
           │ なし
           ▼
  ┌─────────────────────┐
  │ 急性期めまい治療      │
  │ ・7%重曹水点滴静注（メイロン®）│
  │ ・補液・栄養補給      │
  │ ・鎮吐薬，抗ヒスタミン薬，抗めまい薬，抗不安薬│
  │ ・内耳循環改善薬      │
  └─────────────────────┘

  ┌─────────────────────┐
  │ 難聴を随伴している場合 │
  │                     │
  │ 急性聴覚障害治療（副腎皮質ステロイドなどを追加）│
  └─────────────────────┘
```

●メニエール病診断の過程

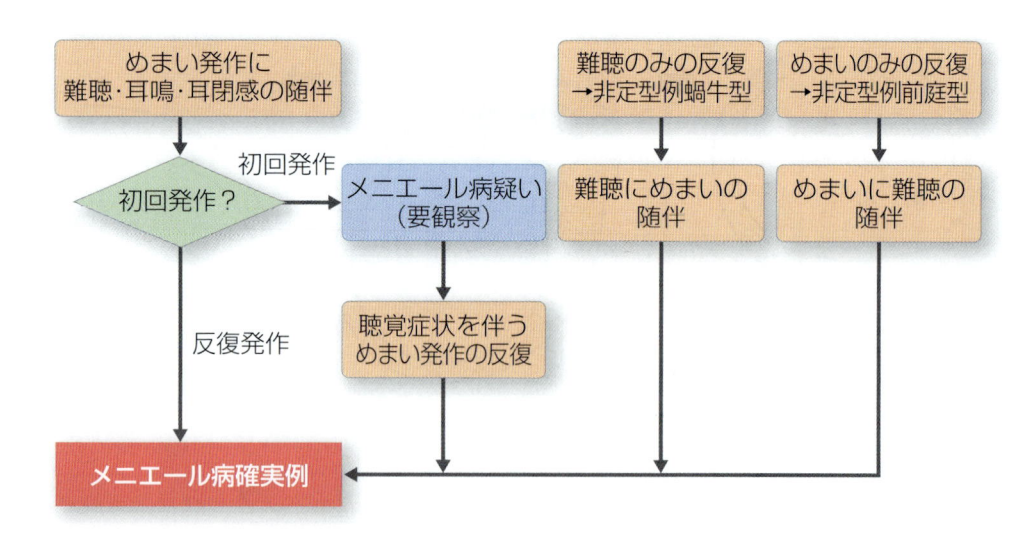

```
  ┌──────────┐                          ┌──────────┐  ┌──────────┐
  │めまい発作に │                          │難聴のみの反復│  │めまいのみの反復│
  │難聴・耳鳴・ │                          │→非定型例   │  │→非定型例   │
  │耳閉感の随伴 │                          │  蝸牛型    │  │  前庭型    │
  └──────────┘                          └──────────┘  └──────────┘
       │                                       │              │
       ▼         初回発作                      ▼              ▼
  ◇初回発作？◇──────────▶┌──────────┐  ┌──────────┐  ┌──────────┐
       │                  │メニエール病│  │難聴にめまい│  │めまいに難聴│
       │反復発作          │疑い（要観察）│  │の随伴     │  │の随伴     │
       │                  └──────────┘  └──────────┘  └──────────┘
       │                        │              │              │
       │                        ▼              │              │
       │                  ┌──────────┐       │              │
       │                  │聴覚症状を伴う│       │              │
       │                  │めまい発作の反復│       │              │
       │                  └──────────┘       │              │
       │                        │              │              │
       ▼                        ▼              ▼              ▼
  ┌────────────────────────────────────────────┐
  │           メニエール病確実例                  │
  └────────────────────────────────────────────┘
```

（厚生労働省難治性疾患克服研究事業 前庭機能異常に関する調査研究班〈2008〜2010年度〉．メニエール病診療ガイドライン 2011年版．金原出版；2011．p.12 より）

メニエール病診断基準（簡易版）

　この簡易版は、著述などの際に簡略に記載できるように、メニエール病診断基準の解説部分を省略したものである。簡易版を利用する場合は、必ず診断基準の全文を参照し、内容を十分理解する必要がある。

Ⅰ．メニエール病確実例
　難聴、耳鳴、耳閉感などの聴覚症状を伴うめまい発作を反復する。

Ⅱ．メニエール病非定型例
　下記の症候を示す症例をメニエール病非定型例と診断する。
①メニエール病非定型例（蝸牛型）
　　聴覚症状の増悪・軽快を反復するが、めまい発作を伴わない。
②メニエール病非定型例（前庭型）
　　メニエール病確実例に類似しためまい発作を反復する。一側または両側の難聴などの聴覚症状を合併している場合があるが、この聴覚症状は固定性で、めまい発作に関連して変動することはない。
　　この病型の診断には、めまい発作の反復の状況を慎重に評価し、内リンパ水腫による反復性めまいの可能性が高いと判断された場合にメニエール病非定型例（前庭型）と診断すべきである。

○原因既知の疾患の除外
　メニエール病確実例、非定型例の診断にあたっては、メニエール病と同様の症状を呈する外リンパ瘻、内耳梅毒、聴神経腫瘍、神経血管圧迫症候群などの内耳・後迷路性疾患、小脳、脳幹を中心とした中枢性疾患など原因既知の疾患を除外する必要がある。

（厚生労働省難治性疾患克服研究事業 前庭機能異常に関する調査研究班．2008年度改訂，2009年度修正．メニエール病診療ガイドライン 2011年版．金原出版；2011．p.10より）

索引

和文索引

あ

アーノルド奇形	120
足踏み検査	129
アセトアミノフェン	268
アゼプチン®	308
アゼラスチン	308
アタラックスP®	305
アデノシン三リン酸二ナトリウム水和物	301
アデホス®	301
アブミ骨外傷性外リンパ瘻	173
アミノグリコシド系抗菌薬	16
アメジニウムメチル硫酸塩	242, 302
アルコール性頭位眼振	41
アレビアチン®	16

い

異常眼球運動	327
異常歩行	131
イソソルビド	301
イソバイド®	301, 308
イチョウ葉エキス製剤	312
一過性脳虚血発作	22
一過性の循環障害	22
一過性の神経発火異常	22
一酸化炭素ヘモグロビン	75
一瞬のめまい感	19
一側性末梢前庭障害急性期	125
遺伝性脊髄小脳変性症	199
イフェンプロジル酒石酸塩	302
イブジラスト	302
イブプロフェン	268

う

うつ病	53
運動器官の障害	125
運動療法	285, 289

え

エアカロリック法	122
エクバール®	310
エスゾピクロン	307
エチゾラム	233
エリスパン®	311
遠隔効果	34
延髄	97
延髄外側梗塞	8, 60
延髄外側症候群	78, 97, 191
延髄梗塞による単独めまい	192

お

嘔吐	52

か

外傷性頸部症候群	218
外傷性遅発性内リンパ水腫	175
外傷性脳脊髄液減少症	218
外傷性BPPV	175
外側半規管BPPV	166
眼振	93
外側半規管SM灌流術	317
外転神経麻痺	114
回転性めまい	4, 31, 251
鑑別診断	4
外リンパ圧刺激	20
外リンパ瘻	28, 32, 152, 169
原因・誘因	169
下眼瞼向き眼振	98
下眼瞼向き垂直性眼振	100
蝸牛症状	45, 53
核性障害	114
下前庭神経の機能検査	144
滑動性眼運動	78, 108
カハール間質核	97
加味帰脾湯	306
カルバマゼピン	22
カロナール®	268
カロリックテスト	122
感音難聴	251
眼球共同偏倚	193
管結石症	278
眼瞼下垂と複視を伴っためまい	58
患者の内訳	3
眼振	52
所見の取り方	157
――の性質	274
眼前暗黒感	251
完全注視方向性眼振	99
漢方薬	243, 306
顔面・上肢の神経学的検査	78

き

気が遠くなりそうなめまい	8, 35
軌跡長	137
救急外来のめまい	81
球形嚢の機能検査	144
急性期のめまいに対する薬物治療	300
急性中耳炎	181
急性末梢前庭障害	52
橋	97
橋・延髄接合部	97
橋外側梗塞	7
仰臥位でのレッスン	287
橋底部梗塞	59
橋背側梗塞	84
橋被蓋部梗塞	60
恐怖性頭位めまい症	229
起立試験	239
起立性調節障害	268
――によるめまいに対する薬物治療	302
起立性低血圧	19, 211, 238
判定基準	19
起立性低血圧群	12
起立性頻脈症候群	211
起立性めまい	238
起立不耐症	211, 253
起立・歩行時のめまい	43
起立・歩行障害	56
緊張型頭痛に伴うめまい	64
筋痛性脳脊髄炎	253

く

クプラ	273
クプラ結石症	21, 37, 89, 156, 160, 272, 278
クモ膜下出血	5
グランダキシン®	242, 311
クレアチニン	74

訓練効果の評価	292
訓練指導のコツ	293

け

頸性めまい	22
頸動脈洞過敏症	213
頸動脈洞症候群	14
軽度の意識障害	76
頸部	223
運動	226
マッサージ	226
外科治療による聴力改善	319
下船病	34, 248
ケタス®	302
血圧	72
安定化	208
瞬間的な変動	19
血液生化学検査	72
血液透析	251
血管迷走神経性失神	211
血管迷走神経反射	13
血行動態性 VBI	206
血算	72
血小板凝集能亢進	210
血糖値	75
健康関連 QOL	145
ゲンタマイシン・ストレプトマイシン治療	317
原発性肺高血圧症	12

こ

降圧薬	13
抗ウイルス薬	301
抗うつ薬	243, 307
後下小脳動脈梗塞	33
後下小脳動脈閉塞	191
高カリウム血症	35
交感神経作動薬	302
抗血小板療法	309
抗高脂血症薬	210
抗コリン薬	300
高脂血症	210
高次中枢	53
向神経ビタミン	313
後頭蓋窩疾患	39
後半規管 BPPV	38, 166, 278
眼振	92
後半規管膨大部神経切断術	322

抗ヒスタミン薬	246, 300, 305
抗不安薬	243, 303
依存性	304
種類	303
適応	303
後方循環系梗塞による単独回転性めまい	191
後方循環系の虚血	189
硬膜外自家血注入療法	220
硬膜外・髄腔内生理食塩水注入療法	220
抗めまい薬	300, 301
高齢者	
転倒	47
ふらつき	47
めまい	15
ごく軽度の難聴	53
固視眼振検査	101
鼓室内 GM 治療	317
固視抑制現象	122
鼓膜マッサージ器	332
混合難聴	53

さ

柴胡加竜骨牡蠣湯	306
柴胡桂枝乾姜湯	306
座位でのレッスン	285
錯倒現象	111
鎖骨下動脈盗血現象	67
三環系抗うつ薬	255

し

視運動性眼球運動	104
シェロン・テスト	311
白記式心理テスト	233
ジギタリス中毒	35
指示試験	79
四肢の運動失調	56
視神経脊髄炎	202
地震酔い	34
姿勢維持	124
耳石眼反射	90
耳石の移動	21
耳石発作	32
自然寛解	315
自発眼振	98
自発眼振検査	101
視標追跡検査	108, 118

ジフェニドール	300
ジフェンヒドラミン	246
耳閉感	50
耳鳴	53
ジメンヒドリナート	246, 300
ジェイゾロフト®	307
斜偏視	116
重心動揺軌跡	136
重心動揺計	134
重心動揺検査	134
重心動揺図	136
出血	35
純回旋性眼振	99
消化管出血	213
上眼瞼向き眼振	98
上小脳動脈閉塞	194
上〜中側頭病変によるめまい	196
衝動性追従運動	78
小児期の良性発作性めまい症	22
小児周期性症候群	266
小児良性発作性めまい	33, 64, 265
小脳	97
血管障害	82
出血・梗塞	29
小脳下部の障害	56
小脳橋角部腫瘍	54
小脳梗塞	6, 52, 121, 191
単独めまい	192
めまいの鑑別	195
小脳出血	6, 61, 62, 83
小脳腫瘍	29
小脳虫部梗塞	82
小脳・脳幹梗塞	7
小脳・脳幹の血管支配	190
小脳膿瘍	87
上半規管裂隙症候群	20
徐脈性不整脈群	10
自律神経安定化	208
自律神経機能検査	239
自律神経作動薬	242
自律神経失調症	237, 311
めまいに対する薬物療法	242
シロスタゾール	309
心因性素因	231
心因性背景	15
心因性めまい	34, 231
心筋症	35
神経介在性群	13

神経学的診察	77
神経眼科的診察	78
神経血管圧迫症候群	22, 32, 54, 153, 154
神経積分器	97
神経変性疾患	29, 34
神経ミスマッチ仮説	244
心血管疾患群	9
心原性	35
心原性小脳・橋多発梗塞	83
心疾患	9
——によるめまい	211
心臓性失神	212
身体障害者認定	132
身体のしびれ	56
身体の麻痺	56
診断ステップ	2
浸透圧利尿薬	295
心理テスト	233

す

水泳での溺水事故の予防	259
髄液	218
垂直性眼振	98
垂直性の注視方向性眼振	99
随伴症状	5, 49
——のないふらつき	44
——のないめまい	49
水平(外側)半規管型	279
水平性先天性眼振	111
水平性の注視方向性眼振	99
水平半規管型 BPPV	38
頭蓋内病変	54
スコポラミン	246, 300
頭重感	228
頭重・頭痛を伴うめまい	309
頭痛	50
——を伴うめまい	62
ずっと続くめまい	26
ステロイド	302
ステロイド療法	308
スルピリド	234, 243, 311

せ

生活指導	283
精神症状	53
脊髄小脳変性	139
脊髄小脳変性症	29, 84, 198

めまい関連症状	199
脊髄小脳路の障害による失調	44
舌下神経前位核	97
セディール®	243, 306
セファドール®	300
セルシン®	305
セロクラール®	302
全音域障害	297
前下小脳動脈閉塞	193
——による回転性めまい	194
前失神	212
全身倦怠感	228
選択的セロトニン再取り込み阻害薬	234, 243
前庭覚	17
前庭眼反射	90, 104
前庭機能検査	144
前庭機能障害	256
前庭機能の評価	106
前庭症状	326
前庭神経炎	27, 32, 51, 108, 138, 177
薬物治療	302
治療	179
前庭神経核	17
前庭神経疾患	32
前庭神経切断術	318
前庭水管拡大症	25, 261
前庭性片頭痛	204
前庭脊髄路	259
前庭(性)てんかん	8, 23
前庭発作症	22
前庭誘発筋電位	143
先天性 QT 延長症候群	11
先天性眼振	34, 99, 111
先天性の前庭機能障害	256
先天性不整脈群	10
前半規管型 BPPV	282
眼振	93
前半規管型頭位療法	279

そ

総軌跡長	137
側頭骨骨折	217
速度蓄積機構	20
側方注視訓練	292
ソラナックス®	306

た

第8脳神経に対する血管圧迫	54
第8脳神経の神経血管圧迫症候群	154
体位性頻脈症候群	253
代替療法	308
大動脈解離	11, 75
大脳	98
大脳前庭中枢	195
大脳病変によるめまい	195
体平衡機能	134
体平衡障害	124
体平衡のしくみ	124
タクタイルセンサー	132
脱水	13, 35
——による循環血液減少	13
——によるめまい	215
脱水症状	215
多発性硬化症	47, 201
段階的運動療法	253
単眼性複視	113
タンドスピロン	306
タンドスピロンクエン酸塩	243

ち

遅発性内リンパ水腫	151
中耳炎(急性)に伴うめまい	181
中耳加圧治療	317
中耳加圧療法	332
中耳外傷性外リンパ瘻	173
注視眼振	78, 99
注視眼振検査	101
中耳真珠腫に伴うめまい	182
中枢機能評価	107
中枢神経障害	125
中枢性 Horner 症候群	78
中枢性障害	217
中枢性頭位めまい・眼振の特徴	39
中枢性のめまい	56
中枢性病変	96
中脳	97
中脳梗塞	58
聴神経腫瘍	28, 32, 153, 326
聴性脳幹反応	143
釣藤散	243

つ

椎骨動脈解離	7
椎骨動脈血流動態	238

椎骨脳底動脈解離	63
椎骨脳底動脈系	
一過性脳虚血	190
虚血	189
循環改善薬	208
椎骨脳底動脈循環不全	22, 39, 65, 190, 206, 302
椎骨脳底動脈領域の一過性脳虚血発作	8

て

低血糖	35, 36
評価	75
低髄液圧症候群	85, 218
定性的簡易カロリックテスト	122
テグレトール®	22
鉄欠乏性貧血	214
テトラサイクリン系抗菌薬	16
デパス®	306
テラナス®	268
伝音難聴	53
電解質	74
転倒	47

と

頭位眼振	52
頭位眼振検査	101
頭位傾斜-跳躍法	278
頭位治療共通のアドバイス	278
頭位・頭位変換眼振	100
頭位・頭位変換眼振検査	79
頭位の変化に伴って起こるめまい	38
頭位変換眼振検査	103
頭位保持法	282
頭位めまい恐怖症	229
動眼神経麻痺	114
動機づけ	283
洞性徐脈	43
透析患者にみられる感音難聴	251
頭部運動訓練のポイント	290
頭部外傷	216
頭部外傷性外リンパ瘻	172
頭部外傷性めまい	216
動揺軌跡長	137
動揺図	136
動揺中心変位	138
特定の状況で起こるめまい	51
特発性低髄液圧症候群	45

特発性脳脊髄液減少症	218
ドグマチール®	243, 311
突発性難聴	28, 152, 174, 185
トフィソパム	242, 311
トラベルミン®	246, 300
ドラマミン®	246, 300

な

内耳炎	152
内耳奇形	34, 261
内耳障害	251
発生と原因疾患	26
——を伴う急性中耳炎	181
内耳振盪（症）	8, 175, 217
内耳梅毒	152
内耳平衡覚障害	124
内耳瘻孔を合併した中耳真珠腫	183
内側縦束吻側間質核	97
内リンパ水腫	25
内リンパ水腫推定検査	151
内リンパ嚢開放術	295
内リンパ嚢手術	316
慣れの促進	247
難治性BPPVに対する外科的治療	322
難治性の後半規管型BPPVに対する外科的治療	322
難聴	45, 53
難聴発生の契機	54

に

尿素窒素	74
認知行動療法	253

の

脳幹	96
脳幹腫瘍	29
脳幹・小脳の脳血管障害	32
脳幹部梗塞	108
脳血管障害	4, 29, 54
——によるめまい	251
脳梗塞	189
脳梗塞後遺症	302
脳腫瘍	29
脳腫瘍・悪性腫瘍の遠隔効果	34
脳循環改善薬	302
脳循環障害によるめまいに対する薬物治療	302
脳循環不全	302

脳脊髄液減少症	50, 218
脳底型片頭痛	64
脳底動脈閉塞症	66
脳表ヘモジデリン沈着症	85
乗り物酔い	244

は

肺塞栓	75
肺塞栓症	12
吐き気	52
パキシル®	307
パニック障害	53
バラシクロビル	302
半規管眼反射	90
半規管機能検査	257
半規管結石（症）	37, 89, 156, 158, 272
半規管・耳石機能	257
半規管周囲の構造物	323
半規管充填術	322
半規管の機能	156
半規管麻痺	327
反跳眼振	100
ハント症候群	27, 187
——に伴うめまい	187
反膨大部流	159

ひ

非遺伝性脊髄小脳変性症	200
非外傷性出血	12
膝踵試験	79
ヒスタミンH_1受容体拮抗薬	246
ビタミンB_{12}製剤	313
左前下小脳動脈領域の梗塞	46
非ベンゾジアゼピン系	243, 304
美容院（脳卒中）症候群	190
ピレチア®	246, 300
貧血	35, 213
——によるめまい	213
評価	74
頻脈性不整脈群	10

ふ

フェニトイン	16
複視	113
——をきたす異常眼球運動	115
——を伴っためまい	60
輻輳眼振	100
不整脈	9, 35, 211

——によるめまい	211
不定愁訴としてのめまい	228
浮動性めまい	15, 33
不眠	228
不眠症	297
浮遊耳石	21, 163
プラセボ効果	315
ふらつき	33, 44, 47
ブルフェン®	268
プレドニゾロン	308
プレドニン®	308
プロメタジン	246
プロメタジン塩酸塩	300
吻合部潰瘍	44

へ

平衡機能検査	290
平衡機能障害群	15
平衡訓練	210, 289
ベタヒスチン	300
ヘモグロビン	74
片頭痛	50, 204, 265
診断基準	267
片頭痛関連めまい	204
片頭痛性めまい	8, 25, 63, 204
ベンゾジアゼピン系薬	234, 243, 304
作用時間	305
弁膜症	35

ほ

方向交代性上向性眼振	100
傍正中橋網様体	97
歩行検査	129
ホリゾン®	305

ま

末梢性めまいの特徴	57
末梢前庭系病態の評価法	123
末梢前庭障害	51
マン検査	127
慢性腎不全	251
慢性疲労症候群	253

み

ミグシス®	268
ミドドリン塩酸塩	242, 269, 302
耳鳴り	45
脈拍	72

む

ムスカリン受容体拮抗薬	246
鞭うち症	218
鞭うち症関連障害	218

め

メイラックス®	305
迷路内前庭神経鞘腫	85
迷路破壊術	318
メイロン®	300, 305
メチコバール®	313
メトリジン®	242, 269, 302
メニエール病	24, 31, 94, 148, 294, 308
鑑別疾患	152
外科治療	314
診断基準	148
中耳加圧療法	332
聴覚障害	314
発症誘因	298
めまい	314
薬物治療	301
薬物治療・手術的治療の再発率	320
メニエール病非定型例	150
メニエール病発作	24
めまい	
経過	51
持続時間	17
随伴症状	49
性状	51
性状分類	73
リハビリテーション	209, 285
——を伴う突発性難聴	28, 152, 185
——を伴う不整脈	10
メリスロン®	300, 301

も

問診	50

や

薬剤性内耳障害	28
薬物中毒	34
薬物治療	300

ゆ

誘因なくめまいだけで発症しうる疾患	31

有酸素運動	294

よ

腰部	223

ら

ラシックス®	308
卵形嚢膨大部管	164

り

リーゼ®	306
理学療法	272, 277
リズミック®	242, 302
立位姿勢検査	135
立位でのレッスン	286
利尿薬	13, 301, 308
リハビリテーション	210, 285, 289
リフレックス®	307
両眼性複視	113
両脚直立検査	125
良性発作性頭位めまい症	21, 37, 51, 89, 156, 163, 165, 272, 322
良性発作性頭位めまい症診療ガイドライン	38
良性発作性頭位めまい症の診断基準	157
両側末梢前庭機能低下	33

る

ルネスタ®	307

れ

レキソタン®	305

ろ

瘻孔検査	171
労作性失神	212
ロメリジン塩酸塩	268
ロンベルグ検査	125
ロンベルグ比	138
ロンベルグ率	48, 138

わ

腕偏倚試験	79

欧文索引

数字
10秒から数分のめまい	21
3D画像解析法	133
7％炭酸水素ナトリウム	300

A
AC頭位療法	279
Adams-Stokes症候群	211
ADLの支障度	290
AICA梗塞による回転性めまい	194
AICAの梗塞	29
AICA閉塞	193
arm deviation	79
Arnold奇形	120
auditory brainstem evoked response（ABR）	143

B
beauty parlor stroke syndrome	190
Bell's phenomenon	129
benign paroxysmal positional vertigo（BPPV）	21, 37, 89, 156, 322
benign paroxysmal vertigo of childhood	265
bow hunter syndrome	67
BPPV	21, 37, 51, 89, 156, 163, 165, 272, 322
——以外の頭位めまい疾患	39
診断基準	157
薬物治療	301

C
caloric test	122
canalithiasis	89
canalolithiasis	37, 156, 158
carotid sinus hypersensitivity	213
cavity problem	87
chronic fatigue syndrome（CFS）	253
cochlin-tomoprotein（CTP）	32, 172
cupulolithiasis	37, 89, 156, 160

D
D-dimer	75
Dix-Hallpike法	79, 157, 273
dizziness	33, 44, 76
downbeat nystagmus	200

E
EA2	200
effort syncope	212
emergency群	5
enlarged vestibular aqueduct（EVA）	261
epidural blood patch（EBP）	220
Epley法（耳石置換法）	275, 279, 301
Ewaldの法則	90, 159
eye tracking test（ETT）	118

F
Flourensの内リンパ流動説	92
Fukuda stepping test	129

G
gaze-evoked nystagmus	78
GBE-24®	312
GM鼓室内注入術	317

H
Half-Roll法	279
head thrust試験	78
Head tilt-Hopping法（HtH法）	278
health related quality of life（HRQOL）	145
hemodynamic VBI	206
Huntington病	84

I
ill-defined dizziness	14
interstitial nucleus of Cajal（INC）	97
intracranial hypotension	218
iron-deficiency anemia（IDA）	214

J
jumbling現象	28

L
labyrinthectomy	318

M
Mann test	127
medial longitudinal fasciculus（MLF）症候群	115
Ménière's disease	24, 31, 94, 148, 294, 308
Meniett®	332
migraine-associated vertigo（MAV）	204
migrainous vertigo	204
Mingazzini試験	79
Mondini奇形	261
multiple sclerosis（MS）	201
myalgic encephalomyelitis（ME）	253

N
neural integrator（NI）	97
neuromyelitis optica（NMO）	202
non-emergency群	8
nucleus prepositus hypoglossi（NPH）	97

O
one-and-a-half症候群	60
optokinetic reflex（OKR）	104
orthostatic hypotension	211
otolithic crisis	31, 32

P
paramedian pontine reticular formation（PPRF）	97
paraneoplastic neurological syndrome	34
parieto-insular vestibular cortex（PIVC）	245
past-positioning test	79
perilymphatic fistula	169
PICAの梗塞（閉塞）	29, 191
postural orthostatic tachycardia syndrome（POTS）	253
postural tachycardia syndrome（POTS）	211
presyncope	8, 35, 43
原因疾患	9

Q
QOL評価	145

R
RD（response decline）現象	288
Romberg徴候	79
Romberg率	48
rostral interstitial nucleus of medial

longitudinal fasciculus（riMLF）97

S

saccade の異常	78
saccadic pursuit	78
SCA6	199
SCA 閉塞	194
SCD（spinocerebellar degeneration）	139
Schellong test	239, 311
Scopoderm TTS	246, 300
SF-36	145
SF-8	145
Short-arm 型 BPPV	163
singular neurectomy	322
skew deviation	116
smooth pursuit	78
spontaneous intracranial hypotension（SIH）	85
spontaneous perilymphatic fistula	169
SSRI	234, 243, 307
Stenger 法	157
Stokes-Adams 症候群	9
subclavian steal phenomenon	67
subjective BPPV	80
supine roll 試験	79
supraotolithic cupula zone	156
syncope	9

T

Tolosa-Hunt 症候群	117
Torsades de Pointes	10
transient ischemic attack（TIA）	22

U

urgency 群	7

V

varicella-zoster virus（VZV）	27
vasovagal syncope	211
velocity storage mechanism	20
vertebrobasilar insufficiency（VBI）	22, 39, 65, 206
vertigo	4, 31
vestibular evoked myogenic potential（VEMP）	143
vestibular migraine	204
vestibuloocular reflex（VOR）	104
visual suppression test（VS test）	122
visual suppression（VS）	122

W

Wallenberg 症候群	60, 78, 97
whiplash associated disorder（WAD）	218

中山書店の出版物に関する情報は，小社サポートページを御覧ください．
http://www.nakayamashoten.co.jp/bookss/define/support/support.html

---

ENT 臨床フロンティア
"Frontier" Clinical Series of the Ear, Nose and Throat

めまいを見分ける・治療する

2012年10月15日　初版第1刷発行 ©〔検印省略〕
2014年　1月10日　　　第2刷発行

専門編集	内藤　泰（ないとう　やすし）
発行者	平田　直
発行所	株式会社 中山書店
	〒113-8666　東京都文京区白山1-25-14
	TEL 03-3813-1100（代表）　振替 00130-5-196565
	http://www.nakayamashoten.co.jp/
装丁	花本浩一（麒麟三隻館）
DTP・本文デザイン	株式会社明昌堂
印刷・製本	三松堂株式会社

ISBN978-4-521-73462-0
Published by Nakayama Shoten Co., Ltd.　　　　　　　　　Printed in Japan
落丁・乱丁の場合はお取り替えいたします

・本書の複製権・上映権・譲渡権・公衆送信権（送信可能化権を含む）は株式会社中山書店が保有します．

・JCOPY ＜(社)出版者著作権管理機構　委託出版物＞
本書の無断複写は著作権法上での例外を除き禁じられています．複写される場合は，そのつど事前に，(社)出版者著作権管理機構（電話 03-3513-6969，FAX 03-3513-6979，e-mail: info@jcopy.or.jp）の許諾を得てください．

本書をスキャン・デジタルデータ化するなどの複製を無許諾で行う行為は，著作権法上での限られた例外（「私的使用のための複製」など）を除き著作権法違反となります．なお，大学・病院・企業などにおいて，内部的に業務上使用する目的で上記の行為を行うことは，私的使用には該当せず違法です．また私的使用のためであっても，代行業者等の第三者に依頼して使用する本人以外の者が上記の行為を行うことは違法です．

ニスタモ21 眼球運動検査機器

J. MORITA MFG. CORP.
Kyoto Japan

■ 平衡機能検査システム（コンピュータ解析システム）ニスタモ21

末梢性・中枢性のスクリーニング検査
眼球運動検査機器（ニスタモ21）との組合せにより
頭部運動と、ビデオによる眼球運動の定量的な記録解析、及びカロリック検査の解析が可能です。

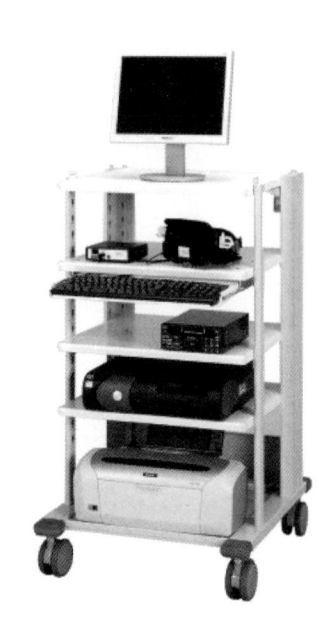

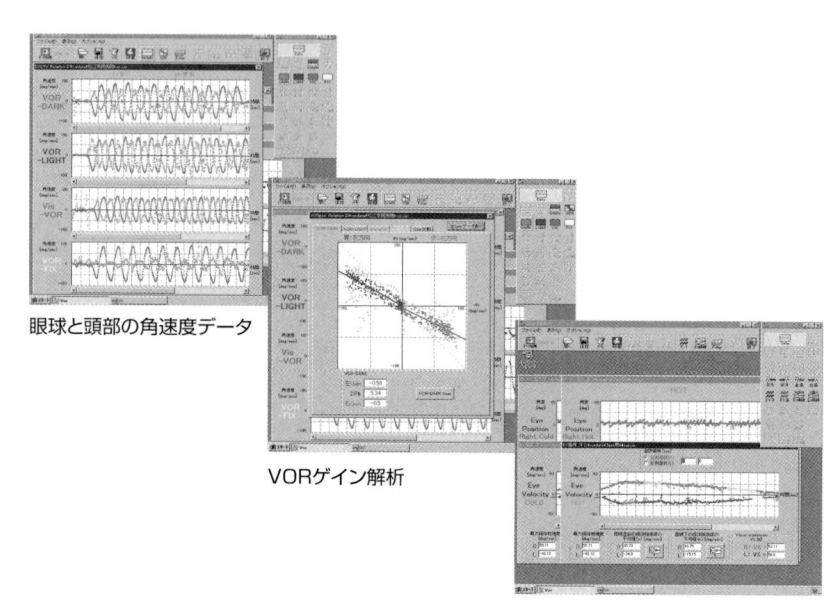

眼球と頭部の角速度データ

VORゲイン解析

カロリック解析

■ 眼球運動検査機器 ニスタモ21 (IRN-2)

固視抑制下で眼球運動が検査できます。視野開閉型、赤外線CCDカメラ両眼内蔵タイプ

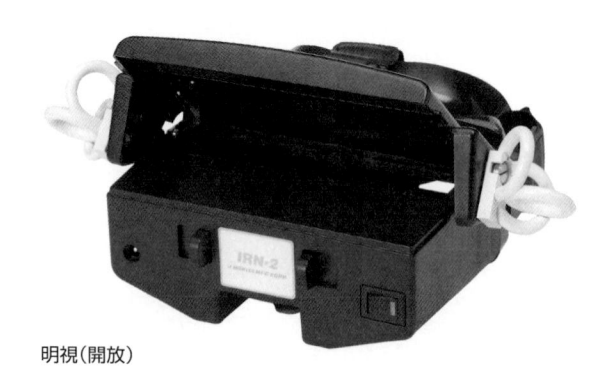

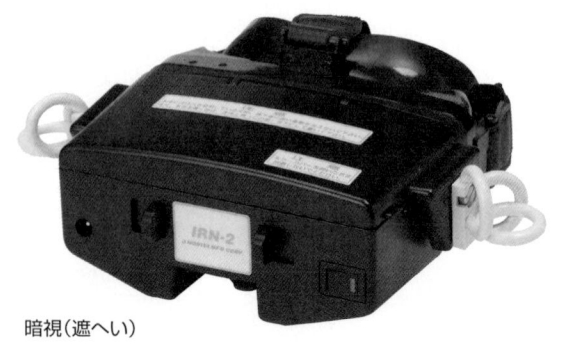

明視（開放）

暗視（遮へい）

株式会社 モリタ製作所
医療機器部

医療用具承認番号20800BZZ033000

〒612-8533
京都市伏見区東浜南町680番地
Tel: 075 605 2323
Fax: 075 605 2355
Email: jm-med@jmorita-mfg.co.jp
www.jmorita-mfg.co.jp
東京営業所／名古屋営業所／九州営業所

めまい診断用　赤外線CCDカメラ
ET-60LM2

画質がさらに向上して
新登場
眼球回旋撮影装置

- ピントが合わない場合でも、装着したまま調整が楽に行えます。
- ミラー反転装置内蔵型で、モニターを接続するだけでお使い頂けます。
- スイッチの切替だけで左右を見る事ができます。
- シリーズ一新 高性能シリーズが低価格になりました。

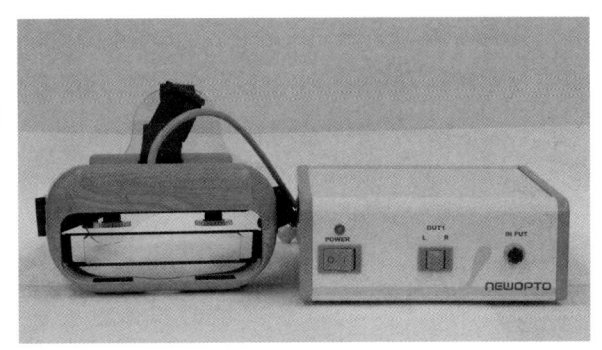

詳細は弊社、又は各医療機器販売会社へお問合せ下さい。

株式会社 ニューオプト
http://www.newopto.co.jp

〒214-0021　神奈川県川崎市多摩区宿河原2-28-18
TEL 044-932-1401　FAX044-932-2848
MAIL info@newopto.co.jp

嚥下医療のアドバンスドコースを歩むすべての専門職のために!

日本嚥下医学会　学会誌
嚥下医学
2014年Vol.3 No.1〜2

年間定期購読申込受付中!

【contents】
- ◆メディカルスタッフのための疾患講座
- ◆メディカルスタッフのための嚥下実技講座
- ◆私の治療方針
- ◆私の術式
- ◆アーカイブ
- ◆知っておきたい嚥下訓練・リハビリテーション訓練
- ◆嚥下機能・訓練の評価法の検証
- ◆嚥下医学ベーシックサイエンス
- ◆1枚の写真
- ◆原著論文

2014年（Vol.3）年間定期購読料
▶ 定価（本体5,600円＋税）

B5判, 並製, 刊行月（3月, 9月）
本誌定価（本体2,800円＋税）
※送料サービスです．※お支払は前金制です．

中山書店　〒113-8666　東京都文京区白山1-25-14　TEL 03-3813-1100　FAX 03-3816-1015
http://www.nakayamashoten.co.jp/

困難症例に学ぶ耳鼻咽喉科診療の実際
耳鼻咽喉科 てこずった症例のブレークスルー

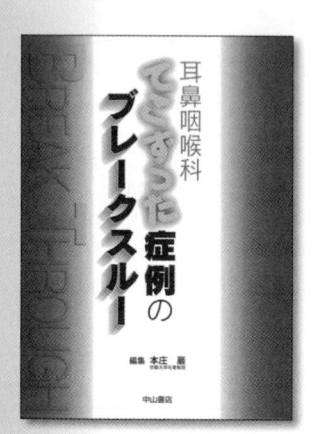

編集●**本庄 巖**（京都大学名誉教授）

困難例にいかに対処し，それを克服するか．耳鼻咽喉科医師は，手術室だけでなく外来でも予想しない危険や困難な事態に直面する．意欲的に医療を行おうとすれば困難例に遭遇する頻度は高くなるが，それを恐れていてはより良い医療は望めない．まれな疾患の鑑別診断にいたる道筋，深い洞察と綿密な配慮に基づく果敢な治療への取り組みなど，ベテラン医師80名の自験例に基づく困難例のブレークスルー集．

B5判／4色刷／272頁／定価（本体10,000円＋税）　ISBN978-4-521-73898-7

CONTENTS

1 耳
- 耳痛で見逃しやすい疾患—実はHunt症候群であった
- 胃食道逆流症／咽喉頭（酸）逆流症を背景とする難治性中耳炎症例の経験
- surfer's ear—悔恨の手術
- 悪性外耳道炎も考えられた外耳道真珠腫症例
- 過度の患者の期待と術後の不満への対応　ほか37症例

2 めまい
- めまい疾患の診断における指標追跡検査の重要性
- 初診時に前庭神経炎と診断したWallenberg症候群
- 難聴の治療に苦慮した両側メニエール病症例
- 20年以上持続した難治性頭位めまい症例の治療
　　　　　　　　　　　　　　　　　　　ほか2症例

3 鼻
- 診断に苦慮した後副鼻腔真菌症例
- 鼻漏で見逃しやすい疾患—実は蝶形骨洞炎であった
- アレルギー性鼻炎患者の妊娠とトリクロール酢酸下鼻甲介化学剤手術
- アレルギー性鼻炎に合併する鼻ポリープ　ほか19症例

4 のど
- 診断に苦慮した薬剤性過敏症症候群による重症皮疹と口内・咽頭痛
- 難治性咽頭潰瘍
- 発見が困難であった咽頭後隙歯ブラシ異物
- アデノイド切除ポリサージャリー症例　ほか22症例

5 頸部・甲状腺ほか
- 耳鼻咽喉科を初診した破傷風症例
- IgG4関連疾患の全身合併症は予測可能か
- ガマ腫のOK-432局所注入療法のコツと落とし穴
- 頭頸部腫瘍術中の脳梗塞発症とインフォームドコンセント　　　　　　　　　　　　　　　　　　ほか17症例

中山書店　〒113-8666 東京都文京区白山1-25-14　TEL 03-3813-1100　FAX 03-3816-1015
http://www.nakayamashoten.co.jp/

好評発売中!!

ベテラン医師のホンネをまとめた好評シリーズ

めまい診療の
コツと落とし穴

編集 高橋正紘（東海大学医学部専門診療学系耳鼻咽喉科）　**執筆者総数** 84名

AB判／並製／268頁／120テーマ／写・図・表 253点
定価 **9,240円**（本体8,800円）

めまいの病因・病態は急速に解明されつつあるが，関連する診療科も多く，原因も多岐にわたり，反復するケースもあって根治が難しい．本書はめまいを訴える患者さんに的確な対応が図れるよう，この分野のエキスパートが長年の経験に基づいたコツや落とし穴を多数紹介．診療の貴重な手引きとなる一冊．

CONTENTS

1. 問診と救急対応
2. 見逃しやすい疾患
3. 中枢性めまい
4. 合併症に伴うめまい
5. 良性発作性頭位めまい症・メニエール病
6. 高齢者・子どものめまい
7. 所見のないめまい・心因性めまい
8. 治療・リハビリテーション
9. 一般的検査
10. 専門的検査

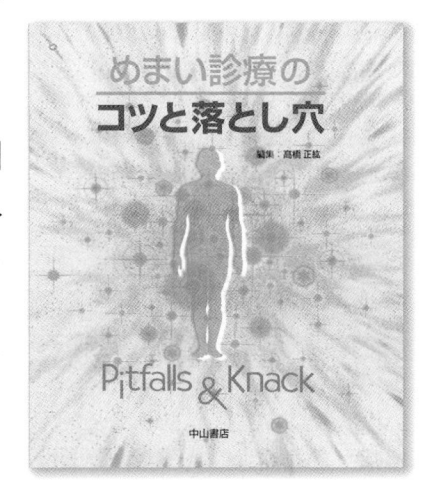

- 1テーマを1頁または2頁で展開．興味あるテーマをどこからでも読めます．
- 執筆者みずからがテーマを選択．最も得意な分野を解説しています．
- めまい診療に携わるベテラン医師の，貴重な症例やとっておきのテクニックが満載されています．
- 左右に広いAB判を採用．多数の図表や写真を使用した見やすいレイアウト．

見過ごされていた疾患に光を当てる

心因性難聴

編集 矢野　純（日本赤十字社医療センター耳鼻咽喉科）
　　　 久保千春（九州大学大学院医学研究院心身医学）

B5判／並製／272頁／写・図・表 220点
定価　**9,030円**（本体8,600円）

心因性難聴は精神科領域の疾病に位置づけられるが，難聴という症状のため，耳鼻咽喉科を受診することが多く，それゆえ，耳鼻咽喉科医の的確な診断が求められる．本書では豊富な症例をもとに，耳鼻咽喉科での診断・対応，さらに心療内科・精神科における心理面の診断・治療を解説する．

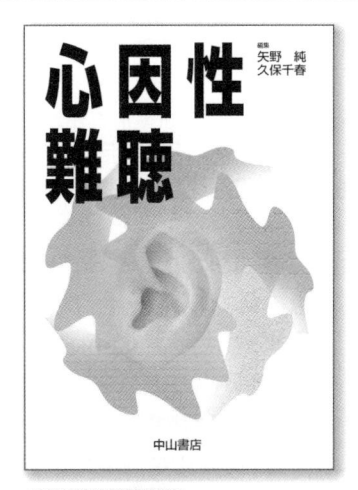

CONTENTS

I. 心因性難聴の臨床像
II. 心因性難聴の診断
III. 心因性難聴への対応，治療法
IV. ケースレポート

中山書店　〒113-8666　東京都文京区白山1-25-14　TEL:03-3813-1100　FAX:03-3816-1015
http://www.nakayamashoten.co.jp/

実地医家の日常診療で遭遇する実際的なテーマを中心にとりあげ，
診療実践のスキルと高度な専門知識をわかりやすく解説

ENT [耳鼻咽喉科] 臨床フロンティア

全10冊

編集委員 ● 小林俊光（東北大学） 髙橋晴雄（長崎大学） 浦野正美（浦野耳鼻咽喉科医院）

● B5判／並製／オールカラー／各巻平均280頁／本体予価13,000円

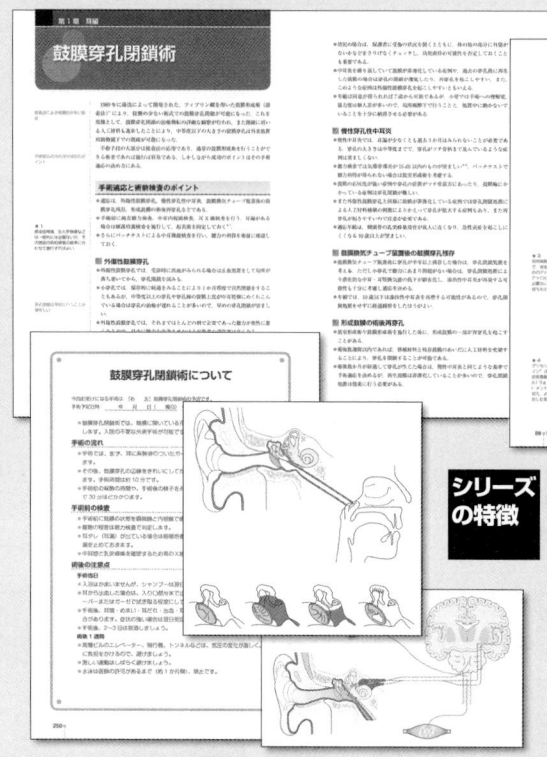

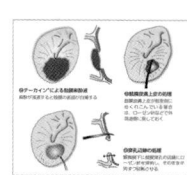

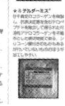

シリーズの特徴

▶ 実地医家の日常診療に求められる**身近なテーマ**が中心

▶ 高度な専門知識と診療実践のスキルを**わかりやすく，かつビジュアルに提示**

▶ **高度な機器がなくても可能な検査，処置，小手術**などに重点をおいた解説

▶ 患者説明用の文例やイラスト集など，**インフォームド・コンセント**の際にも活用できるツールを提供
（イラスト集は弊社ホームページより画像データをダウンロードしてご利用いただけます）

全10冊の構成と専門編集

■ 実戦的耳鼻咽喉科検査法	小林俊光（東北大学）	定価（本体13,000円＋税）
■ 耳鼻咽喉科の外来処置・外来小手術	浦野正美（浦野耳鼻咽喉科医院）	定価（本体13,000円＋税）
■ 急性難聴の鑑別とその対処	髙橋晴雄（長崎大学）	定価（本体13,000円＋税）
■ めまいを見分ける・治療する	内藤 泰（神戸市立医療センター中央市民病院）	定価（本体13,000円＋税）
■ がんを見逃さない―頭頸部癌診療の最前線	岸本誠司（東京医科歯科大学）	定価（本体13,000円＋税）
■ のどの異常とプライマリケア	久 育男（京都府立医科大学）	定価（本体13,000円＋税）
■ 口腔・咽頭疾患，歯牙関連疾患を診る	黒野祐一（鹿児島大学）	定価（本体13,000円＋税）
■ 風邪症候群と関連疾患―そのすべてを知ろう	川内秀之（島根大学）	定価（本体13,000円＋税）
□ 子どもを診る・高齢者を診る―耳鼻咽喉科外来診療マニュアル	山岨達也（東京大学）	
□ 耳鼻咽喉科 最新薬物療法マニュアル―選び方・使い方	市村恵一（自治医科大学）	

※諸事情によりタイトルなど変更する場合がございます．※ ■ は既刊です．

お得なセット価格のご案内

全10冊予価合計
130,000 円＋税
↓
セット価格
117,000 円＋税

13,000円おトク!!

※お支払は前金制です．
※送料サービスです．
※お申し込みはお出入りの書店または直接中山書店までお願いします．

中山書店 〒113-8666 東京都文京区白山1-25-14
TEL 03-3813-1100 FAX 03-3816-1015
http://www.nakayamashoten.co.jp/